全国中医药行业高等教育“十四五”规划教材
全国高等中医药院校规划教材（第十一版）

中医养生文献学

（供中医养生学、中医学、针灸推拿学等专业用）

主　编　蒋力生　王　平

中国中医药出版社
·北　京·

图书在版编目（CIP）数据

中医养生文献学 / 蒋力生，王平主编 . —北京：
中国中医药出版社，2021.12
全国中医药行业高等教育”十四五”规划教材
ISBN 978-7-5132-6978-0

Ⅰ . ①中… Ⅱ . ①蒋… ②王… Ⅲ . ①养生（中医）—
中医学院—教材 Ⅳ . ① R212

中国版本图书馆 CIP 数据核字（2021）第 096934 号

融合出版数字化资源服务说明

全国中医药行业高等教育“十四五”规划教材为融合教材，各教材相关数字化资源（电子教材、PPT 课件、视频、复习思考题等）在全国中医药行业教育云平台“医开讲”发布。

资源访问说明

扫描右方二维码下载“医开讲 APP”或到“医开讲网站”（网址：www.e-lesson.cn）注册登录，输入封底“序列号”进行账号绑定后即可访问相关数字化资源（注意：序列号只可绑定一个账号，为避免不必要的损失，请您刮开序列号立即进行账号绑定激活）。

资源下载说明

本书有配套 PPT 课件，供教师下载使用，请到“医开讲网站”（网址：www.e-lesson.cn）认证教师身份后，搜索书名进入具体图书页面实现下载。

中国中医药出版社出版
北京经济技术开发区科创十三街 31 号院二区 8 号楼
邮政编码　100176
传真　010-64405721
廊坊市祥丰印刷有限公司印刷
各地新华书店经销

开本 889×1194　1/16　印张 22.75　字数 608 千字
2021 年 12 月第 1 版　2021 年 12 月第 1 次印刷
书号　ISBN 978-7-5132-6978-0

定价　79.00 元
网址　www.cptcm.com

服务热线　010-64405510　　微信服务号　zgzyycbs
购书热线　010-89535836　　微商城网址　https://kdt.im/LIdUGr
维权打假　010-64405753　　天猫旗舰店网址　https://zgzyycbs.tmall.com

如有印装质量问题请与本社出版部联系（010-64405510）

《中医养生文献学》
编 委 会

主 编

蒋力生（江西中医药大学）　　王 平（湖北中医药大学）

副主编（以姓氏笔画为序）

叶明花（北京中医药大学）　　朱天民（成都中医药大学）
李文林（南京中医药大学）　　胡方林（湖南中医药大学）
鞠宝兆（辽宁中医药大学）　　戴 铭（广西中医药大学）

编 委（以姓氏笔画为序）

于岩瀑（山东中医药大学）　　马巧琳（河南中医药大学）
王淑美（重庆医科大学）　　尹德辉（海南医学院）
石和元（湖北中医药大学）　　朱长刚（安徽中医药大学）
杜耀光（新疆医科大学）　　李 萍（长春中医药大学）
李德杏（天津中医药大学）　　汪 剑（云南中医药大学）
张 煜（北京中医药大学）　　陈秋欣（黑龙江中医药大学）
陈蕾蕾（贵州中医药大学）　　季顺欣（黑龙江中医药大学）
梁 飞（山西中医药大学）　　焦振廉（陕西省中医药研究院）

《中医养生文献学》融合出版数字化资源编创委员会

全国中医药行业高等教育“十四五”规划教材
全国高等中医药院校规划教材（第十一版）

主　编

蒋力生（江西中医药大学）　王　平（湖北中医药大学）

副主编（以姓氏笔画为序）

叶明花（北京中医药大学）　朱天民（成都中医药大学）
李文林（南京中医药大学）　胡方林（湖南中医药大学）
鞠宝兆（辽宁中医药大学）　戴　铭（广西中医药大学）

编　委（以姓氏笔画为序）

于岩瀑（山东中医药大学）　马巧琳（河南中医药大学）
王淑美（重庆医科大学）　尹德辉（海南医学院）
石和元（湖北中医药大学）　朱长刚（安徽中医药大学）
杜耀光（新疆医科大学）　李　萍（长春中医药大学）
李德杏（天津中医药大学）　汪　剑（云南中医药大学）
张　煜（北京中医药大学）　陈秋欣（黑龙江中医药大学）
陈蕾蕾（贵州中医药大学）　季顺欣（黑龙江中医药大学）
梁　飞（山西中医药大学）　焦振廉（陕西省中医药研究院）

全国中医药行业高等教育“十四五”规划教材
全国高等中医药院校规划教材（第十一版）

专家指导委员会

名誉主任委员
余艳红（国家卫生健康委员会党组成员，国家中医药管理局党组书记、副局长）

主任委员
王志勇（国家中医药管理局党组成员、副局长）
秦怀金（国家中医药管理局党组成员、副局长）

副主任委员
王永炎（中国中医科学院名誉院长、中国工程院院士）
张伯礼（天津中医药大学名誉校长、中国工程院院士）
黄璐琦（中国中医科学院院长、中国工程院院士）
卢国慧（国家中医药管理局人事教育司司长）

委　员（以姓氏笔画为序）
王　伟（广州中医药大学校长）
石　岩（辽宁中医药大学党委书记）
石学敏（天津中医药大学教授、中国工程院院士）
匡海学（教育部高等学校中药学类专业教学指导委员会主任委员、黑龙江中医药大学教授）
吕文亮（湖北中医药大学校长）
朱卫丰（江西中医药大学校长）
刘　力（陕西中医药大学党委书记）
刘　星（山西中医药大学校长）
安冬青（新疆医科大学副校长）
许二平（河南中医药大学校长）
李灿东（福建中医药大学校长）
李金田（甘肃中医药大学校长）
杨　柱（贵州中医药大学党委书记）
余曙光（成都中医药大学校长）

编审专家组

组　长

余艳红（国家卫生健康委员会党组成员，国家中医药管理局党组书记、副局长）

副组长

张伯礼（中国工程院院士、天津中医药大学教授）
王志勇（国家中医药管理局党组成员、副局长）
秦怀金（国家中医药管理局党组成员、副局长）

组　员

卢国慧（国家中医药管理局人事教育司司长）
严世芸（上海中医药大学教授）
吴勉华（南京中医药大学教授）
王之虹（长春中医药大学教授）
匡海学（黑龙江中医药大学教授）
刘红宁（江西中医药大学教授）
翟双庆（北京中医药大学教授）
胡鸿毅（上海中医药大学教授）
余曙光（成都中医药大学教授）
周桂桐（天津中医药大学教授）
石　岩（辽宁中医药大学教授）
黄必胜（湖北中医药大学教授）

前 言

为全面贯彻《中共中央 国务院关于促进中医药传承创新发展的意见》和全国中医药大会精神，落实《国务院办公厅关于加快医学教育创新发展的指导意见》《教育部 国家卫生健康委 国家中医药管理局关于深化医教协同进一步推动中医药教育改革与高质量发展的实施意见》，紧密对接新医科建设对中医药教育改革的新要求和中医药传承创新发展对人才培养的新需求，国家中医药管理局教材办公室（以下简称“教材办”）、中国中医药出版社在国家中医药管理局领导下，在教育部高等学校中医学类、中药学类、中西医结合类专业教学指导委员会及全国中医药行业高等教育规划教材专家指导委员会指导下，对全国中医药行业高等教育“十三五”规划教材进行综合评价，研究制定《全国中医药行业高等教育“十四五”规划教材建设方案》，并全面组织实施。鉴于全国中医药行业主管部门主持编写的全国高等中医药院校规划教材目前已出版十版，为体现其系统性和传承性，本套教材称为第十一版。

本套教材建设，坚持问题导向、目标导向、需求导向，结合“十三五”规划教材综合评价中发现的问题和收集的意见建议，对教材建设知识体系、结构安排等进行系统整体优化，进一步加强顶层设计和组织管理，坚持立德树人根本任务，力求构建适应中医药教育教学改革需求的教材体系，更好地服务院校人才培养和学科专业建设，促进中医药教育创新发展。

本套教材建设过程中，教材办聘请中医学、中药学、针灸推拿学三个专业的权威专家组成编审专家组，参与主编确定，提出指导意见，审查编写质量。特别是对核心示范教材建设加强了组织管理，成立了专门评价专家组，全程指导教材建设，确保教材质量。

本套教材具有以下特点：

1.坚持立德树人，融入课程思政内容

把立德树人贯穿教材建设全过程、各方面，体现课程思政建设新要求，发挥中医药文化育人优势，促进中医药人文教育与专业教育有机融合，指导学生树立正确世界观、人生观、价值观，帮助学生立大志、明大德、成大才、担大任，坚定信念信心，努力成为堪当民族复兴重任的时代新人。

2.优化知识结构，强化中医思维培养

在“十三五”规划教材知识架构基础上，进一步整合优化学科知识结构体系，减少不同学科教材间相同知识内容交叉重复，增强教材知识结构的系统性、完整性。强化中医思维培养，突出中医思维在教材编写中的主导作用，注重中医经典内容编写，在《内经》《伤寒论》等经典课程中更加突出重点，同时更加强化经典与临床的融合，增强中医经典的临床运用，帮助学生筑牢中医经典基础，逐步形成中医思维。

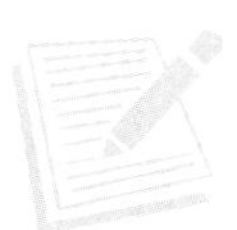

3.突出“三基五性”，注重内容严谨准确

坚持“以本为本”，更加突出教材的“三基五性”，即基本知识、基本理论、基本技能，思想性、科学性、先进性、启发性、适用性。注重名词术语统一，概念准确，表述科学严谨，知识点结合完备，内容精炼完整。教材编写综合考虑学科的分化、交叉，既充分体现不同学科自身特点，又注意各学科之间的有机衔接；注重理论与临床实践结合，与医师规范化培训、医师资格考试接轨。

4.强化精品意识，建设行业示范教材

遴选行业权威专家，吸纳一线优秀教师，组建经验丰富、专业精湛、治学严谨、作风扎实的高水平编写团队，将精品意识和质量意识贯穿教材建设始终，严格编审把关，确保教材编写质量。特别是对32门核心示范教材建设，更加强调知识体系架构建设，紧密结合国家精品课程、一流学科、一流专业建设，提高编写标准和要求，着力推出一批高质量的核心示范教材。

5.加强数字化建设，丰富拓展教材内容

为适应新型出版业态，充分借助现代信息技术，在纸质教材基础上，强化数字化教材开发建设，对全国中医药行业教育云平台“医开讲”进行了升级改造，融入了更多更实用的数字化教学素材，如精品视频、复习思考题、AR/VR等，对纸质教材内容进行拓展和延伸，更好地服务教师线上教学和学生线下自主学习，满足中医药教育教学需要。

本套教材的建设，凝聚了全国中医药行业高等教育工作者的集体智慧，体现了中医药行业齐心协力、求真务实、精益求精的工作作风，谨此向有关单位和个人致以衷心的感谢！

尽管所有组织者与编写者竭尽心智，精益求精，本套教材仍有进一步提升空间，敬请广大师生提出宝贵意见和建议，以便不断修订完善。

国家中医药管理局教材办公室
中国中医药出版社有限公司
2021年5月25日

编写说明

自2017年教育部批准设置五年制本科中医养生学专业以来，全国已有十多所中医药院校开设中医养生学本科专业，且招生规模不断扩大。为适应我国高等中医药教育发展的需要，更好地落实建设《“健康中国2030”规划纲要》任务，培养高质量的中医养生保健专业人才，在国家中医药管理局的统一规划指导下，中国中医药出版社组织编写出版中医养生学本科专业系列规划教材，这是中医养生学专业建设和人才培养的重要举措，也是中医养生学创新发展的表现。《中医养生文献学》作为中医养生学专业系列教材之一，同时列为“全国中医药行业高等教育‘十四五’规划教材”。

中医养生文献是中医药文化宝库的重要组成部分。中医养生文献所记载的中医养生方法技术和经验知识，既是中华民族预防疾病、维护健康、延缓衰老的集体智慧结晶，也是人类认识生命现象、探索生命奥秘从而使文明不断进步的文化成果。中医养生文献学是通向中医养生文献宝库的最佳门径，也是打开中医药文化宝库的重要钥匙。《中医养生文献学》的编写是一个创举，其重要意义和价值是不言而喻的，同时本教材也是中医养生学史上第一次以养生文献为本体的研究专著，是中医养生文献研究成果的集中展现。因此，本教材的编写，具有一定的挑战性和困难性。作为行业规划教材，其有着明确的编写目的和要求，既要遵循中医高等教育人才培养的规律，又要符合中医养生学专业人才培养方案和教育教学实践的要求，不仅结构上要能清晰展现中医养生文献学的知识体系或整体框架，内容上要能全面反映中医养生文献的历史成就、时代特点和各类养生文献的发展源流、基本构成，而且还要能够适应教学实际，既便于教又便于学。作为研究专著，本着“辨章学术，考镜源流”的精神，既要充分发挥文献学的钥匙功能，揭示通向中医养生文献宝库的门径，介绍中医养生文献的璀璨宝藏，又要全面阐明中医养生文献的发展历史和各类养生文献的主要内容、思想特点，彰显中医养生的文化魅力，从而增强中医自信、文化自信。正是基于对本教材编写任务和性质的认识，经编委会讨论，确立了以阐述古代文献学基本知识为基础、以全面介绍现有中医养生文献为重点的编写思路，认为通过本教材即能了解中医养生文献宝库的基本构成，从而为快速查找、阅读利用，乃至整理研究中医养生文献奠定基础。

根据以上编写思路，本教材分绪论和上、中、下三篇。绪论主要阐述中医养生文献的基本状况和分类，以及学习“中医养生文献学”的方法、要求等。上篇阐述古代文献学的基本知识，在介绍古代文献一般知识的基础上，重点阐述古代文献查找、阅读及整理的方法等知识。中篇为历代养生文献通论，以中医养生的历史发展为纵线，阐述了自先秦两汉直至近现代各个时期养生文献的概况、主要养生家及其著作、养生文献的主要特点，并就

重要著作的成书背景、主要内容与学术思想、现存主要版本等进行了介绍。下篇为分类养生文献各论，在阐述各类养生文献历史源流的基础上，对重要著作进行了介绍，并对一般文献进行了内容提要。全书在编写过程中，遵循“辨章考镜”的原则，以文献本体为依据，重在第一手资料的调查和把握，本着尊重历史、实事求是的精神，无论是对文献著者的介绍，还是对思想内容的提要，均力求公允中正，不尚虚言。这里需要特别说明几点：

1. 本教材研究的养生文献主要是古代文献，因此，近现代时期养生文献的介绍，其时间下限为 1949 年，新中国成立后的养生文献一律不作介绍。

2. 文献的书名篇名，以最早出处的题名为准，遇有古今繁简或通假字的差别时，除有明确对应的字外，一般保持原题字样，如《双梅景闇丛书》不作《双梅影暗丛书》等。

3. 作者题署有歧误时，在注明“旧题”后，加以考辨说明。

4. 通论性著作多处出现时，一般在最先出处作总体介绍，后出时仅阐述其专类内容，不再作总体说明。如《遵生八笺》，只在明代养生文献中作较全面介绍。

5. 版本出处力求简明，以常见、通行、易寻为原则，不作烦琐考证。

6. 著作版本未有单行本者，以丛书或总集所收为据，标明见某集或某丛书。

本教材发挥中医药文化育人优势，将课程思政建设与数字化教材有机融合，充分借助现代信息技术，对纸质教材内容进行拓展和延伸，既可辅助课堂理论教学，又可强化感性认知，激发学习兴趣。

本教材由编委会集体编写，具体编写分工：绪论由蒋力生编写；第一章由汪剑编写；第二章由陈蕾蕾编写；第三章第一、二节由鞠宝兆编写，第三节由杜耀光编写；第四章由尹德辉编写；第五章由梁飞编写；第六章由李德杏、叶明花编写；第七章由焦振廉、蒋力生编写；第八章由马巧琳、蒋力生编写；第九章由石和元编写；第十章由王平编写；第十一章由陈秋欣编写；第十二章由王淑美、叶明花编写；第十三章第一、二节由李萍、叶明花编写，第三节由蒋力生编写；第十四章由季顺欣编写；第十五章由叶明花编写；第十六章由蒋力生、于岩瀑、戴铭编写；第十七章由朱天民编写；第十八章由胡方林编写；第十九章由李文林编写；第二十章由朱长刚编写；第二十一章由张煜编写。全书由蒋力生构拟框架，并统稿、修改、审定。

本教材是中医养生文献学的创始之作，既无借鉴之资，又无经验可凭，编委会全体老师同心协力，历时两年，终克告成。由于水平所限，缺点和错误在所难免，敬请各位同仁和广大读者提出宝贵意见，以便今后进一步完善。

《中医养生文献学》编委会
2021 年 3 月

目 录

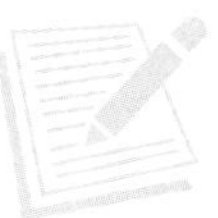

中篇 历代养生文献通论

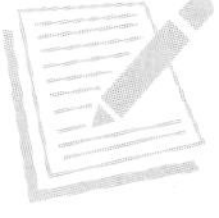

下篇 分类养生文献各论

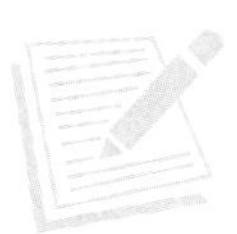

绪 论

《尚书·多士》:“惟殷先人，有册有典。”自有文字记载以来，甲骨金石，简牍纸帛，高文雄卷，楮墨芸香，五千年中华文明一脉相承，从未中断。浩如烟海的典籍，不仅承载着文明的进程和知识的记忆，而且镌刻着中华民族生生不息、永远勃郁盎然的精神气概和理念追求，是中华民族的灵魂体现，也是中华民族自信自强的力量源泉。

中医药文化作为人类伟大精神创造的代表，凝聚着中华民族深邃的哲学智慧和特定的精神情感，其灵魂深处蕴藏着中华民族古老的生命记忆，脉搏跳动始终贯穿着中华民族的文化特质和价值取向。中医药学是中国古代科学的瑰宝，也是打开中华文明宝库的钥匙。作为中医药文化载体的中医药古籍文献，不仅记载着中医的思想理论、方法技术和经验体悟，更承传着历代中医对人类生命现象、生命奥秘的探索精神，是中医历久弥新、不断发展的内在动力和根本命脉。

中医养生是中医最具特色、最富魅力的组成部分之一，也是与世界上其他古代文明大异其趣的生命智慧。中医养生是在遵循生命发展规律的前提下，倡导科学健康的生活理念和行为方式，并通过适合于个体差异的养生方法，以达到培植禀赋、促进发育、增强体质、预防疾病、维护健康、推迟衰老乃至延年益寿的目的。其中，增强健康是中医养生的核心主题。因此，中医养生，从根本来说是一门关于生命健康自我管理、维护和调节的艺术。

中医养生古籍是中医文献的重要组成部分，是中医药宝库中的璀璨明珠。中医养生关于生命认知和健康维护的知识成就，不仅是古代生命智慧的结晶，更是今天养生保健取之不竭的源泉。因此，学习文献学的基本知识，科学整理古代养生文献，深入发掘古代养生智慧，对于弘扬发展中医药文化，为现代养生保健提供经验借鉴和思想启迪，无疑具有重要的现实意义。

一、中医养生文献概述

（一）中医养生文献的历史发展

中医养生历史源远流长，从远古到现代，经历了形成、发展、繁荣的不同历史阶段。中医养生文献作为中医养生实践经验的载体，亦随着中医养生的历史发展不断累积而丰富。

1. 远古时期 远古时期，是中医养生的萌芽时期。原始社会的人们，受到生命本能的驱使或生产与生活技能的启发，为了趋利避害，萌生了一些朴素的强身健体意识。在漫长的进化过程中，他们从最初的完全受自然力的束缚和支配逐渐学会了适应自然或部分利用自然力，如火的使用、衣着的发明及居住条件的改善，从而逐步积累了生产生活与生命保护的经验，创造了许多简单易行的保健技术，增进了人类的健康。这一时期，虽没有直接的文献记载，但留下了很多远古

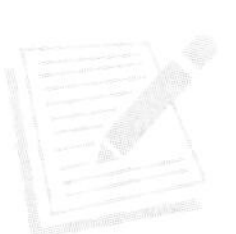

生活的传说，被后世《庄子》《韩非子》《吕氏春秋》《山海经》《淮南子》等书广泛记载。

2. 先秦时期 从传说中的五帝时代，历夏商周三代至春秋战国，随着社会的发展，各种医事、饮食、卫生、养老等制度相继建立，诸子百家对养生的关注，养生的方法、经验日益繁富，从而为养生学科的形成奠定了基础。传说中的五帝时代，伏羲、神农、黄帝、广成子、容成氏、务成子等都是善于养生的大家。殷商时期，甲骨文中已有“盥”“沫”“浴”“洗”“帚”“扫”等字，说明距今3000多年前的古人已经有了较强的个人卫生和环境卫生意识。这也是迄今为止所知最早的养生文献记录。甲骨文中还载有40多个疾病名称和按摩、砭石、艾灸、鬯酒等多种治病方法，反映出当时已具有一定的医疗技术水平。传说中的彭祖历经唐虞夏商数代，寿至800多岁，是古代养生长寿的典型人物。周代，养生、健康的观念更为普遍，《周易》《尚书》《周礼》《诗经》等儒家经典中的养生论述十分丰富。

春秋战国时期，是中国养生思想发展十分活跃的时期，儒家和道家都对蓬勃兴起的养生活动格外关注。养生家们纷纷从饮食、起居、精神修养和运动养生等各个方面展开讨论，发表意见，留下了众多的养生史料。儒、道养生构成了这一时期养生的主流，为中医养生学的形成提供了早期的思想准备和知识营养。道家的《老子》《庄子》《管子》《列子》《文子》《鹖冠子》，儒家的《论语》《孟子》《荀子》，杂家的《吕氏春秋》，有着极为丰富的养生内容。《庄子·养生主》是最早的养生专论，出土的战国《行气玉佩铭》是现存最早的气法养生文献实物。

3. 秦汉时期 秦汉时期，上承春秋战国诸子百家学术争鸣之遗绪，各种文化思想仍很活跃，道家思想、黄老之学，乃至神仙方术，对当时的养生观念有着极大的影响，促进了中医养生学的形成。以《黄帝内经》为标志，初步构建了中医养生的理论体系，奠定了中医养生学的学科基础。

这一时期，养生实践大为发展，有关精神情志、脏腑形体、四时起居、饮食服饵及气法修炼等养生技术广为流行，民间的养生活动更加普遍。著名的养生人物不断涌现，如西汉时期有淳于意、公乘阳庆、韩康、费长房、刘安、董仲舒等，东汉则有王充、张仲景、华佗、魏伯阳等。其中，刘安、董仲舒、王充、张仲景、魏伯阳都有著作传世，不乏养生论述。

秦汉时期，涌现出不少养生专论专著。根据《汉书·艺文志》的记载，有房中养生著作8家186卷、神仙著作10家250卷，另有经方中的食疗养生书《神农黄帝食禁》7卷。又据王充《论衡·自纪篇》载其著有《养性》之书，凡16篇，内容涉及养气爱精、服药引导等多个方面，是迄今所知最早以“养生”命名的专著。可惜这些著作均已亡佚，现在所能见到的汉代养生文献，如《黄帝内经》和魏伯阳的《周易参同契》、安世高的《安般守意经》是较为完整的养生文献，出土的马王堆汉墓帛书、张家山汉简、南昌西汉海昏侯墓竹简，均载有大量的养生篇籍。此外，汉代的一些文史著作中，如《淮南子》《春秋繁露》《史记》《汉书》《新论》《申鉴》等，也有非常丰富的养生论说。道家的《老子河上公注》《太平经》，很多内容与养生相关。

4. 魏晋隋唐时期 魏晋隋唐时期，由于方士盛行，佛道兴起，中医养生学在发展的过程中，充分吸收佛道及民间各流派的养生经验，养生理论发展、方法创新、流派形成、著作纷呈，从而使中医养生学不断丰富、充实。

晋唐600余年，涌现了不少养生学家，著名的有嵇康、葛玄、郑隐、葛洪、陶弘景、颜之推、杨上善、巢元方、王冰、王焘、胡愔、司马承祯、崔希范、施肩吾等。这一时期的养生著作亦大为增加，《隋书·经籍志》著录的一般养生著作32种、神仙服食类34种、服石解散类12种、食疗著作10种，共88种，占总著录的1/3强。《旧唐书·经籍志》所载的110家医书中，

养生为16家，食疗为10家。《新唐书·艺文志》著录的养生著作有38种。以上三种经籍志或艺文志所著录的养生著作多已亡散，现存的养生文献主要有嵇康的《养生论》、葛洪的《抱朴子》、陶弘景的《养性延命录》等。

这一时期的养生文献有两个显著的特点，一是道家养生文献成为主流，二是服石文献大量出现，均与当时的崇道和服石风尚相关。在道家养生方面，仅葛洪《抱朴子·遐览》就载有道经204种、道符56种，这些道经、道符中有一半以上与道家炼养有关，涉及导引按摩、行气胎息、辟谷休粮、房中保摄、服食禁忌等多个方面。陶弘景《养性延命录》是现存最早的养生专著，另外他还著有《真诰》《登真隐诀》《神农本草经注》等书。孙思邈则有《摄养枕中方》《孙真人摄养论》《道林养性》《存神炼气铭》等。除葛、陶、孙之所著外，晋唐时期著名的道家养生文献还有《黄庭内景经》《黄庭外景经》《黄庭遁甲缘身经》和胡愔的《黄庭内景五脏六腑补泻图》等，属于道教上清派的内修经典。唐代另一著名道教学者司马承祯先后撰有《元气论》《坐忘论》《服气精义论》《天隐子》等，唐末施肩吾编集的《钟吕传道集》《西山群仙会真记》、崔希范的《入药镜》是道家早期的内丹著作。在服食养生方面，收入《道藏》的著作就有《石药尔雅》《太清经断谷法》《太上肘后玉经方》《神仙服食灵草菖蒲丸方传》等几十种，还有散见于《新修本草》《诸病源候论》《备急千金要方》《千金翼方》《外台秘要方》等本草方书中的服食资料，亦不在少数。

5. 宋元时期 宋元时期是中医养生学的蓬勃发展时期。这一时期，由于政府对医学的高度重视，完善的医疗机构和管理系统的建立，方书本草的大量印行，医学知识的普及，历经南宋理学和金元学派争鸣的撞击，我国医学获得了前所未有的发展，从而带来了中医养生学的蓬勃发展和丰富完善。

两宋时期政府高度重视医药养生，在政府主持编纂的大型类书、方书中，收入许多养生内容。如《太平御览》分别在“道部”“方术部”设有“养生”专卷，“道部”中“服饵”占了3卷，还在“人事部”“饮食部”“药部”中收载大量养生资料。《太平圣惠方》《圣济总录》分别设有补益、食治、丹药、神仙服饵等专卷，收载养生方剂甚多。宋真宗选定唐代郑景岫的《四时摄生论》颁布天下，宋徽宗赵佶所纂《圣济经》为养生专著。政府的重视，无疑促进了养生方法的推广普及。

宋元时期，理学兴起，丹道流行，使得调息静坐和气法内丹著作大量涌现，成为特色，著名的有朱熹的《调息箴》《朱子静坐法》，张伯端的《悟真篇》《金丹四百字》《玉清金笥青华秘文》等。张君房《云笈七签》的“秘要诀法部”“诸家气法部”“内丹诀法部”“内丹部”载录了几十种气法内丹文献。

宋元时期的养生文献主要分两大类：一类是通论性的，或称综合性的，内容比较宽泛，往往囊括多家，包容众法，甚至具有类书的性质；一类是专门性的，内容相对集中，多就一种方法或一类方法展开介绍。专门性著作的大量出现，表明养生精致化、程序化发展的倾向，也是养生学繁荣发展的表现。通论性著作主要有赵佶《圣济经》、赵希鹄《调燮类编》、周守忠《养生杂纂》、蒲虔贯《保生要录》、刘词《混俗颐生录》、王圭《泰定养生主论》、李鹏飞《三元延寿参赞书》、范翛然《至言总》、曾慥《道枢》、李舜臣《延寿第一绅言》等。专门性著作，除了前面所述的调息静坐、气法内丹外，还有其他类别的著作：四时养生著作，如姜蜕《养生月录》、姚称《摄生月令》、丘处机《摄生消息论》、瞿祐《四时宜忌》；起居养生著作，如林洪《山家清事》、汪汝懋《山居四要》、瞿祐《居家宜忌》；饮食养生著作，如符度仁《修真秘录》、陈达叟《本心斋蔬食

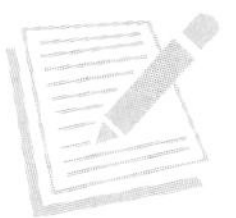

谱》、林洪《山家清供》、忽思慧《饮膳正要》；食物本草类著作，如李杲《食物本草》、贾铭《饮食须知》；老年养生著作，如陈直《养老奉亲书》、邹铉《寿亲养老新书》等。

6. 明清时期　明清时期是中医养生学发展的鼎盛时期。这一时期，中医养生更为普及，养生方法更为繁富，养生著作不断涌现。根据《中国中医古籍总目》调查，在现存 1911 年以前的 405 种养生著作中，明清两代有养生通论 182 种、导引气功 86 种、炼丹 71 种，共计 339 种，占总数的 3/4 强。

明清养生著作中和以往不同的是，出现了大量的养生丛书和类书。著名的有明代洪楩辑刊医药摄生类 8 种、胡文焕《寿养丛书》，清代汪启贤《济世全书》、石成金《传家宝全集》、叶志诜《颐身集》等。此外，在一些综合性丛书中，也兼收多种养生著作，如《夷门广牍》《学海类编》《海山仙馆丛书》等，乃至《道藏》《续道藏》《道藏辑要》等道教丛书，都收有大量的养生文献。类书如《永乐大典》《古今图书集成》，养生资料十分丰富。专门的养生类书，著名的有高濂《遵生八笺》。

这一时期的通论性养生著作很是普遍，如万全《养生四要》、吴正伦《养生类要》、龚居中《福寿丹书》、赵台鼎《脉望》、陈士元《隄疾恒谈》、冷谦《修龄要旨》、袁黄《摄生三要》、许乐善《尊生要旨》、沈仕《摄生要录》、周宏《卫生集》、王文禄《医先》、褚胤昌《达生录》、陈继儒《养生肤语》、龚廷贤《寿世保元》、祝登元《心医集》、丁其誉《寿世秘典》、汪昂《勿药元诠》、尤乘《寿世青编》、徐文弼《寿世传真》、杨凤庭《修真秘旨》、程得龄《人寿金鉴》、罗福至《延龄纂要》等。

明清时期专门性养生著作，较之以往更为繁荣，主要有：精神养生，朱权《神隐》、王象晋《清寤斋心赏编》、徐文弼《洗心编》、李渔《闲情偶寄》、马大年辑《怡情小录》；脏腑养生，汪琥《养生君主论》、赵献可《医贯》、李时珍《奇经八脉考》、汪启贤《脏腑辨论》、尤乘增补《脏腑性鉴》；导引养生，佚名《古仙导引按摩法》、朱权《活人心法》、罗洪先《万寿仙书》、曹无极《万育仙书》、周履靖《赤凤髓》、潘霨《卫生要术》、席裕康《内外功图说辑要》等；四时养生，朱权《运化玄枢》、佚名《四气摄生图》；起居养生，熊宗立《居家必用事类全集》、佚名《居家必备》、河滨丈人《摄生要义》；房中养生，龙遵叙《食色绅言》、万全《广嗣纪要》、洪基《摄生总要》、汪启贤《添油接命金丹大道》、周履靖《夷门广牍》房中养生著作、叶德辉《双梅景闇丛书》房中养生著作、高罗佩《秘书十种》房中养生著作等；饮食养生，刘基《多能鄙事》、胡文焕《养生食忌》、孟笨《养生要括》、朱尊彝《食宪鸿秘》、王士雄《随息居饮食谱》、朱本中《饮食须知》；食物本草类，卢和《食物本草》、赵南星《上医本草》、胡文焕《食物本草》；食疗药膳方，吴禄《食品集》、应麟《蒲水斋食治广要》、尤乘《食治秘方》等；气法养生，胡混成《金丹正宗》、尹真人《性命圭旨》；老年养生，刘宇《安老怀幼书》、徐春甫《老老余编》、曹庭栋《老老恒言》等。

7. 近现代　1840 年鸦片战争后，中国逐步沦为半殖民地半封建社会。受西方文化和西方医学的冲击，传统中医药学的发展遭遇严重障碍，中医养生学沉寂停滞而不彰于世。近代早期受“中学为体，西学为用”思潮的影响，中医养生开始加入西方医学卫生保健的内容。民国初期，随着西医影响的扩大，很多学者注意结合中医养生的传统和民族的文化生活习惯，积极介绍现代医学的卫生保健和体育锻炼等知识方法，出版了大量带有现代气息的养生保健著作。根据《中国中医古籍总目》调查，1911 年至 1949 年，出版的养生著作多达 146 种，著名的有《健康浅说》《健康与人生》《健康指导》《养生宝鉴》《卫生逐年术》《实用长寿法》《老人延年术》等。这些著

作都带有科普的性质，在传播现代保健知识方面曾产生过积极影响。

（二）中医养生文献的目录调查

根据有关目录调查，存世的中医养生古籍，大体情况如下：

薛清录主编的《全国中医图书联合目录》，载录养生古籍445种，分为三类，其中养生通论249种，导引气功123种，炼丹73种。薛清录《中国中医古籍总目》，收录养生古籍551种，仍分为三类，养生通论309种，导引气功157种，炼丹85种。

裘沛然主编的《中国医籍大辞典》，收录1949年前养生书籍458种，若以1911年为下限，则为320种左右。

朱越利《道藏分类解题·医药卫生部》，收录道家医药养生著作408种，分中医基础理论类8种、其他疗法类161种、气功类208种、草药方书类8种、性科学类23种。另有《藏外道书》摄养类130种。据此，《道藏》和《藏外道书》共收录摄养专著538种。

丁培仁编著《增注新修道藏目录》，修炼摄养类分列8个小类，共载录现存道书791种。其中外丹、黄白117种，内丹317种，存神77种，服气、导引、胎息50种，房中17种，修心46种，辟谷、除三虫6种，医药、养生83种。另有未题名分类的78种。

《中国古籍总目》医家类养生之属，收录养生古籍286种，分为两类，其中通论189种、导引气功97种；谱录类饮食之属，总论部分收入饮食谱录61种；道家类道教之属，载录修炼古籍691种。上述三类共载录养生之书1038种。此外，丛书类、儒家类修身之属，还收录了部分养生书。

根据以上目录调查，现存养生古籍在1000种以上，其中以中医药养生为主体内容的有250种以上，约占1/4，其余多为道家炼养类著作。

二、中医养生文献的分布与分类

（一）中医养生文献的分布

中医养生文献不仅有着长期的历史积累，而且有着广泛的形态分布，无论是在文、史、哲及自然科学的各个学科，还是在儒、道、佛的各个学派，均有大量的养生文献存在。

从学科分布来看，在文学方面，举凡诗词歌赋、论述箴谏，乃至戏剧曲艺、笔记小说，任何一种文章体裁，都承担过养生活动的记载。如《诗经》《楚辞》《山海经》，以及《文选》《全唐文》《全宋文》《全明文》《全唐诗》《全宋词》等各种文学总集和数以万计的各家别集等，其中的养生文献，难计其数。在史学方面，上自《尚书》《春秋》《左传》，下及《史记》《汉书》《二十六史》，以至《会要》《纲鉴》之类，均不乏养生史实的载录。哲学方面，先秦的诸子百家、汉晋的经学玄学、宋明的理学心学，养生葆命始终是历代思想家关注的话题。而在自然科学的天文历法、地理气象、农业种植，甚或饮食烹饪、食品加工等各方面，无不充满着养生文献的遗存。作为中医学的重要组成部分，养生文献更是比比皆是，不仅有大量独立的养生专篇专著、类书丛书，而且有许许多多与中医本草方书、临床专科著作紧密融合的养生论述。

从学术流派分布来看，传统文化的道家、儒家、释家等主要学术流派，关于自然、生命、身体、健康的认知，处处都体现出传统养生的智慧，有着大量深邃的思想理论和丰富的方法经验，产生了数以千计的养生文献，为中医养生的发展提供了直接的知识营养和文献支撑。中医养生在

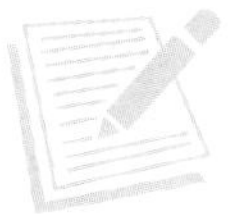

形成发展的过程中，广泛吸取道家、儒家、佛家关于生命体认知和修养的智慧，从而形成自己特有的风格和博大的内涵。

医道同源，这种文化特征在中医养生的发展史上尤其鲜明。中医养生赞同道家重生厚生珍惜生命的主张，把老子、庄子提出的“摄生”“养生”的理念及“效法自然，清静无为，形神兼养，众术合修”的养生思想，贯穿于养生保健的具体实践中，并且广泛吸收道家、道教的养生技术，却不提倡霞外升举、神仙不死的虚幻行为。道家及道教的文献，从先秦的《文子》、汉代的《老子河上公注》《申鉴》、晋代的《养生要集》，到唐代《坐忘论》《天隐子》、宋代《云笈七签》，再到明代正统《道藏》、万历《续道藏》，直到新近的《中华道藏》《中华续道藏》，道家的养生文献有上千种之多。这些文献大都成为中医养生的取法之本。

儒家文化作为中国传统文化的主流，对中医养生文化的影响是长久而深刻的。中医养生从儒家见微知著、慎始慎终的忧患意识出发，提出了治未病的主题，使之成为中医养生的核心内容。中医养生在长期的实践中，十分重视儒家关于伦理道德规范和心性修养的文化自觉，把人格精神的培养作为养生的价值取向，充分吸收儒家“心斋”“坐忘”等具体养生方法，而对“孜孜汲汲，惟名利是务，崇饰其末，忽弃其本”的趋世之士提出严正的批评。儒家的文献，自《论语》《孟子》《荀子》以下，历经汉晋隋唐、宋元明清各代儒家的创作，保存在经史子集“四库”中的儒家著作，关于养生的论述不绝于篇。其中，既有作者自己编撰的独立著作，如《养生杂纂》《混俗颐生录》《活人心法》《神隐》《传家宝全集》《闲情偶记》等，也有他人整理编纂的著作，如《朱子静坐说》《东坡养生集》等。这些养生著作都是中医养生文献宝库的重要组成部分。

佛家虽以明心见性为依归，但从不忽视形体健康的维护，无论是净土、禅宗，还是天台、密宗，关于心身修持的论述随处可见，尤以调息静坐、止观禅定、素食茹斋为关注的重点。中医养生非常重视佛家“顿悟”“内证”的修持境界，吸纳佛家“禅定”“止观”等炼养功夫，作为心性修养的参稽法门。佛家《心经》《安般守意经》《摩诃止观》《易筋经》等都是著名的养生著作。一部《中华大藏经》养生之作不在少数，急需发掘整理。

中医养生正是在传统文化的融会交流中，兼容并蓄、取长补短，从而得到不断补充、完善、发展，最终形成内容丰富而又特色突出的学术体系。

（二）中医养生文献的分类

中医养生文献杂而多端，如何科学合理地进行分类，曾一度困扰学术界。我们认为，根据文献记载的养生方法内容进行分类，是比较合理的方法。

古代养生方法众多、内容宏富，可谓方外有方、法中有法，并由此形成流派纷呈、争奇斗艳的局面。有学者通过对近千种古代炼养文献的调查，经归纳统计，首次对古代养生的方法内容作出了较为合理的分类。古代养生的内容大致可以分为精神、情志、脏腑、形体、环境、四时、起居、房中、禁忌、气法、丹法、饮食、服饵、药膳等 14 个方面。其基本框架如表绪 -1：

表绪 –1 古代养生方法分类

养生方法	精神情志	精神养生
		情志养生
	脏腑形体	脏腑养生
		形体养生
	四时起居	环境养生
		四时养生
		起居养生
		房中养生
		禁忌养生
	气法丹功	气法养生
		丹法养生
	饮食服饵	饮食养生
		服饵养生
		药膳养生

这个分类框架的逻辑顺序：精神是主宰，形体是核心，起居是基础，气法是特殊，饮食是关键。也就是说，养生以养神为主，养形次之。正如道家所言："太上养神，其次养形。"然"形恃神以立，神须形以存"，形神关系互为依赖、互为作用。形神兼养，就是要意识上重视养神，技术上重视养形。四时起居，是生命过程的日常展开，因此是养生的基础。养生的基本着手处，都要落实在日常生活里。所谓道不在烦，养生的学问全在于日常生活习惯等琐细之处。至于气法、饮食，一为鼻，一为口，前者是呼吸修炼，后者为营养管理。古代养生就其大者言，不过这五大类、十四小类而已。十四类的基本内涵概述如下：

1. 精神养生 精神养生，指人的思维、意志等心理活动在道德、情操、胸怀、境界的培植上，既符合一般社会伦理规范，又符合身心健康的要求。

中医养生学认为脏腑、形体、呼吸的修炼，如果没有精神上的淡泊宁静，没有达到"清静无为""离形坐忘"的境界，就很难取得"形神相亲，表里俱济"的效果。

精神修炼的核心内容和最高原则就是清静。《真仙直指》云："清静二字，清谓清其心源，静谓静其心海。心源清，则外物不能挠，性定而神明；心海静，则邪欲不能作，精全而腹实。"简言之，就是心地纯洁，精神宁静。

精神养生围绕清静二字而展开，其具体方法有内观、坐忘、存思、存神、守一等。《云笈七签》"存思部"载有大量存思养神的方法。正统《道藏》所收《太上老君内观经》《太上老君清静心经》，朱权《神隐》，均属于精神养生的著作。

2. 情志养生 情志养生，指人对喜、怒、忧、思、悲、恐、惊等情感、情绪心理活动的调节、控制。情志养生，就是通过一些有益身心的娱乐活动以增加生活的情调趣味，从而达到闲雅适兴、愉悦宁心的目的。情志养生总的原则是，积极培养愉悦的心情，控制消极不良的情绪。

调养情志的方法很多：琴棋书画、花鸟虫鱼；寄情草木，乐志山水；赏菊篱下，垂钓江滨；优游山岳，远足域外；枕石漱流，听松观涛；焚香煮茗，藤罗览月。不一而足。凡是能陶冶性

灵、变化气质、转移情境、开导襟怀的活动，都属于情志养生。高濂《遵生八笺》“燕闲清赏笺”3卷，载录了几百条情志调节之法。王象晋《清寤斋心赏编》、冯曦《颐养诠要》、李渔《闲情偶寄》，均为情志养生的名著。

3. 脏腑养生 脏腑养生，就是以五脏为核心，以维持脏腑功能稳定协调为目的的综合养生方法。

五脏是生命的基础，是身体强壮的根本。脏腑养生的关键是顺应四时阴阳变化，以保持精神气血的旺盛。

脏腑养生既是养生的出发点，又是养生的归结处。养生的诸多方法都是以脏腑为基点而展开的，同时，各种养生方法的最终目的或效验，都要使脏腑坚固、精神饱满、气血平和，也就是要使生命的基础得以加强巩固。脏腑养生的最基本方法，就是要根据脏腑的生理特点，使五脏适应和顺从四时阴阳的变化，由此形成了以春养肝、夏养心、秋养肺、冬养肾、四时养脾为特色的脏腑养生法。道经中《黄庭内景玉经注》《黄庭外景玉经注》《上清黄庭五脏六腑真人玉轴经》《黄庭内景五脏六腑补泻图》，都是脏腑养生的重要著作。

4. 形体养生 形体养生，是通过肢体运动锻炼，以达到疏通经络、调理气血、强壮形体目的的养生方法。

传统的形体养生方法，主要有导引、按摩和武术等形体运动。除此之外，形体养生还有更丰富的内容。从形体的层面来讲，不同的人格体质有不同的方法，不同的形体部位亦有相应的方法。因此，凡是以形体为出发点的方法都可归于形体养生，如体质养生、颜面养护、头发养护等。从方法的层面来讲，凡是作用于形体，引起形体相应变化，能起到经络疏通、气血流行、关节滑利、四肢灵便、容颜焕发、形体强健的方法，都属于形体养生。除了导引、按摩外，如针灸、推拿，以及现代体育锻炼的游泳、跑步、球类等各种运动方法，都属于形体养生。另外，利用药物或其他介质，进行敷熨、熏洗、沐浴、泡足、喷鼻、点眼的方法，也属于形体养生的范畴。形体养生的文献特别多，仅导引的文献就有几十种，常见的有《巢氏病源补养宣导法》《灵剑子引导子午记》《古仙导引按摩法》《太清导引养生经》《养生导引法》等。

5. 四时养生 四时养生，是根据四季的气候变化特点来安排行为生活，以达到保养身心的养生方法。

中医养生在“天人合一”思想的指导下，不仅重视人与环境的和谐统一，而且还特别强调与时令节序的顺应适从，以保证脏腑气血和四时阴阳的平衡协调。

四时养生的特点有三：一是根据脏腑的季节性生理节律，进行四时脏腑的保养；二是根据四季的气候变化，提出“春夏养阳、秋冬养阴”的原则；三是提倡根据四季特点，分别服用保养药方，进行导引等形体锻炼。

四时养生的内容非常丰富，除了春夏秋冬四季的季节段养生外，还可以细化到逐月、逐节气、逐日、逐时的养生，把日常的生活行为进行课表化安排。因而，四时养生的文献特别多，四季养生的有《摄生消息论》《四气摄生图》，逐月养生的有《养生月览》《运化玄枢》，节气养生的有《二十四气坐功导引治病图》，逐时养生的有《二六功课》。还有一种月令类养生著作，是在传统历书的基础上，逐月逐日安排养生活动，如《月令通考》《月令广义》《月令辑要》等。

6. 起居养生 起居养生，指在日常的生活活动中建立起合乎卫生习惯的养生方法。

起居的范围十分广泛，平常所说的衣食住行，言谈举止，无不包含其中。起居养生的实质，无非是倡导科学健康的生活理念和生活行为方式，做到“法于阴阳，和于术数，食饮有节，起居有常，不妄作劳”，即有规律、有节度地生活。

起居养生的内容方法，一般在通论性的养生著作中多有阐述，专论起居养生的著作有《山居四要》《居家必备》《居家必用事类全集》及《遵生八笺·起居安乐笺》等。

7. 环境养生 环境养生，指人身的小宇宙顺应天地自然规律的养生方法。

天人相应与天人合一，不仅是古代中华民族的宇宙观，也是传统养生的重要思想基础。中医养生始终把“道法自然”贯彻到养生修炼的每一个环节，高度强调人与自然、人与天地大环境的和谐统一，认为“人以天地之气生，四时之法成”，故“人与天地相参，与日月相应”，甚至将人身视为一个小宇宙，只要人身的小宇宙和自然的大宇宙高度一致，即达到“与天地并生，与万物为一”的境界时，人就能相安无事，长驻永年。

环境养生的原则是“法天则地”，即顺应天地自然的规律，无违天时，无背地利。其具体内容，包括天文气象环境、地理水源环境、居住工作环境的选择与适应。比如居处居室方面，则要对方位、朝向、地势、干湿、气流、安静、方便等多项因素加以选择。

环境养生的文献亦多夹杂在通论性养生著作中，相对独立的有《岩栖幽事》《毚采馆清课》《屏居十二课》等。

8. 房中养生 房中养生是古代养生家企图通过房事修炼来达到健康长寿的一种炼养方法，其本质是有关性心理、性生理、性技巧、性药物的知识。

“男妇居室，人之大伦”，房事活动不仅是夫妻生理之必需，也是社会正常发展之要求。房中养生的价值，主要是强调房事生活的健康与卫生，提倡节欲宝精，反对纵欲耗精，注意房事活动的禁忌，指出气象、环境、情绪、体质等因素对性健康的影响。

房中养生的文献在《汉书·艺文志》方技略中有 8 家，达 186 卷，全已佚失。现存常见的有《双梅景闇丛书》《食色绅言》《三元延寿参赞书》等。

9. 禁忌养生 禁忌养生，就是通过外在的规定而使语言行为有所禁戒、忌讳的特殊养生方法。简言之，就是遵守有关禁忌，约束言行，以达到趋吉避凶、养护生命的目的。

禁忌是一种普遍的人类文化心理现象，涉及文化学、人类学、社会学、宗教学、民俗学等多个学科领域，不仅具有广泛的社会基础，也有着深刻的精神层面的内容。

在养生学上，谨守各种医药禁忌，如服药禁忌、针灸禁忌、饮食禁忌、房事禁忌、妊娠禁忌、日常起居禁忌等，不仅具有某种趋利避害的心理支持作用，而且确实可以避免一些不利事件，起到维护健康的作用。

禁忌养生往往与古代斋戒、忌讳等内容相交错，相对独立的文献有《四时宜忌》《居家宜忌》等。孙思邈《千金翼方》末有“禁经”2 卷，凡 22 篇，载有多种杂禁法。

10. 气法养生 气法养生，其实质就是一种呼吸锻炼，是指有意识地控制或调节呼吸，以改变呼吸的节律或气息的大小长短，从而达到养身疗病之目的。

气法修炼，可分为两个层次，最基本、最重要的是服气法，而最高级的是胎息法。服气，又叫食气、行气、炼气，其形式又有服外气和服内气之分。服外气，是一种吐故纳新的功夫，即吐出胸中浊气，而吸收天地间自然生气或日月精华之气。服内气，即在息出之时，叩齿集神，以意引气，咽下丹田，使气凝炼。胎息，即在服气的基础上，使神气相结，气息微微，若有似无，呼吸在脐部或丹田进行，如人在胞胎之中。总之，不管是服气，还是胎息，呼吸修炼的目的，在于通过呼吸气息的调节，改变人体新陈代谢的节奏，使脏腑器官得到休息，并使其功能得到改善或加强，从而收到延年益寿的效果。

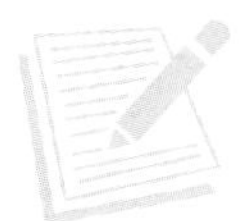

气法养生的内容非常丰富，具体的方法成百上千，行气往往还与导引相结合，因而气法养生文献芜杂多端，难以尽述，仅《云笈七签》“诸家气法部”就有 5 卷，收入各家气法几十种。

著名的气法著作有《元气论》《服气精义论》《太清调气经》《太清服气口诀》《胎息经》《胎息经注》等。

11. 丹法养生 丹法养生，包括外丹、内丹两部分。外丹采用铅汞等矿物经炉火烧炼，以求得“金丹大药”，服之以期长生不死。由于丹药毒性大，致死者甚多，唐以后日渐式微，终致不传。内丹与外丹相对，是以人体为炉鼎，以精、气为药物，以神为动能，运用意念，经过一定步骤的“烧炼”，即可使精气神三者在体内凝聚成“丹”。内丹成为宋明以后炼养家的主要方法，其内容逐渐丰富，不断融合导引行气、守一存思、服食胎息等各种功法，形成了一整套体系严密、内容丰富的内丹理论。

内丹养生，理论精深，内容玄奥，其所蕴藏的奥秘和价值，有待深入发掘、整理。丹法养生的文献，自《周易参同契》《悟真篇》问世以来，踵事增华者代不乏人，仅正统《道藏》所载的外丹、内丹著作就有 250 多种。

12. 饮食养生 饮食养生，就是培养良好的饮食习惯，注意饮食调护，遵守宜忌的养生方法。

饮食养生的特点：一是十分强调饮食宜忌，对于何物宜食，何物应忌，乃至饥饱择食，均有告诫；二是特别重视饮食的卫生习惯，对饮食时间、饮食姿势，乃至冷热性味，多有规定；三是特别注意饮食调护，从进食前的精神状态，到饮食后的散步摩腹，细致入微，主张通过饮食情绪及饮食行为的调节、控制、养护，以达到“百节欢愉，咸进受气”的饮食保健作用。

饮食养生的文献十分丰富，常见的有《修真秘录》《本心斋疏食谱》《山家清供》《饮膳正要》《饮馔服食笺》《养生食忌》《随园食单》《随息居饮食谱》等。

13. 服饵养生 服饵，亦称服食。服饵养生，是指服用特定的食物、药物或保健品以求得健康长寿的养生方法。

服食养生之术，经历了曲折的发展变化。早期服食术，主要服用一些据说具有长生不死作用的草木食物或药物。魏晋之后，服石成风。先是服用云母、丹砂等矿石药，后来进而烧炼铅汞以求得金丹大药，使服食养生畸形发展，成为隋唐时期的颓风。由于矿石金丹的毒性，导致不少人服石身亡，以致外丹服食在唐以后迅速衰微，最终沉寂并退出历史。无论是草木服食，还是丹石服食，均极大地丰富了中医本草学、方剂学的内容，推动了古代化学的发展。明清以后，服用补益的药物成为风尚。近现代服用保健品，也很普遍。

服饵养生的文献，《汉书·艺文志》就载录有《黄帝杂子芝菌》18 卷，葛洪《抱朴子·遐览》载录的菌芝图、休粮经、服食禁忌等道经有 10 多种。《道藏》载录的服食著作则更多。

14. 药膳养生 药膳是在中医药理论指导下，将中药与某些具有药用价值的食物相配伍，并采用我国独特的饮食烹调技术和现代科学方法，制成的具有一定色、香、味、形的食品。药膳养生则是通过药膳来治疗疾病、强身健体、延缓衰老的养生方法。

药膳按其功用可以分为滋补强身、治疗疾病两大类。滋补类由具有补益作用的药物与食物或调料配制而成，用来调理人体脏腑器官的功能，补益阴阳气血的不足，以及增强体质、美容和抗衰老等，因此又可以称为食养食补方。治疗类主要是针对各种患者的具体情况，在辨证的基础上，采用治疗性药物（主要为药食两用的药物），经一定烹饪加工和与某些食物相配制作而成，具有一定的治疗作用或辅助治疗作用，按其性状则可以分为药食、药粥、药菜、药茶、药酒，药饮、药羹、药汤、药丸、药散等几类。

药膳养生文献，一般分为食物本草和食疗药膳方两大类。食物本草类，常见的有《食医心鉴》《食疗本草》《食物本草》《野菜博录》等。食疗药膳方类，有《食品集》《古今治验食物单方》《调疾饮食辨》等，以及各大方书中的食治方。

这个分类框架，经过大数据的调查和分析，基本能将古今文献中所有关于中医养生的方法囊括其中，无所遗漏。这是迄今为止最全面、最系统的中医养生方法分类，解决了养生方法难以归类统计的历史问题。

三、学习“中医养生文献学”的要求和方法

（一）学习要求

“中医养生文献学”是中医养生学专业的基础课程。学习“中医养生文献学”，了解中医养生的基本文献，掌握中医养生文献学的基本理论和知识，也是从事中医养生保健事业的基本素养。因此，学习“中医养生文献学”的根本目的，就是提高利用中医养生文献的能力，学会从数以千计的中医养生古籍中发掘整理古人养生方法经验，揭示古人养生的思想理论，借鉴古人的生命智慧，从而弘扬传承优秀养生文化，实现中医养生文化的创造性转化和创新性发展，为现代养生保健服务，为人类健康事业贡献力量。为了达到这个目的，不仅要有远大的志向目标，更要有脚踏实地的实干精神。具体的要求有以下几个方面：

首先，要有坚定的“眼光”。“眼光”是一种志向，也是一种境界。一旦我们明白了学习“中医养生文献学”的目的意义，就会清楚地看到，中医养生文献是一座有待深入开发的宝藏，其价值难以估量。我们都知道中医药文化是一个伟大的宝库，而中医养生不仅是中医药文化的重要组成部分，也是中华传统文化的璀璨明珠，瑰丽无比。文献学是通向文献宝库的门径，是打开文献宝库的钥匙。作为中医养生专业的同学，只要我们掌握了文献学的方法和原理，就能方便地打开中医养生文献的宝库，并在其中探囊取宝，学会用较少的时间、较快的速度，找到自己需要的文献资料，获取文献中记载的养生方法和经验，甚至通过自己的整理研究，总结前人的思想智慧，传承弘扬古代养生文化，为现代养生保健提供文献依据与经验借鉴。

其次，要有坚毅的“坐功”。“坐功”是一种毅力，一种坚持。俗话说，“板凳要坐十年冷”，学习中医要有比较长的经验积累过程。文献的顺利阅读和有效利用，同样需要较长的学习训练时间。程钟龄《医学心悟》说：“思贵专一，不容浅尝者问津；学贵沉潜，不容浮躁者涉猎。”对于有志从事文献学习或研究的人来说，这句话尤其值得重视。无论是古文献的阅读，还是古文献的整理，都是一种“青灯黄卷”的时光，要耐得住寂寞，扛得住躁扰。现在虽已青灯不再，但黄卷依然，要想在故纸堆里有所发现，有所创获，不仅要有探骊取珠的勇气，更要有“众里寻他千百度”的精神。做文献的学问，没有速成之道，只有老老实实，刻苦钻研，持之不懈，假以时日，方能学有所成。

再者，要有坚强的“手劲”。“手劲”就是动手的功夫，就是阅读实践的训练。文献学固然要介绍文献的基本知识，介绍文献查找、利用乃至文献整理的方法和原理，但如何把文献学的知识变成文献学习研究的基本素养或基本能力，关键在于多动手，即多查找、多阅读古籍文献。没有较长时间查找阅读古籍文献的经历，甚至连古籍都没有亲眼见过、动手翻过，就无法培养利用古籍的能力。

总之，古籍文献学习、研究的能力是从事养生实践、临床诊疗，乃至实验研究、药物研究的基本能力。如果缺乏文献学的基本学习和训练，就难以承担有关的研究任务，参与有关的研究活动。而文献学的能力又是一个不断学习、不断提升的过程，甚至是一种终生的学习过程。因此，我们必须要有长远的担当、沉潜的心境和勤于动手的意识，要让古籍文献的学习成为一种习惯，一种终生的嗜好。

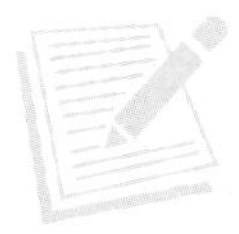

（二）学习方法

学习“中医养生文献学”在方法上主要注意以下几个方面：

一是熟悉教材的结构编排，重点掌握中医养生文献的发展历史与存在状况。《中医养生文献学》教材在结构上分绪论和上、中、下三篇。绪论主要阐述中医养生文献的基本状况和分类，以及学习“中医养生文献学”的方法、要求等。上篇介绍古代文献学的基本知识，在介绍古代文献一般知识的基础上，重点介绍古代文献查找、阅读及整理的基本方法。这些以文献为本体的学问，是将来利用、研究中医养生文献的基本功夫。中篇为历代养生文献通论，以时代为经，介绍自先秦两汉以来直至近现代各个时期养生文献的历史发展概况，重点介绍主要的养生家及其著作。下篇为分类养生文献各论，以内容为纬，介绍了精神情志、脏腑形体、导引按摩、调息静坐、四时起居、饮食药膳、房事及老年等 11 类养生文献的历史源流及重要著作。中、下二篇既有文献学的知识，又有中医养生文献研究的成果。我们熟悉了本教材的结构，就可以结合“中医养生学史”课程的学习，在比较短的时间内，把握中医养生文献的历史发展成就，了解中医养生文献宝库的总体面貌和分类情况，从而坚定专业自信，提升学习养生文献学的兴趣。

二是结合专业的相关课程，重点掌握养生文献查找、阅读的方法。在学习目录学知识时，结合“中医养生学史”课程，学会用较少的时间，在陌生而又浩渺的文献中查找自己需要的文献，或者了解文献的分布存佚状况。在学习古代文献阅读知识时，结合“医古文”“养生名著选读”等课程，利用已有的古代汉语基础知识，了解必备的古代文化常识，尽快掌握常用工具书的使用方法，添购必要的古汉语字词典，从句读标点入手，对常用养生古籍能读断、读通、读懂，由浅入深，循序渐进，养成阅读古书的兴趣和习惯，长此以往，就能真正掌握阅读古代文献的方法，提高利用古代文献的能力。

三是发挥文献学的钥匙功能，重点培养中医养生文献研究的兴趣。我们学习“中医养生文献学”，不仅是为了方便打开中医养生文献宝库的大门，更重要的是深入开展中医养生文献的研究。因此，在学习时我们还要结合中医养生学术思想史、中医养生各家学说的相关知识，以具体的养生文献为研究对象，不仅研究文献的外在形态和版本流传，还要深入文献内部，总结文献的养生方法内容，阐释其思想理论，揭示其经验智慧，甚至要对文献的养生学意义和价值作出合乎历史的评判，由此培养我们对中医养生文献研究的兴趣。

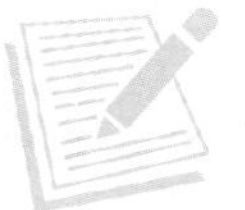

上篇

古代文献学的基本知识

第一章
古代文献的一般知识

第一节 概 述

一、古代文献的内涵

“文献”一词，在现存的古书中，最早见于《论语·八佾》：“子曰：夏礼，吾能言之，杞不足征也。殷礼，吾能言之，宋不足征也。文献不足故也。足，则吾能征之矣。”

礼，指古代的典章制度。杞，国名，夏禹后代，周武王封，在今河南杞县，后屡次被迫迁移，依附大国。宋，国名，商汤后代。周公平定武庚叛乱后，把商的旧都周围地区分封给微子启，都商丘，在今河南商丘南。征，征验、证明之意。孔子说，赴杞，不能征验夏礼，赴宋，不能征验殷礼，是文献不足的原因。

文献，东汉经学家郑玄注云：“献，犹贤也。我不以礼成之者，以此二国之君，文章贤才不足故也。”按郑玄的注解，“文”指“文章”，“献”指“贤才”。南宋朱熹《论语集注》解释《八佾》这段话说：“杞，夏之后。宋，殷之后。征，证也。文，典籍也。献，贤也。言二代之礼，我能言之，而二国不足取以为证，以其文献不足故也。文献若足，则我能取之，以证吾言矣。”朱熹将“文”释为“典籍”，而对“献”的理解与郑玄相同。郑玄、朱熹二人均将“文献”一词分解成两个部分，一部分指文章典籍，一部分指贤人、贤才，即博学多闻、通晓典故之人。也就是说，要了解过去的历史典章制度，一方面可取证于典籍文章的记载，一方面可以取证于贤人口耳相传的各方面知识。

宋代以后，“文献”一词含义逐渐发生了变化。最早用“文献”一词来命名书籍的是元代马端临的《文献通考》，他在该书的自序中说：“凡叙事，则本之经史而参之以历代会要，以及百家传记之书，信而有证者从之，乖异传疑者不录，所谓‘文’也。凡论事，则先取当时臣僚之奏疏，次及近代诸儒之评论，以至名流之燕谈、稗官之纪录，凡一话一言，可以订典故之得失，证史传之是非者，则采而录之，所谓‘献’也。”这里的奏疏、评论、燕谈、纪录等都是贤人的议论记录，是书面材料，而不是贤人本身。可见，马端临对“文献”一词的理解，主要侧重于典籍与文字资料。明成祖时，编纂《永乐大典》，初名《文献大成》，也取意于包含各类图书在内。

现代，文献的概念又有了新的发展和演变。国家标准局公布的关于文献的定义：“文献是记录有知识的一切载体。”《辞海》定义：“文献原指典籍与贤者。……今为记录知识的各种载体的统称，即以文字、图像、符号、声频、视频等手段记录人类知识的各种载体（如竹帛、纸张、胶片、磁带、磁盘、光盘等）。”这是将各种文物和音像制品等都包括在内，是广义的文献概念，具

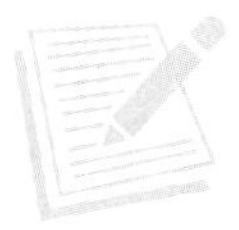

有知识性、物质载体性、记录性三个要素。而古典文献学、中医古典文献学中所说的文献，是指狭义的文献，即一切有意义的语言文字记载。

凡文献所反映的知识属于中医学领域者，即为中医文献。中医文献可分为古代中医文献和现代中医文献两大部分。古代中医文献是指 1911 年以前撰写的中医文献，主要指刻印或手写在纸质载体上的中医古籍，也包括甲骨、金石、竹帛等古代载体上保存的文献资料。现代中医文献，除以纸为主要载体外，还包括各种音像制品等现代载体保存的图书资料。

二、古代文献学的意义

古代文献学则是研究古代文献的物质形态、内容类别、整理利用、历史发展的规律的学科。

我国古代文献的研究整理起源很早。周代是文献学的产生时期。据《国语·鲁语下》记载，正考父曾“校商之名颂十二篇于周大师，以《那》为首”，是见于史籍记载的第一个文献整理者。春秋时代，孔子曾删《诗》、编《书》、序《易》、述《礼》《乐》而作《春秋》，是全面整理古代文献的第一人。秦汉时期是文献学的形成时期。汉代经学的发展推动了注释学及相关学科的发展。西汉刘向、刘歆父子整理当时保存的典籍，始有“校雠”之名。魏晋南北朝至唐宋金元时期，是文献学发展的时期，版本、目录、校勘之学有了较大发展，辨伪、编纂、辑佚、注释以及金石文献的研究整理方面成果显著。明清时期是文献学发展的鼎盛时期，文献学的各个分支都发展为专门之学，如版本学、目录学、训诂学。

近代梁启超在《中国近三百年学术史》中最早提出文献学的概念：“明清之交，各大师大率都重视史学，或广义的史学，即文献学。”意指以文献为研究对象的传统学问。1930 年，商务印书馆出版的郑鹤声、郑鹤春合著的《中国文献学概要》是文献学的开山之作，书中指出：“结集、翻译、编纂诸端谓之文；审定、讲习、印刻诸端谓之献。叙而述之，故曰文献学。”该书明确地将中国古代典籍的研究、整理及其传播、开发、利用确定为文献学的研究范围。20 世纪 80 年代以来，以古代文献学为内容的著作纷纷出版，促进了中国文献学的发展。

文献学的研究范围涉及各式各样包罗古今的文献。从时代上讲，有古代文献、近代文献、现代文献、当代文献。从学科上来看，有语言文献、文学文献、历史文献、哲学文献、医学文献、法律文献、经济文献、宗教文献、科技文献等。从文献组群来看，又可分为出土文献、敦煌文献、地方文献。中医文献学的研究范围以中医古籍文献为主。中医养生文献学的研究范围则以中医古籍文献中以养生方面为主要内容的文献为主。

古代文献学的研究对象主要有两个方面：一是研究古代文献的整理理论与方法；二是研究古代文献的学术源流及其利用。中医养生文献学则是研究中医养生文献的整理及其学术源流与利用。

学习古代文献学的意义，主要包括以下几个方面：

第一，更好地继承中国古代优秀传统文化。毛泽东曾经指出：“中国的长期的封建社会中，创造了灿烂的古代文化，清理古代文化的发展历程，剔除其封建性的糟粕，吸收其民主性的精华，是发展民族新文化，提高民族自信心的必要条件。”研究古代文献学，有利于我们掌握学习古代文献的方法，继承发扬中国古代优秀文化遗产。学习中医养生文献学，则有利于我们掌握学习中医养生文献的方法，更好地学习中医养生学。

第二，学习古代文献学，可打好从事文献整理及一切历史科学研究的基础。任何科学研究都是一种艰苦的、创造性的劳动，都必须经历一个搜集、整理、运用材料的过程，而材料的搜集、整理、运用离不开文献学的指导。研究中医养生学，也离不开对中医养生文献的搜集、整理、运用，学好中医养生文献学，方能运用好中医养生文献。

第三，学习古代文献学，有利于我们掌握学科的发展源流、学术脉络，更好地深入学习该学科的相关知识。古人所谓凡做学问须辨章学术、考镜源流，古代文献学是治学问之必由门径。只有学好中医养生文献学，才能掌握中医养生学的发展源流与学术脉络，深层次学习与挖掘中医古代养生学的精华。

第二节　古代文献的形制与体式

一、形制

文献载体是承载文献的物体。从古至今，这些文献载体有很多形式，如甲骨、金石、简牍、缯帛、纸张等。随着文献载体的变化，尤其是纸张的发明及其在记录文献方面的广泛使用，文献的形制也随之发生变化。随着历史的发展，文献载体经历了由专门复杂向普及简易的方向不断发展的漫长过程，载录的内容越来越丰富，形制愈加多样化。

1. 甲骨　甲骨，指龟甲与兽骨。龟甲主要是龟的腹甲，兽骨主要是牛的肩胛骨，间或有刻录记事文字的牛头骨、鹿头骨、人头骨、虎骨等。我国商代用甲骨刻记占卜文字，在世界上是独有的。商代处于奴隶社会阶段，文化由少数贵族垄断，主要掌握在巫、史两类人手中。巫沟通人神，史记载贵族言行。他们的记录刻在甲骨上，成为现今发现最早的古代文献。刻在甲骨上的文献，就是甲骨文。由于甲骨文是在殷商时代用坚硬的契刀凿刻于甲骨上，故甲骨文又称为“契”“契文”“殷契”“殷文”。商代人信鬼而好巫，凡是进行祭祀、战争、狩猎、农事等重大活动，都要占卜，故甲骨文的文字主要与占卜祭祀有关，故又称“卜辞”。

甲骨文最先出土的地点在河南安阳县西北五里的小屯村殷墟。清光绪二十五年（1899），当时的国子监祭酒王懿荣发现市场上作为药材出售的“龙骨”上刻有文字，遂购买收藏。此后，在殷墟和其他地方的考古发掘中不断有甲骨文字的发现。至今，共出土约16万片，甲骨文的记事年代从商盘庚到商纣王末期。其记载的内容十分丰富，包括纪年、帝王世系、祭祀、战争、畋猎、农业、畜牧业、疾病、灾害、天象、方国等。

甲骨文卜辞中保存了殷商时期对人体、疾病及诊治的部分认识。如出现了首、耳、目、鼻、口、舌、齿、项、心等字，反映了当时对人体解剖部位的认识；疾首、疾耳、疾目、疾自（鼻）、龋、蛊等病名，以及疾年、降疾、雨疾、疾疫等记载，反映了当时对疾病的认识。

2. 金石　金石也是古代文献的载体，多为镌刻文字、颂功纪事的钟鼎碑碣之属。金指青铜器，包括酒器如尊、爵、盉，炊具如鼎、鬲、敦，食器如簠、簋、盘，乐器如钟、镈等，有三十多种，亦用于祭祀。商周时期，青铜器是极为贵重的器物，被当作权力的象征，立国分器，朝享赐器，事大赂器，亡国迁器。贵族将记载重要事件的文字铸在青铜器上以便于长期保存，称为钟鼎文或金文。金文篇幅一般比甲骨文长一些，记载当时战争、祭祀、封赏等大事。

我国石刻起源也很早。《墨子·明鬼》说：“琢之盘盂，镂之金石。”已经将金、石并称。由于石料取材简便，价格低廉，逐渐取代青铜器成为记载重大事件或重要人物事迹的文献载体。现存最早的石刻是东周时期秦国石鼓，此外还有秦始皇琅琊台刻石等。东汉末熹平四年（175）石经，为石刻书籍。汉魏以来，石刻碑志兴起，隋唐时期盛行一时，形成了丰富的石刻文献。

石刻文字主要分为碣、摩崖、碑等。《说文解字》（简称《说文》）：“碣，特立之石。”碣就是高石柱子，上小下大，形在方圆之中，如秦始皇琅琊台刻石。摩崖是指刻在山石崖壁上的文字。

汉代著名的《石门颂》记载了当时杨孟文修理石门道事。唐代《纪太山铭》为泰山东岳庙后石崖，为唐开元十四年（726）玄宗撰文，亲以隶书书之。摩崖刻石因为简易速成，所以名山崖壁随处可见，如泰山经石峪摩崖石刻《金刚经》。碑有神道碑、德政碑等多种，志是墓志，此外还有诗词、散文、题名等杂刻，内容也越来越多样化。

石刻中有不少关于医药的内容，如位于河南洛阳南郊龙门石窟之药方洞口过道两侧岩石上的“龙门石窟药方”，凿刻于南北朝到唐代。龙门石窟药方刻有药方153首，疾病59种，用药有内服、外敷、洗、熏等多种。现存古医籍《褚氏遗书》，系唐末黄巢起义时从南齐医家褚澄墓中掘得褚氏医书刻石18片，后传抄流传至今。北宋医官王惟一创制针灸铜人，撰写《铜人腧穴针灸图经》，刻于石碑。

此外，还有写在石片或玉片上的文字，也属于金石文献。在传世玉刻文献中，有著名的战国时期的《行气玉佩铭》，是我国现存最早的气功文物文献资料。其形为十二面棱柱状体，中空，顶端未透，每面刻有篆书三字，加上重文九字，共四十五字。其铭文曰：“行气，深则蓄，蓄则伸，伸则下，下则定，定则固，固则萌，萌则长，长则退，退则天。天亓舂在上，地亓舂在下。顺则生，逆则死。”因《行气玉佩铭》是我国现存最早的气功养生文献，影响较大，因此郭沫若等名家曾对铭文进行释读。

3. 简牍 前面所说的甲骨、金石文献，都不能算正式书籍，因为甲骨文、金文、石刻等本身具有另外一种目的，而不是以抒发情感、记载史实、传布思想为主要目标。石经虽是正式的书，但是它们是在已经有了正式的书很久之后才出现的。中国最早的正式书籍，应该是那些以竹木为材料而写出的文字记录。

古人用于写书的竹木，叫作“简”，也称为“策”，是狭长的竹片。简用编绳串连起来就成了“简策”。郑玄《仪礼注》、蔡邕《独断》都说：“策，简也。”古人用于写书的木板，叫作“方”，也称为“牍”，是比简更宽大的木片。《礼记·中庸》说：“文武之道，布在方策。”古人说的“方策”，即简牍，也就是书籍。

竹木简起源很早，甲骨文里有“册”字，也有“典”字。“册”就是把竹木简编连成册的象形文字。“典”是把册放在杌子上，是会意字，表示典藏之意，也可表示被典藏的物体，即典册。这说明竹木简的出现，不晚于商代甲骨文时期。《尚书·多士》说：“惟殷先人，有典有册。”《墨子·明鬼》说：“书之竹帛，传遗后世子孙。”可见先秦时期竹简作为书写材料已经非常普及，直到3世纪到4世纪，简牍才被纸取代。

竹木简的加工方面，木简较为容易，就是破板刮削的过程。竹简相对复杂，破成竹条后，先把简面刮平，再用火烤干，这种加工叫“杀青”，所以竹简又叫“杀青简”，也叫“汗简”“汗青”，即文天祥诗中“人生自古谁无死，留取丹心照汗青”所言汗青。文章写好了，也叫“杀青”。竹木简都可以用绳编起来，编绳有皮条、丝绳、麻绳等。简编成册，如果是需要传递的文书，则用一块宽木片作“封”，捆扎后，封泥钤印，传递出去。书写出错时，用刀刮去字迹再写，所以“刀”和“笔”要配合使用，就有了“刀笔”这个词。

简的长度是有讲究的，汉代有二尺四寸、一尺二寸、八寸、六寸等规格。《孝经钩命决》说：“《春秋》，二尺四寸书之；《孝经》，一尺二寸书之。”郑玄《论语序》云：“书以八寸策。”据此，《春秋》《孝经》《论语》就划归三个档次。汉代八寸相当于周代一尺，所以八寸简所写之书又称“尺籍”。另有六寸之简，用来作符信，即通行证。《说文解字》说：“符，信也，汉制以竹长六寸，分而相合。”此即作为凭据。法律文书亦用长简。《盐铁论·诏圣》说：“二尺四寸之律，古今一也。”汉之八寸为周之一尺，故汉之二尺四寸为周之三尺。所以《史记·酷吏列传》云：“不

循三尺法，专以人主意指为狱。”

竹木简文物，历代都有发现。西晋武帝太康二年（281），汲郡人不准盗发魏襄王墓，得竹书数十车，出土竹书有《竹书纪年》《周易》《穆天子传》《周书》等。近数十年，各地都发现大批战国竹木简，其中有不少是与医药有关的竹木简。如长沙马王堆发现的医简、武威医简、江陵张家山医简、成都老官山医简等。

4. 缯帛　帛是古代丝织品的总称。缯是一种质地较为优良的帛。《说文》说：“缣，双丝缯也。”缯帛作为文献载体使用起源也很早。《墨子·明鬼》说：“古者圣王必以鬼神为其务，鬼神厚矣，又恐后世子孙不能知也，故书之竹帛，传遗后世子孙。”此时已将帛与竹并称。春秋时期竹帛并行，汉代帛书较为普遍。《风俗通》云：“刘向为孝成皇帝典校书籍二十余年，皆先书竹，为易刊定，可缮写者，以上素也。”写上字的缯帛称为帛书，绘上画的缯帛称为帛画。

与简牍相比，缯帛具有轻便美观、尺幅较大、适于绘图上色、可任意折叠、易收藏等诸多优点，故其流行时间比简牍长久，纸张用于书写后，简牍逐步被淘汰，而帛书仍历行不衰。

1973 年，长沙马王堆汉墓出土大批帛书，有《老子》两个本子、《战国纵横家书》《相马经》等，其中还有大量古医书，包括《足臂十一脉灸经》《阴阳十一脉灸经》《脉法》《阴阳脉死候》《五十二病方》《却谷食气》《养生方》《杂疗方》《胎产书》等。

帛书除用于书写文字外，还用于绘图，因此出土文物中也有不少帛画。如长沙马王堆汉墓出土的帛画《导引图》是我国现存最早的导引图。帛画彩图长约 100cm，高约 50cm。图上描绘了 44 个不同性别、不同年龄的人在做各种导引动作，分 4 排，每排 11 人。有的图旁还标明了该导引可以防治的疾病名称。

5. 纸　纸的发明是一个相当长的过程。“纸”字的本义，是指漂洗蚕茧时附着于筐上的絮渣。在先秦文献里，早就有过关于“絮纸”的记载。这种以丝织纤维交结成的薄絮片，与以后的植物纤维纸还有较大的区别，但我国的造纸术无疑是从这种薄絮片发展而来的。

迄今为止，最早采用多种植物纤维为原料制造专供书写用的纸张，应是蔡伦在总结前人经验的基础上制造成功的“蔡侯纸”。《后汉书·蔡伦传》记载：“自古书契多编以竹简，其用缣帛者谓之为纸，缣贵而简重，并不便于人。伦乃造意用树肤、麻头及敝布、鱼网以为纸。元兴元年奏上之，帝善其能，自是莫不从用焉。故天下咸称蔡侯纸。”

虽然自蔡伦以后，纸已用来写字著书，但汉代用纸写书的文献记载和出土的文物都甚罕见，现存古纸亦只有寥寥数种。东晋元兴三年（404），桓玄废晋安帝，自立为帝，下令说：“古无纸，故用简，非主于敬也。今诸用简者，皆以黄纸代之。”这才确立了纸作为唯一的文献载体的地位，从而结束了竹简时代。近当代出土文物也证明晋代以后，不再有简牍文书，而多为纸写的资料了。

古代纸质文献形式主要包括卷子本与册页。卷子本又称卷轴，系将长条书页卷起，呈圆筒状。西方国家在极早时，已有纸草板或兽皮制成之卷子本。我国则因纸之发明，故自东汉以降，1000 多年中，包括佛典在内，卷子本成为所有书籍之标准形式。现存医学卷子主要有敦煌卷子和日本卷子两大部类。敦煌发现的医学卷子约 100 种，在历代出土医学文献中数量最多。日本卷子是在中国两晋南北朝隋唐时期，中国古籍流入日本而保存下来的，其中有不少医书写本。

册页装由最早的卷轴装经过经折装的过渡后发展而来。在唐以前，书籍、字画多数是卷轴，卷轴式书籍不便阅读，如果要读一卷书的最后一个章节的话，必先展舒到最后方可，费时费力。为了方便阅读，唐人便把横卷款式的书籍折叠起来，像折扇一样，前后再糊以较厚的纸作封面，起牢固作用。因唐代的书籍多为经书，故称为“经折式”册页，即“经折装”。在经折装之前，

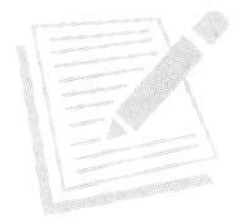

还有由卷轴向册页发展过渡的“旋风装”。

五代后期到宋代，则出现了“蝴蝶装”册页。其方法是将每张印好的书面，以有字的一面为准，面对面地折齐，然后集数页为一叠，戳齐后，在书面反面版心的地方用糨糊逐页粘连，再用一张硬纸粘于书脊作为前后封面，把上下左三边余幅剪齐，一册蝶装书就算装帧完成了。因其书打开时书面向两边展开，看上去好像蝴蝶展翅飞翔，所以称为“蝴蝶装”。

南宋末至元明清时期，册页又发展为“包背装”。包背装与蝴蝶装很相似，不同之处就在于它是把有字的一面向外折，版心朝左向外，书页左右两边的余幅，齐集于右边书脊。折好的数十页书页，以书口版心为准戳齐，在右边余幅处打眼，用纸捻订起砸平，而后用一张硬纸粘于书脊，把书背全部包起，再把书边修理整齐。

包背装解决了蝴蝶装翻两次才能看一页书的问题，但如果经常翻看则极易散开，故线装开始慢慢兴起。线装起源于北宋末期，明代中期以后盛行。线装与包背装在折页方面没有任何区别，但不用整纸包背作书衣，而是将封面裁成与书页大小相同的两张，前后各一张，与书面同时截齐。而后将天头、地脚、左边余幅裁齐，即可打眼用线装订。线装是中国古籍传统装订技术中最成熟先进的一种，具有便于阅读、不易散破等诸多优点。现存中医古籍绝大多数为线装书。

二、体式

古代文献的体式系指文献的编撰方式及体裁形式。从文献的编撰方式与体裁形式来看，可分为专篇、专卷、专著、丛书。

1. 专篇　所谓专篇，是指有一定主旨内容的单篇文章。我国古代用竹、木简写书，编简成策（册），通常一策就是一编（篇），故称之为“篇”。对于“篇”的解释，一般认为“篇”指竹简、简册，后来用以指有首有尾完整的文章，也用来指成部著作中的一个组成部分。如《尚书·太甲上》“伊尹作《太甲》三篇”、《史记·孟子荀卿列传》“作《孟子》七篇”。古书最早多是散篇杂著，原无一定之本，如《尚书》之典、谟、训、诰，为后世诏令奏议之祖，其中兼有虞夏商周书，本非一时之作，其初原是零星抄合，故皆可单篇别行。单篇之作，为了说明某一方面的主要内容，往往有其主旨，则为专篇。如晋代文学家嵇康之《养生论》，以论养生为主要内容，为现存最早的养生学方面的专篇。

2. 专卷　在竹、木简盛行的同时，也用缣帛写书，并以“卷”计。“卷”指写在缣帛上的卷子，后用以指全书的一部分。古书分卷，若同一卷中，不管是单篇，还是不同篇章，但以相同内容为主旨，该卷即可称为专卷。以中医药古籍文献为例，如唐代孙思邈的《千金翼方》，卷九、卷十以辑录《伤寒论》为主要内容，《千金翼方》卷九、卷十则可视为伤寒研究方面的专卷。

3. 专著　篇章汇聚成书，若该书各篇各卷有共同的主旨方向，则该书可称为专著。如中医经典著作《伤寒论》，全书以论外感病证治为主要内容，故《伤寒论》为中医外感病专著。

4. 丛书　汇集多种单独著作，汇编成一套大书，冠以总名编成的书，称为丛书，又称汇刻、合刻、丛刻、丛刊、丛搁、丛编、类编、全书等。丛字具有总括、聚集之意。丛书所收的著作，多的有几千种，少的只有几种。南宋《儒学警悟》（俞鼎孙、俞经编）辑成于宋嘉泰元年（1201），应为我国辑成最早的丛书。《四库全书》是历史上规模空前的大型丛书，分经、史、子、集四大类，收录古书 3461 种，79903 卷，总计将近 10 亿字，参加抄写及校对的有 2800 人。丛书数量较多，规模宏大，一般都搜罗大量古典文献，还汇刊了不少罕见的文献，对古典文献的保护和研究，有重要意义和作用。丛书是校勘、考证古典文献的重要依据，因此，整理古典文献时，常要查考有关丛书。中医古籍文献中，如明代王肯堂编撰的《证治准绳》广涉各科疾病，是

以临床治疗为主的医学丛书，该书分为杂病、类方、伤寒、女科、幼科、疡医共6科。

第三节　古代文献的体裁与体例

一、体裁

1. 内容体裁　古代文献内容方面的体裁，主要可分为著作、编述、抄纂三大类。凡是前无所承，而是个人的创造，叫作“作”，也称为“著”或“著作”；凡是前有凭借，个人只是据以提炼制作、编次整理的，称为“述”，也称“编述”；凡是集合纷杂的文献资料，加以分类排比编集的，称为“纂”，也称“论纂”或“抄纂”。三者虽同为书籍，但它们的体裁形式和价值作用是各不相同的。

在中国文化史上，相传孔子曾经删《诗》《书》，订《礼》《乐》，赞《周易》，修《春秋》，整理过六经，但他自己始终声称“述而不作”。司马迁作《史记》，在当时他自己也认定是做了“编述”的工作。东汉思想家王充写作《论衡》，有人颂扬他的书可以算是一部伟大的著作，他自己却表示不敢以“作者”与“述者”自居。他在《论衡·对作篇》里解释说：“非作也，亦非述也，论也。论者，述之次也。《五经》之兴，可谓作矣。《太史公书》、刘子政《序》、班叔皮《传》，可谓述矣。桓君山《新论》、邹伯奇《检论》，可谓论矣。今观《论衡》政务，桓、邹之二论也，非所谓作也。造端更为，前始未有，若仓颉作书，奚仲作车，是也。《易》言伏羲作八卦，前是未有八卦，伏羲造之，故曰作也。”王充把古来所有书籍的内容体裁分为“作”“述”“论”三类，第一是“作”，第二是“述”，第三是“论”。

按现代文献学者张舜徽先生在《中国文献学》中所言：将一切从感性认识所取得的经验教训，提高到理性认识以后，抽出最基本、最精要的结论，而成为一种富于创造性的理论，这才是“著作”；是将过去已有的书籍，重新用新的体例，加以改造、组织的工夫，编为适应于客观需要的本子，这叫作“编述”；将过去繁多复杂的材料，加以排比、撮录，分门别类地用一种新的体式出现，这称为“抄纂”。三者虽同是书籍，但从内容实质来看，却有高下浅深的不同。

中医古籍文献中，中医四大经典《内经》《难经》《神农本草经》《伤寒杂病论》各自具有独特的首创内容，为中医学理论与临床之奠基之作，可视为上文所论“著作”。晋代《脉经》《针灸甲乙经》、隋唐《诸病源候论》《备急千金要方》等大量撷取了《内经》《难经》《伤寒杂病论》等经典中的相关内容，并加入作者的理论发明和临证心得，可视为上文所论“编述”。而如隋代《四海类聚方》、宋代《太平圣惠方》《圣济总录》等方书乃汇集了历代医方编次而成，可视为上文所论“抄纂”。

2. 编纂体裁　古代文献的编纂体裁可分为总集、别集、类书。

（1）总集　系统汇集多人的单篇诗文为一书，称为总集，与别集相对而言。它是包括众人的一种体裁或多种体裁的文学作品著作集。我国古代文献典籍采用“四部分类法”，其第四大类称为集部。这种体裁产生很早，春秋时代的《诗经》是第一部诗歌总集，汉代刘向辑录的《楚辞》也是较早的一部诗歌总集。总集之存于今者以《诗经》为最早，再下《楚辞》，再下《昭明文选》《玉台新咏》。唐宋以下存者渐多，至今层出不穷。

纪昀在《四库全书总目·集部总序》中说：“一则网罗放佚，使零章残什，并有所归；一则删汰繁芜，使莠稗咸除，菁华毕出，是固文章之衡鉴，著作之渊薮矣。”总集既可把散佚的、零星的作品集起来，又可做一些鉴别删选的工作，去其芜杂，取其精华，使它成为一个文章的总

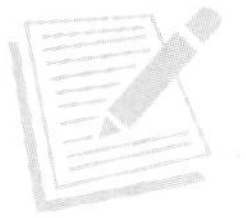

汇。由于一些大型的总集搜罗材料比较完备，有的成书较早，因此保存了大量的极其丰富的古代文字文献，甚至不少是后来亡佚的材料，这对古代文字文献的辑录和校勘，有很大的参考和使用价值。

（2）别集　汇集个人多种文体作品为一书，称为别集，与总集相对而言。多数别集都是汇集文学作品，有的别集则包括论说、奏议、序跋、书信、语录、传记等，内容较为宽泛。先秦时无别集，但诸子论文结为一集，号称《荀子》《庄子》《墨子》之类，与后代文集亦相类。

别集一般认为起源于东汉。《四库全书总目·别集类小序》说："集始于东汉，荀况诸集，后人追题也。其自制名者，则始于张融《玉海集》，其区分部帙，则江淹有前集、有后集，梁武帝有诗集、有文集、有别集，梁元帝有集、有小集，谢朓有集、有逸集，与王筠之一官一集，沈约之正集百卷，又别选集略三十卷者，其体例均始于齐梁，盖集之盛，自是始也。唐宋以后，名目益繁。"

别集和总集一样，也有全集和选本之分。汇集一人全部作品的别集，如唐代柳宗元的《柳河东集》；收录一人部分作品的选本别集，如晚唐皮日休的《皮子文薮》等。

别集系统、完备地收录了一个作家的全部作品或大部分作品，这为研究一个作家的生平、风格，以及其作品的思想和艺术成就等，提供了第一手的基本材料。其对保存作家的作品，具有重要价值。别集也是编辑总集的基础和主要依据。总集在收录作品时，往往有遗漏和错讹，因而别集又可用来校补总集的遗漏，订正总集的错讹。

（3）类书　是指汇抄古籍中的史料典故、名物制度、诗赋文章、俪词骈语，按照类别或韵部编排，以供检索的书。《四库全书总目·类书类小序》说："类事之书，虽兼收四部，而类非经、非史、非子、非集，四部之内，乃无何类可归。"由此可见，类书收集的资料甚为广泛。正由于类书内容广泛，规模宏大，因而有人把它视为我国古代的百科全书。类书编纂的目的，原来主要是为满足封建帝王、贵族子弟临事检索、熟习典故的需要，也有专供文人学士写作诗文、参与科举考试之用，而流传到今天，则还有查找史料、查找辞藻、校勘、考订古书、辑佚等方面的功能。类书因为是大量摘引古书而成，所以是辑佚书的重要来源。

类书的分类，主要根据封建社会的政治、经济、文化制度和社会生活的需要，划分大的部类。比如关于自然现象方面，一般分为天文、地理、山、水、鸟、兽、草木等；属于政治、经济、文化范围的，一般分为帝王、后妃、职官、州郡、政理、礼、乐等；属于社会生活方面的，一般分为居处、服饰、珍宝等。在每个大部类中，再分为若干子目。

类书起源于魏文帝时所修《皇览》，已佚。现存类书中较有名的有唐代虞世南《北堂书钞》160卷、唐代欧阳询《艺文类聚》100卷、宋代李昉《太平御览》1000卷、宋代王钦若《册府元龟》1000卷、明代《永乐大典》22877卷、清代《四库全书》、清代《古今图书集成》1万卷。

二、体例

1. 作者　古代文献，在汉代以前，一般不题撰人，要查考其作者，颇为艰难。先秦诸子，题为某子，也并不是其本人亲自所著，实为其后人、弟子、宾客所撰定，甚至是后人将某一学派著作汇集成书，取其代表人物的姓，冠以某子之称。

《史记·韩非传》说："人或传其书至秦，秦王见《孤愤》《五蠹》之书曰：'嗟乎！寡人得见此人与之游，死不恨矣。'李斯曰：'此韩非之所著书也。'"《史记·司马相如传》也说："蜀人杨得意为狗监侍上，上（指汉武帝）读《子虚赋》而善之曰：'朕独不得与此人同时哉！'得意曰：'臣邑人司马相如自言为此赋。'上惊，乃召问相如，相如曰：'有是。'"由此可见，战国时韩非、

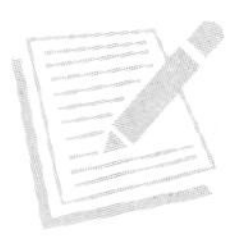

汉初时司马相如都未在作品上标自己的名字。汉魏文人著作，也不自题姓名。如著名的《古诗十九首》就未标注姓名，作者是谁，历来说法不一。

文献自署撰人，即标明作者姓名，大致到魏晋时期才渐开风气。在长期的封建社会中，由于社会风尚、伦理道德、思想观念的不同，一些古书经后人编纂、增删、修订、注释，作者在署名方式上也不完全相同。简单的只标明作者的姓名，或别名，或字号，复杂的则连字号、籍贯、时代、官职、封号、爵号及著作方式等都一一标列出来。

古代小说、话本、杂剧等，曾被视为不能登大雅之堂的作品，其作者也往往受到歧视，所以他们不署名，或不敢用真名而另起别名。如《英烈传》就未署作者名、《石点头》署名“天然痴叟”、《金瓶梅词话》署名“兰陵笑笑生”等。有些别名已难以查考出作者的真实姓名以及他们的生平情况。

中医药古籍文献在魏晋之前也多不署名，或托名。如中医经典《黄帝内经》《难经》《神农本草经》等，皆不署作者名，而托名黄帝、神农所著。到魏晋以后，中医药古籍文献作者署名才渐为增多，但不署名或托名亦为不少，如《中藏经》托名华佗所著、《龙树眼论》托名龙树菩萨所著、《银海精微》托名孙思邈所著。

2. 书名　古代文献，特别是先秦以前的书籍，一般都不题书名。有些书名，多属后人追题。如《诗经》本无书名，后人收集整理时名为《诗》，后来才被称为《诗经》。韩非的《孤愤》《五蠹》《内外储说》《说林》《说难》，都是单篇别行，《汉书·艺文志》后将其汇集著录，称为《韩子》，直到宋代才称为《韩非子》。战国时期，游说之风盛行，当时有人把这些游说君王的书信，以及游说之辞搜集起来，编成各种册子，并加上不同的名称，以供学习模仿，如《国策》《国事》《短长》《事语》《长书》《修书》等。直到西汉刘向校书时，才把收集到的这类书加以整理编次，定名为《战国策》，一直流传到今天。

有些古书，在编次时，往往以其首名二三字为书名。有些古书，则以著者命名书名，大体上有以作者本名、字号、别名命名，以作者的斋舍名命名，以作者的官衔、封号、谥号命名，以作者的籍贯、居住地、别墅命名，以辑集成书的年代命名等。如以作者本名命名的有《骆宾王文集》《孟浩然集》。以作者字号别名命名的有李商隐《李义山集》、秦观《淮海集》。以谥号命名书名的如范仲淹《范文正公全集》。以编书年代命名书名的如《白氏长庆集》，此书为白居易在唐穆宗长庆年间编纂。中医药文献中，以作者姓名、字号、籍贯等命名书名的如《薛氏医案》《张氏医通》《景岳全书》《丹溪心法》《河间六书》《东垣十书》等。

古书中还有同书异名和异书同名现象。同一种书有不同的书名，如《李太白集》又名《李翰林集》。不同的书却用同一书名，如南北朝梁钟嵘与唐代司空图写的诗文评均用《诗品》这一相同的书名，唐代柳宗元和北宋柳开的诗文集，均为《柳河东集》等。中医药古籍文献中，同书异名如明末清初眼科名著《审视瑶函》又名《眼科大全》，异书同名如清代强健、余远两位医家分别著有医著《伤寒直指》。

3. 篇章　古书编写的体例，常与后世不同。小篇文章的目录，一般都放在一篇或一章之末。长沙马王堆汉墓出土的帛书《老子》，卷前四种佚书，题目都是放在一篇或一章之后。例如其中的《经法》是一个大篇，包括九个小篇，即《道法》《国次》《君正》《六分》《四度》《论》《亡论》《论约》《名理》。这九个小篇末的篇名《名理》后，还有大篇篇名《经法》。《楚辞》里的《九歌》《七谏》《九怀》《九叹》《九思》等，其篇名也都写在各篇之末。我们今天能够见到的宋本《说文解字系传》《玉篇》《汗简》，也都是目录在正文之后。

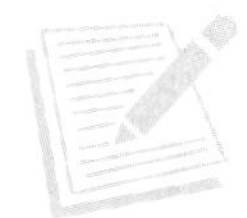

古代论著往往分为内篇和外篇。内篇多为作者论学的宗旨所在，意蕴弘深；外篇有全论或附

论的性质，比较拉杂、肤浅，不成系统，甚至杂有依托的成分。区分内、外的编次，始于刘向的校理群书。

周秦子书，区分内外，对后世编著史书和文纂都产生了较大的影响。如果是作者自编的史书和文集而区分内、外篇，内篇一般都是作者认为比较重要的作品，外篇则多为无关紧要的材料。如刘知几《史通》的内、外篇，章学诚《文史通义》的内、外篇就是如此。

我国古代用竹、木简写书，编简成策（册），通常一策就是一编（篇），故称之为“篇”。此后文章有首有尾的，就称为“篇”，并用以指称整部著作中的一个组成部分。“卷”指写在缣帛上的卷子，后用来指称全书的一部分。至于究竟多少分量为一篇，多少算一卷，篇卷相等与否，大致有篇卷相等、卷大于篇、卷小于篇几种情况。总的来说，古代书目注明的篇卷数，其中卷大于篇的居多，也有卷等于篇的，卷小于篇的例子较少。隋以后的书目，便渐渐发展到只用“卷”而不用“篇”。古今的分合，篇卷的变更，唐宋是一个重要的转折时期。

研究古代文献典籍，掌握其篇数或卷数，也是一个重要方面。例如从各个朝代的史志目录所载藏书的篇、卷数，可以了解当时的藏书情况，从而考察其学术文化发展的概貌。对于有些亡佚的书，也可以从书目记载的篇、卷数中，推见其内容性质和规模。如刘向《别录》、刘歆《七略》在唐末五代时均已亡佚，而《隋志》著录“《七略别录》二十卷刘向撰”“《七略》七卷刘歆撰”，根据所记卷数，可以推知两书为一详一略，再结合其他资料，就可推测两书的概貌。

4. 附益 古人作文，既不自署姓名，写成之后，亦不自行编次，有的往往单篇别出，流传行远，后之传录编次其书者，有将记载其生平行事之文、议论辩驳之词、文词对答之语，聚而编入者，有后师所作，附先师以行者。以其宗旨一贯，学本一家，故虽后人之词杂入前人著作而亦不以为嫌。古书中所有这些附益的文字，皆随文录入，或卷首或卷中或卷末，并无定式。古代文体未备，初无明显的体例区分，也无所谓书序、题跋、行状、语录等。所有这些，与后世文集“附录”之有明显标题、“附录”之必列于卷末者又有所不同。因此这里称之为古书的“附益”而不称“附录”。至唐宋人编集，始将上述这类附益文字，别为附录，不使与原书相杂，体例方才渐趋严谨。

附益如《管子》有《大匡》《中匡》《小匡》篇，叙管仲傅公子纠及阳齐之事，即管子之传，乃附记管子生平行迹。《韩非子·存韩篇》末附李斯《驳议》，《存韩篇》即韩非使秦时所上之书，李斯《驳议》是李斯诲害韩非的诬陷之词，后人编韩非之书，有感于其事，故备录始末于首篇，乃附记议论辩驳之词。又如《蜀志·诸葛亮传》记载建安十二年（207）刘备“三顾茅庐”，诸葛亮与刘备纵谈天下大势，后人称这番谈话为《隆中对》，并把它编入《诸葛亮集》，其实这并不是诸葛亮挥笔撰写的文章，只不过是史家整理过的记录，乃附记对答始末。

古书之中，注文混入正文、附记误为正文，更是习见不鲜。这些乱入的文字，虽然非古书原先所有，也属于古书的附益，但毕竟是后出的误例。论述古书的附益，旨在使人了解古人编次之体，不轻议古书之真伪。

第二章
古代文献目录

目录在我国历史悠久，它是在文字和文献出现后，因社会需要而逐渐产生和发展起来的。我国古代有关目录方面的专著很多，历代中医文献大都收录于各种目录书中，明清以来中医目录专著也多有面世。熟悉并掌握目录学知识，对求书、读书、治学和研究都有指导性作用。

第一节　概　述

一、目录与目录学

1. 目录　目录是目和录的合称。目的原意是指人的眼睛，树木的节类似人眼，因而树节也称目。书之有名类似树之有节目，故目又引申为篇名或书名。如《素问》之下，有24卷，其篇目有《上古天真论》《生气通天论》等。录的原意是刻木，《说文》录部："录，刻木录录也。"古代文字记录于竹简或木片上，将若干竹简用麻绳或丝绳等编在一起，就成为"册"。用木片做书写材料的称"牍"，如果是方形木板就称为"方"，用来画图的称为"版"。古代书写与刻镂是一回事，故引申为记录或序录。录还包含次第的意思，故对一书一文依次加以较详细的叙述可称为序录或书录。它也可以作为包括目和书录在内的概称。

早期目录有一书目录和群书目录两种，一书目录比群书目录出现得早。一书目录指将一本书的篇名和说明加以编排与汇集后的成品。最早的一书目录是《周易·十翼》中的《序卦传》，编次和汇总了六十四卦的卦名。目录一词最早见于李善注引刘歆《七略》曰："《尚书》有青丝编目录。"这是指《尚书》一书的目录而言。

群书目录始于汉代，班固在《汉书·叙传》中云："刘向司籍，九流以别，爰著目录，略序洪烈，述《艺文志》第十。"这里的目录即指群书目录。汉代初兴之时，前代书籍多有散亡，汉初和汉武帝时政府曾发起两次大规模的求书活动，图书随之大量增多，图书事业因而兴起和发展，为群书目录的产生提供了先决条件。至西汉末年，汉成帝命刘向、刘歆父子校书，"每一书已，辄条其篇名，撮其旨意，录而奏之"。此时所说的目录，目是篇目，即一书的篇卷名称；录是序录，即根据书的内容、作者事迹、书籍评价、校勘经过等写成的文字。本章所介绍的目录、目录学，指群书目录而言。

现代认为，目录是按照一定次序编排的一批书名及其叙录，它是介绍图书内容和形式，反映出版、收藏等情况，指导阅读和检索图书等文献资料的工具。

目录在我国不同历史时期曾有不同的称谓，包括"录""略""艺文志""经籍志""志""簿""书目""书录""解题""记""总目提要"等。如西汉刘向《别录》、西汉刘歆

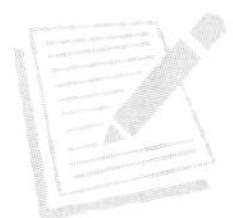

《七略》、东汉班固《汉书·艺文志》、唐代魏征等《隋书·经籍志》、南朝王俭《七志》、西晋荀勖《晋中经簿》、东晋李充《晋元帝四部书目》、唐代毋煚《古今书录》、宋代陈振孙《直斋书录解题》、清代钱曾《读书敏求记》、清代纪昀等《四库全书总目提要》等。

2. 目录学 目录学是研究目录的形成和发展规律的一门科学，其宗旨是“辨章学术，考镜源流”。我国现代目录学家姚名达先生说：“目录学者，将群书部次甲乙，条别异同，推阐大义，疏通伦类，将以辨章学术，考镜源流，欲人即类求书，因书究学之专门学术也。”西汉时期，刘向、刘歆父子编纂《别录》《七略》二书，既著录图书文献的书名、卷帙、作者，揭示图书内容优劣、主题旨意，又归纳区分文献、按类编排，对每类图书撰写类序，介绍部类学术起源、发展与特色，奠定了我国目录学的学科地位。目录学的专称在宋仁宗时由苏象先提出，及至清代涌现出大批目录学者，目录学随着学术的兴盛得到较大发展。随着时代变迁，传统目录学逐渐向现代目录学过渡，其研究内容也超越传统目录学范畴，日渐丰富。目前认为我国目录学的研究内容大致包括以下 5 个方面。

（1）关于目录学基础理论的研究。如目录学概念、术语及其规范化，目录学研究对象、任务、内容范围，目录学的学科性质，目录学与其他学科的关系等。

（2）关于文献的研究。如文献的社会作用，怎样认识和熟悉文献，揭示文献的原则和方法、文献编排、组织与报道等。

（3）关于书名、索引类型及编纂法的研究。如书名索引类型划分的原则、书目编纂法、索引编纂法、文摘编纂法等。

（4）关于国内外目录学的研究。如国内目录学研究现状、国外目录学的发展方向等。

（5）关于中国目录学遗产的研究。如对中国目录学遗产的整理、保护与利用等。

二、目录的功用

中医药文献是我国古代文化遗产的重要组成部分，是祖国医药学经验和理论的体现。据不完全统计，除历代散佚者外，中医古籍现存逾万种。目录学正是沟通使用者与这庞大的知识宝库之间的桥梁。如杜定友《图书目录学》云：“目录者，图书馆之锁钥也，为阅者与书籍之联络机关。”因此，目录学无论在过去还是现在，无论是深入研究某门学术还是读书学习，都是必不可少的知识。历代目录工作者及学界名流，均对目录的重要意义及功用有深刻认识，大致归纳如下。

1. 指引读书治学的门径 清代王鸣盛《十七史商榷》卷一云：“目录之学，学中第一紧要事，必从此问途，方能得其门而入。”卷七又云：“凡读书最切要者，目录之学。目录明，方可读书；不明，终是乱读。”清代张之洞《輶轩语·语学》云：“泛滥无归，终身无得。得门而入，事半功倍。或经，或史，或词章，或经济，或天算地舆。经治何经，史治何史，经济是何条，因类以求，各有专注……今为诸君指一良师，将《四库全书总目提要》读一过，即略知学术门径矣。”张之洞先生曾应“诸生好学者来问应读何书，书以何本为善”之求，编写《书目答问》一书，在《书目答问·略例》中云：“读书不知要领，劳而无功。知某书宜读而不得精校精注本，事倍功半。”目录工作者根据文献的内容和性质，将众多图书进行合理编排，读者通过目录，可以清晰地看到各科各类图书被编排得井井有条，了解与图书相关的基本信息，根据自己的需要因类索书，因书求学，则能达到事半功倍之效。

2. 提供科学研究的资料 科学研究具有历史连续性和继承性，在中医学的某些科研课题研究中，尤其需要文献资料特别是古代文献资料。而此类文献资料，主要保存于古医籍中，因而必须

通过目录获得相关书目。科学研究的基础，需要大量文献素材的积累，科学研究的突破和创新，多建立在全面了解该学科或专题的历史、现状及发展趋势的基础之上。欲达此目的，必须从目录学入手。我国古代许多书目具有学术史的性质，如对丹溪学派的研究：朱震亨为元代医家，但其亲传或再传弟子在明、清两代较多，且著述颇丰，考明代焦竑《国史·艺文志》医家类著录有朱震亨《丹溪医案》1卷、《丹溪纂要》8卷、《丹溪心法》3卷、《格致余论》1卷、《丹溪心法附余》24卷，又其门人戴元礼《金匮钩玄》1卷、《类证用药》1卷，又私淑者如王纶《明医杂著》6卷等，通过查阅该目录，可直观了解丹溪学派至明代以来的学术源流及继承发展等情况。明代著名医药学家李时珍利用历代著录的医学目录，博览医书800余种，加上亲身实践调查，终于成就《本草纲目》一书。历代有成就的学者莫不如是。

3. 指示阅读选择的工具　图书文献浩如烟海，学习和科研必须要选择性阅读，目录正是帮助读者进行选择性阅读的工具。某些提要性目录、解题，将图书的内容进行概括，写成简明的提要，读者借此了解书籍的内容，衡量图书的价值和地位，确定是精读还是粗读。南宋晁公武《郡斋读书志》、陈振孙《直斋书录解题》，清代纪昀《四库全书提要》均属于此类提要性目录。俄罗斯著名文献学家布留索夫在《论目录学对于科学的意义》中说："有人说，学问与其说是知识的储蓄，倒不如说是善于在书海中找到需要的知识的本领。"掌握了本学科的目录学知识，即找到了在书海中寻找需要知识的本领。

第二节　目录的结构与类型

一、目录的结构

一部完整的目录由前言、凡例、目次、正文、辅助资料五部分组成。

（一）前言

前言，又称序言、引言、编辑说明、编者的话等，是目录的重要组成部分。它简明扼要、提纲挈领地说明目录编制的目的、性质、用途、结构特点、读者对象、收录文献的范围及时限、文献的编排、目录使用方法等问题。

（二）凡例

有些目录除前言外，尚有凡例。凡例又称序例、编例、编写条例等，主要介绍目录的编制体例、使用方法和注意事项等。我们在利用目录之前，要先仔细地阅读前言及凡例，了解目录的这一特点，才能做到运用自如。

（三）目次

目次体现了目录的编排结构，是反映书目内容的大纲。通过目次，可以直接迅速地了解书目的内容、结构及其体例的纲要。

（四）正文

正文是一部目录的主体，由著录、提要和小序3部分组成。

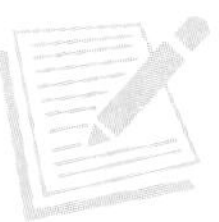

1. 著录　著录即记录、登记的意思，是目录中记录图书的专用词。现代目录著录的事项包括

书名、版本、真伪、存佚、著者等项。书名项包括书名和卷数、篇数、回数。版本项著录版本的有关情况。真伪项注明图书的真伪，以确保文献的真实性和可靠性。存佚项著录古书的存佚情况，大体分存、佚、未见、阙 4 种形式。著者项，在古籍中，反映著者情况的记载很复杂，有名、字、号等不同内容，应加以注意。

2. 提要 提要也称叙录、解题、书录，是用以揭示和报道图书文献的有效方法之一。其内容包括作者简介、内容提要、学术思想及评价等，使读者了解作者和全书的梗概。古代提要目录或解题目录由于取材内容和撰写方法的不同，可分为 3 种类型。

（1）叙录体提要 这是解题目录中最早的体例，其内容包括著录书名篇目、介绍作者的时代和生平，说明该书的学术源流，叙述校勘经过，说明书名含义、著书原委，辨别书籍真伪，分析评论图书内容等，每篇叙录即是一书的简要介绍与评述。刘向《别录》的各篇叙录就是这一体例的创作，到了宋代晁公武的《郡斋读书志》和陈振孙的《直斋书录解题》，叙录体例更加完备，而至《四库全书总目》则为该体例之集大成者。

（2）传录体提要 传录体提要较叙录体提要内容简略，是在著录图书后记载作者的小传，而对作者的著述意旨、学术源流、书籍内容等不加评述。该种传录体提要始于南朝王俭的《七志》，当代郭霭春的《中国分省医籍考》也属传录体医学书目。

（3）辑录体提要 辑录体提要即于书名之下，广泛收集与作者及该书有关的资料，诸如历代各种书目对该书的著录情况、作者传略、序跋、版本、考证、内容提要及各家评述等，间或附以编者之按语，充分揭示其内容，对该书的来历、流传情况、学术价值均有所论及。辑录体提要以元代马端临的《文献通考·经籍考》为代表。

3. 小序 小序是指各种分类编排的目录书中的部序和类序，与总序（前言）相对而言。小序之体，萌于刘歆《七略》之“辑略”，班固《汉书·艺文志》则将“辑略”之文分载于各类之后，每一部类，皆剖析源流，阐明要旨，以便观览，后来目录之书多仿此体例。

我国的目录学家十分重视小序的作用。在小序中对某一部类图书的学术流派、演变和特点加以论述，并对某一部类图书的分类沿革及类目变更、设置及缘由等进行说明和介绍。小序不仅能“辨章学术、考镜源流”，还对了解和掌握这类图书起到了提纲挈领的作用。

（五）辅助资料

辅助资料是附录在目录正文之后的各种资料。一般包括辅助索引（人名索引、书名索引）、年表等，以便检索。

前言、目次、辅助资料都是为正文服务的，帮助读者进一步了解和利用正文。上述 5 部分相互联系，相互配合，构成一部完整的目录，以完成向读者揭示图书、指导学习的任务。

二、目录的类型

（一）古代目录的类型

关于目录的分类，历代学者根据著录形式和内容的不同，形成不同的看法，并无统一的定论。如宋代郑樵《通志·艺文略·目录类》将目录分为总目、家藏书目、文章目、经史目四类。明代胡应麟《经籍会通》说：“书之有目，体制虽同，详阙流品，实为三种。吴、尤诸氏，但录一官之藏者也；隋、唐诸史，通志一代之有者也；《古今书录》《群书会记》，并收往籍之遗者也。”其将书目著作分为官藏书目、史志书目、拾遗书目三种。清代龚自珍《上海李氏藏书志序》

说："一曰朝廷官簿，荀勖《中经簿》，宋《崇文总目》《馆阁书目》，明《国史经籍志》是也；一曰私家著录，晁公武《郡斋读书志》、陈振孙《书录解题》以下是也；一曰史家著录，则汉《艺文志》、隋《经籍志》以下皆是也。"这是根据编撰者和编撰主体将书目分为官修书目、私家书目、史志书目三类，得到现代多数学者认可。

1. 官修书目　此类书目指由政府主持，对国家藏书加以整理并编制而成的目录，也可称为国家藏书目录或朝廷官簿。我国自西汉始，几乎每个朝代都在政府主持下进行过较大规模的图书整理工作，在文献记载上称为"校书"，最后用文字记录下来的整理成果就是官修书目。官修书目一般篇幅较大，收录较全，多为综合性目录。其开创性著作为西汉刘向、刘歆编纂的《别录》和《七略》，明代杨士奇撰《文渊阁书目》、宋代王尧臣《崇文书目》等均属于此，清代纪昀《四库全书总目》是此类目录中最出色的代表。

2. 史志书目　指各种史籍中包含的目录，为史学家所著。其又可分为史书目录和方志目录。

（1）史书目录　是指正史中的《艺文志》《经籍志》和其些朝代的国史经籍志一类书目及某些政书中的目录而言。以东汉班固撰《汉书·艺文志》为开端，二十六史中，有七部这样的著作，即《汉书·艺文志》《隋书·经籍志》《旧唐书·经籍志》《新唐书·艺文志》《宋史·艺文志》《明史·艺文志》《清史稿·艺文志》。史书目录在流传过程中所缺甚多，清代以来学者不断进行考证、补订、汇编、补辑等，展现了我国自古以来各朝代较完整而正规的图书总目，成为了解历代著述、藏书情况的重要依据。

（2）方志书目　是以某一地区相关的图书编制成的一种目录。方志，即地方志，是史书的一种类型。按照行政区域划分和记事范围，方志分为一统志（全国性的方志）、区域志（地方性的方志），区域志又分为省志、府志、州志、县志、都邑志、乡镇志。方志是我国文化遗产中的宝贵财富之一，数量巨大。据《中国地方志联合目录》统计有8500余种，内容包罗万象，丰富多彩。方志中也多有艺文志或经籍志，记述本区域内的藏书及著述，补充正史艺文志的不足或遗漏，很有参考价值。如郭霭春编《中国分省医籍考》就利用了大量的地方志资料。

3. 私家目录　私家目录是由私人编纂，著录私人藏书的目录。它始于南朝齐代王俭的《七志》和南朝梁代阮孝绪的《七录》。宋代以后，藏书之风盛行，私家目录有了较显著的发展，至清代，私家目录的书录达到顶峰。其中以晁公武的《郡斋读书志》、陈振孙的《直斋书录解题》最为后世所推重。虽然有的私家书目无小序、解题（如明末清初钱谦益的《绛云楼书目》），但却形成了撰修目录书的一个流别，很多私藏书目在版本记载方面，较官修书目还要齐备。有的学者在读书过程中写下提要或札记，并加以分类编成读书记，虽无目录之名，却有目录之实，属私家书目中学术价值很高的专著，如清代周中孚的《郑堂读书记》、朱绪曾的《开有益斋读书志》等。有些收藏家还撰有专科目录和引书目录，如清代曹禾的《医学读书志》、凌奂的《医学薪传》，就是私家医学专科目录。明代李时珍的《本草纲目》直接和间接引书达993种，直接引据医书277种、经史百家书440种、本草书41种，可称得上是一本私撰引书目录。

（二）现代目录的类型

1. 按书目编制目的和职能　可分为登记书目、通报书目、推荐书目、研究书目、书目之书目5种类型。

（1）登记书目　是为全面登记和反映一个时期、一定范围或某一类型文献的出版或收藏情况而编制的书目。它集中地反映一个国家或一个地区在一定历史时期科学文化发展状况，是编译、出版、发行、图书馆开展业务活动以及编制其他类型书目的基础。如《全国总书目》《古籍

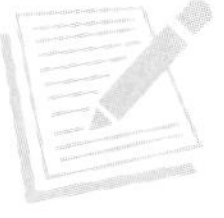

目录》等。

（2）通报书目 为及时准确地向读者和图书情报机构提供新出版和新入藏的文献而编制的一种书目，一般多采取连续出版物的形式。如北京图书馆编印的《外文科技新书通报》。

（3）推荐书目 针对一定的读者对象、围绕某一专题问题，对文献进行选择性推荐，供读者学习某门知识、了解某一事件而编的书目。专业阅读书目也属这种类型，又称为导读书目，如《书目答问》。

（4）研究书目 为学术研究和文献研究提供参考的书目。这类书目在收录内容和著录项目上要比其他书目更为完善，是科研工作者常用之书目。如《中国善本书提要》。

（5）书目之书目 专门汇辑和介绍各种书目、索引、文摘等检索工具的书目。如周贞亮等主编的《书目举要》。

2. 按著录文献的内容范围 可分为综合书目、专科（专题）书目、地方文献书目、个人著述书目4种类型。

（1）综合书目 此类型书目收录的文献涉及各个知识门类。如前面提到的国家书目即属于综合书目。

（2）专科书目 又名专题书目，是指针对某一学科或研究课题，进行全面系统地揭示和报道的书目。如中医药图书目录即属此类。

（3）地方文献书目 是以某一地区为范围，收录这一地区的图书文献编制而成的一种目录。如地方志中的《艺文志》或《经籍志》属于此范围。

（4）个人著述书目 国外称为传记书目，是揭示与报道某个作者的全部著作、翻译、编辑、校阅等著述活动的书目。如《任应秋著述书目》。

3. 按书目反映的收藏情况 可分为馆藏书目和联合书目。

（1）馆藏书目 为反映一个图书馆所收藏的文献状况而编制的书目，称为馆藏书目。一般专业图书馆都编有本馆的馆藏书目，这些馆藏书目基本上是非公开出版物。

（2）联合书目 是以馆际协作形式和反映文献收藏处所为特征，揭示全国或某一地区、某一系统若干图书馆所藏的图书文献而编制的统一的目录。如《全国中医图书联合目录》，读者想要查找某一中医文献收藏在哪些单位或某图书馆收藏有哪些中医文献，通过联合书目和馆藏书目即可解决。

总之，书目类型的划分有各种不同的标准，主要根据书目的内在特征和外部特征而定。内在特征指书目编制的目的、职能、收录范围及文献的收藏情况等，外部特征指书目的编制体例和物质形态。书目类型繁多，不同类型的书目具有不同的作用和社会价值。一部书目可以从不同角度进行划分而兼属数种类型。如《全国总书目》既是国家书目，又是综合书目；《全国中医图书联合目录》既是联合书目，又是专科书目。因此，我们在实际应用时不要拘泥于类型，应灵活运用。

第三节 常用目录介绍

一、中医目录

现存最早的中医专科目录是明末殷仲春撰《医藏书目》，现存清代中医专科目录有曹禾撰《医学读书志》2卷（1852）、凌奂撰《医学薪传》（1892）、丁福保撰《历代医学书目提要》

（1910）。民国时期，有多种中医专科目录问世。裘庆元撰《三三医书书目提要》（1924）、《珍本医书集成总目》及《续编》（1936），曹炳章撰《中国医学大成总目提要》（1936），陈存仁撰《皇汉医学丛书总目》及《续编》（1936）。中华人民共和国成立后，中医专科目录的编撰达到一个新的高度，相关单位、学者编纂了一批价值很高的目录书。如丁福保、周云青撰《四部总录医药编》（1955），中医研究院、北京图书馆合编《中医图书联合目录》（1961），薛清录主编《全国中医图书联合目录》（1991），严世芸主编《中国医籍通考》（1991），李茂如撰《历代史志书目著录医籍汇考》（1994）。此外，还有一些提要性目录，如贾维诚撰《三百种医籍录》、孙继芬等撰《中国医籍提要》、吴枫主编《中华古文献大辞典·医药卷》等。郭霭春主编的《中国分省医籍考》（1994，1997）是考察地方中医文献的参考书目。1949 年以后编写的中医专科目录，从编写体例、内容等方面都各具特点，更适应现代中医药研究的需要。

日本医家对我国医籍也进行了大量研究，编撰的中医目录包括向井富撰《商舶载来医家书目》（1694）、服敬之撰《东都官库医籍目录》（1723）、丹波元胤撰《医籍考》80 卷（1819）、佐藤恒二撰《和汉医籍小观》（1913）、浅田贺寿卫撰《和汉医籍学》（1929）、冈西为人撰《宋以前医籍考》（1958）等。

1.《医藏书目》 明代殷仲春撰，刊行于明万历四十六年（1618），1955 年上海群联出版社据汤溪范氏所藏明崇祯刊本影印。

本书是我国现存最早的医学专科书目。全书按所采录的医书内容分为 20 函，以佛经中的名词为各函标题，并以小序介绍该函内容与源流，共载医书 449 部（包括重出），其中载录养生类著作 16 部。本书所录之书，均为作者亲见，不臆录，无转录，可信度高，但各函书目仅著录书名和作者，无提要，较为简单。该书目对于了解明代以前我国古代医籍的流传情况，对于认识研究中医文献，具有珍贵的文献史料价值。

2.《医学读书志》 2 卷，《附志》1 卷。清代曹禾撰，刊于 1852 年，1981 年中医古籍出版社整理重印出版。

在中国医学目录学史上，该书是公认最具“辨章学术，考镜源流”特点的书目。曹氏以时代为序，以历代医家为纲，将医籍书目列于各医家名下，书目之后附有作者撰写的提要。该书始自伏羲氏，迄至清代邹澍，共著录医书 416 部，撰写提要 99 篇。

3.《中国医籍考》 80 卷。日本丹波元胤编，原名《医籍考》，撰于 1819 年，1981 年人民卫生出版社据《皇汉医学丛书》本重印出版。学苑出版社 2007 年出版整理并加标点本。

该书收录我国上自秦汉，下迄清道光年间的历代医籍 2880 余种（据学苑出版社版）。全书分为医经、本草、食治、藏象、诊法、明堂经脉、方论、史传、运气九大类，大类之下再分小类，每小类所列医书以时代先后为序。在所收医籍下记有出处，注明卷数、存佚（存、佚、阙、未见）、列述序跋、著者传略、诸家评论、提要与考证，有的附有编者按语，按语多为论述古医籍版本方面的问题。该书辑录了我国历代各种医籍及史书、各种书目、地方志、博物志、艺文著述、笔记杂说等书中有关论述，并详加考证，资料十分丰富。如《黄帝内经》一书引证了从晋代皇甫谧到清代薛雪 41 家之语。

该书广征博引，内容丰富，参考价值较高，对考辨医籍的学术源流具有很大的帮助。书后附有书名、人名索引，便于检索。

4.《宋以前医籍考》 日本冈西为人编，1958 年人民卫生出版社出版铅印本，学苑出版社 2010 年出版整理并加标点本。

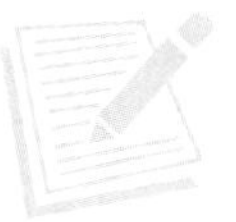

该书是继《中国医籍考》之后的辑录体医学目录专著，著录我国宋代以前医学著作 1873 种

（据学苑出版社版），分为《内经》、运气、《难经》《脉经》、五脏、针灸、女科、幼科、外科、口齿、眼科、养生、月令、按摩导引、房中、祝由、兽医、医史制度、仲景方论、医经、经方、本草、食经等23类，每类都详细记载了出典、考证、序跋、版本等项。该书所据资料，辑自我国历代医书、史志、书目、地方志、笔记小说凡400余种，不少内容较《中国医籍考》更加全面详细，其中版本一项，尤为突出。书后附录参考书志、书目及书名、人名笔画索引。

该书是一部研究我国宋以前中医古籍的很有参考价值的专科目录，对于研究宋以前医学文献的流传情况和医学发展史具有十分重要的意义。

5.《四部总录·医药编》 丁福保、周云青编，1955年商务印书馆出版。

该书是《四部总录》一书中关于医药书目部分的单行本，分基本书目和附录两部分。基本书目收录现存并编有提要的中医书籍450余种（其书虽存，但无提要者不收），分为经脉、专科、杂病、药学、方剂、医案、养生、杂录等8类。每一书目后记述该书现存版本、序跋、各家述评。附录部分包括“现存医学书目总目”“现存医学丛书总目”“《中国医学大辞典》著录医学书目”、王重民的“善本医籍经眼录”“四角号码书名、人名索引”及“单字笔画检字表”等。附录的4种书目共收书1000余种，除“善本医籍经眼录”外，均无提要。

该书辑录历代官修私家书目及清代各种补志中的丰富资料，是一本资料搜集较全面的辑录体医学书目，对研究和整理古代医学文献有重要的参考价值。

6.《中国分省医籍考》 上、下册。郭霭春主编，1984年、1987年天津科学技术出版社出版。

该书是一部大型的传录体中医书目，是在参阅全国各省地方志的基础上编撰而成。按照省级行政区划分类编排，上始先秦，下至清末，共收录医籍8000余种。上册包括河北、河南、山东、江苏、浙江、江西六省（其中北京、天津隶属河北，上海隶属江苏）；下册为其他省市、自治区。在各省前有该省医学文献综述，简要论述该省医史、名医、著作等历史源流概况，每省医籍又分医经（附运气、藏象）、伤寒（附《金匮》、温病）、诊法、本草（附食疗）、针灸（附按摩、推拿）、方论（分内、外、妇、儿、眼、喉等科）、医史、医案医话、养生、法医、兽医、杂录等类。每类文献以历史朝代及作者生卒年代为序，每种书目下标明卷数、著作朝代、作者、出处及作者小传，小传主要反映作者生平及学术思想。书末附有人名、书目索引。

分省著录可使读者了解历史上各地区医学发展的状况，各地区医学流派和学术流派的形成和发展走向，区域性社会因素尤其是政治、经济、文化等对医学发展的影响，为研究地方医学和编写地方医学史创造条件。因其内容取材于各地方志，绝大部分资料在一般史志、公私书目及其他著作中未曾载录，故可补充其他书目的不足。该书是一部很有价值的目录书。

7.《中国医籍提要》 上册、下册。《中国医籍提要》编写组编，1984年、1988年吉林人民出版社出版。

本书是在名老中医任应秋教授指导下编写完成的，其提要撰写较统一、规范，突出了原著学术特点、学术成就和学术源流，对中医学学习起到入门指导的作用；该书上册著录医籍504部，以清代以前著作为主，兼采日本、朝鲜几部比较著名的中医著作；下册著录医籍402部，主要是清代至现代（1960年以前）的中医著作。上下册均分“基础理论”（包括医经、诊断、本草、方书、《伤寒》《金匮》、温病）、“临床各科”（包括内科、妇科、儿科、外科、五官科、伤科、针灸科、按摩科）、“综合”（包括综合性医书、医案、医话医论、丛书、全书），以及“医史、法医、养生”四大类。每部医书下著录成书年代、作者生平、内容提要和版本。每书提要，按原著卷目、章节、内容要点、学术成就、学术思想、对后世的影响、作者生平传略，分段阐述。书末附有书名、人名笔画索引。

8.《中医古籍珍本提要》 余瀛鳌、傅景华主编，1992 年中医古籍出版社出版。

该书以提要形式介绍中医珍本古籍 1080 种。分“经典著作”（含《内经》《难经》《伤寒》《金匮》温病）、“诊法、本草、方书”“针灸推拿、临证各科、养生、综合性医书”和“医案医话医论、医史、丛书、工具书”等四部分，共 14 类。每类医籍均按成书年代先后排列，每种古籍均从作者简介、内容提要和主要版本 3 个方面予以介绍。书前有“全国部分图书馆代号表”，书后附有“书名笔画索引”“著者笔画索引”。

9.《中国医籍通考》 4 卷，索引 1 卷。严世芸主编，1990—1994 年上海中医学院出版社出版。

该书为辑录体书目，编排体例与《中国医籍考》相仿。其辑录的文献，上溯出土文献，下迄清末，旁及日本、朝鲜的中医古籍，凡孤本、珍本、善本、手抄本等见载于文献者，皆竭力收罗，共收医籍 9000 余种，其数量数倍于《中国医籍考》。全书分为 4 卷，按类及成书时间顺序编排。第 1 卷为医经、《伤寒》《金匮》、藏象、诊法、本草、运气、养生；第 2 卷为温病、针灸、推拿、方论一至四；第 3 卷为方论四（续）至六；第 4 卷为方论七至九、医案医话、丛书、全书、史传、书目、法医、房中、祝由、补编。方论为临床著作（包括方书），按综合、妇科、儿科、外科、伤科、五官科顺序编排。每书大体按书名、作者、卷秩、存佚、序跋、作者传略、载录资料、现存版本等项著录，部分书还附有编者所作考证的按语。索引包括书名索引和作者索引，均以笔画为序。

该书规模宏大，资料丰富，是我国第一部比较全面的医籍目录通考专著，但仍存在一些不足之处，如缺少编写体例和目录总纲、书后未附引用书目等。

10.《全国中医图书联合目录》 薛清录主编，1991 年中医古籍出版社出版。

该书在 1961 年版中国中医研究院、北京图书馆主编的《中医图书联合目录》基础上修订而成，是一部全国性的中医图书联合目录，收录了全国 113 家图书馆所藏 1949 年以前出版的中医药图书 12124 种。该书根据各图书馆现存中医古籍的实际情况，采取分类编年的方法，将医书分为医经、基础理论、伤寒金匮、诊法、针灸按摩、本草、方书、临证各科、养生、医论医案医话、医史、综合性著作等 12 大类，大类之下又分若干小类，有的还进一步展开形成第三级类目。各书的著录顺序依次为总序号（包括书名、卷数、异名、别名、附录）、成书年代、著者（包括朝代、姓名、字、号、别名、著作方式）、版本（包括出版时间、地点、出版者、版本类别）、收藏馆代号等。该书前有参加馆代表号，后附书名笔画索引检字表、书名笔画索引、书名音序索引，著者笔画索引检字表、著者笔画索引、著者音序索引，附录部分包括甲子表，岁阳、岁阴表，历代建都简表，历代帝王名讳表。

该联合目录基本上反映了新中国成立前出版的中医药图书的现存状况，对检索中医古籍、研究医史文献、交流中医学术、共享文献资源发挥了积极作用。

11.《中国中医古籍总目》 薛清录主编，2007 年上海辞书出版社出版。

该书是对《全国中医图书联合目录》的增订，收录了国内 150 家图书馆馆藏的中医书目 13455 种，是迄今为止收录现存文献范围最广、种类最多的中医书目，其中古籍实际新增者较《全国中医图书联合目录》多 2263 种。其收录重点为 1911 年以前历代刊行的中医古籍，及其在民国期间的重刻本、影印本、复制本。该书吸纳了中医文献学、目录学的最新研究成果，订正了 1991 年版《全国中医图书联合目录》在学科划分、著作人判断、成书年代确认、版本源流梳理等方面存在的错讹不足之处。

此外，常用的中医目录还有：

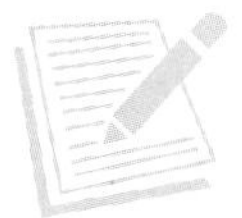

（1）《中国医学大成总目提要》，曹炳章辑，1936 年上海大同书局铅印出版。

（2）《三百种医籍录》，贾维诚编著，1982年黑龙江科学技术出版社出版。

（3）《中医学重要著作选介》，邱德文等编著，1984年贵州人民出版社出版。

（4）《中国针灸荟萃·现存针灸医籍》，郭霭春主编，1985年湖南科学技术出版社出版第1版，1993年出版修订本。

（5）《历代中药文献精华》，尚志钧等编著，1989年科学技术文献出版社出版。

（6）《历代史志书目著录医籍汇考》，李茂如等编著，1994年人民卫生出版社出版。

（7）《中国医籍大辞典》，裘沛然主编，2002年上海科学技术出版社出版。

二、综合性目录

综合性目录收录范围广，知识门类多，一般都包含中医书目。了解掌握综合性目录知识，也是中医图书检索不可缺少的内容。

1.《郡斋读书志》 南宋晁公武撰。2011年上海古籍出版社出版（孙猛校对版本）。

该书是我国现存第一部具有提要的私家藏书目录，基本包括了南宋以前的各类重要著述。其著录图书1468部（其中医书46部），其中，尤以唐、宋（北宋和南宋初）书籍为完备，可补《唐志》和《宋史·艺文志》之缺。全书按经、史、子、集分类编排，为4部43类，书首有总序，每部之前有大序，称“总论”，每书之下有提要，其提要偏重于考证，并附入不少遗闻轶事。

2.《四库全书总目提要》 清代纪昀等编纂，1789年首次刻版刊行，1965年中华书局出版校定断句影印本。

全书200卷，著录收入《四库全书》的古籍3461种，未收入《四库全书》的存目书6793种，基本上包括了清乾隆以前我国重要的古籍，特别是元代以前的书籍更完备。其中，子部医家类著录医书97部，存目著录医书94部，附录兽医书6部。

《四库全书总目提要》分部、类、属3级，计分经、史、子、集4部，44类，65属。如子部下有儒家类、医家类、术数类等14类，术数类下又分数学之属、占候之属、占卜之属、阴阳五行之属等7属。该书是乾隆钦定、督办的官修书目，著录了乾隆以前包括哲学、史学、文学以及科学技术等各方面的文化典籍1万多种，为学者研究中国封建社会的政治、经济、文化历史，提供了翔实的书目参考。

《四库全书总目提要》卷帙浩繁，使用不便，而且存目太多，与实际藏书情况不符。因此，乾隆又命四库馆删去存目部分，简写提要，编成《四库全书简明目录》20卷，共著录书籍3470种。

其后还有许多补充、订正、研究《四库全书总目》的书目，如清人邵懿辰撰、近人邵章续录的《增订四库简明目录标注》，清代阮元《四库未收书目提要》，今人余嘉锡《四库提要辨证》等，都是重要的参考书。

3.《续修四库全书提要》 20册。王云五主持编撰，1972年中国台湾商务印书馆据日本京都大学人文科学研究所藏油印本编排印行。

1925年，日本在华成立东方文化事业委员会，以日本退还的庚子赔款为经费，组织我国经学、史学、文学、文字学、目录学等方面的专家学者合作续修四库全书目录，专收《四库全书》未收录的图书、新发现古籍、乾隆后的著作和辑佚书、《四库》虽收但后发现珍贵版本之书等，后因战争未能按计划完成。现行刊本已具有相当规模。全书体例大体维持旧制，仍以四部分类，增加“外国史、西方格致”等若干小类。全书共著录古籍10070种，不列存目，其中史部增加12倍之多。医学类在子部，分医理、医方、药理三部分，共收医书543种。书后附有按四角号

码编排的书名索引。

本书特点：一是参与撰写者 85 人基本都是海内外各科著名学者；二是提要撰写较统一、规范，大体包括作者、内容提要、附录及述评等，各条目大都附有提要撰写者姓名；三是兼收海外藏书，包括大英博物馆、巴黎博物馆及日本内阁文库之馆藏；四是所收录图书均附有版本记载。

本书对于了解、考证《四库全书总目提要》以外的古籍，具有一定的学术参考价值。

4.《贩书偶记》 20 卷。孙殿起编，1936 年印行，1959 年中华书局出版社出版。

该书作者在北京琉璃厂开设通学斋书店，长期经营古旧书籍收售业务。该书收录了作者经营书店多年经手及所见之古旧书籍，包括清代乾隆后刊印的著作，少量未被《四库全书》收录的著作，以及民国早期的著作，详记各书书名、卷数、著者及版本等项，不著提要。全书按经、史、子、集四部分类，医家类在卷九，共收医书 153 种。书前有分类总目，书后附有四角号码编排的书名和著者综合索引。因该书对《四库全书》所收之书概不收录（卷数、版本不同者除外），故可作为《四库全书总目提要》之补编参考。

孙氏在《贩书偶记》出版后，又积累资料 5000 余条。其 1958 年去世后，由雷梦水加以整理出版，名为《贩书偶记续编》，编制体例与原书同，医家类在卷九，共收医书 92 种。1980 年由上海古籍出版社出版。

《贩书偶记》与《贩书偶记续编》现已成为查找清代作家作品及图书版刻情况的重要参考工具书。

5.《中国丛书综录》 3 册。上海图书馆编，1959—1962 年由上海中华书局出版。上海古籍出版社 1982—1983 年再版，2006 年重印。

本书是我国目前最完备的一部丛书联合目录，收录全国 41 个主要图书馆（上海古籍出版社增至 47 个）实际馆藏的历代丛书 2797 种，古籍 38891 种。

第一册是“总目分类目录”，即丛书目录，将 2797 部丛书分类编排为“汇编”“类编”两部分。“汇编”分杂纂、辑佚、郡邑、氏族、独撰五类，主要是四部各类兼容的丛书，具有综合性质。“类编”收经、史、子、集四部，各部下再分若干细目，著录专科性丛书。医学丛书收于子部医家类中，共收 130 种。书后附有“全国主要图书馆收藏情况表”“丛书编撰者索引”（2006 年重印本新增入）、“丛书书名索引”“索引字头笔画检字”。本册可按类、丛书名及编撰者等途径检索某部丛书包含哪些古籍及其收藏情况。

第二册是“子目分类目录”，将丛书中的 38891 种单独著作按经、史、子、集四部编排，部下又分类。某些子目本身又包括几种著作，另编《别录》附于四部之后。每书著录其书名、卷数、著者及所属丛书。医家类在子部，下分 22 类，内科、外科、五官科等又加以细分，载录医书 1357 种。

第三册是“子目著者索引”和“子目书名索引”，是为第二册服务的工具。书前附有“四角号码检字法”“索引字头笔画检字”“索引字头拼音检字”，可供读者多途径检索。

6.《民国时期总书目》 20 册。北京图书馆主编，1986—1987 年书目文献出版社出版。

该书以北京图书馆、上海图书馆、重庆图书馆的藏书为基础，收录 1911—1949 年 9 月间我国出版的中文图书约 12.4 万种，其中医药类 3963 种。除线装书、期刊、少数民族文字图书、外国驻华使馆等机构印行的图书、中小学教科书未予收录外，基本上反映了这一时期全国中文出版物的概貌。全书按《中文普通图书统一著录条例》著录，每书著录流水号、书名、著者、出版、形态、丛书、提要附注、馆藏标记 8 项内容；按《中国图书馆图书分类法》分类编排，同类图书多数按出版年月排列，多卷本或同一著者著作尽量排在一起，少数以著者或书名拼音顺序排列；

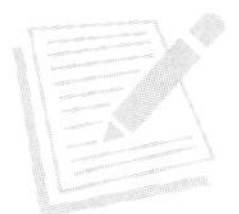

按学科分为20册，哲学、宗教、社会、政治、法律、军事、经济、文化教育、语言文字、文学、艺术、史地、理、医、农、工、总类等，各分册附书名音序索引和笔画检索表。

该书目上承《四库全书总目提要》和《清史稿·艺文志》，下接1949年以后的全国总书目，绝大多数图书撰写了内容提要和必要说明，是检索民国时期图书出版情况的重要工具。

7.《中国近代现代丛书目录》 3册（目录1册，索引2册）。1979—1982年上海图书馆编印。

该书收录上海图书馆馆藏1902—1949年出版的中文丛书5549部，包括图书30940种。每种丛书先著录丛书主编者、出版者、出版地、出版年代等，然后详列收入丛书的各书书名，对书名、著译者、版次、页数及其他变动情况等均加注释。正文按丛书名称首字笔画顺序编排。书后附"丛书出版系年表"。1982年7月编出该书的索引，包括《子目书名索引》《子目著者索引》和《丛书编者索引》，索引款目按书名或著者、编者姓名的笔画顺序排列，并注明在正文中的页码。

凡《中国丛书综录》中收录的书籍，该书目均未收录。本目录虽属馆藏，缺少子目分类目录，但从检索角度看，填补了中国近代现代丛书目录的空白。

8.《中国古籍总目》 26册。中国古籍总目编纂委员会编，2009年中华书局、上海古籍出版社出版。

该书目以国家图书馆、北京大学图书馆、上海图书馆、南京图书馆四馆藏书为基础，联合全国图书馆界、学术界对古籍文献进行深入细致大规模的调查与著录，将中国古籍书目著录为约20万种。收录了国内各大图书馆及藏书机构（包括港澳台区）现存古籍，还收录了日本、韩国、北美、西欧等地图书馆收藏的中国古籍稀见品种，并为稀见品种增补了海外收藏机构名称。该书目分为经、史、子、集、丛书等5部，医学书籍收录在子集。著录内容包括书名项（包括书名、副书名、附录及其卷数等）、版本项（包括出版年、出版者、出版地、版本类型、丛书名、批校题跋者等）、附注项（对书名、著者、版本项著录的补充说明）、图书馆业务注记（收藏图书馆简称）及分类标记。

该书目全面反映了中国主要图书馆及部分海外图书馆现存中文古籍的品种、版本及收藏现状，为古籍整理与研究者提供了全面的书目工具。其不足之处在于各著录图书未著录内容提要。

此外，常用的综合性目录还有：

（1）《遂初堂书目》，南宋尤袤撰，1935年商务印书馆出版。

（2）《直斋书录解题》，南宋陈振孙撰，1987年上海古籍出版社出版。

（3）《百川书志》，明代高儒撰，1957年上海古典文学出版社出版。

（4）《读书敏求记》，清代钱曾撰，1984年书目文献出版社出版。

（5）《书目答问补正》，清代张之洞撰，1963年中华书局出版。

（6）《藏园群书经眼录》，傅增湘著，1980年中华书局出版。

（7）《古籍目录》，国家出版局版本图书馆编，1980年中华书局出版。

（8）《中国善本书提要》，王重民撰，1986年上海古籍出版社出版。

（9）《中国古籍善本书目》，中国古籍善本书目编辑委员会编，1989年上海古籍出版社出版。

第三章

古代文献阅读

第一节 古代汉语基础知识

一、汉字

一个字原则上只应有一个形体，但是汉字是一种具有几千年历史的文字，在汉字发展过程中，有些字出现了两种以上的写法。古书上常常可以见到一些形体分歧的字。不同形体的字可以分为三大类：古今字、异体字和繁体字。通假字为古籍中一种公认的用字现象。这几种文字是我们阅读中医古籍的一大障碍，因此有必要了解和掌握这方面的知识。

（一）古今字

古今字是由于古汉语中多义词的某个义项在词义系统发展过程中，逐渐从原词的引申义列中分化独立而形成新词，或上古同音借用形成的同形词在汉语发展中分化出新词，在书面上为这些新词另造新字的现象。

在上古时代，特别是先秦时代，汉字的数量比后代要少得多。东汉时期许慎所著的《说文解字》只收了9353个字，其中常用字只有三四千个。例如《黄帝内经》总共只用了2286个字。随着时代和文明的发展，上古汉字“兼职”的现象越来越多，后代进行了不断分化，分化后产生了许多的新字。而最初表示某义的书写形体叫古字，分化后产生新的书写形体叫今字。古字又称“初文”，今字又称“后起字”或“后起形声字”。古今字的产生包括三种情况：

1. 增加偏旁的古今字

（1）然——燃

“然”的本义为燃烧。如《素问·大奇论》：“脉至如火薪然。”

“然”后借作代词、连词等，本义便不明显。为保存本义，另造“燃”。

（2）要——腰

“要”本义是腰部。如《史记·扁鹊仓公列传》：“暮，要脊痛。”

“要”后引申为重要、要求等义，本义不显。为保存本义，另造“腰”。

2. 改换偏旁的古今字

（1）没——殁

“没”的本义是沉没，引申为没世、死亡义。如《汉书·艺文志序》：“昔仲尼没而微言绝。”

后改“水”部为“歹”部，专指死亡。

（2）被——披

“被”的本义是寝衣，引申为披露。如《素问·四气调神大论》：“被发缓形。”

后改“衣”部为“手”部，专指披露。

3. 另造字形的古今字

（1）亦——腋

“亦”的本义为腋部。如《素问·咳论》王冰注：“胠，亦胁也。”“亦胁”指腋下胁上的部位。

“亦”后借作副词、语气词等，另造“腋”字表示原义。

（2）身——娠

“身”本义为怀孕。如《素问·上古天真论》：“夫道者能却老而全形，身年虽寿，能生子也。”“身年”即生育年龄。

“身”后引申为身体、自身等义，本义遂不用，另造“娠”字表原义。

以上三种情况，增加偏旁的古今字较常见，后两种情况较少见。

（二）异体字

异体字是指音义完全相同而形体相异的字，即一字多形。其中通行或法定规范的字叫“正体”，其余称为“异体”，又称“重文”“或体”“俗体”。如：“脉——脈——衇”“针——鍼”。异体字有以下四种情况：

1. 会意字与形声字之差 如：泪（会意字）——淚（形声字）；岩（会意字）——巖（形声字）。

2. 改换意义相通的形符 如：隄——堤；煑——煮；炤——照；髈——膀。

3. 改换声音相近的声符 如：痺——痹；蹤——踪；线——線；痹——痺。

4. 变换各成分位置 如：慚——慙；胸——胷；槀——稾；鵝——鵞。

值得注意的是，有些异体字最初是完全同义的，但是后来有了分工。比如“喻——谕”。

君子喻于义，小人喻于利。（《论语·里仁》）（喻：懂得，晓谕。）

寡人谕矣！（《战国策·魏策四》）（谕：懂得，晓谕。）

王好战，请以战喻。（《史记·高祖本纪》）（喻：比喻）

谊追伤之，因以自谕。（《汉书·贾谊传》）（谕：比喻）

由此可见，早期的“喻”和“谕”是通用的。而后代“诏谕”“晓谕”中的“谕”不能写作“喻”，“比喻”的“喻”也不能写作“谕”。

另外，有三种情况不能认为是异体字。第一，有些字，虽然意义相近，后代读音也相同，但不能把它们当作异体字。例如“寘”和“置”。第二，有些字，它们之间的关系交错复杂，有相通之处，也有不通之处，也不能把它们看作异体字。例如“雕”“彫”“凋”。第三，有些字通用是有条件的，更不能认为是异体字。例如“亡”和“无”。

（三）繁简字

繁简字，是指繁体字和简体字。简体字可以追溯到甲骨文时代。汉代民间应用的简体字就有不少，北魏时代的“亂”字就已经简化成“乱”，宋代以来简体字在广大人民群众中又有进一步的发展，我国通行的简体字，绝大多数是历代相传下来的。

1. 简化的方法 有以下 6 种情况：

（1）省略 保留繁体字的部分结构，省去其余部分。如：虽——雖，飞——飛，奋——奮，术——術。

（2）改变字形　改变或简化繁体字的部分形体或全部形体。如：说——說，聪——聰，丝——絲，范——範。

（3）同音代替　借用原有笔画简单的字代替一个或几个和它同音的繁体字。如：谷——穀，了——瞭，后——後，干——乾、幹。

（4）草书楷化　采用或略改草书，使形体楷书化。如：长——長，东——東，为——爲，书——書。

（5）恢复古字　恢复笔画较简的古字，即以初文代替后起字。如：圣——聖，云——雲，气——氣，礼——禮。

（6）另造新字　如：尘——塵，拥——擁，伞——傘，丛——叢。

2. 繁简字的关系　繁简字的关系简单来说有以下3种：

（1）大多数是一个繁体字简化成一个简体字，但也有两个、三个繁体字简化成一个简体字。如：发——發、髮。

（2）有的繁体字的某个义项不能简化，如：乾坤的“乾”不能简化成“干”。

（3）汉字简化的方法大多数是省略或简化字形，但也有一部分是用音同或音近的字代替，这类繁简字有的二字通用，有的二字不通用，即在古书中是意义完全不同的两个字。如：谷——穀，“谷”指山谷，“穀”指粮穀。

（四）通假字

通假字，又叫通借字，是指用读音相同或相近的字来代替本字的语言现象。具体说，就是本有其字而没有写，却借写了同音别字。应当写的字叫本字，借写的字叫通假字。本字与借字之间意义上没有联系，只是同音借写而已。由于约定俗成，于是便成为古籍中一种公认的用字现象。

1. 通假字的分类

（1）同音通假　是指借字和本字古音的声母和韵母完全相同。如：纪——记。得诸见闻，班班可纪（《丹溪翁传》）。

（2）双声通假　是指借字和本字古音的声母相同，韵母相似。如：能——耐。能冬不能夏（《素问·阴阳应象大论》）。

（3）叠韵通假　是指借字和本字韵母相同，声母相近。如：卒——猝。卒然遭邪风之气，婴非常之疾（《伤寒论》序）。

2. 识别通假字的方法

（1）紧扣上下文，推敲意义。

（2）根据语音，寻求本字。注意相同声符的字。

（3）熟记一批古医籍常用的通假字，提高辨析能力。

古今字、通假字和异体字异同见表3-1。

表3-1　古今字、通假字、异体字比较表

	通假字	古今字	异体字	繁体字
形	不同或声符相同	古字另加形符、改变形符、另造新字	不同	省略、改变字形、同音代替、草书楷化、恢复古字、另造新字
音	相同或相近	相同或相近	相同	相同
义	无联系	今字字义是古字的一部分	相同	大部分相同，有的不同

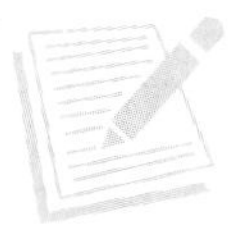

二、词汇

（一）词的本义

词的本义，就是词的本来意义。在汉字产生之前，一个词的本义究竟是什么，已经无法考证。我们现在所说的词的本义，是指有语言文献资料所能证明的词的本来意义。分析词的本义，是词义分析的基础，掌握了词的本义，有助于我们掌握词义的系统性。

分析本义的方法，主要是通过分析汉字结构探求本义，同时要得到古代文献的证实。汉字是表意文字，它的形体结构与意义密切相关。分析汉字的形体结构，主要是分析甲骨文、金文、篆书的形体，因为它们离造字的时代近一些，字的象形特点更多一些。

一般说来，能从字的形体结构分析出来的意义，都可以看作是词的本义，但是也必须有古代文献资料的证实。东汉许慎的《说文解字》就是通过分析汉字结构探求本义的，它是我们探究词的本义的最重要的参考书。下面举几个探求词的本义的例子。

斤：小篆作，像一把斧子。《说文解字》："斤，斫木也。象形。"本义指斧子一类的工具。

即：甲骨文作，像人靠近盛着食物的器皿，会意字。本义是靠近去吃东西。《仪礼·公食礼》"席末取粱即稻"中用的就是本义。

药：小篆作，上面是草字头，表示属于植物类，下面是"樂（乐）"字作声符，形声字。《说文解字》"药，治病草"，《史记·三皇本纪》"神农氏尝百草始有医药"，用的即是本义。

从汉字的结构看，象形、指事、会意字基本可以反映字的本义，形声字则主要反映字的意义范畴，也与本义密切相关。探讨词的本义，一方面要重视分析字形结构、因形求义，另一方面也要重视这个本义是否有语言文献资料作为证据。如果这个本义虽然与字形结构相吻合，但是不能从古代书面语言里取得必要的证据，这个本义的正确性就值得怀疑。例如"爲"，小篆写作，《说文解字》解释为"母猴也，其为禽也好爪。爪，母猴象也。下腹为母猴形"。母猴就是马猴，就是大猴子。"爲"的这个本义，在古代文献中得不到证实。实际上是许慎对小篆的形体做出了错误的分析。后据出土的甲骨文，"爲"字作，像一只手牵一头象在干活，它的基本意义是"做""作"，符合古代文献。

分析汉字结构时还需要注意，并不是所有的汉字结构和意义的关系都那么清楚简明，有些汉字造字时的本义已经消失了，有些小篆的字体也不能反映字的本义了，更多的汉字从篆书到隶书的求变过程中，表意性彻底改变了。因而对于分析词的本义，不可单凭字形结构来判断，必须有语言文献资料的证实。

（二）词的引申义

词语除了有本义之外，还有引申义。直接从本义引申出来的词义称为直接引申义，从直接引申义再引申出来的意义称为间接引申义。例如"精"，《说文解字》："精，择米也。"本义是挑选过的好米，直接引申义指事物中最好的精微部分。"朝"（zhāo）本义是早晨。《说文解字》："朝，旦也。"古人把在早上拜见君主，称作朝，故朝见是直接引申义，由朝见君主再间接引申为朝廷，由朝廷再间接引申出朝代。词的义项逐渐增多，最后发展成为词义系统。

1. 词义引申的一般规律 词语由本义发展出引申义，常有这样两个规律：

（1）由具体义到抽象义 词的本义多为具体的事物，引申义扩展指抽象的概念，词义所表示的概念外延扩大了。如"表"字，本义指毛在外的皮，引申指外面、外表、表证。如《汗下吐三法该尽治病诠》："人身不过表里，气血不过虚实。表实者里必虚，里实者表必虚。"前一个"表"意为体表，后两个意为表证，词义由具体变得抽象。又如"踵"，本义是脚后跟，是人体的具体部位。脚是用来走路的，走上前人走过的路，就有了继承的意思，引申指继承，词义变得抽象。《医方集解》中"踵事增华"即指继承前人的事业而使之发扬光大。

（2）由特定义到一般义　词的本义往往是某一个特定的事物，引申义为具有同一性质的所有事物。例如"褊"原指衣襟窄小，引申为所有"小"之义。《丹溪翁传》："然性褊甚，恃能厌事，难得意。""褊"引申为心胸狭小。"江""河"原义为长江、黄河，后引申泛指一切江河。

2. 词义引申的基本方式　词义引申的基本方式有由本义向四周不同方向辐射的辐射式，有由本义向一个方向展转引申的链条式，还有二者兼有的综合式。学习这些方式，目的是帮助我们了解词义引申的过程，更好地了解词义的系统。下面举"极"字加以说明。

"极（極）"的本义是屋的脊檩。《说文解字》："极，栋也。"徐锴《说文系传》："极，屋脊之栋也。"它是一屋的顶点，因此引申为顶点。如成语"登峰造极"。这是直接从本义引申出来的词义，称为直接引申义。在封建社会，帝王的地位最高，因此又引申为最高地位、君位。如《重广补注黄帝内经素问注》序："在昔黄帝之御极也，以理身绪余治天下。"这个意义不是直接从本义屋的脊檩引申出来的，而是从引申义顶点引申出来的，它和本义的关系是间接的，所以称为间接引申义。屋的脊檩处于一屋的中心地位，不偏不倚，所以又直接引申为当中，再由中加以引申，便有中正的准则之意。如《素问·移精变气论》："治之要极，无失色脉。"对于一座具体的房屋来说，脊檩已经到了最高的限度，所以又直接引申为至以及达到最高限度。如《素问·阴阳应象大论》："寒极生热，热极生寒。"达到极限，又间接引申为彻底探究、深入研究。如《灵枢·邪气脏腑病形》："余愿闻见而知之，按而得之，问而极之，为之奈何。"动作行为达到最大极限，形容这种程度也称极，因而又间接引申为程度副词最、很、狠。如《素问·汤液醪醴论》："夫病之始生也，极精极微。"人们使用精力超过一定的限度就会疲倦，所以又间接引申为疲困。如《华佗传》："人体欲得劳动，但不当使极耳。""极"又可因离地面最远，直接引申为远。如《素问·五运行大论》："黄帝燕坐，临观八极。"由远间接引申为边境。如《备急千金要方·风毒脚气》："自圣唐开降，六合无外。南极之地，襟带是重。"有关"极"的本义和引申义的关系，可作如下图示（图3–1）：

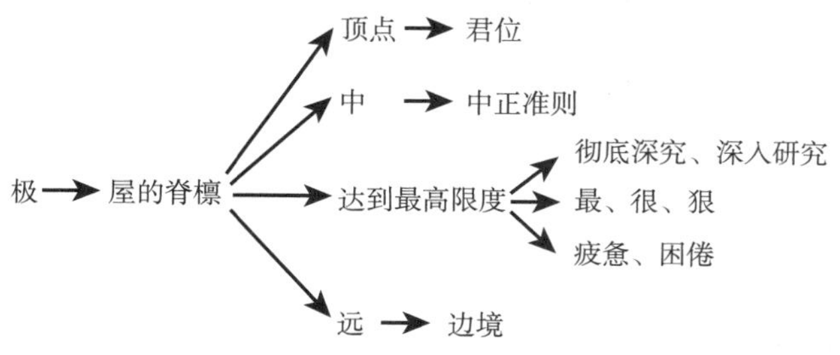

图3–1　"极"的本义和引申义的关系

（三）成语典故的辨析

成语是一种相沿习用的特殊固定词组，一般多由四字组成，其字面意义很容易理解，重点掌握的应是引用的深层意义，这是需要结合上下文来辨析的。典故和成语在内容上没有大的差别，一般地说，故事性强的叫"典故"。来源于神话寓言或历史故事的成语，与典故没什么区别，只不过成语是固定的词组，一般不能任意改动。引用古书里的材料，或是一个故事的意思，或是其

中一句话、半句话，叫“用典”。用典能使文章形象、生动、含蓄、精练。但是如果不知道典故的出处，就不能正确理解其含义。例如：

1. 亡如世鲜知十之才士，以阙如为耻，不能举一反三，惟务按图索骥。(《温病条辨·叙》)

2. 有良言甫信，谬说更新，多歧亡羊，终成画饼。(《医宗必读·不失人情论》)

3. 壁影萤光，能资志士。竹头木屑，曾利兵家。(《类经·序》)

4. 噫！先生隔垣见人，何必饮上池之水哉？(《医贯·痢疾论》)

例 1“按图索骥”语出《汉书·梅福传》，原意是按照图像去求良马。比喻做事拘守成规，不能取得预期效果。在本文则具体比喻按照《伤寒论》的办法治疗温病，不能取得好的疗效。

例 2“多歧亡羊”语出《列子·说符》，比喻事理复杂多变，缺乏正确的方向，因而不能找到真理。在本文则具体指众多医生的各种主张，会扰乱正确的治疗而导致失败。

例 3“壁影萤光”“竹头木屑”均来源于典故。“壁影”出自《西京杂记》:“(西汉)匡衡，字稚圭，勤学而无烛，邻舍有烛而不逮，衡乃穿壁引其光，以书应光面读之。”“萤光”出自《晋书·车胤传》:“(车胤)南平人，博学多通，家贫，不常得油，夏月则练囊盛数十萤火以照书，以夜继日焉。”“竹头木屑”出自《晋书·陶侃传》:“时造船，木屑及竹头，悉令举掌之，咸不解所以。后正会积雪始晴，厅事前余雪犹湿，于是以屑布地。及桓温伐蜀，又以侃所贮竹头，作丁(钉)装船。”张氏引用典故说明墙壁中透出的一点光亮、萤火虫发出的微弱的光及竹头木屑那样小的废物，都有可以利用的价值，暗喻自己编写的《类经》，一定会有重要的价值。

例 4“隔垣见人”“饮上池水”也是化裁于典故，源自《史记·扁鹊仓公列传》。句中用“隔垣见人”喻指神奇的医术，用“饮上池水”喻指神仙传授。

三、语法

(一)虚词

古代汉语的虚词包括代词、副词、介词、连词、助词和叹词几类。虚词使用频率高，而且用法灵活，准确掌握各类虚词的用法对于正确理解文意有很大的帮助。

1. 代词的用法 代词是代替名词、动词、形容词、数量词以及词组、句子的词。其作用在于行文时避免相同的词语重复出现，以求得文章的简洁流畅。代词的语法功用古今汉语基本相同，可以在句中作主语、宾语和定语。按照作用不同，代词可分为人称代词、指示代词和疑问代词三类。

(1)人称代词

第一人称：吾、予、余、我。

第二人称：汝(女)、乃、若、尔、而。

第三人称：之、其、彼、渠。

①第一人称代词还有“朕”字，秦以前一般人都可以使用，自秦始皇统一天下后，才变成帝王的自称。第二人称代词“而”“乃”，一般只作定语、主语，不作宾语。

如：而望其生，吾见其死。(《备急千金要方》卷一大医精诚)

句中“而”与“吾”对举，“而”是第二人称代词，作主语。

②第三人称代词“之”“其”用法不同。“之”主要用作宾语，“其”主要用作定语或作主谓词组中的小主语。

如：佗闻其呻吟，驻车往视。(《三国志·华佗传》)

句中“其”作主谓词组“其呻吟”的小主语，译作他。

“之”“其”在上古汉语中，都不能充当句子的主语。直到魏晋以后，才偶尔出现“其”字用作主语的例子。“彼”字虽然可以作句子的主语，但古籍中很少出现，且其主要作指示代词应用。“渠”字则出现很晚。因此可以说，在古代汉语中没有与现代汉语“他”字完全相同的第三人称代词。若要用第三人称作主语，古代多用重复前面出现的人名，或用省略主语的办法表示，也可用尊称代替第三人称。

如：佗临死，出一卷书与狱吏，［佗］曰：“此可以活人。”吏畏法不受，佗亦不强，索火烧之。(《三国志·华佗传》)

此句“曰”前主语承前省略，下文用了“佗”，而没有用第三人称代词。

另外“之”和“其”还可以用作第一人称代词和第二人称代词。

如：先生得无诞之乎？（《扁鹊传》）

句中“诞之”即欺骗我。

③古代汉语人称代词没有单数和复数的区别，人称代词代表单数还是复数，需要根据上下文来决定。

如：上古有神农、黄帝……中世有长桑、扁鹊，汉有公乘阳庆及仓公。下此以往，未之闻也。(《伤寒论》序)

“之”代替的是前面说的那些名医，为复数。

有时古代汉语还在第一人称代词和第二人称代词后面加“侪”“辈”“等”“属”“曹”等词来表示复数，意义大致相当于我们这班人、你们这些人等，与我们、你们意义不完全相同。

④古代汉语常用谦称代替第一人称代词，用尊称代替第二人称代词和第三人称代词。同时自称其名表示谦称，称别人的字或官职表示尊称的办法也很常见。

如：闻太子不幸而死，臣能生之。(《扁鹊传》)

子聪明异常人，其肯游艺于医乎？（《丹溪翁传》）

君初不以医为名，人亦不知君之深于医也。(《医史·东垣老人传》)

例句中“臣”谦称我；“子”尊称您；“君”尊称李东垣，译作他。

这里的尊称词和谦称词虽然译为“我”“您”和“他”，但是它们都是名词，因此有关代词的规律不能约束它们，如在否定句中不放在宾语前面等。古代汉语中常见的谦称词有寡人、臣、仆、愚人、下人、妾等，常见的尊称词有子、君、先生、夫子、大王、足下、公、卿等。古代汉语中由于有了大量的谦称词和尊称词，加之省略主语的地方很多，因此人称代词的应用比现代汉语少得多。

（2）指示代词

近指代词：是、此、斯、兹、之、然、若、尔。

远指代词：彼、夫、其。

旁指代词：他、异。

虚指代词：或、有。

无指代词：莫、靡、无。

特殊指示代词：者、所。

①近指代词相当于现代汉语的“这”“这个”“这些”“这里”“这样”等，远指代词相当于“那”“那个”“那些”“那里”“那样”等。

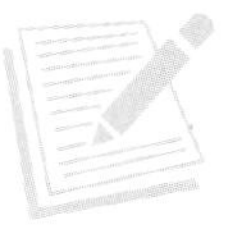

如：夫如是，是医之于医尚不能知，而矧夫非医者。(《病家两要说》)

“是”为近指代词，前面的“如是”译为“像这样”，后面的“是”与下文的远指代词“夫”相对，译为这些医生对于高明的医术尚且不能了解，更何况那些不是医生的人呢。

②旁指代词“他”“异”译为“其他的”“另外的”“别的”，一般作定语。如：他山之石，可以攻玉。(《类经》序)

“他”译为别的，不要将其误认为是第三人称代词。

③虚指代词，不能或不愿意说出具体的人或物时就用虚指代词“或”“有”代替。两个字可以单独应用，也可以连用，有时还和前置词一道出现，指代其中的某个人或某些人，译为“有人”“有的人”“有的”，只作主语。

如：小臣有晨梦负公以登天。(《秦医缓和》)

译为小臣中有一个人。“小臣”是“有”的范围。

另外，虚指代词后面还常常接“者”字，构成“有……者”“或……者”及“或有……者”的形式，译为“有人”或“有……的人”。

如：而又有目医为小道，并是书且弁髦置之者。(《类经》序)

④无指代词包括“莫”“靡”“无”，表示“没有谁”“没有人”“没有什么东西(情况)”，通常与前置词一同出现，而且大多用在否定副词“不”或能愿动词的前面，一般作主语。

如：举世昏迷，莫能觉悟。(《伤寒论》序)

“莫能觉悟”译为没有谁能够觉醒。

⑤特殊指示代词“者”“所”不能单独使用，必须与其他词或词组结合成“者”字结构或“所”字结构后，才能指代一定的人或事物。

“者”字结构：“者”通常放在形容词、动词或动词性词组的后面，组成名词性词组“者”字结构，指代动作行为的主动者或性质状态的表现者，在句中作主语、宾语，有时作判断句的谓语，表示“……的人”或“……的事物”。“者”字还可以放在数词后，表示“几种”“几类”“几样”等。

如：作者谓圣，述者谓明。(《温病条辨》叙)

“作者”“述者”作主语，译为首创的人和注释的人。

“所”字结构：“所”字放在动词或动词性词组前面，组成名词性结构“所”字结构，指代动作行为的对象，在句中作主语、宾语和定语，有时作判断句的谓语，表示“……的人”或“……的事物”。

如：府君胃中有虫数升，欲成内疽，食腥物所为也。(《华佗传》)

“所为”是指“造成的病”。

(3)疑问代词　谁、孰、何、曷、胡、奚、安、焉、恶。

“谁”询问人，与现代汉语完全相同。“孰”询问人，也询问事，主要用于选择问句，在句中作主语，译为“哪一个”，有时译成“谁”。“何”“曷”“胡”“奚”主要询问事物、原因，也可询问处所，在句中主要作宾语及状语，译成“怎么”“哪里”“什么”。“安”“焉”“恶”主要询问处所，也询问原因，作宾语和状语，译成“哪里”“怎么”。

如：皮之不存，毛将安附焉？(《伤寒论》序)

“安”作宾语，疑问代词宾语前置。

2. 副词的用法　副词具有修饰动词和形容词的作用，在句中作状语。根据意义的不同，副词大致可以分为程度副词、范围副词、时间副词、肯定与否定副词、语气副词和指代性副词6种。

(1)程度副词

表轻度：少、稍、略、颇。

表重度：颇、殊、至、甚、极、最、太。

表比较：愈、益、弥、尤。

①“少”“稍”“略”“颇”，表示轻度“稍微”“略微”。

“少”“稍”“颇”这三个词古今意义变化比较大。“少”在古汉语中是程度副词，表示“稍微、略微”的意义，相当于现代汉语的“稍”。而古汉语中的“稍”，则主要作时间副词，译为“渐渐”“逐渐”。唐代之后，“稍”出现“稍微”的义项，但是时间副词仍在使用。

如：妇稍小差。(《华佗传》)

稍有得处，辄著数言。(《本草纲目》原序)

前句中“稍”译为逐渐。后句取自明代作品，“稍”译为稍微。这提醒我们判断词义要有时代的概念，同时必须符合上下文意。

程度副词“颇”既表示重度“很”，又表示轻度“稍微”。

如：至成帝时，以书颇散亡，使谒者陈农求遗书于天下。(《汉书·艺文志》序及方技略)

夫邪之中人，轻则传久而自尽，颇甚则传久而难已，更甚则暴死。(《汗下吐三法该尽治病诠》)

前句“颇”表示重度很，后句表示轻度稍微。

②“颇”“殊”“至”“甚”“极”“最”“太”，表示重度“很”“最”“非常”。

如：今以至精至微之事，求之于至粗至浅之思，其不殆哉！(《备急千金要方》卷一大医精诚)

③“愈”“益”“弥”“尤”，表示比较“更加”“越发”。

如：于是，翁之医益闻。(《丹溪翁传》)

(2)范围副词

小范围副词：唯(惟、维)、独、特、弟(第)、但、徒、直、仅、止。

大范围副词：皆、悉、尽、咸、举、毕、俱、胜。

①小范围副词表示小范围“只”“仅”。

如：但服汤二旬而复故。(《扁鹊传》)

范围副词中“但”古今差别最大。“但”在现代汉语中是转折连词，古代汉语中却是小范围副词，译为“只”。

②大范围副词表示大范围“都”“全”。

如：凡医咸言背及胸脏之间不可妄针。(《华佗传》)

(3)时间副词

表过去：已、既、业、尝、向。

表现在：方、适、会、始、乃、甫、当。

表将来：将、且、欲、行。

表终竟：卒、终、竟。

表经常：常、多、素、向。

表短暂：立、应、即、猝、暴、亟、斯须、须臾、无何、食顷、寻。

表频率：重、复、更、屡、数。

古代汉语时间副词数量多，这里举出的只是常用的时间副词。除个别与现代汉语相同外，大部分古今意义不同。

①表示过去：“已”“既”“业”，相当于“已经”；“尝”，相当于“曾经”；“向”，相当于“从前”“刚才”。

如：宋臣高保衡等叙业已辟之。(《类经》序)

这些副词表示动作已经完成或已经发生。需要注意的是，古代汉语用“尝”表示曾经，而“曾”则主要用作语气副词，用来加强否定语气，相当于竟然、简直。

②表示现在：“方”“适”“会”相当于“正”“正在”；“始”“乃”“甫”“当”，相当于“刚刚”。

如：当得家书，方欲暂还耳。(《华佗传》)

这种时间副词，主要表示动作行为正在进行，或刚刚出现，或刚刚结束，或呈现持续的状态。例句中“当”表示刚刚。

③表示将来：“将”“且”“欲”“行”，相当于“将要”“快要”。

如：时人以为年且百岁，而貌有壮容。(《华佗传》)

④表示终竟：“卒”“终”“竟”，相当于“最终”“终于”“最后”。

翁则操纵取舍，而卒与古合。(《丹溪翁传》)

⑤表示经常：“常”“多”，相当于“经常”；“素”“向”，相当于“平素”“一向”。

如：余宗族素多，向余二百。(《伤寒论》序)

⑥表示时间短暂：“立”“应”“即”“猝”“暴”“亟”，相当于“立即”“马上”；“斯须”“须臾”“无何”“食顷”，相当于“一会儿”；“寻”，相当于“随即”“不久”。

如：佗遂下手，所患寻差。(《华佗传》)

⑦表示频率：“重”“复”“更”，相当于“又”“再”；“屡”“数”，相当于“屡次”“多次”。

如：百余日复动，更呼佗。(《华佗传》)

句中“复”“更”都是表示动作重复发生的副词，其意义相当于现代汉语的“再”“又”“再一次”“又一次”，动作的次数可以是两次，也可以是多次，要与古代汉语的数量词“再”表示“二次”“第二次”区分开来。

(4)肯定、否定副词

肯定副词：固、必、果、竟、良、诚、信、确。

否定副词：不、弗、罔、靡、莫、无、勿、毋、未、非。

①表肯定：“固”，相当于“本来”；“必”，相当于“一定”；“果”“竟”，相当于“果然”；“良”“诚”“信”“确”，相当于“的确、确实”。

如：后十八岁，成病竟发，无药可服，以至于死。(《华佗传》)

“竟”这里译为果然，正与预料相同。

②表否定：“不”“弗”“罔”“靡”“莫”“无”，表示一般的否定，相当于“不”“没有”；“勿”“毋”，主要表示禁止，相当于“不要”，也可作“不”“没有”讲；“未”相当于“还没有”；“非”相当于“不是”。

如：下此以往，未之闻也。(《伤寒论》序)

“未”表示事情尚未出现，还没有听说。宾语“之”前置。

(5)语气副词

表反诘：岂、宁、庸、其。

表测度：殆、盖、其、庶、庶几。

表惊疑：竟、乃、曾。

表祈使：幸、唯、其、庶。

表谦敬：请、谨、敬、敢、辱、幸、窃、伏。

①“岂”“宁”“庸”“其”，表示反问语气，意思相当于“难道”“怎么”。

如：使古方时方大明于世，宁不愉快？（《医方集解》序）

②“殆”“盖”“其”“庶”“庶几”，表示推测语气，相当于“大概”“或许”“莫非”。

如：盖教之著也，亦天之假也。（《黄帝内经素问注》序）

③“意”“乃”“曾”，表示惊疑语气，相当于“竟然”“简直”。

如：不能若是，而欲生之，曾不可以告咳婴之儿。（《扁鹊传》）

④“幸”“唯”“惟”“其”“庶”“庶几”，表示“希望”“但愿”，有时无对译词。

如：庶厥昭彰圣旨，敷畅玄言。（《黄帝内经素问注》序）

⑤“请”“谨”“敬”“敢”“辱”“幸”，用于自己的行为前，对他人表示尊敬，意义相当于“请允许我”“恭敬地”“冒昧地”“承蒙您”等。“窃”“伏”，则表示自谦，“窃”意义相当于“私下”，“伏”一般也没有对译词。

如：余宿尚方术，请事斯语。（《伤寒论》序）

窃闻高义之日久矣。（《扁鹊传》）

（6）指代性副词 “相”“见”放在动词前使用时，具有指代动作对象的作用。“相”可以指代任何人称，“见”只可以指代第一人称。

如：相对斯须，便处汤药。（《伤寒论》序）

生孩六月，总父见背。（《昭明文选·陈情表》）

前句“相”指代病人。后句“见背”指抛弃我（而死）。

3. 介词、连词、助词与叹词的用法 见表3–2。

表3–2 介词、连词、助词与叹词用法简表

	作用	常用词及语译	语法功能
介词	表处所、时间	于、以、在、自、由［从］、及、至、迨［到］	用在名词、代词或名词性词组的前面，组成介词结构，作动词或形容词的状语或补语
	表工具、方式	以、用［拿、用］	
	表凭借、依据	以、用、因［凭借、依据、按照］	
	表原因、目的	以、为、于、因［因为、为了］、由［由于］	
	表动作的对象	于、乎、为、向、与［给、对、向、对于、替、跟、比］	
	表动作主动者	于、为、被	
连词	表并列	与、及［和］、而、以、且［而且、又……又］	连接词、词组
	表顺承	则、而、以［就、才、于是］	连接词、词组或句子
	表递进	且、而、况、矧［并且、何况］	连接句子
	表选择	若、或［或者］、抑、将［是呢……还是呢］，与其……孰若［与其，哪如］，与其……不若［与其……不若］，宁……无［宁……也不要］	
	表转折	而、然［但是、可是、却、然而］	
	表假设	如、若、而、今、其、苟［如果］、设、使、令、假令［假设、假若］	
	表让步	纵［纵然、纵使］，虽［虽然、即使］	
	表因果	以、为、因［因为］、是以［因此］、故［所以］	
	表修饰	而、以	连接状语和谓语

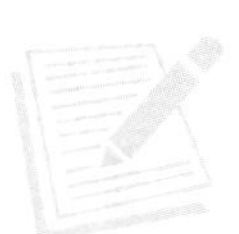

续表

<table>
<tr><th></th><th colspan="3">作用</th><th>常用词及语译</th><th>语法功能</th></tr>
<tr><td rowspan="8">助词</td><td rowspan="2">结构助词</td><td colspan="2">之</td><td>①定语标志，相当于“的”；②用在主谓之间，取消句子独立性；③宾语前置的标志；④定语后置的标志</td><td></td></tr>
<tr><td colspan="2">是</td><td>宾语前置的标志</td><td></td></tr>
<tr><td rowspan="6">语气助词</td><td>句首</td><td>发语词</td><td>夫、盖、粤</td><td></td></tr>
<tr><td>句中</td><td>表停顿</td><td>也、者</td><td></td></tr>
<tr><td rowspan="4">句尾</td><td>表陈述语气</td><td>也、矣［了、啦］、焉［呢］、而、尔［罢了］</td><td></td></tr>
<tr><td>表疑问语气</td><td>乎、邪、耶、与（欤）、哉［吗、呢、吧］</td><td></td></tr>
<tr><td>表感叹语气</td><td>哉、乎、夫［啊］</td><td></td></tr>
<tr><td>表祈使语气</td><td>也、矣、乎［啊、吧、呀］</td><td></td></tr>
<tr><td colspan="4">叹词</td><td>吁、噫、嘻、呜呼、咄嗟</td><td>作独立成分或句子</td></tr>
</table>

（二）特殊语法

1. 实词的活用 汉语中的某类词，从语法角度讲都属于一定的类别，都有特定的语法功能。如名词在句中作主语、宾语、定语，它的前面可以有形容词、代词、数量词和名词修饰，但不能有副词和能愿动词，后面不能带宾语。动词在句中作谓语，能受副词的修饰，及物动词后面带宾语，不及物动词后面不带宾语。形容词在句中作谓语、定语和状语，能受副词修饰等。这些基本功能古今相同。但是古汉语中某些词汇在一定的语言环境中，可以临时改变词性和功能，改变意义，这种语言现象就叫作“实词活用”。它是古代汉语中一种比较普遍的语言现象。

（1）*名词活用作状语* 时间名词作状语，是古今汉语共有的语法现象；普通名词用作状语，则是古代汉语名词特有的语法现象。在句子中，名词出现在动词前面，如果不是主语，便活用作状语。例如：有狼当道，人立而啼。（《中山狼传》）前句“当”是“挡”的古字，作谓语，“狼”作主语；后句“立而啼”是谓语，其主语仍然是狼，“人”放在动词之前，不作主语，那么便活用作状语，比喻狼像人一样站着叫。名词活用作状语，有多方面的作用。

①表示比喻。可译作“像……一样”“像……那样”，或“像对待……一样”。

如：熊经鸱顾，引挽腰体。（《后汉书·华佗传》）

句中“经”“顾”的主语是做五禽戏的人，“熊”与“鸱”活用作状语，比喻像熊一样直立、像鸱鸟一样回头。

②表示凭借、依据。译作“按照”或“依据”。

如：竖伤血不可劳，法当春呕血死。（《史记·扁鹊仓公列传》）

句中“法”，活用作状语，按照医学法规的意思。

③表示处所、时间。译为“在”。

如：于是诸医之笑且排者，始皆心服口誉。（《丹溪翁传》）

句中“心”“口”，名词活用作状语，表示动作的地点在心里、在口中。

④表示方法、工具。译作“用”。

如：缝腹膏摩。（《后汉书·华佗传》）

句中“膏”，名词活用作状语，表示用药膏。

⑤表示方位或趋向。上下、左右、前后、东西南北等方位名词活用作状语，多表示方位或趋向。译作“向”“对”或“往”。

如：疾者前入坐。(《华佗传》)

句中“前”表示趋向前。

“日”在句中活用作状语，常有以下两种意义：一是表示动作行为的经常性，译作“每日”或“天天”；二是放在动词或形容词前，也可表示情况在逐渐发展，译作“一天天地”或“一天比一天”。

如：时朱彦修氏客城中，以友生之好，日过视予，饮予药，但日服而病日增。(《医案六则》)

句中三个“日”均活用作状语，但其译法却各有不同：“日过视予”译为每天过来探视我，“但日服而病日增”译为只是天天地服药然而疾病却一天比一天加重。

名词活用作状语的识别方法，就一般情况说，凡是动词前面的名词，在意义上不能认为是作主语的，就应该认为是活用作状语。这时在动词谓语前一般可以找到主语或补出省略了的主语。若主语不易判断，或是无主句，必须根据上下文意来判断名词是否活用作状语，不可脱离原文。名词活用作状语的语译原则，是在名词之前加上介词，构成介宾词组，以符合现代汉语的语法规则。

（2）*名词、形容词、数词活用作动词* 在一定条件下，名词、形容词、数词可以临时改变词性活用作动词。活用的条件，是我们识别词类活用的关键。其条件主要有以下几种：

①两个名词连用，如果既不是并列关系，又不是偏正关系，其中必有一个名词活用，活用后变成动宾结构或主谓结构。

如：冬三月，此为闭藏，水冰地坼。(《素问·四气调神大论》)

句中“水冰”连用，不是“水和冰”，也不是“水的冰”，而是“水结冰”。“冰”，名词活用作动词。

②名词和“而”连接时，活用作动词。

如：市有先死者，则市而用之。(《备急千金要方》卷一大医精诚）

“而”作连词，经常连接动词或动词性词组，不连接名词。当“而”连接名词时，名词活用作动词。句中前一“市”为名词，译为市场；后一“市”活用作动词，译为买。

判断与“而”相连接的名词是否活用作动词，应当注意以下三个问题：

一是“而”字用在主谓之间，为假设连词，与“而”连接的主语不活用。如：“人而无知，与木何异？”(《弘明集·神灭论》)“人而无知”是人如果无知之意，“人”不活用。二是“而”字前后的名词，是词组中的成分时不活用。如：“气从少腹上冲心而痛。”(《素问·骨空论》)“而”连接的是“上冲心”这个动宾结构和“痛”，故“心”不活用。三是要注意与“而”连接的名词前，是否有介词省略的现象。如：“夫痈气之息者，宜以针开除去之；夫气盛而血聚者，宜石而泻之。此所谓同病异治也。”(《素问·病能论》)本段讲的是疮痈病虚实证的不同治法：虚证“以针”治疗，实证“石而泻之”。此处的“石”前省略了介词“以”，是“以石而泻之”。“石”不活用作动词。

③名词、数词放在副词后面，受副词修饰时，活用作动词。

如：非其友不友。(《丹溪翁传》)

副词的语法功能是修饰动词和形容词，名词和数词受副词修饰时，活用作动词。句中“非”为副词，受其修饰的名词“友”活用作动词，意为结交。

④名词后面跟有介宾词组或其他词语作补语时，名词活用作动词。

如：不翼以说，其奥难窥。(《类经·序》)

补语是放在动词后面补充说明动词的，当其接在名词后面，而句中又没有其他动词时，名词在句中活用作动词。句中“翼”活用作动词，“翼以说”译为用说明辅助。

有时我们还须注意句中介词省略的情况，如“寒湿固冷，热客下焦”(《汗下吐三法该尽治病诠》)一句，名词“客”后省略了介词“于”，“于下焦”作其补语，“客”活用作动词，译为侵犯。

⑤能愿动词放在名词、形容词前面，名词、形容词即活用作动词。

如：其苗可蔬，叶可啜，花可饵，根、实可药。(《本草纲目》六则)

能愿动词是用在动词之前起辅助作用，表示可能、必要或愿望的词，主要有“能”“欲”“愿”“肯”“可”“得”“足”“当”“宜”“须”“应”“该”等。如果名词、形容词放在其后，便活用作动词。句中“蔬”“饵”“药”，用在能愿动词后，名词活用成动词，意义变成作蔬菜食用、吃、入药。

⑥“所”字放在名词、形容词前面，名词、形容词活用作动词。

如：闻子敬所饵与此类。(《河东先生集·与崔连州论石钟乳书》)

“所”字是特殊指示代词，放在动词或动词性词组前面，组成“所”字结构，指代动作的对象。当名词、形容词放在其后时，便活用作动词。句中“饵”，名词活用作动词，译为吃。“所饵”译为吃的石钟乳。

⑦名词、形容词、数词后面有代词或名词或词组作宾语时，名词、形容词、数词活用作动词。

如：知我罪我，一任当世。(《温病条辨》叙)

句子中只有及物动词可以带宾语，如果名词、形容词或数词后面带宾语时，便活用作动词。例句中“罪”，名词活用作动词，译为怪罪。

总之，要鉴别词类是否活用，主要看它在句中的位置，前后有哪些词与它结合、构成什么样的句法关系、具备什么语法特点等。

(3)使动用法　在一般的句子中，谓语表示主语怎么样或者主语干什么。使动用法则不同，句中谓语的意义不是主语发出的，而是主语使宾语发出的，也就是说使动用法是主语使宾语作谓语的动作或呈现谓语的状态。如《扁鹊传》“闻太子不幸而死，臣能生之”一句，谓语“生”不是主语“臣”的动作，而是宾语“之”的动作，意即“臣能使之生”。这里“生”为使动用法，使……生。活用作使动用法的词，又称为使动词。使动用法中的谓语，可以是动词，也可以是活用作动词的名词和形容词。使动用法的语译格式是“主语+使+宾语+谓语”。

①动词的使动用法：动词的使动用法就是主语使宾语施行这个动词所表示的行为或变化。主要是不及物动词的使动用法。不及物动词(生、死、活、愈、出、归、起等)当其后面带宾语时，便活用作使动用法。

如：吾卧病久，非精于医者，不能以起之。(《丹溪翁传》)

句中“起”，使动用法，译为使……痊愈。

古代汉语中还有少数及物动词具有使动用法。及物动词本身带宾语，形式上与使动用法没有区别，只是意义不同甚或相反。

如“仍用防风通圣饮之，愈”(《丹溪翁传》)一句，“用防风通圣”为介宾词组，在句中作状语，因此“饮”后的“之”不代药而代病人，全句译为接着拿防风通圣汤让他喝。“饮”为使动用法。

又如“天食人以五气，地食人以五味”(《素问·六节藏象论》)中“食人”指使人食，“食”为使动用法。

“饮”和“食”在古文中常用为使动。辨别“饮”“食”是及物动词还是使动用法，关键要看“饮”“食”后面的宾语：若宾语是可以直接食用的食品、药物，“饮”“食”是及物动词；若其宾语是人，二字则属于使动用法。当然分析词语的用法还必须紧密联系上下文，不能脱离语言环境孤立地判断。

②形容词的使动用法：形容词的使动用法是主语使宾语具有这个形容词所表示的性质或状态。

如：久服去三虫，利五脏，轻体，使人头不白。(《华佗传》)

句中“利”“轻”也是形容词的使动用法，“利五脏，轻体”与下文“使人头不白”对比，可知是使五脏通利，使身体轻便。

③名词的使动用法：名词的使动用法是主语使宾语所代表的人或事物成为这个名词所代表的人或事物。

如：下之则胀已，汗之则疮已。(《素问·五常政大论》)

句中“下之”，是使之泻下，“汗之”是使之发汗，“下”“汗”，使动用法。

综上所述，使动用法从其内部结构看，是以动宾形式表达了兼语式的内容，所以可以用兼语的句式语译它。有些不及物动词的使动用法，语译时也可以在这个动词前面加上一个适当的动词，组成一个述补结构的词组来语译。如“此可以活人”(《华佗传》)一句，“活”是使动用法，可以译成救活。

（4）*意动用法*　意动用法是指谓语表示的意义不是主语发出的，而是主语认为宾语怎么样，或主语把宾语当作谁或什么。意动用法只限于活用作动词的名词和形容词，动词没有意动用法。具有意动用法的词又叫作意动词。意动用法的语译格式是“主语＋认为＋宾语＋谓语”或“主语＋把＋宾语＋当作＋谓语”。意动用法只是主观上认为如此，客观未必如此。

①形容词的意动用法：形容词的意动用法是主语主观上认为宾语具有这个形容词的性质或状态。

如：舍客长桑君过，扁鹊独奇之。(《扁鹊传》)

句中“奇之”是认为他奇。“奇”，意动用法。

对于活用作动词的形容词，区别是使动用法还是意动用法时，主要根据上下文的逻辑关系和文意，同时也可以看宾语是否发生了变化。意动用法是主语主观上的认为，客观未必如此，宾语不发生变化；使动用法则是主语使宾语怎么样，客观上宾语发生了变化。例如“匠人斫而小之”与“登东山而小鲁，登泰山而小天下”两句话：前句“小之”是使动用法，宾语“之”因为工匠的砍伐而变小；后句“小鲁”“小天下”是人登上东山和泰山后的主观感觉，认为鲁国小了，认为天下小了，而客观上鲁国与天下的大小未发生一丝一毫的变化，故“小”是意动用法。

②名词的意动用法：名词的意动用法，就是主语把宾语看成或当作这个名词所表示的人或事物。

如：扁鹊过齐，齐桓侯客之。(《扁鹊传》)

句中“客之”是以之为客的意思，为名词意动用法。

（5）*为动用法*　为动用法就是“为宾语动”，它是指谓语所表示的动作行为是为了宾语而发生的，含有替（为、给、对）宾语怎么样的意思。具有为动用法的词叫作为动词。为动用法的语译格式是“主语＋为（给、对、替、因为、为了）＋宾语＋谓语”。

如：孔安国序《尚书》。(《黄帝内经素问注》序)

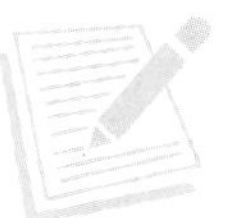

句中“序《尚书》”即为《尚书》作序。“序”是为动用法。

以上我们讲了实词活用的主要内容，区分其用法时主要根据上下文的逻辑关系、句法结构和文意。

2. 特殊的语序 句子成分的位置，通常叫作语序。古代汉语的语序与现代汉语基本相同，主语在谓语前，谓语在宾语前，定语、状语在中心语前，补语在谓语后。古代汉语也有一些特殊的语序是现代汉语所没有的，如主谓倒装、定语后置和宾语前置，需要我们重点掌握。

（1）主谓倒装 为了强调谓语，而把谓语提到主语的前面，叫作主谓倒装。

如：普依准佗治，多所全济。(《华佗传》)

句中“所全济”是“所”字结构，指全部治好的人，在句中作主语，“多”是谓语，因强调而提前。

（2）定语后置 为了突出中心词，有时把定语放到中心词之后，并且在定语后面加结构助词“者”字作为标志，有时在中心词和后置定语之间另加结构助词“之”。

如：故医方卜筮，艺能之难精者也。(《备急千金要方》卷一大医精诚）

“难精”是“艺能”的后置定语，即难以精通的技能。

另外，数词或数量词作定语时，也常常置于中心词之后。

如：乃出药一丸，可兼方寸。(《鉴药》)

句中“药一丸”即一丸药。

（3）宾语前置 在一定条件下，宾语要提到动词之前，构成宾语前置，主要有以下4种情况：

①疑问句中，疑问代词作动词宾语或介词宾语时，必须前置。

如：皮之不存，毛将安附焉？（《伤寒论》序）

疑问句是指有疑问代词的句子。疑问代词包括“谁”“何”“安”“奚”等，当它们作宾语时，必须前置。例句中“安”为疑问句中动词宾语前置。“附安”即附着哪里。

②否定句中，代词作宾语时，常常前置。

如：其余五气，概未之及。(《温病条辨》叙）

否定句是指句中有否定副词的句子。否定副词包括“不”“未”“莫”“弗”等。在否定句中，代词作宾语时前置。例②“未之及”即“未及之”，没有涉及它们。

③“是”“之”和“惟（唯）……是”“惟（唯）……之”格式的宾语前置。有时为了强调宾语，需要把宾语前置，同时要在前置的宾语后面加上结构助词“是”或“之”作为标志，还可以在前面加“惟”或“唯”，表示“只是”，那样强调宾语的作用更加明显。

如：唯五谷是见，声色是耽。(《养生论》)

即“唯见五谷，耽声色”，只看到五谷，沉溺于声色。

④介词宾语前置：介词“以”“于”的宾语，虽不是疑问代词，有时因强调而提前。

如：色以应日，脉以应月。(《素问·移精变气论》)

“色以”“脉以”即“以色”“以脉”。宾语前置。

第二节 常用工具书介绍

一、查字词

1.《说文解字》 简称《说文》，东汉许慎编撰，121年问世，是我国现存最早的一部字典。

全书共收字9353个，其中重文（异体字）1163个。该书在“形”上，兼收了小篆、古文和籀文；在“义”上，创用了据“六书”条例，“以形说（见）义”的释义方式；在“音”上，兼用了谐声和读若法。该书首创部首编排法，共分为540部，部与部的排列原则是“据形系联”，就是按形体相近排列。随着时代的迁移，后世读《说文解字》困难逐渐增加，清代段玉裁的《说文解字注》等书可供参考。

2.《康熙字典》 清代张玉书、陈廷敬等奉敕编撰，1716年编成印行。该书是在《字汇》《正字通》两书的基础上增广订正而成。全书共收字47035个，按部首编排，分214部。释字体例先音后义。每字下先列本音、本义，然后再列别音、别义。注音以《唐韵》《广韵》《集韵》等历代主要韵书的反切为主，大都附注直音。释义主要以《说文解字》为据，兼收其他韵书、字书。每个义项一般都引用古书的例句为证。各个义项之间都空一个字，并在下一个义项前加“又”字。如果这个字有古体字，就列在本字的下面。如果这个字在某一个意义上有它的重文（重出的异体字）、别体、俗书、讹书等，就附在这个意义的后面。如：

痒唐韻似陽切集韻徐羊切**𠀤**音詳說文瘍也　又集韻余章切正韻移章切**𠀤**音陽。博雅痒病也詩小雅癙憂以痒傳痒病也又大雅稼穡卒痒……又集韻或作癢通作養詳後癢字註又集韻弋亮切音漾創也

该书的特点有二：一是收字较多，其他字典上查不到的难字、僻字、怪字、异体字，该书一般都能查到；二是资料丰富，字书、韵书，经、史、子、集均收入，并附有古文、隶书、小纂。凡一般字典查不到的字，或是要全面了解某字的读音和意义，包括古音古义，均可查阅本书。该书的缺点也有二：一是反切和训释罗列现象漫无标准，作者又很少提出自己的见解，不利于初学者使用；二是疏漏和错误实多。

3.《中华大字典》 欧阳溥存等编，1915年中华书局出版。该书以《康熙字典》为基础，有所增删，收字共48000余个，比《康熙字典》略多；沿用214部部首编排，反切和直音注音；引例均注明书的篇名，以便查考核对，并据王引之的《字典考证》，匡正《康熙字典》引例错误2000余条。

4.《汉语大字典》 徐仲舒主编，1990年由四川辞书出版社、湖北辞书出版社出版。该书共收单字56000个左右，按部首编排，以传统的214部为基础，删8部，并6部，共立200部；单字归部基本与《康熙字典》同，略加调整。繁简字并收并用，释文和现代例字用简体字，其余用繁体字。在字形方面，于楷书下列举反映形体演变关系并有代表性的甲骨文、金文、小篆和隶书的形体，简说其结构演变；在字音方面，用现代汉语拼音注音，收列中古反切，标注上古韵部；在字义方面，着重列常用字的常用义，也注意生僻义和生僻字的义项，并适当收录复音词的词素义。全书共8卷（册），第1～7卷（册）为正文，第8卷（册）为附录。该书集古今字书之大成，是我国目前收字最多的一部大型字典。

5.《古汉语常用字字典》 古汉语常用字字典编写组编写，1979年商务印书馆出版。这是一部学习古汉语最实用、最便捷的工具书。该书收古汉语常用字3700多个，附录“难字表”收2600多字，并附录“古汉语语法简介”“我国历代纪元表”。编排体例与“新华字典”基本相同，按汉语拼音字母次序排列，“部首检字表”共189部。字头使用简化字，字头后括号内标明它的繁体字和异体字。在释义方面，有下述特点：

①只收古汉语中的常用义，不收生僻义。

②注意词义发展，尽可能注明字的后起义（指魏晋以后出现的意义），以说明字的古今关系。如：属（屬）shǔ。zhǔ（嘱），嘱托，这个意义后来写作“嘱”。

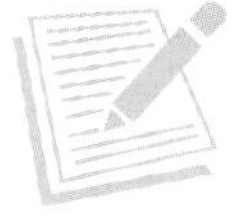

③如果对某个字需要说明在词义的历史发展中值得注意的地方，就用“[注意]”标明。如：面（面）……［注意］在汉字简化以前，面粉的意义只写作“麵”“麪”，不写作“面”。

④注意对古今易混字、词和近义词词义的辨别，并且用“[辨]”标明。如：面（面）……［辨］脸，面。“脸”最初指颊，并经常指妇女目下颊上搽脂的地方，后来逐渐与“面”同义。

由上可见，本书是学习古汉语必备的参考书。

6.《经籍籑诂》 清代阮元主编。该书是我国古书训诂的总集，也是一本专释古汉语字义的重要工具书。该书将唐以前的古籍正文和注释中的训诂收集在一起，按平水韵编排，每韵一卷，共106卷。查检这类按韵序编排的工具书，若不懂音韵，可用搭桥的办法，先从《辞源》之类的书中找出这个字的韵部，然后再到该韵部去查字。如想从《经籍籑诂》中查找“瘖”字，可先查《辞源》：瘖，於金切，平，侵韵。知道它属平声、侵韵，便可在该书下平声十二侵中查到此字。

7.《尔雅》 我国第一部训诂专书，也是第一部词典。作者不可考，大约创作于先秦，成书于汉代。今本《尔雅》共3卷，按所释词的内容分19类。其中前三篇释诂、释言、释训，解释普通字义；其余释亲、释宫、释畜等16篇，解释人事、天文、地理、动物、植物等方面的名称。该书内容丰富，曾列为儒家经典之一，是阅读先秦古籍的一部重要工具书，但因年代久远，不易看懂，须参考后人注疏。著名的有晋代郭璞的注、北宋邢昺的疏、清代邵晋涵的《尔雅正义》和郝懿行的《尔雅义疏》。

8.《辞海》

（1）旧《辞海》 舒新城主编，1936年由中华书局出版。全书收单字13000余个，各类词语12000余个。按部首编排，分214部，用反切和直音注音，繁体字印行，是阅读古籍的工具书之一。

（2）新（修订本）《辞海》 辞海编组委员会编写，1979年由上海辞书出版社出版。该书是用现代方法编写的大型百科性辞书，所收词目以解决一般读者在学习、工作中的疑难问题为主，并兼顾各学科的学术体系，不收古体字和冷僻字，古义的引征也较少。共收单字16534个，词目120000余条，按部首编排，分250部，汉语拼音注音，简体字印行，大有益于汉语的规范化。

9.《辞源》

（1）旧《辞源》 陆尔奎等主编，正编1915年出版，续编1931年出版，合印本1939年出版。该书所收词语不及《辞海》多，解释也不及其详，标点只用圈点，例证不注篇名，但有的词目《辞海》未收。

（2）新（修订本）《辞源》 1979年由商务印书馆陆续出版，凡4册。该书删去了旧《辞源》中的现代社会科学、自然科学和应用技术方面的词语，增加了古汉语词语；修改了不正确的注释，抽换并增补了较多例证，对出处加注了作者、篇名和卷次，从而成为一部阅读古籍的专用工具书。全书共收词目100000条左右，包括古汉语的普通词汇、成语典故、人物著作，历史名物、古代地名等。注音用汉语拼音，并加反切等。释义注意了词语的来源和演变，凡见于《说文解字》的，大都引用，基本以本义、引申义、通假义为序。该书繁体字排印，仍沿用214部部首编排法，各册正文前附有按笔画编排的“难检字表”，正文后附有“四角号码索引”；第四册后又附有全书的“汉语拼音索引”，便于查检。

10.《汉语大词典》 罗竹风主编，1986年由上海辞书出版社出版。这是一部大型的、历史性的汉语语文词典。本书收录汉语的一般语词，着重从语词的历史演变过程加以全面阐述。单字以有文献例证者为限，没有例证的僻字、死字一般不收列。该书共收词目约370000条。单字按部首编排，与《汉语大字典》相同，共立200部。繁体字、简体字并用，单字条目采用繁体字。全

书12卷，另有附录、索引1卷。每卷有“难检字表”“部首检字表”。附录：“中国历代度制演变测算简表”“中国历代量制演变测算简表”“中国历代衡制演变测算简表”“公制计量单位进位和换算表”“历代帝王纪年干支纪年公元纪年对照表”“两晋南北朝时期的十六国政权简表”“五代时期的十国政权简表”。索引有“单字笔画索引”“单字汉语拼音索引”。

11.《中文大辞典》 中文大辞典编纂委员会编纂，由台湾地区“中国文化学院”和“中国文化研究所”出版发行。该书共40册，前38册为正文，后2册是索引，部首总索引在第39册，笔画总索引在第40册。全书选收单字约50000个，词目约37000条。按214部部首编排，繁体字印行，文言文释义。本辞典所收词汇较为详尽，引用的文献资料亦较为丰富，注重我国汉字的源流，形、音、义之变迁，还列有历代文人学者的书法、古体字等，故对研习古籍很有参考价值。值得注意的是：本辞典涉及中外地名多用旧称；涉及国际关系、民族关系或某些政治历史事件，特别是农民运动，或与历史有出入，或带有不当观点。

二、查事典

1.《中国医学大辞典》 谢观编纂，1921年出版，是我国最早的中医专业词典。该书共收中医药名词术语70000余条，按笔画编排。（以下辞/词典均用笔画编排法）

2.《中医大辞典》 中医大辞典编委会编。该书收词目48000条。试用本8册已于1980年陆续出版。1979年出版的《简明中医辞典》是它的简编。

3.《中国药学大辞典》 陈存仁等编，1935年出版，1956年重新修订。

4.《中药大辞典》 南京中医学院编辑，1971年出版。该书共收中药5767味。

三、查人名

1.《中国人名大辞典》 臧励龢等编，1921年商务印书馆出版第1版，1988年影印第1版，2003年2印。该书为16开精装，1808页，共收人名4万多个。

2.《中国医学人名志》 陈邦贤、严菱舟合编，1956年出版。该书收录古代至清末的医家2600余名。

3.《中医人名辞典》 李云主编，1988年出版。该书收集历代医家10500余名，当代在世医家未收。书后附有“别名索引”。

4.《中医人物词典》 李经纬主编，1988年出版。该书收集古今医家6200余名。书末附有“人名字号、别名及师徒后裔索引”，还附有“中医书名索引”，因此可据书名查找人名。

5.《中国中医人名辞典》 史宇广主编，1991年出版。该书收集1949年在世，1989年年底前已取得高级技术职称的中医药人员12000余名。

6.《古今同姓名大辞典》 彭作桢辑著，1983年上海书店印行第1版，16开精装，1239页。该书共收人名56700余人。

7.《中国历史人物辞典（正编）》 吴海林、李延沛编，1983年黑龙江人民出版社出版第1版，32开精装，1033页。该书收录自商至清末人物5800余人。

8.《历代名人室名别号辞典（增订本）》 池秀云编，1998年山西古籍出版社1版1印，32开精装，1231页。该书共收人名13796人。

9.《中国近现代人物名号大辞典（全编增订本）》 陈玉堂编著，2005年浙江古籍出版社出版第1版，16开精装，1353页。该书共收人名14165人。

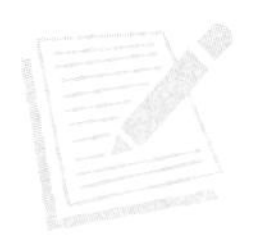

四、查地名

1.《中国历史地名大辞典》 由中国社会科学院历史研究所史地研究室主持编纂，著名史地学泰斗谭其骧先生任顾问，全国有关单位大力协作，历时20余年，八易其稿而成。该书内容包括古国、都邑、各级政区、山川、泽薮、津梁、关隘、城镇、堡寨、交通道路、水利工程及与重大历史事件和人物有关的地名。全书引征有据，尽可能使用最早出处，并注明版本、卷次，除了标明隶属关系与方位外，还增加了里距。本书还增加大量有关边疆和中外交通的地名，对地名的由来和含义也尽可能根据材料做了解释。

2.《中国地方志联合目录》 中国专科文献目录。中国科学院北京天文台主编。中华书局1985年出版。本书以朱士嘉编纂的《中国地方志综录》为蓝本，与各单位现实藏书进行核对，补充并参考若干同类目录编成。这本书著录中国各省、市、自治区的公共科研单位、大专院校图书馆、博物馆、历史馆、档案馆等190个单位所收藏的自南朝宋至1949年的方志8200余种。书中收录范围包括通志、府、州、厅、县志、乡土志、里镇志、卫志、所志、关志、岛屿志，以及一些具有志书体例和内容的方志初稿、采访册、调查记等，但山、水、寺庙、名胜等志则除外。全书依全国各省、市、自治区分别著录，各省内以府、州、县乡为序，乡土志、里镇志随所属县后，同一地区的方志则按编纂年代先后排列。著录项目有书名、卷数、纂修者、版本、藏书单位和备注。凡存佚情况、卷数分合、记事起讫、地名古今变迁、书名异称、内容详略，流落异域孤本的国别与收藏单位等都在备注内说明。书末附书名索引。

3.《中国地名语源辞典》 史为乐主编，由上海辞书出版社于1995年7月出版。该书收录了县以上的政区名，包括重要集镇名及山、河、湖、海、岛、关等自然地理实体的名称，共有5906条词条。

4.《历代地理沿革表》 共47卷（卷首目录1卷，表46卷），为清代陈芳绩所撰。全书是以表的形式诠述上古至明代地理沿革的著作。表分三等：一曰部表（卷三）；二曰郡表（卷四至卷一八）；三曰县表（卷一九至卷四六）。叙列历代政区沿革，凡有关添设、并省、更名、徙沿者，尽量详细具载。

5.《中国古今地名大辞典》 谢寿昌、臧励龢等编，1931年出版。收录词条40000余条。

五、查年代

（一）年号纪年

1.《中国历史纪年表》 万国鼎编，万斯年、陈梦家订补，商务印书馆1956年出版，中华书局1978年再版。全书分上下两编，上编主要是公元甲子纪年表，下编包括各朝代年表和中日对照年表等附表。其中用来查考公元纪年、年号纪年、干支纪年对照的，主要是上编的“公元甲子纪年表”。该表记载时间从公元前841年至1949年，它的作用是既可以从公元纪年入手查到相应的年号纪年、干支纪年，又可以从年号纪年或干支纪年入手查到相应的公元纪年。

2.《中国历史纪年》 荣孟源编，1956年三联书店出版。本书分为三编：历代建元谱、历代纪年表、年号通检。

3.《中国历史纪年表》 方诗铭编，1980年上海辞书出版社出版。本书是《辞海（1979年版）》所附《中国历史纪年表》的单行本，增订了“年号索引”。记载时间起于公元前841年，止于1949年，按时代分为15个纪年表。

（二）中西回历年月日换算

1.《两千年中西历对照表》 薛仲三、欧阳颐合编，1956年三联书店出版。本书可供检查公元1—2000年中历和公历的历日对照，并推算每日是星期几及其纪日干支，是比较精密、使用方便的历表之一。书后附有各朝代朔闰表等18个表，是对正表的补充。

2.《中西回史日历》 陈垣撰，1926年北京大学研究所国学门出版，中华书局1962年修订增补。这是我国首创的一部中、西、回三历对照日历。全书分为20卷，每卷100年，每页2年，4年为一单元。本书包括了从公元元年（汉平帝元始元）到公元2000年的中历、西历、回历的对照，使用方便。

3.《二十史朔闰表》 陈垣撰，1925年北京大学研究所国学门出版，中华书局1962年重印修补增订。本书是《中西回史日历》的简编本，但两书体例不同。本书以中历为主，自汉高祖元年（公元前206）至公元2000年，列出闰月和每月朔日的干支，与公历对照，辅以回历岁首的日期，使用时需推算。

4.《1821～2020年二百年历表》 中国科学院紫金山天文台编，1959年北京科学出版社出版。本书以夏历为主，列出每年月建大小，每月初的干支、星期、与公历相当的日期，及二十四节气的夏历日期。

（三）古今中外编年史事

1.《中外历史年表》 翦伯赞主编，1961年、1963年中华书局出版。本书共2册：第一册记述公元前4500年至1918年中外重要史事；第二册记述1919年至1957年中外重要史事。全书按公元纪年顺序编排，每一年中，先列中国史事，后列外国史事。

2.《中国历史大事年表（古代卷）》 沈起炜编著，1983年上海辞书出版社出版。本书记事上起远古，下迄清道光十九年（1839）。

3.《中国历史大事年表》 冯君实主编，1984年辽宁人民出版社出版。本书上起原始社会，下止1949年。书末附有历代王朝世系表和年号索引。

第三节　古代文化常识

一、天文

天文指日月星辰等天体在宇宙间分布运行等现象，古人把风、云、雨、露、霜、雪等现象也列入天文范围。天文知识在古代涉及生产、生活等诸多方面，普及率较高。早在殷商时代的甲骨卜辞中已有关于日食、月食和一些星名的记载。到了汉代，我国的天文知识已经相当丰富了，《尚书》《诗经》《春秋》《黄帝内经》中有许多关于星宿的描述和天象的记录，此外更有《史记·天官书》《汉书·天文志》等专篇记载天文学的著作。现就常见古代天文学概念分述如下。

1. 黄道、赤道 黄道是地球绕太阳公转的轨道平面在天球的投影，即古人想象的太阳周年视运动的路径。赤道指的是天球赤道，不是地球赤道，即地球赤道在天球上的投影。

2. 七政 亦称“七曜”，是日、月和金、木、水、火、土五星的总称，其中五星又合称“五纬”。需要注意的是，先秦古籍中记录天象时所说的水并不是指行星中的水星，而是指恒星中的定星（营室，即室宿）；所说的火也不是指行星中的火星，而是指恒星中的大火（即心宿，特指

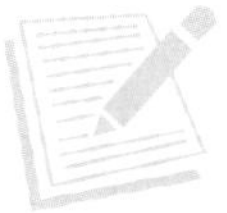

心宿二）。

3. 二十八宿 古人认为恒星相互间的位置恒久不变，可以用恒星标记日月五星运行所到的位置。经过长期的观测，古人选择了黄道赤道附近的二十八个星宿作为“坐标”，称为二十八宿。具体是东方苍龙七宿（角、亢、氐、房、心、尾、箕）、北方玄武七宿（斗、牛、女、虚、危、室、壁）、西方白虎七宿（奎、娄、胃、昴、毕、觜、参）、南方朱雀七宿（井、鬼、柳、星、张、翼、轸）。

4. 三垣 古代三个星空区划，包括“上垣”太微垣、“中垣”紫微垣和“下垣”天市垣。紫微垣所在天区是以北极星为标准，集合周围其他各星，合为一区，大体相当拱极星区；太微垣和天市垣在二十八宿与紫微垣天区之间的空隙区域。星、张、翼、轸以北的天区为太微垣；房、心、尾、箕、斗以北的天区为天市垣。

5. 十二次 古人把黄道附近一周天按照由西向东的方向分为十二个等份，叫作十二次，用来说明日月五星的运行和节气的变换。

6. 北斗 北斗是由天枢、天璇、天玑、天权、玉衡、开阳、摇光七星组成。古人利用北斗辨别方向，确定季节。如：斗柄指东，天下皆春；斗柄指南，天下皆夏；斗柄指西，天下皆秋；斗柄指北，天下皆冬。

7. 分野 古人将天上的星宿与地上的州国进行对应指配，通过观察天象来占卜星宿所配州国的吉凶。

二、地理

我国历代对地理区域的划分各有不同，甚至出现同一个区域名称，含义却大有区别的情况。以下对古籍中常见的区域名称进行介绍。

1. 京、都 古代多指一国之首都，如京城、京师、京都、国都。

2. 州 传说尧时禹治洪水，分天下为九州，即冀州、兖州、青州、徐州、扬州、荆州、豫州、梁州、雍州。至舜时将九州拆分为十二州。汉代中国的疆土进一步扩大，初起增加到十四州，东汉改并为十三州。晋初较东汉增加六州，分为十九州。从汉代到南北朝，州基本上是监察区，有时也是行政区。但从南北朝起，州的范围逐渐缩小。唐代共有三百多个州，属于行政区。宋元与唐代基本上一致。明清改州为府，仅保留少数直隶州直辖于省，其余各州隶属于府。

3. 郡 郡是行政区域。秦统一中国后，初分天下为三十六郡，后渐增至四十郡。秦以后历代都设郡，但管辖区域逐渐变小。隋初撤郡，隋炀帝时改州为郡。至唐代州郡迭改。宋代废郡称州，以州统县，此后各朝沿用。

4. 国 国是汉代诸侯王的封地，同属行政区。国的大小不一，汉景帝时国的区域略等于郡，所以“郡国”连称。

5. 县 县是地方基层行政区域。秦汉的县统属于郡（或国），后代的县属州或府统辖。

6. 道 道是唐代设置的监察区，类似于汉代的州。贞观年间分全国为十道，开元年间又分为十五道。

7. 路 宋代称“路”不称“道”。宋代的路最初是专为征收赋税、转运漕粮而分的区域，后来逐渐承担了行政区划和军区的性质。最初全国分为十五路，逐渐增至十八路、二十三路。最终和今天的省区划分大致相似，名称也多有相同。元代的路比宋代的小，相当于州府。

8. 府 府是唐宋时期与州、郡平行的行政单位。大州称为府，因为这些州都置有都督府或都护府。

9. 军　军是宋代设立的行政区域，一个军等于一个州或府，直辖于路。

10. 省　元代以中书省为中央政府，又在路之上分设“行中书省”，相当于中书省办事处或行署，简称行省。后来行省成为固定的行政区域，简称为省。明代把“省”改为“布政使司”，全国除京师和南京外，分为十三布政使司，俗称“十三省”。清代把布政使司又改为省，其他设置和明代基本相同，省下辖的行政单位也是府（州）、县两级。

三、人事

1. 姓氏　我国上古有姓有氏，二者既有联系，又有区别。《资治通鉴·外纪》说：“姓者统其祖考之所自出，氏者别其子孙之所自分。”早期的姓是一种族号，氏指从一族分出的若干分支各自的称号。战国以前，平民或奴隶没有姓氏。上古时“姓”用来别婚姻，同姓则不婚，“氏”用来明贵贱，故贵族女子称姓，男子称氏。战国以后，人们逐渐以氏为姓，二者合一，至汉代通称为姓，此时庶人也能有姓了。

2. 名字　古人有名有字，名和字有意义上的联系。例如李杲，字明之，《说文解字》云：“杲，明也。”据《礼记》记载，婴儿出生 3 个月后由父亲命名。男子 20 岁成人举行冠礼时取字，女子十五岁许嫁举行笄礼时取字。在古代直呼其名被认为是不恭敬的，人们对平辈或尊辈称字，尊对卑称名，卑自称也称名，后世沿用此标准。

3. 别号　又称别字。古人在名和字外还有别号，大致分为两类。第一类是三个字以上，如葛洪号抱朴子，苏轼号东坡居士；第二类是两个字，如张从正号戴人。一些著名人物反而以称号为常，如朱丹溪（字彦修）。

4. 谥号　古代帝、后、贵族、卿大夫、名士死后，朝廷根据其生前功过给予的一种褒贬善恶的称号，称为谥号。谥号的制定遵循统一的标准，由被赋予特定含义的字组成。谥号大致可以分为三类。表扬的如“文”“景”；批评的如“炀”“灵”；同情的如“哀”“怀”。

5. 避讳　古人在言谈和书写时要避免君父尊亲的名字，凡遇到和君父尊亲名字相同的字，则用改字、缺笔等方式来回避，这就是避讳。对帝王之名，众所共讳，称公讳；人子避祖父之名，称家讳。避讳起源于秦以前，汉初尚宽，后来渐渐严格起来。其结果往往造成语文上的若干混乱。古籍中常见的避讳内容包括更改姓氏名字、地名、官名、干支名称、物名以及常用语。如唐高祖之父名“昞”，因兼讳而将“丙”改为“景”，《黄帝内经太素》注文中“甲乙丙丁”皆作“甲乙景丁”。

因避讳而改字给我们阅读古籍造成不便，但在古籍的校勘、鉴定方面这些内容却有着实用价值。我们可以通过避讳的内容进而判断成书年代、出版年代、作品真伪，以及是否有脱文、衍文。

四、历法

历法是推算年、月、日的时间长度及其关系，并制定时间序列的法则。在历法中，根据天象：以昼夜交替的一个周期为一“日”；以月相变化的周期为一“月”，现代叫作朔望月；以地球绕太阳一周的时间为一“年”，现代叫作太阳年。为了取得日、月、年的公约，有些月和年的长短是人为规定的，如闰月、闰年。古人不仅根据历法安排农事等对自然条件依赖较强的生产活动，而且会以此指导精神文化活动。以下就古代常用历法知识进行介绍。

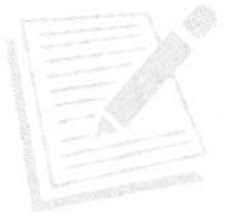

1. 阳历、阴历　阳历是以太阳年为单位的历法。阳历年的长短依据天象设定，平均长度约等于太阳回归周期（回归年），通常约为 365.25 日。阳历的月数和月的日数都是人为规定的，和月相盈亏无关。日的安排也与月相无关。

阴历是以朔望月为单位的历法。单月为30日，双月为29日，平均每个历月为29.5日。积12个月为一年，共354日。12个朔望月实际上约有354.37日。随着农业、畜牧业的发展，这种历法逐渐被淘汰。

我国古代使用的历法是阴阳合历，即现在人们日常所谓的“阴历”。阴阳合历用朔望月计“月”，用太阳年计“年”。阴阳合历年的平均长度为365日，略等于回归年。这种历法中的二十四节气对于农业生产有重要意义，故阴阳合历又被称为“农历”或“夏历”。阴阳合历既要把月相变化一周作为一个月，又要使一年的平均长度等于太阳回归周期，还要保持名义上一年12个月的习惯，因而古人采取设置闰月的办法来解决这个矛盾。闰年13个月，全年384日；平年12个月，全年354日。阴阳合历比阴历优越，主要缺点是平年和闰年的日数相差太多。

2. 四时 古人将一年分为春、夏、秋、冬四时，亦称四季。后从夏历正月开始，将12个月依次分为孟春、仲春、季春，孟夏、仲夏、季夏，孟秋、仲秋、季秋，孟冬、仲冬、季冬。古人常用这些名称代指相应的月份。

3. 二十四节气 古人在长期的生产实践过程中，逐步认识到季节更替和气候变化的规律，以及这些规律与农业生产的密切关系。于是古人通过观测，联系太阳在黄道上的位置变化和地面气候演变次序，将一年划分为二十四个段落，每段间隔半个月，分列在十二个月，称二十四节气，亦称二十四气。二十四节气在公历里的日期基本上是固定的，能够确切反映四季、气温、降水、物候等方面的变化，所以古人用它指导农业生产。

二十四节气系统是逐步完备起来的。早在殷代，人们就准确地规定了二分（春分、秋分）、二至（夏至、冬至）四气。此后不断丰富，至西汉初《淮南子·天文训》则出现了和后世完全相同的二十四节气的名称。

4. 纪日法 古人常用干支纪日，这种方法约形成于甲骨文时期。干是天干，即甲、乙、丙、丁、戊、己、庚、辛、壬、癸；支是地支，即子、丑、寅、卯、辰、巳、午、未、申、酉、戌、亥。十干和十二支按照天干单数配地支单数、天干双数配地支双数的方法依次组合为六十单位，每个单位代表一天，统称为六十甲子。

当古人对于一昼夜有等分的时辰概念之后，即用十二地支表示十二个时辰，一个时辰相当于现代的两个小时。

5. 纪月法 古人按照序数纪月，如一月、二月、三月等；一年分为十二个月份，第一个月叫作“正月”。

古人还有所谓“月建”的纪月方法，此法将十二地支和十二个月份相配，以冬至所在的十一月（夏历）配子，称为建子之月，依此类推，周而复始。

6. 纪年法 古人最早是按照君王即位的年次纪年，如周平王元年，此法以元、二、三的序数递记，直到新君即位为止。自汉武帝建元元年开始启用年号纪年，仍从元年开始按序数递记，至更换年号而重新纪元。东汉元和二年（85），国家以法令的形式在全国范围内颁行干支纪年法，六十年一甲子，循环往复，沿用至今。

五、乐律

我国乐律知识早在两千多年前就已经非常丰富了。西周时期已有专职的乐官，叫“乐正”，有大小正副之分。《周礼》《礼记》《淮南子》等书中都有关于乐律方面的记载和论述。现将古代主要乐律概念分述如下。

1. 五声、七音　五声是古乐五声音阶的五个阶名，亦称五音，按照音调从低到高依次为宫、商、角、徵、羽。后来再加上变宫、变徵，称为七音。曾侯乙墓出土的曾侯乙编钟表明，中国在公元前 5 世纪已经有了七声音阶，有绝对音高的概念，有旋宫转调的能力。

2. 十二律　“律”指律管，是古人用来校正音准的定音器，多为竹制。古代的律管有十二种，可定十二个标准音，称“十二律”。十二律分阴阳两类：奇数六律为阳律，叫作六律；偶数六律为阴律，叫作六吕。合称为律吕。古书中常用五声和六律并举，所说的六律通常泛指十二律。

3. 乐调　七音中的每个音阶都可以作为第一级音，从而确定乐曲旋律中居于核心地位的主音。如古人通常以宫作为音阶的起点，这是宫调式，宫为主音。其余依此类推。不同的调式有不同的色彩，最终产生不同的音乐效果。

4. 八音　古书中所说八音，指上古的八类乐器，即金、石、土、革、丝、木、匏、竹，与五声、七音的性质是不同的。

六、职官

我国古代的职官制度代有更迭，自秦始皇建立中央集权的统一官制后，官吏分为中央和地方两类。职官制度虽然历经种种变化，但大致都是以秦汉官制作为基础而演变的。

（一）中央官制

1. 三公、三省、二府　周代已有“三公”的称谓，一说指太师、太傅、太保，一说为司徒、司马、司空。战国时代，各国国君之下分设相将，分掌文武。秦代设置丞相、太尉、御史大夫辅佐皇帝处理军政事务。西汉末改称大司徒、大司马、大司空，权力逐渐缩小。

至东汉光武帝，尚书台逐渐掌握实权。尚书台后世称尚书省，省、台常互称。魏文帝时增设中书省以制约尚书台日渐扩大的权势。南北朝时期皇帝又设置门下省以限制中书省。至此形成了中央行政机构由尚书、中书、门下三省分职的制度：中书省取旨，门下省审核，尚书省执行。

宋代由中书和枢密院分掌军政大权，号称二府。枢密院为国家最高军事机构。

2. 九卿　九卿是古代中央政府的九个高级官职，自周代设立后，沿用至清代。历代对九卿的职能设置都不尽相同，职权轻重也有差异。明清根据职权职能还分大九卿和小九卿。

3. 六部　尚书台设立后，事务增多，于是分曹治事，每曹设尚书一人，这是后世中央各部的前身。隋始设六部，为吏、兵、刑、民、礼、工，隶属于尚书省。唐避太宗讳，改民部为户部。此后历代沿用，作为中央行政机构的基本制度。

（二）品阶勋爵

1. 品　古代把职官的等级通称为品。曹魏时共分九品，一品最高，九品最低。隋唐时各品再分正从，自正四品起，每品又分上下二阶。明清进行简化，只分正从。隋唐时九品以内的职官称为流内，九品以外称为流外。流外官经过考铨转授流内官，唐代称为入流。清代九品外的职官称为未入流。

2. 阶　隋代把没有职务的官称为散官。唐代整理和补充前代散官官号，重新规定品级，作为标志官员身份级别的称号，称为阶，通称为阶官。阶官沿用至清代。

3. 勋　唐代对前代一些散官官号稍加补充，作为酬赏军功的勋号，称为勋，通称为勋官，共十二级。后世沿袭唐制，至清代勋和爵合而为一。

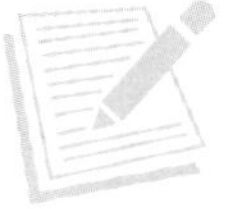

4. 爵　爵是君王授予臣民的一种封号等级。周代封爵有公、侯、伯、子、男五等。汉代封爵

只有王、侯二等。三国以后，历代封爵制度不尽相同，但基本原则是同姓封王，异姓则一般封为公、侯、伯、子、男。

七、科举

科举是中国古代社会通过分科考试的办法选拔官吏的一种考试制度。《礼记·礼运》曰："大道之行也，天下为公，选贤与能。"贤能对于治国极为重要，如何选举出贤能来管理社会，自古以来就是一个重要课题，即使在最原始的社会也需要一定的程序和方法。

自从夏代开始家天下，权力也转为私有。周代百官爵位世代相传，实行世卿世禄制。但王和卿大夫之子不能简单地直接继承爵禄，需要通过专门的学校进行严格的培养，优秀者再经过"论辨"选拔，最终授予爵位、俸禄。这可以看作是后世科举制度的最早渊源。春秋以后，周室衰微，世卿世禄制虽还存在，但选才的途径已经大大拓宽，除学校外，还有荐举、游说自荐、招贤、军功、任子、胥吏等。

汉代在选举制度上较前代别开生面，逐渐形成了一套完整的制度——察举制。察，就是按照一定标准进行考察；举，就是举荐。由公卿列侯、刺史及郡国守相等推举人才，经朝廷考察后任以官职。察举包括岁举，每年举行一次；诏举，奉诏随时举行。在荐举之外，还有通过考试选才者，分为对策、射策两种方式。对策是当面或书面回答皇帝的问题，射策是在众多题目中抽题回答。东汉继承了西汉的选官制度，但更加重视考试，考试也更加严格。

汉末天下战乱，乡举里选的制度已经无法实行，更由于察举制败坏不堪，不得不改变选举制度。曹魏政府在州郡设立中正一职，由"贤有识鉴"的人担任，再由这些中正来品评各地人才的高下，供朝廷选用。这就是九品中正制，该制度沿用至两晋南北朝。

隋大业二年（606），炀帝下诏建立进士科以取士，自此确立了朝廷设科招考，完全以考试成绩决定去留的选官制度，称为科举制度。在科举制度下，州郡按照朝廷的规定，选拔合格者解送朝廷，称为贡士。贡士在通过朝廷考试之后，才被授官。

唐代完全废除了魏晋以来的九品中正制，士人入仕、朝廷选官，无不以考试为重。唐代科举的科目甚多，常选有秀才、明经、进士、明法、童子等等。这些科目每年举行一次，也称常科或常举。诸科中最受人重视的是明经、进士二科。常举之外有制举，即皇帝随时下诏举行的科举，所列科目由皇帝意愿而定。唐代不断完善科举考试的程序，逐步确立了进士、明经等常科科目三场试的制度，规范了评判标准，建立了中书门下复核和复试制度，以利于公平取士和防止舞弊。

宋代科举在唐代制度的基础上，有了不少变化。据《宋史》记载，宋代常选科目有进士、诸科和武举。常选之外又有制举和童子举。与唐代相比，最主要的区别是取士只凭考试成绩决定，除武举和制举须有官员推荐外，其他科目不再需要荐举。宋代同样以进士为最重，神宗熙宁四年（1071）废明经、诸科，专以进士一科取士。

元代实行科举约50年，考试分乡试、会试、殿试三级，录取进士的总人数较前代减少。元代还试图通过科举考试，确立程朱理学的统治地位。

明代通过科举、贡举、荐举三途选官，但实际上主要靠科举取士。科举每三年举行一次，称"大比"。与前代不同的是，参加科举的士人首先要通过科考获得进入乡试的资格。明代科举与学校的关系更为紧密，全国各级学校成为科举的预备所。自会试以下，各级考试的内容和方法都相同，从而形成了以科举为中心的教育的举国体制。明代还形成了从各级学校的生员、贡生、监生到乡试、会试、殿试的举人、进士一套完整的功名序列，各等级功名享有对应的待遇。

清代科举沿袭明制而略有变化。清代不需要进行科考，就可以参加科举考试。乡试增设了副

榜，为附贡生，又有拔贡、优贡生。清代恢复制科，广开恩科，建立宗室科，设立翻译科、明通榜。因此参加科举考试的人数大为增加，科举成为清代入仕的最主要途径。此外，清代还有荐擢、荫叙、捐纳等选官途径，但以此入仕者，地位和声誉都无法与科举出身相比。

自隋唐以来，科举逐渐成为社会普遍认可的相对公平的取士方法，历代沿用不辍，但这一制度的弊病到清代也暴露无遗，最终于光绪三十一年（1905）在全国废八股、停科举的共识中宣告停废。

第四章
古代文献整理

第一节　版　本

我国的古代文献，经过了以甲骨、金石、竹简、木牍、缣帛、纸为文字载体的过程。在没有雕版印刷之前，知识的传播与普及受到很大影响。雕版印刷术的发明，是中国文化与科技史上的一个伟大的里程碑，对文化的发展有十分重要的作用。同时，随着雕版印刷术的发展，也逐渐形成了关于版本的学问。

考察中医养生文献的版本，是了解形成古代养生文献的物质基础，其中包括文献形态沿革与版本制度、古文献的版本种类、文献写本与版刻的变迁、鉴定版本的方法与意义等。

一、版本释义

版，《说文解字·片部》释曰："判也，从片，反声。"版即剖成片状的木板。又《说文解字·片部》释："牍，书版也。"段玉裁注："牍，专谓用于书者，然则《周礼》之版、《礼经》之方，皆牍也。"可见，版通常指用以书写的木片和木板。后世"版"亦常写作"板"，是因为版多系木质。但书写所用之版，除了木质以外，尚有竹、玉、金等。

本，《说文解字·木部》云："木下曰本。"原指树木的根。因古代缣帛或简策形式的书，多以轴卷储存，其轴外露部分称"本"，相当于线装书的书根，并以此计数。

"版本"一词始见于北宋，最初仅指雕版印本，是雕版印刷术发展的结果。沈括《梦溪笔谈·卷十八》："版印书籍，唐人尚未盛为之，自冯瀛王始印《五经》，已后典籍皆为版本。"也就是说，自从雕版印刷术发明以来，人们习惯用"版本"二字作为印本的代称，使版本一词成为当时区别于写本的特称。近代，版本的外延日渐广泛，如拓印本、石印本、铅印本、油印本、复印本、影印本等，都包含在内。因此，《辞海》对"版本"一词的定义是："一书经过传写或印刷而形成的各种不同的本子。"

二、版本的功用

1. 有助于读书治学　清代学者张之洞在《书目答问·略例》中说："读书不知要领，劳而无功；知某书宜读而不得精校精注本，事倍功半。"如果阅读的书错讹较多，内容不完整，得到的信息可能是错误的，不但影响对书中内容的理解和应用，有时甚至会成为笑柄。而好的版本，文字经过了专家的精心校勘，错讹较少，内容完整，读这样的书可收到事半功倍之效。尤其是医药书，关乎性命安危，一方一药之误，有可能导致严重后果。

慎重选择版本是我们顺利阅该古籍的重要条件，也是一种严谨的治学精神。例如朱肱《类证活人书》2卷，被明代王肯堂辑入《古今医统正脉全书》中。清代朱文震重刻《古今医统正脉全书》时，因《类证活人书》一书脱遗，为补成足本，朱氏将清人林开遂《活人录汇编》14卷掺入。以至光绪三十三年京师医局、民国年间北京中医学社相继重刊，沿承其误。若使用朱氏刊正统本来研究朱肱《类证活人书》，则不能真正反映朱肱原著的面貌，研究结论必然有所偏差。

2. 古籍整理与研究的需要　运用版本学的知识，可以鉴别版本的真伪优劣、篇目的分合、内容的残缺全佚等情况，为古籍的整理、研究与阅读提供可靠的依据。例如唐代王冰整理《素问》，将全元起注本8卷析为24卷，将原来亡佚的“阴阳大论”补以“运气七篇”的内容。他在整理过程中用了“文字昭晰，义理环周”的“先师张公秘本”及“旧藏之卷”加以补充校勘，从而整理成了一部较为完整的医学典籍。到了宋代，校正医书局的高保衡、林亿等，又对王冰的《重广补注黄帝内经素问》再次进行整理，根据当时所传的《素问》《灵枢》《针灸甲乙经》等，对王冰的一些错误与欠妥之处进行了订正，成为一个更为完善的版本。

整理任何一种古籍，首先要把该书现存的各种传本的源流系统、篇卷分合、完缺状况、版本异同以及前人整理情况考察清楚，然后确定底本与校本。研究与选择古籍版本，还可以充分发挥善本书在古籍整理中的作用。如《针灸甲乙经》通行本是医统本，书中有七种医书名称，存在注文与正文混同的情形；而明代正统抄本虽是残卷，但无混同现象；又有种明抄本，虽错字较多，但系北宋校正医书局整理过，而未经吴勉学之手，保留了宋代《针灸甲乙经》一种传本的面貌。通过诸版本比勘，选择善本，可以更好地为整理和阅读服务。

3. 图书收藏与收购的需要　我国历代都有收藏图书的传统，除了国家典藏外，更涌现出无数对保存文化典籍卓有贡献的藏书家。尤其是宋代刻书发达以后，收藏家更是不惜重金，追求善本、珍本。早在明清之际，宋版书已不可多得，当时常熟藏书家曾以页计价征购宋代刊本。近现代，不但宋版书如凤毛麟角，就是元明刊本也日渐稀少，借助于版本知识，可以鉴定古代书籍刊印的年代，确定不同版本的价值，以利于保护、收藏和收购。

古籍在刻印过程中，由于具体条件不同，内容有增删修改，写刻、印工、校勘等各有优劣，自然出现了千差万别的版本。有的由于传抄校勘不精，脱文讹字、缺行脱页；有的妄改书名卷数，以假乱真，甚至影响对版本的识别；有的刻书者任意删改、挖改版刻牌记，不易辨别真假；有的书坊粗制滥造，任意增删，以残冒全；历代统治者禁毁、删改图书，造成大批古籍版本错乱，难于鉴定。因此，进行文献研究，应该了解版本、重视版本、选择版本，以免贻误工作，而且在图书的管理编目、收藏与流通方面，版本学也有着重要的作用，此不赘述。

三、版本的类型

（一）非印刷类

非印刷类版本主要是手写（绘）的书籍，又有简策、缣帛、卷轴、金石拓本及写本、抄本、稿本等。简策、缣帛、卷轴、金石拓本已在第一章第二节中叙述，故此处从略。

1. 稿本　稿本是指作者的原稿。稿本是图书版本的最初形态。作者亲笔书写的原稿称为“手稿”，如清代赵学敏《本草纲目拾遗》一书手稿尚存。经过清理誊抄后的书稿，称为“清稿”。稿本按写稿时间，有初稿本、修改稿、定稿本、原稿本等名；按著述形式，而有著述稿、笺注稿、编纂稿等名；按刊行情况，则有已刻稿、未刻稿等名。

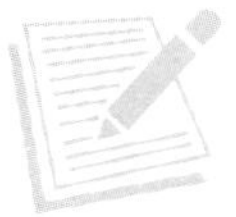

2. 抄本　抄本又称“写本”，凡手工抄写的书，除稿本外，统称抄本。印刷术发明以前的书

籍都是抄写的。即使在雕版印刷术发明之后，抄本仍是保存和传播书籍的重要形式。习惯上，人们把唐以前抄写的书籍称为"写本""卷子本"，唐以后抄写的书籍称为"抄本"，按时代而有宋抄、元抄、明抄、清抄之不同。明代的《永乐大典》、清代的《四库全书》，都是以抄本的形式保存的规模宏大的典籍。

（二）印刷类

印刷类版本的种类十分复杂。由于刻写的时代、地区、刻者不同，以及抄写方式与刻印方式的不同，古典文献自然形成了各式各样的版本。

1. 木刻 木刻是雕版印刷的主要形式。现存古籍大多为木刻本。

（1）按刊印时代 按刊印时代的不同，而有唐刻本、五代刻本、宋刻本、金刻本、元刻本、明刻本和清刻本之别。

（2）按刊印地区 按刊印地区不同，也有不同的称谓。宋代浙江、福建、成都刻书最盛，金元时期北方以山西平阳府为刻书中心，明代则以福建、江苏为刻书中心，清代以江苏、安徽为刻书中心。宋版书多以地名称谓，根据刻印地区的不同，有浙本、闽本、蜀本等。

（3）按出版机构性质 根据出版者的性质不同，大致可分为官刻本、家刻本、坊刻本。

官刻本：指由中央、地方各级政府机构及书院等官设教育机构主持刊印的书籍。因单位不同分为中央官刻本、地方官刻本。中央官刻本又可以细分为监本、经厂本、殿本、内府本、太医院本。

家刻本：亦称"家塾本"，是指私人出资刻印而非出售谋利的。这类书籍，有以室名称呼者，如明代毛晋家刻书称汲古阁本；有以姓名称呼者，如宋黄善夫本；有单以姓氏称呼者，如闵刻本（明吴兴闵齐伋刻）等。

坊刻本：凡以刻书经商者，不论其字号称为书棚、书铺、书堂、书肆、书店、书局等，所刊印出售的书通称为坊刻本。有些书坊历经数世，如建安余氏勤有堂、建阳叶氏广勤堂等。

（4）按刻工质量 根据印书质量状况不同，计有精刊本、影刊本、写刻本、邋遢本等。

精刊本：指经过专家的精审校勘，雕版字体工整清晰，刻工工艺水平较高的刊本。如清代学者顾广圻为汪士钟据南宋闽中版校刻的《鸡峰普济方》。

影刊本：完全按照原刻本摹刻仿刊，甚至连文字的笔画缺损、纸张墨色等也模仿原刻。好的影刊本几乎可以达到乱真的程度。

写刻本：是据书法家抄录的字体而刊刻的版本。如元代赵孟頫《华佗中藏经》二卷本。

邋遢本：指坊间纸张低劣、版面漫涣、字迹模糊的刊本。

（5）按刊印的先后次序 根据雕版印刷的先后次序，可分为祖本、原刻本、重刻本等。

祖本：指某一部书后来有众多不同的刊本，但它们来源或依据于同一个版本，这个版本就是祖本。如明代王肯堂、吴勉学《医统正脉全书》中所收入的《素问》，清代京口文成堂仿宋科本、镇江仿宋新刊本之《素问》，均源于明嘉靖二年的顾从德影宋本，顾本即是后世这几种版本的祖本。

原刻本：也称"初刻本"，指该书初次刊刻的版本。原刻本大多直接依据原稿或早期传本刊印，最接近原貌。如《本草纲目》金陵本、《温病条辨》问心堂本，即是这两部书的原刻本。

重刻本：即按照原刻本或其他早期传本重新刊刻的版本。其内容一般与原刻本一致，但版框、行款、字体等可有变动。如果对文字或内容有所改动的，则应称为重订或修订本，在序跋或凡例中要加以说明。

此外，按照印刷的时间先后，还有初印本、后印本等区别。

（6）按字体大小　根据字体大小，可分为大字本、小字本等。

大字本：通常刻本半页 10 行，每行 20 字左右。有些书（尤其是宋本）半页不足 10 行，每行 14 字左右，所谓"字大如钱"，是为大字本。

小字本：因为大字本卷帙多，纸墨费用甚高，售价必然昂贵。小字本比一般刻本行紧字密，每半页 15 行以上，每行 25 字以上，可以降低成本，有利于书籍在民间的普及。

（7）按版本大小　根据版本大小与装订不同，有巾箱本、袖珍本等称谓。

巾箱本：巾箱是古人随身携带的存放头巾的小箱子。有些书雕造得很小，可以放置在巾箱内；但也有些书是专为考生夹带入考场作弊用的，所以，宋宁宗时曾下令焚毁小版。

袖珍本：指版形极小，可藏于怀袖之中的图书。其与巾箱本同义，如乾隆三十年刻《古香斋十种》，即为袖珍本。

（8）按墨色区分　按印刷墨色，可分为墨印、色印、套印等。

墨印：多数书籍均为墨印，即黑色字体。

色印：有朱印本、蓝印本之不同。一般的图书，在雕版初成之后，依例应先用朱色或蓝色印刷若干部，作为校订者改正之用，定稿后正式开印则仍用墨印。后世据此引申出"蓝本"这一术语。

套印：指同一版面要印刷两次以上，以着不同的色彩。最常见的是朱墨两色套印，正文为墨字，批注评点为红字。清代内府本《唐宋文醇》用四色套印，正文为墨字，康熙评语为黄色，乾隆评语用朱色，诸家品评用蓝色。

（9）按内容的完整性与增删情况　根据完整性以及增删和批注评点情况，分为增订本、删节本、足本、残本、批点本、评本、注本、配本等。

足本：指原著内容完整，没有残缺或删减的版本

残本：与足本相对，是指内容有残缺的版本。火后劫余之本，称为"焦尾本"。

删节本：有些书的不同版本，虽然书名未变，但其中的某一版本已将内容进行了删节，这就是删节本。如王好古《医垒元戎》，在《济生拔萃》和《医统正脉全书》两部丛书中所收录的即是删节本。

增订本：即在原书的基础上增加一些新内容的刊本。如清代周扬俊在明初赵以德《金匮方论衍义》的基础上增补注释，成为《金匮玉函经二注》。

批点本：指后人将阅读心得或有关校勘文字附记于原著中的刊本。如徐大椿评点叶桂《临证指南医案》、陆士谔《增评温病条辨》等。

2. 其他

（1）活字印刷　活字本是指用胶泥、金属（如铅、锡、铜等）或木料刻成一个个单字的排印本。常见的活字排印书籍，有泥活字本、木活字本、铜活字本、磁活字木、铁活字本等。据文献记载，宋元时期已有活字印本。宋代沈括《梦溪笔谈》中所说"庆历中，有布衣毕昇，又为活板。其法，以胶泥刻字，薄如钱唇，每字为一印，火烧令坚"，是对宋代活字印刷术的明确记载。

（2）石印　石印技术为奥地利人施纳费尔特于 1796 年发明，约 19 世纪 30 年代传入我国。石印本是先将所印的书逐页以药墨书写在特种纸上，再反贴于天然多微孔的石版上，留下字迹。印刷时根据水油相拒原理，上墨印成。由于该法成本低，很快成为印刷古籍的重要手段。

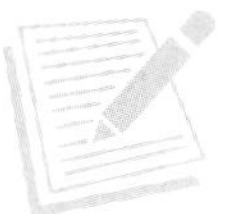

（3）油印　油印是用金属笔尖刻书在蜡纸上，然后上版，用油墨印刷的一种技术。油印本多为非正式出版物，今已废用。

（4）影印　影印是采取照相制版的方法复印古籍，其特点是能够较好地保存古籍原貌，大多用于文献价值较高的古籍。有的按原书原状制版，有的则加以缩小，将数页合为一页，使文字集中，便于阅读，是为缩印本。影印医籍始于清末，20 世纪初开始大量出现，如影印本《四部丛刊》《古今图书集成》等均收有多种古医籍。

四、版本的利用

利用古籍版本知识，了解版本概况，探讨学术源流，整理中医养生古籍，对于中医养生学术的传承与发展具有重要意义。中医养生古籍版本众多，在利用时应充分发挥善本的作用，并充分利用前人已取得的研究成果。

（一）善本的概念

尽可能选择善本，是利用中医养生古籍版本最重要的原则。由于时代不同，关于“善本”的概念也不相同。早在汉代，学者们已经开始搜集和利用不同的写本，并注意择优而用。因当时尚无印本，《汉书·河间献王传》称之为“善书”。叶梦得《石林燕语》谓：“唐以前，凡书籍皆写本，未有模印之法，人以藏书为贵，书不多有，而藏者精于雠对，故往往皆有善本。”在这里，“善本”概念是以校雠的好坏为标准的。明清以来，在后人心目中，凡宋元刊本等具有历史文物价值的书本，皆可称为善本。清人张之洞曾谓“善本非纸白版新之谓”，他提出了三条标准：一是“足本”，即无残无缺无删削的本子；二是“精校”，即精校精注本；三是“旧本”，即旧刻、旧抄本。

经《全国古籍善本书目》编辑部规定，善本的现代含义：善本应具备历史文物性、学术资料性、艺术代表性。凡校勘精审、错误较少、刻印精工、时代较早、具有一定学术资料价值的足本，均可视为善本。

（二）善本书目

我国历代都有修纂国家藏书目录的传统。这种目录的编纂，大都是朝廷组织一批学者，在调查国内藏书之后编纂的。自宋代雕版印刷盛行以来，书籍大量增加，私人藏书家增多。他们往往不惜重金，搜求善本、孤本、秘本，建藏书之阁，精心校注、评注、圈点古书，编制藏书目录。私人藏书目录各有特点，可补官修目录的不足。如南宋尤袤《遂初堂书目》、清代钱曾《读书敏求记》、清代陆心源《皕宋楼藏书志》、清代丁丙《善本书室藏书志》等。在这些藏书目录中，多有关于善本的记载。

近代以来，有许多学者致力于善本书目的研究，并出版了一些专门著作。1949 年以来，国家十分重视对善本书的保护、利用及书目编纂工作，组织编纂了全国性的善本书目。另外，近年出版的一批善本图书精美逼真，纤毫不爽，如睹实物，可为我们提供直观了解善本书的机会。

1.《中国善本书提要》 王重民撰，上海古籍出版社 1983 年出版，是中国古籍善本目录的集大成之作。全书收录古籍善本书目 40 种，按传统四部分类法编排。除记述各书的版刻特征外，他还在所撰著的提要中，考校版本源流，考辨书之真伪，条列书中诸序跋，介绍作者情况，注明藏书家印记，评述各书的研究价值。

2.《中国古籍善本书目》 中国古籍善本书目编辑委员会编，上海古籍出版社 1989 年出版。凡具有历史文物性、学术资料性、艺术代表性而又流传较少的古籍，《中国古籍善本书目》均予收录。本书分为经、史、子、集、丛五部，收录了全国各级公共图书馆、博物馆、文管会、文献馆、高等院校、中国科学院、所属各研究所及其他科研单位等所藏古籍善本。

3.《中国国家图书馆古籍珍品图录》 任继愈主编，北京图书馆出版社 1999 年出版。本书从丰富的馆藏中，选择 400 余种古籍珍品，分 4 部分编录：①古籍善本；②甲骨金石；③中外舆图；④少数民族文献。

4.《北京大学图书馆藏善本书录》 张玉范、沈乃文主编，北京大学出版社 1998 年出版。本书分为 5 类：①宋元刻本；②明刻本；③抄本、稿本、校本；④古代日本、朝鲜本；⑤活字本、套印本、绘本。

第二节　校　勘

中医养生古籍的校勘始于西汉后期，其后的两千多年间，随着中医养生文献的广泛流传和数量的增加，对中医养生古籍的校勘也不断发展，日趋成熟。我们在整理利用中医养生古籍的过程中，应该充分吸取前人的成果，总结他们的经验教训，努力掌握中医养生古籍校勘的规律和方法，为将来在科学研究和中医养生工作中正确使用古籍做好学识准备。

一、校勘释义

1. 校勘与校雠 校勘，指利用同书籍的不同版本或与该书有关的文献，通过比较核对和分析推理，发现并纠正古籍在流传过程中发生的文字错误。

校勘最早称校雠或雠校。《文选》李善注引应劭《风俗通义》云："按刘向《别录》：'雠校，一人读书，校其上下，得谬误为校；一人持本，三人读书，若怨家相对，故曰雠也。'"（"故曰雠也"四字原脱，据《太平御览·卷六一八》补）根据刘向的解释，校雠二字并无本质的区别，都是指校正书籍流传过程中产生的文字错误，与校勘一词的意义相近。但是，刘向、刘歆父子校书所做的工作，并不只是校正文字，还包括厘定篇次、鉴别版本、编修目录、撰写提要等，实际上包含了目录、版本、校勘等方面内容。于是"校雠"一词有了狭义和广义之别，人们把前一个含义看作狭义的校雠，把后一个含义看作广义的校雠。

2. 校勘学 校勘学是研究校勘及相关问题的一门学科，是文献学的重要分支，它与目录、版本、轴佚、辨伪等学科共同构成文献学的有机整体，是文献学不可分割的一部分。校勘学的任务是研究古籍校勘的一般规律和法则，如校勘的历史、经验、对象、依据方法、条件和程序等，从而为古籍校勘实践活动提供理论指导。在中医养生文献学中，还要讨论如何利用校勘学研究的成果，为更好地利用中医养生古代文献服务。

校勘学研究的内容离不开古书中的文字错误和相关问题，但是并非古书中所有的文字错误都是校勘学考察的对象。比如由于作者本人的失误造成的病句、错字等，就不在校勘的范围之内。

二、校勘的对象

古籍在辗转传抄和刊刻过程中，文字上往往会发生或多或少的差异，校勘工作主要是针对文字的差异，即通过校勘过程发现并纠正古籍在流传中发生的各种文字错误，以期最大限度地恢复古籍原貌。前人将古籍在流传过程中发生的文字错误概括为"脱文""讹文""衍文""倒文""错简"五大类（也有将"错简"并入"倒文"类），这些是古籍校勘的主要对象。

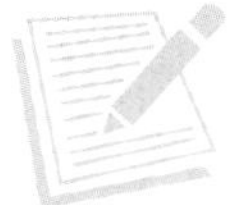

1. 脱文 脱文又称脱、夺、夺文、漏、阙、阙文，是指古籍在传抄刊刻过程中缺失的文字。或脱一字、数字，或脱一句、数句，多的甚至是整节、整段脱落。前人又有"脱简"一词，指早期竹木简型制的书籍，由于编连绳索松断，导致个别简片滑脱的现象。“脱简”反映在文面上就是文句的缺失，也属于脱文的一种情况。

2. 讹文 讹文，又称讹、谬、误字，是指古籍在传抄刊刻过程中出现的错字。造成讹文的原因主要有字形、字音、上下文三个方面。

（1）字形致误 因字形相近而致误，即古人所谓“形讹”。如古籍文献中常见的戊、戍、戌不分，以及芩与苓、炙与灸、日与曰等字形相似的汉字用错现象并不少见。这些文字在抄刻中极易发生错误，从而造成误字。

因字体变化带来的讹文，像上古文字、籀文、篆文、隶书或草书等，如果抄书者或刻书者不具备辨识能力，则极易造成讹文。还有与汉字结构有关的一字误为二字、二字误为一字的情况，以及古书中的各种符号误为字的情况，都属于字形致误导致的讹文。

（2）字音致误 因字音相同或相近致误，即古人所谓“音讹”。产生音讹的主要原因是汉字本身形、音、义不统一，即同音或音近的汉字字形不同，字义也不同。除了一般的音近致误以外，还有因假借关系或者韵脚导致的文字错误。

（3）上下文致误 因受上下文的影响，古书在传抄或刊刻过程中，也可能产生讹文。例如：

慧然在前，按之不得，不知其情，故曰形……心开而志先，慧然独悟，口弗能言，俱视独见。(《素问・八正神明论》)

清代俞樾指出，“慧然在前”当为“卒然在前”，涉下文“慧然独悟”而误。他又举王冰注文以“卒然”释前句“慧然”，用“清爽”注后句“慧然”，说明王冰作注时尚未误。(《内经辨言》)

3. 衍文 衍文指古书在传抄刊刻过程中多出的文字，或称衍、羡文、剩文、剩。少者衍一字、数字，多者衍一句、数句，甚至整节、整段。衍文除了一般的抄刻致衍以外，还有涉上下文而衍、注文混入正文而衍等几种情况。例如：

小儿耳鼻口间生疮，世调之月食疮，随月生[1]，因以为名也。世云：小儿见月初生以手指指之，则令耳下生疮，故呼为月食疮也。(《诸病源候论・伤寒大小便不通候》)

校勘：

[1] 随月生：此后原有“死”字，衍文，从本书卷三十五月食疮候删。(《诸病源候论校释》卷四十五)

按：《诸病源候论校释》的底本为清代周学海本。底本原文“随月生死”文义不通，经过本校，与同书卷三十五“月食疮候”原文相对照，可确定“死”字为衍文。

4. 倒文 倒文，又称倒，指古书在抄刻过程中颠倒的文字。从现象看，以字句的前后颠倒为主，多数为两个字颠倒，也有多字颠倒、句子次序颠倒的现象。从位置看，以相邻文字颠倒为主，也有相近文字颠倒，即跳过中间一些文字形成倒文。

5. 错简 错简原指秦汉以前因竹木简次序错乱而形成的大面积文字颠倒。后世将其作为一个专用名词，把古籍中一切位置错乱而相距较远者，统称为错简。有的学者亦将此部分与倒文合并为一类讨论。书籍一旦形成错简，虽经重新编定整理，很难恢复原来次第。有时在后世的流传整理中，错简前后的文字经过臆改，文义上不相衔接的痕迹被弥合，辨识的难度就更大。错简表现在文面上，必然在脱简处造成脱文，而在错入处则可形成衍文。例如：

岐伯曰：反四时者，有余为精，不足为消，阴阳不相应，病名曰关格。(《素问・脉要精微论》)

《新校正》云：“详此‘岐伯曰’前无问。”

按林亿在整理该篇经文时，发现此段前无问句，有违《素问》全篇体例，故出注说明。日本丹波元简在《素问识》卷二中指出："此一项三十九字，与前后文不相顺承，疑是它篇错简。"同意错简的还有清代的张文虎，并进一步指出："疑此文是《玉机真脏论篇》错简。"(《覆瓿集·舒艺室续笔》)

三、校勘的方法

校勘的方法，是指依据各种校勘资料，对古籍中的脱讹衍倒等文字错误所采取的勘正方法，主要有对校法、本校法、他校法和理校法。在校勘实践中，四校法并非完全割裂开来，往往综合运用，称兼校法。

1. 对校法　对校法是指用同部书的各种不同版本进行校勘的方法。《校法四例》云："对校法，即以同书之祖本或别本对读，遇不同之处，则注于其旁。刘向《别录》所谓'一人持本人读书，若怨家相对者'，即此法也。此法最简便，最稳当，纯属机械法。其主旨在校异同，不校是非，故其短处在不负责任，虽祖本或别本有讹，亦照式录之，而其长处则在不参己见，得此校本，可知祖本或别本之本来面目。故凡校一书，必须先用对校法，然后再用其他校法。"

对校法对祖本或别本的错误，也按照原式记录，不加任何改动。其优点在于"最简便、最稳当"，"不参己见"，可以保持版本的本来面目，避免了因主观臆断妄改古籍原文的弊端。其缺点则是"不负责任"，"不校是非"。对校法是四校法的基础，在实际工作中，一般把对校法作为校勘的第一步，即收集校勘资料的过程，然后再结合其他校法辨明是非和决定取舍。

2. 他校法　他校法是指用不同著作的相同内容进行相互校勘的方法。《校法四例》云："他校法者，以他书校本书。凡其书有采自前人者，可以前人之书校之；有为后人所引用者，可以后人之书校之；其史料有为同时之书所并载者，可以同时之书校之。此等校法，范围较广，用力较劳，而有时非此不能证明其讹误。"

据陈垣所论，"他书"的内涵包括三个方面：一是指本书所引之书，二是指引用本书之书，三是指记载了某些相同内容之书。就中医药古籍而言，他书的内涵可以再扩大些，如相同作者之书、由同一著作分化出的"他书"，也应列入。他校法的特点是范围最广，用力最劳。因他书涉及面广，运用此法，必然需要耗费大量时间和精力。他校的结果，往往作为对校、本校的补充，大多作为旁证使用，最好与其他校勘方法结合，方成确论。

3. 本校法　本校法是指以本书前后文字进行校勘的方法。《校法四例》云："本校法者，以本书前后文字互证，而抉摘其异同，则知其中之谬误。吴缜之《新唐书纠谬》，汪辉祖之《元史本证》，即用此法。此法于未得祖本或别本以前，最宜用之。予于《元典章》，曾以纲目校目录，以目录校书，以书校表，以正集校新集，得其节目讹误者若干条。至于字句之间，则循览上下文义，近而数页，远而数卷，属词比事，抵牾自见，不必尽据异本也。"

本校法在没有获得其他版本的情况下最宜使用，可目录与目录相校、目录与正文相校、上下文相校、不同章节相校、注文与正文相校等。

4. 理校法　理校法是指据理推测正误的校勘方法。《校法四例》云："段玉裁曰：校书之难，非照本改字不讹不漏之难，定其是非之难。所谓理校法也。遇无古本可据，或数本互异，而无所适从之时，则必用此法。此法须通识为之，否则卤莽灭裂，以不误为误，而纠纷愈甚矣。故最高妙者此法，最危险者亦此法。"

理校法的特点是在底本有疑误，又没有其他版本依据的情况下，或者虽有他本，但诸本说法互异，无所适从时，以文理、医理或其他事理作为依据，仍能判断出底本是非。也就是在其他三校法无法使用的情况下，仍能校出疑误。所以说此法最为高妙。但是，因为此法纯属据理判断，

在没有其他客观线索作为佐证的情况下，其结论带有一定的冒险性，从本质上看属于假说，不应当作确论。

5. 兼校法 校勘的方法虽然有对校、本校、他校、理校之分，但在实际校勘工作中，往往不是孤立地运用某一种校勘方法，而是几种方法综合运用，特别是遇到较为复杂的问题时更是如此。综合运用各种校勘方法，称为兼校法。例如：

有鬲痰而渴[1]者，年盛必作黄疸，此由脾胃虚热故也，年衰亦发痫疸，腑脏虚热，血气否涩故也。(《诸病源候论·石火丹候》)

校勘：

［1］渴：原作“湿”，从元本改。本卷疸候亦作“渴”。(《诸病源候论校释》)

按：这是一个对校与本校相结合的例子。校勘者将底本清代周学海本《诸病源候论》原文“有鬲痰而湿者”改为“有鬲痰而渴者”。其依据有二：一是元本作“渴”，为对校法；二是同卷疸候亦作“渴”，为本校法。证据确凿，改之有理。

四、校勘的记录

校勘的记录就是将校勘中发现的问题及处理的结果，用文字的形式逐条记录下来，附载于已经校勘的古书中，又叫校勘记，简称校记，前人又称考异、辨证等。校记是校勘内容和成果的文字记录，具有重要的学术价值，它可以使校正者有据，误校者留迹，两通或多歧者存异。

1. 出校的原则

（1）*应出校记者* 凡底本脱、讹、衍、倒，确有实据，均应出校记，并说明已校改或应校改的理由；校出的异文确有参考价值，如其义两通，或有歧解者，亦应出校记说明；个别讳字影响文义，或因缺笔误为别字时，应出校记说明；诗歌韵文根据韵脚发现疑误，或后人以今音考古韵，或由其他原因改动了韵脚等，应出校记说明；凡作者引书或引事有误，人名、地名、年代记载有误，虽不可改动原文，但要出校记说明其误；凡前人校记已发现的问题为已采用时，应出校记说明出处。

（2）*可不出校记者* 一般笔形小误，显为误刻或误抄者，可以径行改正，不出校记；个别虚字有出入，但不影响文义者，一般不出校；底本不误，他本误者，不出校记；讳字除前“影响文义，或因缺笔误为别字”外，一般不做改动，以保持本书原貌；凡本书节引他书而不失原意者，无须据他书改动，以保持本书原貌，一般亦不必出校；异体字、假借字、古今字视具体情况而定，一般不出校。

2. 出校的基本方法 在校勘工作中，运用对校、本校、他校、理校等校勘方法，发现各种类型的异文或疑误，根据出校原则进行分析和考辨，以确定校的范围。针对已经确定出校的异文或疑误，可采取不改出校法或改后出校法。

（1）*不改出校法* 不改出校法即对底本原文不做改动，校勘的内容和结果在校勘记中加以说明和记录。其具体方法是在有异文或疑误的文字旁标注序号，再按照相应的序号撰写校勘记，置于当页下方（横排版）或左侧（竖排版）。也有将校勘记集中置于一段文字之下，或一篇、一卷，甚至全书文字之后的情况。此种出校方法适用于珍本古籍或以学术研究为目的的古籍整理。它的优点是能够保留底本原貌，客观性强；缺点是阅读时不连贯，须随时查对校记。

（2）*改后出校法* 改后出校法即对底本原文先做改动，然后将底本的原貌、校改的依据在校勘记中加以说明和记录，具体方法与校记的位置同上。此种出校方法适用于普及性读物或以实用为目的的古籍整理。它的优点是能够直接阅读原文，省去参阅校记的麻烦；缺点是底本原文已经改动，不免掺杂校勘者的主观意识，易被误导。

3. 出校的基本方式　校勘记可分详式和简式两大类型。根据校勘的具体对象以及校勘者所要表达的学术观点精深或浅显的需要，采取不同的校记方式。

（1）详式　关于详式校记，倪其心《校勘学大纲》论之甚详：

一则完整的校记，应包括三层内容：一校，二证，三断。“校”就是对校各本所得的异文或校者所发现的疑误。“证”就是校者对异文、疑误的分析论证，包括转述前人校证见解。“断”就是校者所做的结论。用前人习用的术语来说，这三层也可称为一校、二按、三断。在列出异文之后，下一按语，按语内容主要为校者转述前人校证和自己的论证，然后下结论，总称“按断”。由于校者也可能不做结论，因而又有“按而不断”之谓。例如：

是主骨所生病者，头痛颔痛，目锐眦痛，缺盆中肿痛，腋下肿，马刀侠瘿，汗出振寒，疟，胸胁肋髀膝外至胫绝骨外踝[1]前及诸节皆痛，小指次指不用。（《灵枢·经脉》）

校勘：

［1］踝：原作“髁”，而周本、统本及张注本均作“踝”。《说文》足部：“踝，足踝也，谓之左右隆然环起也。”骨部云：“髁，髀骨也。”二字训异，此处作“踝”为是，故据改。（《灵枢经校释》）

此则校勘记虽然采用改后出校的方法，但是校记中据改理由说明非常清楚，使读者不得不信服。校记首列异文，通过对校，三个版本均作“踝”，与原文作“髁”有出入。其次为校勘者的按语，引《说文》对上两字的训释作为论据。末段为结论，认为作“踝”为是，据改理由充分。

（2）简式　简式校记以简要记录校勘结果为主，不做论证。在古籍整理校勘工作中，简式也是常用的方式，多与详式穿插配合使用。

4. 校勘记常用术语　在长期的校勘实践中，人们逐渐形成了一些校勘术语，用于校勘记当中，学者们相袭为用，借以记载和传达校勘成果。实际上，校勘术语就是浅近的文言文，将其运用到校记中可避免白话冗长，多费笔墨。

（1）是非校记术语　用于改后出校法的有“据改”“据补”“据删”“乙正”等，用于不改出校法的有“当作”“当改”“当删”“当补”等，多用于说明有明确校勘依据的成果。

（2）倾向校记术语　常用的有“疑误”“疑脱”“疑衍”“疑倒”，或“义长”“义胜”“于义为长”“于义为胜”“似为是”“可参”等，多用于表明校勘者的倾向性意见，为慎重起见，原文未做改动。

（3）异同校记术语　常用的有“一作某”“某本（或某书）作某”“某本（或某书）有某”“某本（或某书）无”等，多用于说明是非难定的异文，校者亦无倾向性意见。

（4）存疑校记术语　常用的有“未详”“存疑”“待考”等，多用于已知有误或怀疑有误，但缺乏证据而无从校正者。

第三节　标　点

标点，是指应用现代标点符号对古代书面语言点断或标明，以表示语句的停顿和语气，或标明语句的性质和作用。古书一般是没有断句的，古人读书要自己断句。古人断句，最早常用“、”号作标志。在文句语意已尽处，点在字的旁边，叫“句”；在文句语意未完而需要停顿的地方，点在两个字的中间，叫“读”。两者合称句读，又称句投、句断、句逗等。标点是阅读和整理古籍的基本功夫。

一、标点方法

标点是一项综合性的知识训练，没有什么简捷的方法，除了必须具备扎实的古代汉语基础和深厚的古代文化常识，以及系统的专业知识外，主要是要多读古书，反复实践。随着阅读古籍数量的增加，积累的语言知识更加丰富，领悟古人语意的能力渐趋增强，标点断句的功夫自然也就提高了。在具体的标点实践中，主要注意以下几个方面。

1. 反复通读原文，辨明语意　标点古文，必须真正读懂原文。首先要反复通读全文，了解全文的大意，认真研究具体语境中的词汇含义，分析上下文关系，推敲比较，仔细琢磨，反复考虑标点后的每一句话是否都能讲得通，是否都符合情理。例如：

陶节庵曰。去实热。用大黄。无枳实。不通温经。用附子。无干姜。不热发表。用麻黄。无葱白。不发吐痰。用瓜蒂。无淡豉。不涌。(《医方集解》第 62 页，上海卫生出版社 1957 年版)

陶氏原意在于强调枳实、干姜、葱白、淡豉在治疗中的重要作用，而断句者没明白全文的意思及陶氏强调的重点，而是弃枳实、干姜、葱白、淡豉而不用，致使许多句子讲不通，如果照此处方，更要贻误病家。正确的标点应为：

陶节庵曰："去实热用大黄，无枳实不通；温经用附子，无干姜不热；发表用麻黄，无葱白不发；吐痰用瓜蒂，无淡豉不涌。"

2. 注意语法现象，重视虚词　古代汉语语法有其独特之处，如实词活用现象比较多，特殊语序也很常见，尤其是虚词使用很普遍。因此，有时可以直接根据这些语法特点来加标点断句。例如：

夫偏风者为风邪偏客于身一边也人体有虚者风邪乘虚而伤之故为偏风也其状或不知痛痒或缓纵或痹痛是也(《太平圣惠方·治偏风诸方》)

句中"夫"出现一次，"也"出现三次，"者"出现二次，"或"出现二次。全文只有八句，每句都有虚词作为标志，为标点提供了便利，现将其标点如下：

夫偏风者，为风邪偏客于身一边也。人体有虚者，风邪乘虚而伤之，故为偏风也。其状或不知痛痒，或缓纵，或痹痛是也。

3. 注意文体句式，利用韵脚　古人写文章，常常讲究对偶、排比或押韵，因而形成诗、词、歌、赋等多种文体。中医古籍，也有很多是歌赋体写成的。充分利用古代文体的句式或押韵特点，可以帮助断句。例如：

三十六病千变万端审脉阴阳虚实紧弦行其针药治危得安其病虽同脉各异源子当辨记勿谓不然(《女科要旨·杂病》)

句中的"端、弦、安、源、然"都是韵脚。据此，我们可以顺利标点为：

三十六病，千变万端；审脉阴阳，虚实紧弦；行其针药，治危得安；其病虽同，脉各异源；子当辨记，勿谓不然。

二、误读原因

古文断句标点的正误，直接关系到对文章意义理解的正误，分析他人误读的原因，有利于我们引以为戒，正确地断句标点古书。错误标点的原因主要有以下几方面。

1. 不明语意　反复钻研原文，词义不清，语意不明，是造成误读的主要原因。例如：

医家分邪气正气，鄙见以为有顺逆无邪正分；水火，其实有升降无水火。(《戒庵老人漫笔·论医》)

标点者由于没有弄清楚全句语意，以致卒不可读。正确标点当为：

医家分邪气、正气，鄙见以为有顺逆，无邪正；分水火，其实有升降，无水火。

2. 不懂医理　中医药博大精深，如果没有系统学习、专门研究，不熟悉中医药专业知识，往往容易误读。例如：

按《本草》，薏苡仁上等上上之药，为君主养命，多服不伤人。(《游宦纪闻》)

标点者不懂得中医“君臣佐使”的组方原则而致误。“君”指治疗疾病的主药，即《素问·至真要大论》所说“主病之谓君”。正确标点当为：

按《本草》，薏苡仁上等上上之药，为君，主养命，多服不伤人。

3. 不谙文史　在中医经籍中常常涉及一些历史人物和历代医家，涉及他们的姓氏、称号、别名、籍贯、所任官职的名称、所著医籍的书名，涉及古代的天文、地理、风俗习惯、典章制度等，如果对这方面的知识不甚了解，那么在标点中医古书时，也很容易出差错。例如：

自辛卯春。迁任吴阊。得见云间秦子皇士之书。名曰症。因脉治施。子宇瞻昆季所刊也。(《中国医籍考》)

由明代秦景明撰、清代秦皇士补撰的四卷医书《症因脉治》，由施宇瞻兄弟于1765年刊行。断句者不谙医学史上这一史实，硬将《症因脉治》这一书名点破，擅自改名为《症》；又不知“施宇瞻”三字是人名，“昆季”即古代兄弟之称，因而又将人名也点破。现改正如下：

自辛卯春，迁任吴阊，得见云间秦子皇士之书，名曰《症因脉治》，施子宇瞻昆季所刊也。

4. 不事校勘　中医古典书籍流传年代久远，传抄翻刻之间，不可避免地会出现讹误、缺脱、错乱的现象，倘若不注意校勘，往往会弄错句读。例如：

夫上古圣人之教下也，皆谓之虚邪贼风，避之有时，恬惔虚无，真气从之，精神内守，病安从来。(《黄帝内经素问译释》)

考林亿《新校正》曰：“按全元起注本云：上古圣人之教也，下皆为之。《太素》《千金》同。”杨上善云：“上古圣人使人行者，身先行之，为不言之教。不言之教胜有言之教，故下百姓仿行者众，故曰下皆为之。”据此，可以判断上文中“下也”二字误倒，“下”当属下为句。“谓”通“为”。当在“谓之”下句断。另外，“病安从来”是疑问句，句末当改用问号。这一切，由于断句者未校出例文而导致误读。天津科学技术出版社《黄帝内经集解·素问》即根据林亿等的校勘，标点此段为：

夫上古圣人之教也，下皆为之。虚邪贼风，避之有时，恬惔虚无，真气从之。精神内守，病安从来？

第四节　注　释

由于时代的发展，我们对前人的语言已经难以准确地把握，因此阅读古书常要借助于前人的注释。为古籍作注释可以远溯到秦汉时代，医书的注释同样源远流长。古籍注释的内容十分丰富，或疏通文字，或阐述医理，或补缺正误。其中不乏真知灼见，至今仍给我们以启示。它们是医学宝藏中的璀璨明珠，是我们需要继承的宝贵文化遗产。

给古书作注释的形式很灵活，常用的有眉批、夹注、旁注等。正式刊刻的古籍，多为双行小注的形式。有的为了保留古书的原貌，仍然使用眉批等形式。由于年代久远，在传抄刊刻的流传过程中，有些注释混入正文，是我们阅读时尤其需要留意的。

一、注释的内容

医籍注释内容广泛，不仅富有医理方面的阐发，还精于文理方面的诠释。综观医典要籍，注释的主要内容包括下述 9 个方面。

1. 注明字音 辨音识字，是阅读古籍首先遇到的问题。古医籍对于生僻字多给予音释。有的释音融于注文当中，如《太素》杨上善注，《类经》张介宾注；有的则附于每卷卷末，如《素问》《灵枢》等。在古代医籍中，注明字音的常用方法有直音法与反切法。

（1）直音法 直音法即用同音字为另一个字释音。例如：

清浊相干，乱于心中，是谓大悗。（《太素·营卫气行》）

杨上善注："悗音闷。"

（2）反切法 反切法即用两个汉字切出一个新的字音。基本方法是将反切上字的声母与反切下字的韵母（包括介音）、声调拼合，这样便可以得到被切字的读音。反切法是古注中使用最为普遍的注音方法。例如：

是动则病手热肘挛掖肿，甚则胸中满，心澹澹大动，面赤目黄。（《太素·经脉之一》）

杨上善注："澹，徒滥反，水摇，又动也。"

2. 解释字词 解释字词是医籍注释中最基本的内容，并有其常用的体例，主要涉及以下几个方面。

（1）说明通借、古今、正异关系 古书中借字、古字、异体字为数甚多，前人注释时往往指出它的本字、今字与正字。例如：

定其血气，各守其乡，血实宜决之，气虚宜掣引之。（《素问·阴阳应象大论》）

王冰注："掣读为导，导引则气行条畅。"

这个注释告诉我们，"掣"是借字，它的本字是"导"，义为导引。

（2）训释古语雅词 对于古书中出现的古语雅词，前人往往以今释古、以俗释雅。例如：

伏鼓不浮，上空志心。（《素问·阴阳类论》）

王冰注："志心，谓小心也。《刺禁论》曰：'七节之傍，中有小心。'此之谓也。"

王冰以今语"小"训古语"志"。王引之《经义述闻》卷十："志者，微也。"又说："古人谓微小为志也。古字志与职通。《说文》曰：'职，记微也。义亦同。"可证。

（3）揭示特定含义 对于原文中某些含义宽泛的词语，前人往往依据上下文意，注明它的特定含义，以使读者容易理解。例如：

辛散，酸收，甘缓，苦坚，咸软。毒药攻邪。（《素问·脏气法时论》）

王冰注："药，谓金玉土石草木菜果虫鱼鸟兽之类，皆可以去邪养正者也。"

"药"在此例中的具体意义被王冰注释得非常清楚明确，即"金玉土石草木菜果虫鱼鸟兽"中"去邪养正"者。

（4）指明引申意义 古书用词往往使用引申义，因而指明词语的引申意义也是词义注释的一项重要内容。例如：

日中而阳气隆，日西而阳气已虚，气门乃闭。（《素问·生气通天论》）

王冰注："隆，犹高也、盛也。"

"隆"本义为山中高起之处，引申为高与盛，所以注文中用引申义"高"与"盛"释"隆"。

3. 串讲句意 注释串讲文句大意，古代称为章句。其作用是使文句意义显明，便于读者理解原文。在古代医书中，除了单纯串讲句意外，更多的是串讲句意与解释词义并行。

（1）单纯串讲　单纯串讲即对词义不加解释，只是讲解句子意义。例如：

天气以急，地气以明。(《太素·顺养》)

杨上善注："天气急者，风清气凉也。地气明者，山川景净也。"王冰注："天气以急，风声切也。地气以明，物色变也。"

杨、王二注只是对全句意义加以串讲，而没有解释其中的词义。

（2）串讲寓释词　串讲寓释词即在串讲的同时，把需要解释的疑难词语的意义反映在串讲中。这需要读者读注时仔细体会对照，才能准确找到所释词语的意义。例如：

久风为飧泄。(《素问·脉要精微论》)

王冰注："久风不变，但在胃中，则食不化，而泄利也。"

王注在串讲中同时以"泄利"解释"飧泄"。

（3）串讲并释词　串讲并释词即在单纯串讲或串讲寓释词的同时，再列举疑难词语加以解释，以引起读者的注意。例如：

阴争于内，阳扰于外，魄汗未藏，四逆而起，起则动肺，使人喘喝。(《太素·阴阳杂说》)

杨上善注："五脏为阴，内邪阴气，以伤五脏，故曰争内；六腑为阳，外邪阳气，以侵六腑，故曰扰外。皮毛腠理也，肺魄所主，故汗出腠理，名魄汗也。藏，犹闭也。阴阳争扰，汗出腠理未闭，寒气因入，四肢逆冷，内伤于肺，故使喘喝。喝，喘声，呼割反。"

由于该句经文较长，杨上善在串讲句子前半部分后，认为有必要对"藏"字予以训释，所以用"藏，犹闭也"的格式加以列举，然后紧接前文进行串讲，最后又对"喝"进行诠释及注音。这是在单纯串讲的同时，再列举疑难词语加以解释。

4. 阐发义理　古代医书注释阐发义理主要包括三方面内容。

（1）揭示命名由来　这类注释通过揭示脏器、经络、腧穴、疾病等命名的缘由，从而达到阐述医理的目的。例如：

五脏之道，皆出于经隧，以行血气。(《素问·调经论》)

王冰注："隧，潜道也。经脉伏行而不见，故谓之经隧也。"张介宾注："隧，潜道也。经脉伏行，深而不见，故曰经隧。"

王冰、张介宾的注释都揭示了"经隧"命名的原因：由于"隧"有"潜道"之义，而经脉循行的特点正是"伏行，深而不见"，与"隧道"相似，所以称为"经隧"，经脉的位置也由此得到解释。

（2）推究立论原委　此类注释不拘于正文词语的释义和句意的串讲，而是通过对立论原因的说明，深刻地推究医理。例如：

脉小弱以涩者，谓之久病。(《太素·尺寸诊》)

杨上善注："小弱以涩，是阴阳虚弱，故是久病。"

脉小弱而涩，为什么是久病呢？杨注在二者之间仅仅补入"阴阳虚弱"四字，便使医理明晰，即脉小弱而涩，反映阴阳虚弱，因是阴阳虚弱，故是久病。

（3）据文阐发己见　此类注释对医理的阐发非常灵活，可以随句议论，也可随篇发挥，辩证学术分歧，阐发独到见解。例如：

阴不胜其阳，则脉流薄疾，并乃狂。(《素问·生气通天论》)

王冰注："薄疾，谓极虚而急数也。并，谓盛实也。狂，谓狂走或妄攀登也。阳并于四肢则狂。《阴阳脉解》曰：四肢者，诸阳之本也，阳盛则四肢实，实则能登高而歌也。热盛于身，故弃衣欲走也。夫如是者，皆为阴不胜其阳也。"

王冰首先解释“薄疾”“并”“狂”三个词，接着说明出现狂状的原因是阳盛实（并）于人的四肢，并引用《阴阳脉解》加以证明，最后总结“登高而歌”“弃衣欲走”，皆为阴不胜阳的表现。

5. 分析语法 前人注释对语法现象的分析说明十分重视，所涉及的内容包括词的语法功能、虚词、语序与省略。其特点是一般不使用语法术语，读者用心涵咏，比照原文与注文，自能通过注文体会出正文中的语法现象。例如：

高粱之变，足生大丁，受如持虚。(《素问·生气通天论》)

王冰注：“所以丁生于足者，四肢为诸阳之本也。以其甚费于下，邪毒袭虚故尔。”林亿等新校正：“按丁生之处，不常于足，盖谓膏粱之变，饶生大丁，非偏著于足也。”

王注把“足生大丁”之“足”看作名词，所以分析疔疮为何常生于足部。而《新校正》认为因过食膏粱厚味所致疔疮并不偏生于足部，“足”不是名词，而是一个副词，并通过串讲“饶生大丁”，以“饶”释“足”。林亿等对“足”字的解释不仅订正了王冰之讹，也反映其语法水平。

6. 说明修辞 前人为了把医理说得明白畅达，形象生动，又富有文采，即做到“辞欲巧”(《礼记·表记》)，十分重视修辞。因此注释说明正文所使用的修辞手法，使读者准确理解其含义，也是一项重要内容。例如：

形如临深渊，手如握虎，神无营于众物。(《太素·知针石》)

杨上善注：“行针专务，设二喻以比之：一如临深渊，更营异物，必有颠坠之祸；亦如握虎不坚，定招自伤之害。故行针调气，不可不用心也。”

杨注简洁而明确地指出“如临深渊”“如握虎”是使用比喻的修辞手法，目的是让读者了解喻义所在，即“行针调气”不可不用心专一。

7. 剖析句读 古书的注释，基本上都是在应该断句之处加注，因此有注的地方，一般都宜句读。由于有些古籍原文并不是句句都需要解释，所以常常在几句话之后加注。这几句话究竟应该如何断句，古注往往对此加以提示。古注对句读的分析，有时还通过串讲加以说明。例如：

凡治病察其形气色泽脉之盛衰病之新故乃治之无后其时(《太素·四时脉诊》)

杨上善注：“形之肥瘦，气之大小，色之泽夭，脉之盛衰，病之新故，凡疗病者，以此五诊。诊病使当，为合其时，不当为后其时。”

据杨上善注，原文标点应为：“凡治病，察其形、气、色泽、脉之盛衰、病之新故，乃治之无后其时。”

8. 揭示旨意 古代医书的正文，有些看起来浅显易懂，却饱含深刻的义理，其精华所在难以让人一目了然。因此前人常在注释中揭示正文的内在含义，以便于读者领悟。

(1) 揭示句意　揭示句意即揭示正文一个句子的意义所在。例如：

是以圣人陈阴阳，筋脉和同，骨髓坚固，气血皆从。(《素问·生气通天论》)

王冰注：“从，顺也。言循阴阳法，近养生道，则筋脉骨髓，各得其宜，故气血皆能顺时和气也。”

王注首先用“某，某也”的格式解释“从”的词义，然后揭示“陈阴阳”的目的就是要循阴阳之法，而得养生之道，如此才能气血皆顺。阴阳之法中隐喻着养生之道，这就是给读者揭示的重要含义。

(2) 揭示章旨　揭示章旨即揭示正文一段文字的意义所在。医籍注释常常通过揭示章旨，说明一段或一篇的主要思想，让读者把握要旨。例如：

黄帝曰：用针之理，必知形气之所在……用针之要，无忘养神。(《太素·知官能》)

杨上善注："以上四十七章，《内经》之大总，黄帝受之于岐伯，故诵之以阅所闻也。"

9. 校勘正误　古书在流传过程中，由于传抄、翻刻等原因而出现的讹误，一般可归纳为讹、衍、夺、倒、错简五类。所涉及的校勘内容已在第四章第二节中叙述，故此处从略。

二、注释的方法

注释的方法就是用语言解释语言的方法。注释内容的丰富，决定了注释方法的灵活多变。按照注释部分与被注释部分的逻辑关系，古代医书注释的方法分为以下几类。

1. 对释法　这在古代医书中使用得最为普遍，其常见格式为"某，某也"。对释法是用同义或近义词语加以训释的方法，即训释词与被训释词属于同义或近义关系。

（1）用单音词训释　用单音词训释即训释词为单音词。例如：

外不劳形于事，内无思想之患，以恬愉为务，以自得为功。(《素问·上古天真论》)

王冰注："恬，静也。愉，悦也。"

（2）用双音词训释　用双音词训释即训释词为双音词。例如：

在窍为鼻，在味为辛，在志为忧。(《素问·阴阳应象大论》)

王冰注："忧，深虑也。"

2. 定义法　定义法是给被训释词下定义的注释方法。用以界定被训释词与同类其他词语的差别，又称作"义界"或"界说"。例如：

淫气遗溺，痹聚在肾，淫气乏竭，痹聚在肝。(《素问·痹论》)

王冰注："淫气，谓气之妄行者。"

卫者，水谷之悍气也，其气慓疾滑利，不能入于脉也。(《素问·痹论》)

王冰注："悍气，谓浮盛之气也。"

从王冰以上两个注释可以看出，"淫气"与"悍气"同属于气，其差别在于一是"妄行"之气，一是"浮盛"之气。王冰使用定义法，界定出它们的类属为"气"，同时又指出它们之间的差异。

3. 描述法　描述法是对被训释词所表示的事物加以描述的注释方法。通过描述反映出事物的特点或情状。例如：

少阳之脉，色荣颊前，热病也。(《素问·刺热》)

王冰注："颊前，即颧骨下近鼻两傍也。"

王注从两个方面的描述来确定颊前的部位：一是颧骨之下，二是靠近鼻子两旁。

4. 否定法　否定法是用被训释词的反义词加否定语进行训释的方法。由于有些词用对释法很难找到同义或近义词，而用描述法又难以准确描述，而使用意义相反的词再加上否定语进行注释，就显得简洁明了。例如：

帝曰：其弃衣而走者，何也？（《素问·阳明脉解》）

王冰注："弃，不用也。"

5. 引证法　引证法是引用他书的文字对被训释内容加以证实的注释方法，借此说明被训释内容具有正确性和普遍性。例如：

胃者土也，故闻木音而惊者，土恶木也。(《素问·阳明脉解》)

王冰注："《阴阳书》曰：木克土，故土恶木也。"

王冰引用《阴阳书》"木克土"，来证明正文"土恶木"的正确性。

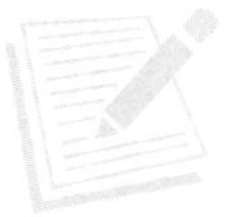

6. 比较法　比较法是对意义相近的被训释词，运用结构相似、用词相近的训释词并列解释的

方法。通过两者之间的比较，表明其大同小异或同中有异。例如：

经有十二，络有十五。(《难经·二十六难》)

滑寿注："直行者谓之经，傍出者谓之络，经犹江河之正流，络谓潜沱之支流。"

"经"与"络"经常连用，同为循行气血的通道，但又同中有异。滑寿通过对二者进行比较，说明其一为直行，犹江河正流，一为旁出，如潜沱支流。

三、注释的体例

1. 传 多属对原文义理的阐述及事实的充实之类。清人马瑞辰云："盖诂训第就经文所言者而诠释之，传则并经文所未言者而引申之。"(《毛诗传笺通释》)一般说来，"传"侧重于引申发挥经旨，既可行传者本人之见，亦可引述前人之说，如《毛诗故训传》《春秋》"三传"等。

2. 注 即注解的通称，其内容十分广泛，除释词、串讲、分析句读、阐述义理外，还包括校勘文字、说明典章制度等。唐代贾公彦所云"注者，注义于经下，若水之注物也"，是对"注"命名由来的形象揭示。郑玄的"三礼"注、王冰的《黄帝内经素问注》等，皆为直接以"注"命名的代表之作。

3. 笺 一般指在前人传注的基础上做进一步的补充说明。前人传注言简意隐者，以具体显豁之言阐释之；乖于己见者，直陈己意以匡正之。东汉郑玄的《毛诗笺》是此体例最早的代表，郑氏云："注诗宗毛为主，其义若隐略，则更表明；如有不同，即下己意，使可识别也。"(《毛诗正义》引)究其名"笺"之由，多认为与"笺"的"表也，识也"义有关，如《四库全书总目提要》曾云："康成特因《毛传》而表识其傍，如今人之签记，积而成帙，故谓之笺。"

4. 疏 又称"正义""义疏"等。其特点在于不仅对古籍原文作注，而且对前人传注的内容进行再注释。所以如此，缘于语言的迅速变化发展或前人传注得过于隐略。南朝经学家皇侃治《礼记》《论语》《孝经》等，均撰有"义疏"，惜多亡佚，今仅存《论语义疏》。唐代孔颖达等所撰五经"正义"虽在采集前人之说上有墨守失察之疵，但其承前启后的贡献，功不可没。

四、注释的术语

古人在注释书籍时，逐渐形成约定俗成的注释术语，每个术语都有其适用范围和特定含义，清代阮元主编的《经籍籑诂》把注释术语归纳为28种。常见的有以下几种。

1. 谓 用具体的概念解释抽象或宽泛的概念，多用"谓"字表示。被释词放在术语之前，训释词置于术语之后。

血菀于上。(《素问·生气通天论》)

王冰注："上谓心胸也。"

"血菀于上"的"上"，所指部位比较宽泛，而用"心胸"解释，则"上"所指部位就具体明确了。

2. 言 主要用来说明文意，概括中心思想或揭示修辞特点。基本格式也是被释词在前，释词在后。例如：

热在皮肤，寒在骨髓也。(《伤寒论·辨太阳病脉证并治上》)

成无己注："皮肤言浅，骨髓言深；皮肤言外，骨髓言内。"

成氏注释揭示原文的文义，故用"言"字表示。

3. 某，某也 用于互训，有时也用来破读(即破释通假)。例如：

味过于甘，心气喘满，色黑，肾气不衡。(《素问·生气通天论》)

王冰注："衡，平也。"

高梁之变，足生大丁。(《素问・生气通天论》)

王冰注："高，膏也。梁，粱也。"

冬三月之病，在理已尽。(《素问・阴阳类论》)

王冰注："理，里也。"

第一句中"衡，平也"是用于"互训"。后两句注释皆是用来表示假借的关系。

4. 犹　用在近义词互相解释或用引申义解释本义，多用"犹"字表示。被释词放在术语之前。例如：

此荣气之所舍也。(《素问・疟论》)

王冰注："舍犹居也。"

"舍"与"居"是近义词，近义词互相解释，故用"犹"字表示。

5. 貌　一般用在动词或形容词之后，以说明人或事物的性质和状态。格式近似于现代的"……的样子"。例如：

肾疟者，令人洒洒然。(《素问・刺疟》)

王冰注："洒洒，寒貌。"

无击堂堂之陈。(《太素・量顺刺》)

杨上善注："堂堂，兵盛貌。"

例句中"洒洒""堂堂"均是形容词，"貌"字分别放在它们的后面，意为"寒冷的样子""旺盛的样子"。

6. 之言、之为言　这是用于声训的术语。一般用同音或有双声、叠韵关系的词进行训释。段玉裁说："凡云之言者，皆通其音义以为训诂，非如读为之易其字，读如之定其音也。"例如：

膳夫上士二人。(《周礼・天官・冢宰》)

郑玄注："膳之言善也。"

"膳"与"善"音同，故以"善"释"膳"。

7. 当为、当作　这是用于勘误的常用术语。一般用于校正文献中的错字。例如：

恶气发，风丽不节，甘露不下，则菀藁不荣。(《太素・顺养》)

杨上善注："菀藁当为宛槁。宛，痿死；槁，枯也。"

8. 读为、读作　这是用以"破读"(又称"读破")的常用术语，有注明通假的作用。一般用本字注释通假字，使词义也得到解释。段玉裁对此的说明："读为、读作者，易之以音相近之字。"

凡痹之类，逢寒则虫，逢热则纵。(《素问・痹论》)

于鬯注："虫当读为痋。"

小腹急痛，泄如下重。(《难经・十九难》)

滑寿注："如，读为而。"

厌之令人呼噫嘻。(《素问・骨空论》)

吴崑注："厌读作压。"

第一句中"虫"是通假字，"痋"为本字，故"虫"读为"疼"("痋"即"疼")。第二句中"如"是通假字，"而"是本字，故用"读为"表示。第三句中"厌"是通假字，"压"是本字，故用"读作"表示。

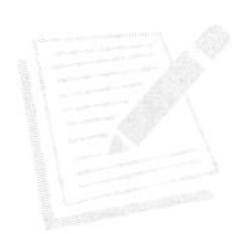

中篇

历代养生文献通论

第五章
先秦两汉时期中医养生文献

第一节 概 述

一、书目载录与文献概况

先秦两汉时期，是中医药学萌芽、发展与奠基的时期。以先秦诸子百家的哲学思想为指导，结合长期的医疗实践与经验总结，中医药学逐渐形成了较为完整的理论体系，而中医养生学也随之产生并慢慢发展起来。以先秦哲学为基础，以中医药理论为指导，以医疗实践为检验标准，这一时期的中医养生学开始形成自身的初步理论与方法流派，还出现了较早的养生专论专著。《汉书·艺文志》著录的36部医著中，属于房中养生类的有8种、神仙养生类的有10种，共18种，占总著录的1/2。医经及经方类著作中也有不少养生内容。

二、主要养生家及其著作

《汉书·艺文志》所著录的养生著作多已亡佚。现存的养生文献，主要有《黄帝内经》《老子·河上公注》、西汉刘安的《淮南子》，先秦典籍《周易》《老子》《庄子》《管子》《吕氏春秋》也有较为深入的有关养生方面的论述。此外，先秦时期的《尚书》《左传》《国语》《列子》《论语》《孟子》《荀子》《礼记》，西汉董仲舒的《春秋繁露》，东汉王充的《论衡》、荀悦的《申鉴》、张仲景的《伤寒杂病论》，也都有散在的养生论述。两汉之际，道教成为有组织的独立宗教，大量道教经典也随之涌现，其中也有丰富的养生内容，如《黄帝九鼎神丹经诀》《九转流珠神仙九丹经》《太清金液神丹经》《三十六水法》，以及《周易参同契》《老子想尔注》《太平经》等。

除上述著作外，现代考古研究还发掘出大量的医学出土文献，其中就有不少养生方面的著作。如马王堆汉墓出土医书中，《导引图》是我国现存最早的医疗体操图，《却谷食气》是我国迄今发现最早的气功导引专著，《养生方》《杂疗方》载有不少养生保健的方药，《脉法》记述了一定的养生保健经验，《合阴阳》《十问》《天下至道谈》则详述了养生法和房中术。又如张家山汉墓出土医书中，《脉书》作为我国现存最早的疾病证候学专书，也有关于养生方面的论述；《引书》则是讨论古代导引术的专书，对后世养生学的发展具有一定的影响。

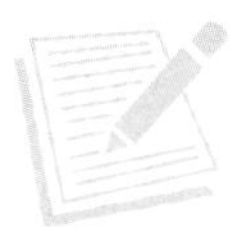

三、养生文献主要特点

总体而言，这一时期的养生文献具有如下特点：

（一）基于诸子思想，名正理顺

西周金文“万年眉寿”“眉寿永年”“眉寿无疆”的出现，表明追求健康长寿的养生思想已逐渐形成。春秋战国时期诸子百家对于养生的论述，则成为后世中医养生学的重要理论来源。

《周易·既济》“君子以思患而豫防之”，既是较早的预防思想论述，也可视为养生思想的源头。《庄子·庚桑楚》“愿闻卫生之经而已矣”与《庄子·养生主》“得养生焉”，则是“卫生”“养生”概念的最早出处。《吕氏春秋·本生》进一步阐发了养生的含义：“始生之者，天也；养成之者，人也。能养天之所生而勿撄之谓天子。”《淮南子·原道训》综合前人论述，提出了养生的原则：“是故圣人将养其神，和弱其气，平夷其形，而与道沉浮俯仰。”

《管子》有关精气理论的论述，为中医养生学提供了哲学基础。如《管子·内业》云“凡人之生也，天出其精，地出其形，合此以为人，和乃生，不和不生”，又云“精存自生，其外安荣，内脏以为泉源，浩然和平，以为气渊，渊之不涸，四体乃固，泉之不竭，九窍遂通”，指出精气既是人的生命之源，也是维持人体正常生理活动的根本。

《黄帝内经》以先秦诸子的哲学思想，尤其是道家思想为基础，建立了中医学理论体系，也构建了中医养生学的理论基础。如《素问·上古天真论》云“上古之人，其知道者，法于阴阳，和于术数，食饮有节，起居有常，不妄作劳，故能形与神俱，而尽终其天年，度百岁乃去”，即概括了养生注意事项。

（二）强调整体观念，以和为贵

《老子》“道生一，一生二，二生三，三生万物。万物负阴而抱阳，冲气以为和”的论述，展现了中国古人关于万物关系的哲学思考。这一思想后经庄子发展，成为“天人合一”的思想体系。而这一哲学思想，也奠定了中医养生学强调整体观念、以和为贵的原则。

如《老子》云“人法地，地法天，天法道，道法自然”，从“无为”的角度阐发人与自然的关系，主张人应当与自然融为一体，更好地体悟和适应自然规律。《管子·五行》也指出“人与天调，然后天地之美生”。所以，这一时期的养生文献都反映出对于自然环境的重视。如《诗经·大雅·公刘》“陟则在巘，复降在原”的诗句，《左传·成公六年》“土薄水浅，其恶易觏”“土厚水深，居之不疾”的论断，都体现了古人对于居住环境的重视。《吕氏春秋·尽数》还详述了水源的重要性：“轻水所，多秃与瘿人；重水所，多尰与躄人；甘水所，多好与美人；辛水所，多疽与痤人；苦水所，多尪与伛人。”

除了被动选择，古人也学会主动改善自然环境。如《周礼·夏官》“四时变国火，以救时疾”，郑玄注云“春取榆柳之火，夏取枣杏之火，季夏取桑柘之火，秋取柞楢之火，冬取槐檀之火”，即根据季节变化来选择燃料，以祛疾防疫。《诗经·国风·豳风·七月》“二之日凿冰冲冲，三之日纳于凌阴，四之日其蚤，献羔祭韭”，则叙述了周人采冰纳凉的活动。

除了强调人与自然的统一，这一时期的养生文献也认识到人体的身心是一个整体。《周易·乾卦》“君子终日乾乾，夕惕若厉，无咎”“亢龙有悔，盈不可久也”“天行健，君子以自强不息”的文字表述，既是对于个人品行修养的要求，也体现了修身与养性之间的密切关系。又如《论语·雍也》“知者乐，仁者寿”、《礼记·中庸》“大德……必得其寿”、《韩非子·解老》“行端直，则无祸害，无祸害，则尽天年”、《淮南子·泰族训》“神清志平，百节皆宁，养性之本也”等，都强调了身心统一在养生方面的重要性。

在诸子思想的基础上，结合中医学理论与实践，《黄帝内经》总结出“恬淡虚无，真气从之，精神内守，病安从来”“阴平阳秘，精神乃治”等养生准则。

（三）肇创多种方式，流派发端

除了理论阐发，这一时期还形成了情志、导引、房中、饮食、服食等具体的养生方法，成为后世诸多养生流派的肇始。

《老子》“圣人之治，虚其心，实其腹，弱其志，强其骨”“塞其兑，闭其门，终身不勤”的论述，强调了恬淡寡欲对于养生的重要性，从而启迪了后世情志养生。《管子·内业》“思索生知，慢易生忧，暴傲生怨，忧郁生疾，疾困乃死”的论述，则进一步分析了精神因素对于人体的具体影响。《荀子·君道》“血气和平，志意广大”，强调了身心的相互作用。《吕氏春秋·至忠》“齐王疾痏，使人之宋迎文挚”的记载，表明情志疗法在战国时期已初露端倪。《黄帝内经》集汉以前医学之大成，在形神关系上也进行了系统和详细的阐发，为后世情志养生奠定了基础。

《庄子·刻意》云“吹呴呼吸，吐故纳新，熊经鸟申，为寿而已矣。此导引之士，养形之人，彭祖寿考者之所好也”，最早使用了导引一词。《吕氏春秋·古乐》“昔陶唐氏之始，阴多，滞伏而湛积，水道壅塞，不行其原，民气郁阏而滞著，筋骨瑟缩不达，故作为舞以宣导之”，对导引术的产生进行了分析。《汉书·艺文志》载录的《黄帝杂子步引》12卷和《黄帝岐伯按摩》10卷，当是成书于汉初的导引著作。马王堆汉墓出土的《导引图》，所载方法既可强身健体，也能够防病治病；《却谷食气》论述了导引行气的方法和四时食气的宜忌。张家山汉墓出土的《引书》，详述了各种导引动作，并阐发四季养生之道与养生理论。《三国志·华佗传》记载的华佗“五禽之戏”，成为后世重要的导引功法之一。

《汉书·艺文志》“房中者，情性之极，至道之际，是以圣王制外乐以禁内情，而为之节文。传曰：‘先王之作乐，所以节百事也。’乐而有节，则和平寿考”，阐发了古人对于房中养生的正确态度。马王堆汉墓出土的《合阴阳》《十问》《天下至道谈》，即是房中术的专著，《合阴阳》集中讨论了阴阳交合之事，《十问》以问答形式讨论了10个养生保健问题，《天下至道谈》详述了两性生活的“七损八益”。这些论述，对后世房中养生产生了重要影响。

西周时期，人们对饮食卫生日益重视。《周礼·天官》对四时肉类的品种、调味的宜忌、各种饮食的服食方法以及食物的搭配等都做了要求，并记载当时出现了“掌和王之六食、六饮、六膳、百馐、百酱、八珍”的食医，主管帝王饮食卫生。至春秋时期，《论语·乡党》“食不厌精，脍不厌细”的论述，对饮食要求做了进一步阐发。战国著作《吕氏春秋·本味》记载了丰富的饮食品种，保存了我国也是世界上最古老的烹饪理论。这些论述，对后世饮食养生产生了重要影响。

先秦文献《山海经》包含了丰富的药物学知识，书中药物按功用可分为治疗类、预防类及具有治疗和预防双重作用的药物，反映出春秋时期，人们已经形成服食药物来预防疾病的做法。之后的《神农本草经》，集东汉以前药物学之大成，其“上药一百二十种为君，主养命以应天，无毒，多服久服不伤人。欲轻身益气不老延年者，本《上经》”的论述，体现了当时人们重视养生、服食方法盛行的社会状态。此外，《汉书·艺文志》著录的“《汤液经法》三十二卷”，虽已亡佚，但其内容在于服食补益和养生延年，体现了道家重视养生的思想。马王堆汉墓出土的《养生方》《杂疗方》，载有不少补益养生的方剂，反映了西汉以前养生方药的发展状况。这些论述，对后世

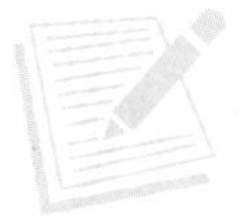

服食养生也产生了重要影响。

第二节 重要著作介绍

一、《周易》

《周易》是传统经典之一，后世尊为“群经之首”“大道之源”。“周”，指周普、普遍，即易道广大而无所不包；又指周朝。“易”，即变易，东汉郑玄认为“易一名而含三义：易简一也，变易二也，不易三也”，即概括了宇宙万物的存在状态。“周易”之名称表明，该书是一部诠释万物变化规律的哲学著作。全书内容包括《经》和《传》两个部分。现代学术界一般认为，《经》部成于周初，《传》部成于战国时期。

《经》部包括六十四卦及相应的卦辞、爻辞。六十四卦由八卦两两相重构成，故八卦是最基本的卦象，代表了八种自然物：乾为天、坤为地、震为雷、巽为风、艮为山、兑为泽、坎为水、离为火。六十四卦，每一卦都由卦画、卦名、卦辞、爻辞组成，其中卦辞、爻辞是对卦的含义剖析、吉凶判断。

《传》部包含《彖传》上下、《象传》上下、《系辞传》上下、《文言传》《说卦传》《序卦传》《杂卦传》，共 7 种 10 篇，又称为“十翼”。《传》部文字是现存最早、最系统的对《经》部的注释文献，从抽象意义上对六十四卦进行了理论概括与深入阐发：首先从宇宙宏观角度，总结了八卦及六十四卦体现的天地阴阳变化规律；其次从阴阳的角度，结合卦的含义及爻所处的位置，对具体的卦辞、爻辞进行解释；最后，从整体上对六十四卦进行串解，揭示卦与卦之间、卦象与卦辞之间、爻象与爻辞之间、卦与爻之间的内在联系，使之展现为一个有机整体。

作为古代汉民族思想、智慧的结晶，《周易》在中国传统自然哲学与人文实践中都占据极其重要的地位，成为后世学者的理论根源。该书内容极其丰富，对中国几千年来的政治、经济、文化等各个领域都产生了深刻的影响，对中医养生学的发展也起到了重要的推动作用。其成就及特点，约略可以概括为以下几个方面。

一是提出养生主张。《象传·既济》“君子以思患而豫防之”，率先提出了预防思想，强调未雨绸缪，早做准备。《艮卦》中诸如“艮其趾，无咎。利永贞”的论述，则专讲养身，要求注意保护身体各部位，体现了古人防微杜渐的意识，对于已有问题要及早解决，不可放任不管。这些思想，对于后世养生思想的建立具有重要的启示意义。

二是阐发养生理论。《系辞传》“生生之谓易”，可谓《周易》对于宇宙万物存在状态的高度概括。这一概括可以从天地与万物两个方面来理解：首先，天地本身的生命运动是一种生生不息的过程，如《象传·乾》“天行健”、《象传·坤》“地势坤”所言，都表明天地本身处于不断发展的状态；其次，天地在自身运动的基础上，成为化育万物的本原，如《系辞传》“天地之大德曰生”、《序卦传》“有天地，然后万物生焉”所言。生，既是天地自身的生命运动，同时又是天地的根本德能，天地以其本身的特性展开了一个永恒不息的生成万物的运动。具体而言，天地对于万物的生成各有分工，即天主生化而地主长育，如《系辞传》“乾知大始，坤作成物”、《彖传·乾》“大哉乾元，万物资始，乃统天。云行雨施，品物流形”、《彖传·坤》“至哉坤元，万物资生，乃顺承天。坤厚载物，德合无疆”。上述关于天地万物运动化生的论述，成为后世学者理解生命现象的重要依据，也为中医养生理论提供了理论源泉。

三是概述养生方式。基于对天地万物的认识，《周易》还提出了较为具体的与养生有关的行

为准则。如《系辞传》“夫乾，其静也专，其动也直，是以大生焉。夫坤，其静也翕，其动也辟，是以广生焉”、《文言传·乾》“夫大人者，与天地合其德，与日月合其明，与四时合其序，与鬼神合其吉凶。先天而天弗违，后天而奉天时，天且弗违，而况于人乎”，强调顺应自然，遵循天地变化之道。如《乾卦》“潜龙，勿用”、《彖传·丰》“日中则昃，月盈则食，天地盈虚，与时消息，而况于人乎”、《彖传·艮》“艮，止也。时止则止，时行则行，动静不失其时，其道光明”，强调审时度势，不妄作劳。如《象传·蹇》“君子以反身修德”、《文言传·坤》“积善之家必有余庆，积不善之家必有余殃”、《系辞传》“履，德之基也；谦，德之柄也；复，德之本也；恒，德之固也；损，德之修也；益，德之裕也；困，德之辨也；井，德之地也；巽，德之制也”，强调修身养性的重要性，养生先要立德。又如《需卦》“需于酒食，贞吉”，则指出了饮食对于身体的重要性。

由于《经》部成书早于《传》部，故《周易》的初期传本表现为经传分离的形式。西汉末，始有学者将《传》部文字进行分割，附到《经》部相应的地方，如西汉费直，东汉郑玄，三国曹魏王弼，唐代孔颖达、李鼎祚等学者均采取这样的编次方法进行整理研究。至宋代，许多易学家倾向恢复经传分离的编次，即保持《周易》经传不相混杂的原貌，如吕祖谦、朱熹等人。现今通行的版本是清代阮元所刻《十三经注疏》中的《周易正义》，其编次属于经传混合的方式，《传》部文字凡是解释卦爻辞的部分均放到对应的《经》部地方，凡属于总论或无法分割的部分，则放在《传》部。

二、《老子》

《老子》即《道德经》，分为《道经》《德经》两篇，初不分章，后世分为81章，是春秋时期老子的哲学著作，也是先秦道家哲学思想的重要来源。

老子（约公元前571—前471），李姓名耳，字聃，一字伯阳，春秋末期人。中国古代著名的思想家、哲学家，道家学派的创始人和主要代表人物。据《史记·老子韩非列传》记载，老子为楚国苦县（一般认为在今河南省鹿邑县）厉乡曲仁里人，曾任周王朝管理图书的史官，博古通今，见解非凡。孔子曾向其问礼，以求知礼乐之源、明道德之要。约公元前485年，老子鉴于周王朝的日趋衰败，决定出函谷关外四处云游。时任函谷关长官的尹喜不忍老子之学后继无人，便恳请其留下一部著作，于是老子作五千言以赠之，这就是流传后世的《老子》。

《老子》主题思想为“道法自然”，体现了中国古人的一种世界观和人生观。“道”可以理解为宇宙之道、自然之道，是《老子》一书中最抽象的概念范畴，代表了天地万物生成的本源。“德”可以理解为“道”在人文伦常领域的发展与表现，亦即人的行为规范。《老子》关于“道”“德”的阐述，大致可分为三个层次：哲学上，《老子》指出“道”是天地万物之始，并蕴藏于天地万物之中，阴阳的对立与统一是万物的本质体现，物极必反则是万物演化的必然规律；伦理上，《老子》主张淳朴、无私、清静、谦下、贵柔、守弱等因循自然的德行；政治上，《老子》主张对内无为而治、不生事扰民，对外和平共处、反对战争与暴力。

《老子》文简而意博，理奥而趣深，其以“道”“德”立论，针对修身治国等多方面，展开深入探讨，开启后世“内圣外王”之学，对先秦诸子的文化思想，以及后世中国的哲学、科学、政治、宗教等，都产生了深远影响，在养生学术史上也留下了浓墨重彩的一笔。其成就及特点，约略可以概括为以下几个方面。

一是重视未病先防。《老子》十分注重防患于未然，主张于祸乱发生之前就应警惕提防，并采取相应的措施。如《第六十四章》云：“其安易持，其未兆易谋；其脆易泮，其微易散。为之

于未有，治之于未乱。合抱之木，生于毫末；九层之台，起于累土；千里之行，始于足下。”《老子》指出要预见危害的来临，要及时观察到微小的征兆。又如《第五十章》云：“盖闻善摄生者，路行不遇兕虎，入军不被甲兵；兕无所投其角，虎无所用其爪，兵无所容其刃。夫何故？以其无死地。”《老子》明确提出，养生之人不应使自己陷于危险之境地，只有远离危险，才能避免灾祸的发生。

二是主张顺应自然。《第四十二章》云：“道生一，一生二，二生三，三生万物。万物负阴而抱阳，冲气以为和。”《老子》明确提出道是万物产生的根源。《第二十五章》云：“道大，天大，地大，人亦大。域中有四大，而人居其一焉。人法地，地法天，天法道，道法自然。”《老子》指出，人虽贵为四大之一，但也必须按照“道”的原则来生存，也就是说，人的一切活动包括养生，都必须遵循自然界的普遍规律。

如何顺应自然？《老子》给出的答案是无为而治。如《第三章》云：“为无为，则无不治。”《第六十四章》云：“为者败之，执者失之。是以圣人无为故无败，无执故无失。”但需要注意，《老子》所谓“无为”，并非无所作为，而是不应妄为、不应胡作非为。因此，养生之人，应当顺应天地自然的规律而积极地生活，不能恣意妄为。

三是强调静与柔弱。《老子》进一步提出了养生应当遵循的具体原则，其中最重要的是保持身心的静与柔弱。

关于静，如《第十六章》云：“致虚极，守静笃。万物并作，吾以观复。夫物芸芸，各复归其根。归根曰静，静曰复命。复命曰常，知常曰明。不知常，妄作凶。”《老子》指出万物皆有动静的变化，但其中静是动的归宿，因此更加强调静的重要性，避免妄动才符合万物生存的客观规律。因此，养生之人应时刻保持内心的清净，如《第四十五章》云：“清静为天下正。”受此影响，后世的许多养生方法，都强调练习者应该保持心理上的“致虚极，守静笃”；而诸如导引等养生方式，还要求身体的动作应缓慢匀速，呼吸应深长细匀，保持身心整体的相对安静状态。

关于柔弱，如《第四十章》“反者道之动，弱者道之用”、《第四十三章》“天下之至柔，驰骋天下之至坚”和《第七十六章》“人之生也柔弱，其死也坚强，万物草木之生也柔脆，其死也枯槁，故坚强者死之徒，柔弱者生之徒……强大处下，柔弱处上”。《老子》从万物的表现，尤其是人体的生死变化中，得出柔弱胜刚强的判断，进而提出了贵柔的思想主张。受此影响，后世的许多养生方法，诸如导引等，也都十分强调保持身体柔软的重要性。

四是崇尚少欲知足。《老子》还指出了养生的注意事项与禁忌。如《第十二章》云：“五色令人目盲，五音令人耳聋，五味令人口爽；驰骋畋猎，令人心发狂；难得之货，令人行妨。是以圣人为腹不为目，故去彼取此。”《老子》指出养生时，要避免被五色、五音、五味等过度的物欲所侵害，正确的养生之道，在于知足常乐，减少物欲。故《第十九章》“见素抱朴，少私寡欲”明确提出人应当保持内心的朴素，克制自身的欲望，这样才能保持身心的健康。又《第五十九章》云：“治人事天莫若啬。夫唯啬……可以长久；是谓深根固柢，长生久视之道。”《老子》指出养生之人须践行“啬”的要求。啬，即节俭、吝惜之意，养生之人应倍加珍惜自己的精神气血，才能固其本源、安享天年。

《老子》传本多采取注本的形式，历代为其注释者甚多，其中以河上公《道德经章句》、王弼《老子道德经注》最为著名与盛行。不同注本中的《老子》，文字也有所差异，现代通行本多采用王弼注本，字数为 5162 字。此外，马王堆汉墓出土有《老子》帛书甲乙本，保留了此书的较早面貌。

三、《庄子》

《庄子》又名《南华经》，33 篇，为战国中期庄子及其后学所著，是继《老子》之后的又一部道家思想代表作，与《周易》《老子》合称“三玄”。

庄子（约公元前 369—前 286），庄姓，名周，字子休（一说子沐），宋国蒙县（今河南商丘）人，战国中期思想家、哲学家和文学家，是继老子之后的道家学派重要代表人物，与老子并称老庄。

《庄子》认为，“道”是客观真实的存在，是宇宙万物的本源，无所不在；指出“道通为一”，“天地与我并生，而万物与我为一”，强调道在万物、万物平等、彼此齐同；还指出“通天下一气耳”，“人之生，气之聚也，聚则为生，散则为死”，认为一切事物都处在“无动而不变，无时而不移”的状态中，强调事物的自生自化。基于上述见解，《庄子》继承和发展了《老子》“道法自然”的观点，崇尚自然无为，强调返璞归真，其理想中的社会是“至德之世”，理想中的人应当逍遥自得，“安时而处顺”，“谨守而勿失”；同时，《庄子》还极力主张人性的解放与精神的自由。对于当时社会存在的诸多现象，《庄子》更进行了全方位、整体性的深刻批判。如反对“人为”，反对等级观念，蔑视礼法，鄙视荣华富贵、权势名利。

总体而言，《庄子》以寓言、重言、卮言为主要表现形式，深入阐发了庄子的哲学主张。其内容汪洋恣肆、瑰丽诡谲、睿智深刻、包罗万象，涉及哲学、政治、社会、艺术、宇宙、自然、生命等诸多方面，影响广泛而深远。在养生学术史上，《庄子》有关养生的一系列丰富而深刻的论述，成为后世养生理论与实践的重要源头，具有极为重要的意义。其成就及特点，约略可以概括为以下几个方面。

一是承袭《老子》思想，推崇无为。《庄子》将人视为自然界万物之一，如《秋水》“号物之数谓之万，人处一焉”，《德充符》“眇乎小哉！所以属于人也。謷乎大哉！独成其天”，都强调了这一思想。因此，《庄子》认为顺应自然才是养生的第一要义。而顺应自然，就应当无为而治，如《刻意》言“夫恬淡寂寞，虚无无为，此天地之平而道德之质也”，又言“若夫不刻意而高，无仁义而修，无功名而治，无江海而闲，不导引而寿，无不忘也，无不有也，澹然无极而众美从之，此天地之道，圣人之德也”，都体现了《庄子》无为而养生的主张，这一主张其实是对《老子》“道法自然”思想的继承与发扬。

如何无为而养生？《庄子》进行了深入论述。如《让王》言：“立于宇宙之中，冬日衣皮毛，夏日衣葛絺；春耕种，形足以劳动；秋收敛，身足以休息；日出而作，日入而息，逍遥于天地之间而心意自得。”《庄子》指出人的起居生活，应当遵循天地自然的四时阴阳变化之规律。又如《养生主》言：“臣之所好者道也，进乎技矣……依乎天理，批大郤，导大窾，因其固然……彼节者有间，而刀刃者无厚，以无厚入有间，恢恢乎其于游刃必有余地矣。”《庄子》用庖丁解牛的寓言，形象地阐释养生之道，指出人的行为应当顺乎自然，谨慎避免与外界事物产生各种矛盾与冲突，才能达到养生全身的目的。

二是重视形神一体，名法兼备。总体而言，《庄子》对于养生的论述，较《老子》更加具体、深入与丰富，不仅确立了一些专业术语，也对养生的原则、层次和具体方式进行了阐发。

后世养生学的常用术语导引、卫生、养生，均出自《庄子》，如《刻意》“此导引之士，养形之人”、《庚桑楚》“愿闻卫生之经而已矣”、《养生主》“吾闻庖丁之言，得养生焉”。

《养生主》“缘督以为经，可以保身，可以全生，可以养亲，可以尽年”的论述，总结了《庄子》的养生原则与层次划分。其中，“缘督以为经”，即顺中以为常，概括了养生原则；保身、全

生、养亲、尽年，则代表了养生的四个层次。

同时，《达生》“弃事则形不劳，遗生则精不亏。夫形全精复，与天为一”的论述，体现了《庄子》形神一体的养生观念，指出养生不等同于养形，还应重视精神的调节，只有达到“形全精复”的状态，才真正做到了保身全生。

基于上述内容，《庄子》提出了许多具体的养生方法。

如养形方面：《刻意》言“吹呴呼吸，吐故纳新，熊经鸟申”，指出养生以呼吸与运动为基本方法，可以增强体质、延长寿命，后世各种吐纳与导引功法均源于此；《大宗师》言“古之真人……其息深深，真人之息以踵，众人之息以喉”，提出“踵息”一法，类似于后世的深呼吸；《养生主》言“缘督以为经”，启发了后世养生家对于督脉的重视，如以太极拳为代表的各类拳法，多强调腰脊的运动要领。

又如养神方面：《人间世》言“若一志，无听之以耳而听之以心，无听之以心而听之以气，听止于耳，心止于符，气也者，虚而待物者也，唯道集虚，虚者，心斋也”，提出“心斋”一法，强调养生应摒除杂念，使心境虚静纯一；《大宗师》言“堕肢体，黜聪明，离形去知，同于大通，此谓坐忘”，提出“坐忘”一法，倡导去知去欲，达到大通的精神状态。

又如起居方面，《达生》言“人之所取畏者，衽席之上，饮食之间，而不知为之戒者，过也”，指出正常需求和适当欲望是人的自然本性，能使人生活愉悦、身体健康，但过度追逐、贪得无厌，则必将危害生命，故养生必须节制物欲。

《庄子》自成书以来，即受到广泛关注，相关记载亦见诸史册。如《史记》言庄子“著书十余万言”，《汉书·艺文志》载“《庄子》五十二篇”。魏晋之后，学者纷纷对《庄子》进行校勘注释，而以西晋郭象的注本最为流行，现今所传《庄子》，即是经郭象删改之后的版本，分内篇、外篇、杂篇三部分。其中，内篇包括《逍遥游》《齐物论》《养生主》《人间世》《德充符》《大宗师》《应帝王》7 章，外篇包括《骈拇》《马蹄》《胠箧》《在宥》《天地》《天道》《天运》《刻意》《缮性》《秋水》《至乐》《达生》《山木》《田子方》《知北游》15 章，杂篇包括《庚桑楚》《徐无鬼》《则阳》《外物》《寓言》《让王》《盗跖》《说剑》《渔父》《列御寇》《天下》11 章。

四、《管子》

《管子》76 篇，战国时期齐国稷下学者托名管仲所著，属于黄老道家学派的文集汇编，也较多地保留了管仲的政治、经济思想及与管仲相关的历史资料。

管仲（约前 723—前 645），姬姓，管氏，名夷吾，字仲，颍上（今安徽颍上县）人。中国古代著名的政治家、军事家、经济学家、哲学家，春秋时期法家代表人物。管子助齐桓公称霸诸侯，孔子赞曰：“桓公九合诸侯，不以兵车，管仲之力也，如其仁！如其仁！”（《论语·宪问》）

《管子》内容博大精深，以黄老道家思想为基础，广采法家、儒家、阴阳家、名家、兵家和农家的观点，集中反映了黄老之学道法结合、兼容并包的特点。政治上，《管子》提出了较为具体的治国方案：既肯定刑法的基础作用，又重视道德教育的社会意义；既强调以君主为核心的政治体制，又倡导农工商业的均衡发展；既采取雄奇的霸道之策，又坚持正义的王道理想。哲学上，《管子》将各家思想有机结合，既为法家主张奠定了哲学基础，又将道家思想落实于社会实践，既纠正了法家忽视道德人心的倾向，又弥补了儒家缺乏政治经验的不足；从而在理论上解决了儒、法、道诸家之间的分歧，形成了理论上可以融合百家的黄老学说。

《管子》不仅在学术思想史上具有不可抹杀的重要地位，更被视为先秦时期治国平天下的大经大法。此外，基于“以人为本”的主张，《管子》还十分关注医学与养生，其《幼官》《枢言》

《中匡》《戒》《心术》《白心》《水地》《五行》《内业》《形势解》等篇都论述了深刻的养生思想，在养生学术史上意义重大。其成就及特点，约略可以概括为以下几个方面。

一是首倡精气学说。《管子》最早提出了较为系统的精气学说。《内业》"精也者，气之精者也"，指出精气是气之精华，较气更为精微；"凡物之精，比则为生，下生五谷，上为列星，流于天地之间，谓之鬼神，藏于胸中，谓之圣人"，则明确指出天地万物皆由精气而生；"凡人之生也，天出其精，地出其形，合此以为人，和乃生，不和不生"，更进一步说明，人作为天地万物之一，同样是由精气构成的。

既然人由精气构成，精气必然对人体有着至关重要的影响。《心术下》"气者，身之充也"，指出精气充满人体；《枢言》"有气则生，无气则死，生者以其气"，强调精气与人的生死息息相关；《内业》"精存自生，其外安荣，内藏以为泉原，浩然和平，以为气渊，渊之不涸，四体乃固，泉之不竭，九窍遂通，乃能穷天地，被四海"，"气道乃生，生乃思，思乃知，知乃止矣"，进一步指出精气是人体正常生理活动的源泉，维持着人体相对的稳定平衡，并且影响着人的思维活动。

《管子》有关精气学说的论述，成为后世中医学理论体系的重要内容，也为中医养生学奠定了相应的理论基础。

二是融合阴阳五行。《管子》吸取了以往阴阳说与五行说的基本思想，将二者有机地融为一体，建立了较为完整的阴阳五行学说。

不仅如此，《管子》还将自然界的阴阳五行与人体功能系统进行深入联系。如《水地》言："五味者何？曰五脏。酸主脾，咸主肺，辛主肾，苦主肝，甘主心。五脏已具，而后生五内，脾生隔，肺生骨，肾生脑，肝生革，心生肉。五内已具，而后发为九窍。脾发为鼻，肝发为目，肾发为耳，肺发为口，心发为下窍。"这段论述建立了以五脏为主的人体功能系统，运用阴阳五行的归类方法，将人体的脏器分为五类，以与木、火、土、金、水五行相配合，展现了《管子》对于人体脏器之间相互联系的整体认识。

《管子》有关阴阳五行与人体的论述，对中医学产生了重要的启示意义。之后，《黄帝内经》将阴阳五行理论引入医学，建立了更加完善的体系，也成为后世中医养生学的重要理论基础。

三是列举养生方式。《白心》"欲爱吾身，先知吾情，君亲六合，以考内身，以此知象，乃知行情，既知行情，乃知养生"，强调了养生的重要性，倡导人们学习爱身之道。《中匡》"顺天之道，必以善终者也"，则继承老子的道法自然主张，强调顺应自然是养生的基本原则。《心术下》"心安，是国安也，心治，是国治也"，更是将以"心安""心治"为代表的养生，上升到安国、治国的高度。此外，《管子》中还记载了许多具体的养生方式。

如环境方面，《五行》"人与天调，然后天地之美生"，指出人体的状态与自然环境密切相关。《禁藏》"当春三月，萩室熯造，钻燧易火，杼井易水，所以去兹毒也"，指出春季应当改换火种，重启灶火，挖除井中的积垢淤泥，引出新水，强调人对自然环境的能动作用。

如四时方面，《幼官》把一年分为五个时节，即五和时节、八举时节、七举时节、九和时节、六行时节，分别与自然五行相配合，还提出顺应四时的养生之法，要求君主按照四时更替，变换衣着、饮食、器具等，启发了后世顺应四时的养生思想。

如起居方面，《形势解》"起居时，饮食节，寒暑适，则身利而寿命益。起居不时，饮食不节，寒暑不适，则形体累而寿命损"，明确了日常起居正确与否的重要性，认为人们应当遵循自然的客观规律，从日常生活做起，维护自身的生命健康。又如《内业》云："凡食之道：大充，伤而形不臧；大摄，骨枯而血冱。充摄之间，此谓和成，精之所舍，而知之所生，饥饱之失度，

乃为之图。饱则疾动，饥则广思，老则长虑。饱不疾动，气不通于四末；饥不广思，饱而不废；老不长虑，困乃速竭。”这段文字深刻论述了饮食应以适度为原则，才能滋补身体，荣养精神气血；如果饥饱失节，就必须尽快应对，避免对身体造成持续的伤害，否则将百病丛生，轻则害身，重则毙命。

如精神方面，《内业》“凡心之刑，自充自盈，自生自成；其所以失之，必以忧乐喜怒欲利”，“凡人之生也，必以其欢，忧则失纪，怒则失端，忧悲喜怒，道乃无处”，指出忧乐喜怒等情志的改变，会影响人体的心神与生机，导致病变。因此，必须保持精神的静与定才能使身体健康，百病不起，如《内业》所说“心能执静，道将自定……节欲之道，万物不害”，“能正能静，然后能定。定心在中，耳目聪明，四肢坚固，可以为精舍”。而欲想保持精神的静与定，就必须减少物欲的干扰，如《心术上》所说“虚其欲，神将入舍。扫除不洁，神乃留处”，“去欲则宣，宣则静矣，静则精，精则独立矣。独则明，明则神矣”。

《汉书·艺文志》载“《管子》八十六篇”。现存《管子》分为《经言》《外言》《内言》《短语》《区言》《杂篇》《管子解》《管子轻重》8部，实存76篇。北宋杨忱刻本为现存最早刻本，藏于国家图书馆。明万历十年（1582）赵用贤刻《管韩合刻》本《管子》，以杨忱刻本为基础，详加校订，是明代最为通行的版本。清代学者注重《管子》的校雠与训释，而以戴望《管子校正》影响最大。

五、《吕氏春秋》

《吕氏春秋》（又名《吕览》），26卷，由战国末期秦国丞相吕不韦主持编纂，公元前239年左右完成，是中国历史上第一部有组织、按计划编写的文集。

吕不韦（约前292—前235），姜姓，吕氏，名不韦，卫国濮阳（今河南省濮阳西南）人，战国末期著名商人、政治家、思想家。其居秦国相位之时，为扩大自身影响，而广招门客著言立说，终成《吕氏春秋》一书。

《吕氏春秋》共26卷，20余万字，分为十二纪（每纪5篇，共60篇）、八览（每览8篇，其中《有始览》缺1篇，共63篇）、六论（每论6篇，共36篇），另有《序意》1篇，合160篇。十二纪为全书大旨，分为春纪、夏纪、秋纪、冬纪；春纪论述养生之道，夏纪论述教学道理及音乐理论，秋纪论述军事问题，冬纪论述人之品质；虽论人世，却又与春生、夏长、秋杀、冬藏的自然变化相应。八览包括有始、孝行、慎大、先识、审分、审应、离俗、恃君，内容涉及宇宙、人道、治国，围绕价值观念、人际关系、个人修养展开讨论。六论包括开春、慎行、贵直、不苟、似顺、士容，围绕人的行为准则、社会事理展开讨论，并杂论各家学说。

总体而言，《吕氏春秋》以黄老道家思想为主体，依据天、地、人三个层次确定主题并展开论述，体现了道法自然的思想主张；又兼采阴阳、儒、墨、名、法诸家学术，形成了一套完整的国家治理学说，并试图归纳治乱存亡的客观规律，彰显寿夭吉凶的深层认识。

《吕氏春秋》内容广博，熔百家于一炉，启秦汉之先声。其对于养生的阐发，承袭了黄老道家“内圣外王”的思想特征，对于后世的养生学具有重要影响。其成就及特点，约略可以概括为以下几个方面。

一是效法天地的自然养生原则。《仲春纪·贵生》“圣人深虑天下，莫贵于生”，明确指出生命才是世间万物的重中之重，因而推崇养生之道。所谓养生，即“养天之所生而勿撄之”（《孟春纪·本生》）。

《季春纪·尽数》言：“天生阴阳寒暑燥湿，四时之化，万物之变，莫不为利，莫不为害。圣

人察阴阳之宜，辨万物之利，以便生。”《仲春纪·情欲》言：“秋早寒则冬必暖矣，春多雨则夏必旱矣……故古之治身与天下者，必法天地也。”这两段论述共同阐发了《吕氏春秋》的养生原则，即遵从天地自然的变化发展规律。

《吕氏春秋》在继承老庄“道法自然”养生思想的同时，更加重视人的主观能动性。如《孟春纪·本生》“始生之者，天也；养成之者，人也”即指出，虽然生命本身由天地赋予，但生命的保障和养护则需要人自己主动进行。《孟春纪·重己》“夫死殃残亡，非自至也，惑召之也。寿长至常亦然”，进一步指出，无论是疾病死亡还是健康长寿，都是由人自己的行为感召而来，强调了养生过程中人的主体地位，认为养生并非化入自然的消极无为，而是适应自然的积极实践，从而对老庄“道法自然”的思想进行了升华与发展。

二是身国一理的整体养生观念。《吕氏春秋》继承了老子的思想，将宇宙万物视为一个整体。如《仲夏纪·大乐》“万物所出，造于太一，化于阴阳”，《仲夏纪·大乐》“道也者，至精也……谓之太一”，阐发了“道”（即“太一”）是万物本源的宇宙认识论。

既然宇宙万物是一个整体，那么一身与一国自然密不可分。因此，《吕氏春秋》明确提出“夫治身与治国，一理之术也”（《审分览·审分》）的主张，并以先圣王的事例进行说明，“昔者先圣王，成其身而天下成，治其身而天下治”（《季春纪·先己》），从而得出结论“凡事之本，必先治身”（《季春纪·先己》）。

《吕氏春秋》所谓的“治身”内容十分丰富，而其中很重要的一项内容是“养生”。“治国”必先“治身”，“治身”以“治国”为最高目标，这一逻辑演绎，将人们对“养生”的认识，从狭隘的生命养护，升华到修身齐家治国平天下的高度。这是继管子之后，对养生的价值与意义进行的又一次深刻而充分的阐发。

三是多管齐下的综合养生方法。《吕氏春秋》所载养生具体内容十分丰富，涉及起居、运动、精神、音乐等多个方面。

起居方面，《吕氏春秋》对人的衣食住行都进行了阐发，尤其对于饮食论述详尽。如《孟春纪·重己》指出应及时调整衣着，避免寒热变化导致气血不畅。《孟春纪·本生》强调贪恋美食醇酒有害健康；《士容论·审时》指出时令作物、健康作物的营养价值要远远高于其他作物；《季春纪·尽数》论述饮食应定时定量，倡导就餐时应心情愉悦、细嚼慢咽，并指出水质好坏对于人体健康有重要影响。《孟春纪·重己》指出居所应适宜，过分高大会导致阴阳失衡，病从而生。《孟春纪·本生》还指出人应当适度运动，养尊处优、不事劳作于身体无益。总之，饮食居处以适宜为最佳，故《开春论·开春》言：“饮食居处适则九窍百节千脉皆通利矣。”

运动方面，《吕氏春秋》鉴于“天为高矣，而日月星辰云气雨露未尝休也。地为大矣，而水泉草木毛羽裸鳞未尝息也”（《恃君览·观表》），而十分重视物质的运动。《恃君览·达郁》“精气欲其行也，若此则病无所居而恶无由生矣。病之留，恶之生也，精气郁也”，《季春纪·尽数》“流水不腐，户枢不蠹，动也。形气亦然，形不动则精不流，精不流则气郁”，都指出养生必须要保持身体内部精气的正常运行，如果精气郁结，则疾病乃起，并提出了著名的运动养生论断“流水不腐，户枢不蠹”。《士容论·上农》“非老不休，非疾不息，非死不舍”，更进一步强调了生命不息、运动不止的观点。

精神方面，《季春纪·尽数》“精神安乎形，而年寿得长焉”，《季春纪·先己》“利身平静，胜天顺性。顺性则聪明寿长，平静则业进乐乡”，均指出长寿的关键在于保持精神平静、性情顺达。《季春纪·尽数》“大喜、大怒、大忧、大恐、大哀，五者接神，则生害矣”，告诫人们切忌情绪上的大起大落，应保持内心的平和。《孟春纪·本生》“圣人之于声色滋味也，利于性则取

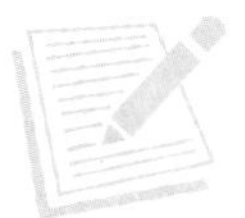

之，害于性则舍之，此全性之道也"，指出情与欲是人正常的生理需求，但不能贪恋放纵，应做到有所节制、有所取舍。《孟春纪・本生》"物也者，所以养性也，非所以性养也"，更进一步告诫人们不要因追逐外物而忽视自身性命。

音乐方面，《仲夏纪・大乐》"音乐之所由来者远矣，生于度量，本于太一。太一出两仪，两仪出阴阳。阴阳变化，一上一下，合而成章"，将音乐的产生与"道"联系起来，体现了《吕氏春秋》对于音乐功能的重视。《仲夏纪・大乐》"形体有处，莫不有声。声出于和，和出于适……凡乐，天地之和，阴阳之调也"，《仲夏纪・适音》"乐之务在于和心，和心在于行适"，更指出平和适度之音乐，能陶冶性情、平正人心，内可育神养生，外可教化民风。

《吕氏春秋》成书较早，传世版本多为评本、校注本或节选本。汉代高诱的《吕氏春秋训解》是流传至今最重要的注释本。高注本的宋代刊本如北宋余杭镂本，后世皆不复见。元代刊本最主要的有刘贞刊本，影响较大，明以后多据此本翻刻。清代以乾隆五十三年（1788）毕沅校正本最为重要。

六、《黄帝内经》

《黄帝内经》，简称《内经》，是中国医学发展史上影响最大的医学理论性典籍，全面总结了秦汉以前的医学成就，标志着中医学理论体系的初步建立。

一般认为，《黄帝内经》约成书于战国至秦汉时期，非出自一时一人之手笔，而是无数医家的临床经验与理论的概括总结，凝聚了前人的智慧。

《黄帝内经》的内容可划分为整体观念、阴阳五行、藏象经络、病因病机、诊法治则、预防养生和运气学说等多个方面。"整体观念"强调了人体本身与自然界是一个整体，同时人体结构和各个部分都彼此联系、互相影响；"阴阳五行"深入阐发事物之间对立统一、互相制约的关系；"藏象经络"主要研究人体五脏六腑、经络系统的生理功能、病理变化及相互关系；"病因病机"阐述了各种致病因素，及其作用于人体后的疾病发生发展机理；"诊法治则"论述中医诊断与治疗疾病的基本原则与方法；"预防养生"系统阐述了中医养生思想，是对防病经验的重要总结；"运气学说"研究自然界气候对人体生理、病理的影响，借以指导人们趋利避害。

《黄帝内经》的问世是中医学的一次飞跃，标志着中医学由经验积累阶段，上升至理论总结阶段。除医学理论外，《黄帝内经》还涉及天文学、地理学、心理学、社会学、哲学等多个领域，因而被誉为围绕生命问题而展开的百科全书。其有关中医预防养生的系统论述，奠定了中医养生学的理论体系，确立了中医养生原则，并一直指导着后世的养生实践活动。其成就及特点，约略可以概括为以下几个方面。

一是建立中医理论体系，阐释生命规律。《黄帝内经》认为"气"是宇宙万物的本原，而精气则是人体生命的起点。如《素问・金匮真言论》"夫精者，身之本也"，即指出精气是构成生命的原动力。又《灵枢・经脉》"人始生，先成精，精成而脑髓生。骨为干，脉为营，筋为刚，肉为墙，皮肤坚而毛发长，谷入于胃，脉道以通，血气乃行"，通过描绘胚胎生命的发展过程，进一步论证了精气为生命之本的学术主张。

《黄帝内经》认为五脏六腑是人体功能活动的中心。如《素问・灵兰秘典论》详细介绍了心、肝、脾、肺、肾、胃、胆、大肠、小肠等脏腑的生理作用，表明人体呼吸、循环、消化、排泄、生殖、免疫等功能，无不与五脏六腑相关，从而指出五脏六腑是维系人体生命的重要器官。《灵枢・本脏》"五脏者，所以藏精神血气魂魄者也，六腑者，所以化水谷而行津液者也"，则对脏腑功能进行了高度概括。

《黄帝内经》还指出，经络系统既是运行全身气血津液的通道，又将人体五脏六腑、四肢百骸、五官九窍连接为一个有机整体，故“能决死生，处百病，调虚实”（《灵枢・经脉》）；人体精神气血、五脏六腑、经络百骸的正常运行，遵循着阴阳平衡、五行制化的规律。

《黄帝内经》有关人体生命的上述理论，既构建起中医理论的学术体系，也奠定了中医养生学的理论基础。

二是强调中医防病思想，明确养生原则。《素问・四气调神大论》“圣人不治已病治未病，不治已乱治未乱，此之谓也。夫病已成而后药之，乱已成而后治之，譬犹渴而穿井，斗而铸锥，不亦晚乎”，明确提出了治未病的养生主张。同时，《黄帝内经》认为人应该积极适应自然规律，发挥保健、防病的主观能动性。

以天人相应思想为基础，《黄帝内经》提出“人与天地相参也，与日月相应也”（《灵枢・岁露论》）的养生原则，即主张道法自然；更进一步论述了养生的要点，即“法于阴阳，和于术数，食饮有节，起居有常，不妄作劳，故能形与神俱，而尽终其天年”（《素问・上古天真论》）。

以气血精神学说为基础，《黄帝内经》提出“血气已和，营卫已通，五脏已成，神气舍心，魂魄毕具，乃成为人”（《灵枢・天年》）的形神一体观；并进一步提出精神内守的养生原则，即“恬淡虚无，真气从之，精神内守，病安从来”（《素问・上古天真论》）。

以阴阳五行学说为基础，《黄帝内经》提出“阴平阳秘，精神乃治”（《素问・生气通天论》）的养生原则，即主张以平为期、调和阴阳；并结合五行属性，论述了养生的注意事项，即“天有四时五行，以生长收藏，以生寒暑燥湿风。人有五脏化五气，以生喜怒悲忧恐……喜怒不节，寒暑过度，生乃不固”（《素问・阴阳应象大论》）。

三是重视中医整体观念，指导具体实践。《黄帝内经》强调人自身是一个有机整体，人与自然、人与社会也是一个有机整体；日常起居与精神情志，所处社会状态与自然环境，都会影响人的健康。因此，养生必须遵循因时、因地、因人制宜的原则，进行全面调理，如《灵枢・本神》言：“智者之养生也，必顺四时而适寒暑，和喜怒而安居处，节阴阳而调刚柔。如是则僻邪不至，长生久视。”《黄帝内经》有关养生的具体论述，丰富而深刻，为后世中医养生各家流派的发展奠定了基础。

如起居方面，《黄帝内经》总结出“春生、夏长、秋收、冬藏，是气之常也”（《灵枢・顺气一日分为四时》）的四时阴阳变化规律，提出“春夏养阳，秋冬养阴”（《素问・四气调神大论》）的四时养生主张，即要求人们必须遵循生命发展的根本规律，积极顺应自然界的阴阳变化。《黄帝内经》还将一日分为四时，指出“朝则为春，日中为夏，日入为秋，夜半为冬”（《灵枢・顺气一日分为四时》），人体亦随之产生相应变化，“平旦人气生，日中而阳气隆，日西而阳气已虚，气门乃闭”（《素问・生气通天论》），故养生还必须注意昼夜变化的影响。

如饮食方面，《黄帝内经》十分重视饮食对于人体的滋养作用，指出“地食人以五味……五味入口，藏于肠胃，味有所藏，以养五气，气和而生，津液相成，神乃自生”（《素问・六节藏象论》），并认为如果饮食不足则精血化生无源，身体势必虚弱羸瘦，但如果饮食太过，也会伤及相应脏器。《黄帝内经》还提倡膳食结构应平衡，认为“五谷为养，五果为助，五畜为益，五菜为充，气味合而服之，以补精益气”（《素问・脏气法时论》），并指出五味偏嗜不利健康，应当“谨和五味，骨正筋柔，气血以流，腠理以密，如是则骨气以精”（《素问・生气通天论》）。

如精神方面，《黄帝内经》认为神是人体生命活动的主宰，“得神者昌，失神者亡”（《素问・移精变气论》）；并指出“志意和则精神专直，魂魄不散，悔怒不起，五脏不受邪矣”（《灵枢・本脏》），“主不明则十二官危，使道闭塞而不通，形乃大伤，以此养生则殃”（《素问・灵兰

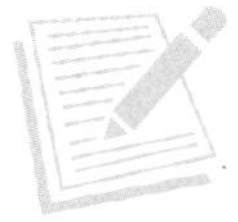

秘典论》)，从正反两方面说明精神情志状态对于养生的影响，人应当调整好自己的情志活动，不能喜怒不节。此外，《黄帝内经》还指出物欲对于精神情志的影响，主张“志闲而少欲，心安而不惧……嗜欲不能劳其目，淫邪不能惑其心”(《素问・上古天真论》)，认为只有消除过多、过重的欲望才能安定人的精神，达到养生长寿的目的。

如运动方面，《黄帝内经》肯定了物质世界不断运动变化的本质特性，并指出生命运动存在的基本方式是“升降出入”，“非出入，则无以生长壮老已；非升降，则无以生长化收藏”(《素问・六微旨大论》)。因此，《黄帝内经》重视人体的活动，尤其是强调气血运行的通畅，“气之不得无行也，如水之流，如日月之行不休，故阴脉荣其脏，阳脉荣其腑，如环之无端，莫知其纪，终而复始，其流溢之气，内溉脏腑，外濡腠理”(《灵枢・脉度》)。但《黄帝内经》还强调“形劳而不倦”，主张运动养生应动静结合，避免因劳逸过度而出现“久视伤血，久卧伤气，久坐伤肉，久立伤骨，久行伤筋”(《素问・宣明五气》)。

又如房室方面，《黄帝内经》阐发了“七损八益”的理论概念，列述有损身体的七种性行为和有益身体的八种性行为，“能知七损八益，则二者可调，不知用此，则早衰之节也”(《素问・阴阳应象大论》)；并指出“以酒为浆，以妄为常，醉以入房，以欲竭其精，以耗散其真，不知持满，不时御神，务快其心，逆于生乐，起居无节”(《素问・上古天真论》)的生活方式是非常危险的，认为房室活动应当讲究天时地利人和，主张欲不可绝、欲不可早、欲不可纵、欲不可强的房室养生原则。

《黄帝内经》包括《素问》与《灵枢》两部分，原书各 9 卷、81 篇，共计 162 篇。《素问》传至唐代已有残缺，经由王冰重新整理编次补辑，变为 24 卷、81 篇。《灵枢》又称《九卷》《针经》，至北宋几近亡佚；后高丽使者献《黄帝针经》，宋哲宗于天祐八年（1093）诏颁天下；宋高宗绍兴二十五年（1155），史崧“校正家藏旧本《灵枢》九卷，共八十一篇，增修音释，附于卷末，勒为二十四卷”。现今通行的《素问》《灵枢》即为王冰、史崧之整理本。

七、《老子・河上公注》

《老子・河上公注》，一作《老子・河上公章句》，81 章，相传为河上公撰，是现存成书较早且影响较大的《老子》注本。

河上公，一说为战国时人，如司马迁《史记・乐毅列传》云：“乐臣公学黄帝、老子，其本师号曰河上丈人，不知其所出。”皇甫谧《高士传・河上丈人》亦云：“河上丈人者……居河之湄，著《老子章句》，故世号曰河上丈人。当战国之末，诸侯交争……丈人隐身修道。”一说为汉文帝时人，如葛洪《神仙传》云：“河上公者，莫知其姓名也。汉孝文帝时，结草为庵于河之滨，常读老子《道德经》。”然上说皆不可考，而此书之时代亦众说纷纭，有先秦说、西汉说、东汉说等。

《河上公注》分《老子》为 81 章，每章题名，今传《老子》分章标目之版本，即始于此书。《河上公注》认为，“道”无形，存于天地之前，混沌乃成万物；“道”始生者为一，一生阴阳（一生二），阴阳生和清浊三气（二生三），和清浊三气分为天地人，天地人共生万物（三生万物）；“道”散为神明，流为日月，分为五行。在此基础上，此书又将“道”区分为“经术政教之道”和“自然长生之道”，以治国治身相结合的思想阐发《老子》大义：治国之君，为万民之父母，当公正无私，去贪淫声色、服饰饮食、宫室台榭，为民兴利除害；治身之人，当除嗜欲、去烦乱，怀道抱一、守五神，和柔谦让、不处权，爱精重施，返朴守淳。

此外，《河上公注》继承并发展了神仙思想，认为通过自身修炼可以益寿延年以长生，对当时道家思想的演变起到了推动作用，也为之后早期道教的产生提供了理论基础，从而成为道家思

想向道教理论过渡的重要标志之一。

总体而言，《河上公注》文字简洁、说理透彻、朴实流畅，在《老子》诸注本中影响甚大，是研究老子思想、汉代黄老思想、早期道教思想的重要资料；同时，该书也是《老子》存世的主流版本之一，具有重要的文献价值。

《河上公注》阐发治国治身之道，而尤以治身为本，形成了丰富的养生论述，在养生学术史上具有承前启后的重要意义。其成就及特点，约略可以概括为以下几个方面。

一是阐发自然长生之道。《老子》开篇云："道可道，非常道。"《河上公注》释之曰："道可道，谓经术政教之道也。非常道，非自然长生之道也。常道当以无为养神，无事安民，含光藏晖，灭迹匿端，不可称道。"（《道经·体道》）这一别出心裁的解释，将"道"之层次区别为二，一为"自然长生之道"的"常道"，一为"经术政教之道"的"可道"。

"自然长生之道"对应"治身"即养生，"经术政教之道"对应"治国"。《河上公注》每每将治身与治国相提并论，主张身国同一。如"治身者，爱气则身全；治国者，爱民则国安"（《道经·能为》），"法道无为，治身则有益于精神，治国则有益于万民，不劳烦也"（《德经·偏用》）。其认为，将治身的原则推广至治国之中，则国无不治；同样，将治国的道理运用于治身之中，则身无不治。身与国是相通的，清静无为、知足俭啬是二者共同的原则，这一见解是对《老子》原有思想的继承与发展。

不仅如此，《河上公注》将"自然长生之道"视为"常道"，将"经术政教之道"视为"可道"，指出"常道"才是真正的"道"，从而确立了此书以"治身"为最终追求的价值导向。因此，在《老子》中并不占据较大比例的养生内容反而成为《河上公注》中的重中之重，故后世不少学者都将此书视为养生专著。如"治身当如雌牝，安静柔弱"（《道经·能为》）和"治身者当除情去欲，使五脏空虚，神乃归之"（《道经·无用》）等许多文字，均直论养生。

更进一步，《河上公注》将养生之最终目的推向了延年益寿，甚至长生不死。如"当湛然安静，故能长存不亡"（《道经·无源》），"万物中皆有元气，得以和柔，若胸中有藏，骨中有髓，草木中有空虚，与气通，故得久生也"（《德经·道化》）。

二是论述爱气养神之术。《河上公注》认为人依元气而生，故其论养生，偏重行气爱精养神之说。而其具体方式，可概括为爱气、保精、养神、去欲四个方面。

爱气，即重视呼吸。《河上公注》认为，"人生含和气，抱精神，故柔弱也。人死和气竭，精神亡，故坚强也"（《德经·戒强》），强调人身之气对于生命的重要意义；并通过对人体呼吸的细致观察，认识到"不死之道，在于玄牝。玄，天也，于人为鼻。牝，地也，于人为口。天食人以五气，从鼻入藏于心。五气清微，为精、神、聪、明、音声五性……地食人以五味，从口入藏于胃。五味浊厚，为形、骸、骨、肉、血、脉六情"（《道经·成象》），从而肯定了呼吸的功能价值。不仅如此，书中还提出了正确的呼吸方式，即"鼻口呼吸喘息，当绵绵微妙，若可存，复若无有。用气常宽舒，不当急疾勤劳也"（《道经·成象》），同时指出如果呼吸急切而短促，会伤精害神，"人精神好安静，驰骋呼吸，精神散亡，故发狂也"（《道经·检欲》）。

保精，即爱养精气。《河上公注》在论气的基础上，结合前人精气学说，阐发了精对于人体的重要性，"人能以气为根，以精为蒂，如树根不深则拔，蒂不坚则落。言当深藏其气，固守其精，使无漏泄。深根固蒂者，乃长生久视之道"（《德经·守道》），指出精气是人体不可或缺的构成要素，爱养精气才能益寿延年。故书中一再强调爱精保精，"治身者当爱精气，不放逸"（《德经·守道》），"自爱其身以保精气"（《德经·爱己》）；并指出保精的重要一点就在于"使精气不劳，五神不苦"（《德经·守道》），从而引出养神之论。

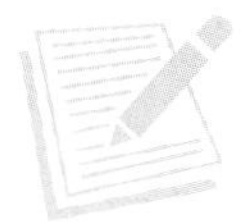

养神，即不害神明。《河上公注》认为，“人所以生者，为有精神”（《德经・爱己》），故“治身不害神明，则身安而大寿也”（《道经・仁德》），并谆谆教诲世人，“修道于身，爱气养神”（《德经・修观》），“当爱精神，承天顺地”（《德经・爱己》）。如何养神？书中先论精神之特性，即“托空虚，喜清净”（《德经・爱己》）；次论危害精神之事物，“多事害神”（《道经・虚用》）、“嗜欲伤神”（《道经・运夷》）、“甚爱色，费精神”（《德经・立戒》）；进而推导出养神之法，“常道当以无为养神”（《道经・体道》），“守五性，去六情，节志气，养神明”（《道经・检欲》），即保持内心清静无为的状态，远离情绪物欲的干扰；并列举了一些具体方式，如“守德于中，育养精神，爱气希言”（《道经・虚用》），“目不妄视，妄视泄精于外。去彼目之妄视，取此腹之养性”（《道经・检欲》），即尽量避免人体之五官九窍遭受外物干扰，乃能保持心不妄动、精神安泰。

去欲，即去除情欲。《河上公注》认为，“情欲出于内，魂定魄静，故生……情欲入于胸臆，精神劳惑，故死”（《德经・贵生》），指出情欲存于内心则精神难安，故在养神的基础上，更提出去欲之主张。如“人能除情欲，节滋味，清五脏，则神明居之也”（《道经・虚用》）和“得道之人，捐情去欲，五内清静，至于虚极”（《道经・归根》）等文字，均强调去除情欲才能使身心清净、神明安泰，形成了较系统的情欲论思想，对后世道教影响颇大。作为普通人，我们不可能完全断除情欲，但可以将情欲控制在合理的范围内，进而达到养生之目的。

《河上公注》流传后世有三种形式，即白文本（仅为此书内容）、解注本（对此书进行注解）和集注本（与《老子》的其他注本如王弼注本合刊）。存世版本有广明本（唐广明元年刻老子道德经幢，原在江苏泰州，后移置镇江焦山定慧寺）、敦煌本（六朝唐写本）、道藏本、四部丛刊本（影印常熟瞿氏铁琴铜剑楼藏宋建安虞氏刊本）等。

八、《淮南子》

《淮南子》，又名《淮南鸿烈》《刘安子》，28卷，由西汉皇族淮南王刘安及其门客集体编写。本书是中国思想史上划时代的学术巨著，对后世研究秦汉时期文化起到了不可替代的作用。

刘安（公元前179—前122），沛郡丰县（今江苏徐州丰县）人。汉高祖刘邦之孙，淮南厉王刘长之子，封淮南王，西汉时期著名的思想家、政治家、文学家。除《淮南子》外，还著有《淮南王赋》《淮南杂星子》《淮南万毕术》等。

《淮南子》继承了先秦道家学派特别是老子、庄子的思想，以“太上之道”为宗旨，将各篇内容熔铸成一个有机整体。书中对“太上之道”的论述从“道本论”与“生成论”两个方面展开：“道本论”方面，《淮南子》论述了“道”的至上性、独一性，及“道”存在的基本特征，指出“道”是天地万物存在的终极状态，具有最伟大、最玄妙的德行，而这种德行正是圣人立德修行的基础，也是圣王为政治国的根本；“生成论”方面，《淮南子》探讨了“道”生化宇宙的过程，将宇宙的演化分成“有始者，有未始有有始者，有未始有夫未始有有始者”三大阶段，并指出了相对应的物质存在状态“有有者、有无者，有未始有有无者，有未始有夫未始有有无者”，这种宇宙观极有见地，充分反映了我国古人的智慧及对自然的探索精神。以“太上之道”为基础，《淮南子》对人生观、生死观都进行了充分讨论，并关注现实人生与百姓疾苦，积极探索治国之道，推崇“至德之世”。《淮南子》还汲取了阴阳、墨、法与儒家思想并融会贯通，于天文地理、兵略治术、草木鸟兽、风土人情等无不言及，可谓熔天道人事于一炉。唐代著名史学家刘知几在《史通》中赞之曰：“其书牢笼天地，博极古今，上自太公，下至商鞅。其错综经纬，自谓兼于数家，无遗力矣。”

总之，《淮南子》取材宏富，广大深远，不仅博采诸子百家学说之精华，还饱含天文学、地

理学、农学和律历学等丰富的自然科学内容，同时提炼出许多精辟的智慧格言，并保存了“女娲补天”“后羿射日”等远古神话传说，是我国古代一部百科全书式的著作。书中有关宇宙、生命及治身的论述，受到了历代医家的重视，对于中医养生学的发展起到了重要的补充与促进作用。其成就及特点，约略可以概括为以下几个方面。

一是道为万物始的宇宙观。《淮南子》认为，“道至高无上，至深无下，平乎准，直乎绳，圆乎规，方乎矩，包裹宇宙而无表里，洞同覆载而无所碍”（《缪称训》），“深闳广大，不可为外，析毫剖芒，不可为内”（《俶真训》），其存在状态独一无二；并进一步指出，“道”既是宇宙的规律、动因，也是宇宙万物形成的本始，“道者，一立而万物生矣……其动无形，变化若神；其行无迹，常后而先”（《原道训》）。

《淮南子》还根据宇宙的形成过程，“道始于虚霩，虚霩生宇宙，宇宙生气。气有汉垠。清阳者薄靡而为天，重浊者凝滞而为地”（《天文训》），而将宇宙划分为三个层次，即道、气和有形之物；并指出一切有形之物生于气，而气又生于“道”，“天地之合和，阴阳之陶化万物，皆乘一气者也”（《本经训》）；更进一步论述气化为万物的过程，“天地之袭精为阴阳，阴阳之专精为四时，四时之散精为万物，积阳之热气生火，火气之精者为日，积阴之寒气为水，水气之精者为月”（《天文训》），最后落脚于人的生命，“烦气为虫，精气为人”（《精神训》）。

二是形气神一体的生命观。《淮南子》继承与发展了先秦哲学的天人一体观，明确地提出人体是一个小宇宙的见解，“天地宇宙，一人之身也；六合之内，一人之制也”（《本经训》）；对应宇宙的层次划分，将人体也划分为三个层次，并强调三者之间有机结合、不可分离的状态，“夫形者，生之舍也；气者，生之充也；神者，生之制也。一失位则三者伤矣”（《原道训》）。

《淮南子》论述了形气神三者的关系，指出“神贵于形也，故神制则形从，形胜则神穷”（《诠言训》），“以神为主者，形从而利；以形为制者，神从而害”（《原道训》），强调神为生命的主宰，控制着人体的各项活动；同时也重视气的功能，认为气虽为神所制，却是形体充满活力的根基，“今人之所以眭然能视，䏃然能听，形体能抗，而百节可屈伸，察能分白黑、视丑美，而知能别同异、明是非者，何也？气为之充，而神为之使也”（《原道训》）。

三是身与国同治的养生观。以形气神一体的生命观为基础，《淮南子》提出了养形、养气、养神的养生主张，指出“夫形者，非其所安也而处之，则废；气不当其所充而用之，则泄；神非其所宜而行之，则昧。此三者，不可不慎守也”（《原道训》）。

关于养形，《淮南子》认为必须顺应天地有形万物的变化规律，“圣人法天顺情……以天为父，以地为母，阴阳为纲，四时为纪……万物失之者死，法之者生”（《精神训》）；进而倡导“熊经鸟伸，凫浴猿躩，鸱视虎顾”（《精神训》）的养生方法，继承和发展了先秦的导引术。

关于养气，《淮南子》认为应保持气的内敛而避免气的外越，“血气者，人之华也……夫血气能专于五脏而不外越，则胸腹充而嗜欲省矣。胸腹充而嗜欲省，则耳目清、听视达矣”（《精神训》）；同时沿袭了《老子》气动而制于静的思想，主张以意念调控气的运动，“静漠恬澹，所以养性也；和愉虚无，所以养德也……若然者，血脉无郁滞，五脏无蔚气”（《俶真训》）；进而倡导“吹呴呼吸，吐故纳新，遗形去智，抱素反真”（《齐俗训》）的吐纳之术。

关于养神，《淮南子》认为这是养生的最高层次，也是关键，“治身，太上养神，其次养形……神清志平，百节皆宁，养性之本也”（《泰族训》）；同时强调心神的统摄作用，“夫心者，五脏之主也，所以制使四肢，流行血气”（《原道训》），主张“心平志易，精神内守”（《泛论训》）。

此外，《淮南子》还指出精是人之有形机体中的精华部分，“精泄于目，则其视明，在于耳，

则其听聪，留于口，则其言当，集于心，则其虑通。故闭四关，则身无患，百节莫苑”（《本经训》），养生之人须避免精气流失，才能保持形体的充盛与健康。

以自身建立的宇宙观、生命观为基础，结合前人思想，《淮南子》更进一步指出人身是一个小宇宙，同时也是一个小国家，因此应以人身为准绳去衡量国家之事，即“心者，身之本也；身者，国之本也”（《泰族训》）；并阐发了身国同治的思想主张，“未尝闻身治而国乱者也，未尝闻身乱而国治者也。矩不正，不可以为方；规不正，不可以为员；身者，事之规矩也……原天命，治心术，理好憎，适情性，则治道通矣。原天命，则不惑祸福；治心术，则不妄喜怒；理好憎，则不贪无用；适情性，则欲不过节。不惑祸福，则动静循理；不妄喜怒，则赏罚不阿；不贪无用，则不以欲用害性；欲不过节，则养性知足”（《诠言训》），强调治身与治国的有机结合，认为治身的过程同时也就是治国的过程，治身可以强健身体、端正行为，人人治身则国家安定，“天下自服”（《精神训》）。

《淮南子》原书包括内篇 21 卷，中篇 8 卷，外篇 33 卷，今仅存内篇。现存各版本多为注释本，以东汉许慎、高诱之注释最为经典。现存最早版本是北宋小字本，清代刘履芬曾据此影抄一部，藏于上海商务印书馆的涵芬楼。明代以《道藏》本为最早，名《淮南鸿烈解》，将《原道》等 7 篇分为上下，而成 28 卷；又有明代刘绩补注本，亦为 28 卷；21 卷本则主要有茅一桂校订本。清代王念孙称：“余未得见宋本，所见诸本中，惟道藏本为优，明刘绩本次之。”

九、马王堆汉墓医书

1972—1974 年，中国考古工作者相继对位于湖南省长沙市东郊的马王堆一、二、三号西汉墓葬进行发掘，出土了上千件珍贵文物。其中，马王堆三号墓出土了 14 种医书，具有重大意义。

这些出土医书按书写材质分为帛书与简书。医学帛书包括《足臂十一脉灸经》《阴阳十一脉灸经（甲本）》《脉法》《阴阳脉死候》《五十二病方》《却谷食气》《阴阳十一脉灸经（乙本）》《导引图》《养生方》《杂疗方》《胎产书》。其中，《阴阳十一脉灸经》有甲、乙两种本子，文字基本相同，合计为 1 种，因此医学帛书实际为 10 种。医学简书包括《十问》《合阴阳》《杂禁方》《天下至道谈》4 种，其中《杂禁方》为木简，其余全部是竹简。

上述出土医书，后世均已失传，《汉书・艺文志》亦未见记载。马王堆三号墓墓主下葬时间可断定为汉文帝十二年（前 168），则上述出土医书的成书时间一定不会晚于这一时间节点。通过对上述出土医书的内容文字进行校勘研究，发现部分医书的成书时间甚至早于《黄帝内经》，从而极大地弥补了秦汉时期医学史料匮乏的遗憾，填补了我国医学史上的研究空白。上述出土医书蕴含了丰富的医疗内容，足以表明在秦汉时期我国的医疗水平已经达到了相当发达的地步，从而证明《黄帝内经》这部集大成的中医理论巨著其来有自，是建立在我国古人长期医疗实践与经验积累的基础之上的。

这些医书中有丰富的养生论述，部分医书其实就是养生学专著，对于中医养生学术史的研究，具有重要的文献价值；而且书中所述的养生方法颇切实用，能为中医养生学的发展提供有利的补充与指导。其成就及特点，约略可以概括为以下几个方面。

一是总结养生经验，方法详尽。马王堆汉墓出土的医书，总结了当时的养生经验，内容丰富，并有理论阐发。其中《脉法》一书，提出了“圣人寒头而暖足”的观点，不仅是施灸的原则，而且是养生保健的珍贵经验。其他具体内容包括：

导引方面，《导引图》是我国现存最早的导引图谱，为工笔彩色帛画，属西汉早期作品，长约 100cm，高约 50cm。其共绘有 44 幅小型全身导引图，自上至下分 4 层排列，每层各有 11 幅

图。每图均为一人像，男、女、老、幼皆有，或著衣，或裸背，图旁注有术式名称。从姿态来看，大致可以分为呼吸运动、躯干运动与持械运动三种；从功效来看，大致可以分为强身健体、预防疾病与治疗疾病三类。图中有不少仿生导引术式，如“螳狼（螂）”“鹤谭”“蠪（龙）登”“鹞北（背）”“信（伸）”“沐猴讙”“爰（猿）謼（呼）”“熊经”“鹯”等，与其他西汉文献记载相互印证，体现了这一时期的人们在仿生学领域的应用与实践，并对后世产生了积极影响。如东汉末年华佗“五禽戏”，正是在继承前人成果的基础上发展起来的。

房室方面，简书《合阴阳》《十问》《天下至道谈》集中记载了房中养生之道，在性医学、养生学、优生学方面具有较高的价值。《合阴阳》介绍了房中养生理论，并基于仿生学原理，提出了丰富多样的房中导引术式。《十问》假托黄帝、尧、盘庚、禹、齐威王、秦昭王等帝王与一些术士、医家的10段对话，阐述了养生的一些基本原则，并着重讨论了房中养生的方法与理论。《天下至道谈》详述两性生活的“七损八益”，指出“八益：一曰治气，二曰致沬，三曰知时，四曰蓄气，五曰和沫，六曰窃气，七曰待嬴，八曰定倾。七损：一曰闭，二曰泄，三曰竭，四曰勿，五曰烦，六曰绝，七曰费”，认为房室生活应当“去七损以振其病，用八益以贰其气”，从而使老者复壮、壮者不衰，反之则会加重衰老、百病丛起。此外，上述三部医书还强调了房室养生的节制原则，如《天下至道谈》言“阴阳九窍十二节俱产而独先死，何也……多暴事而无礼，是故与身俱生而独先死”，又如《十问》第五问言“人有九窍十二节，皆设而居。何故而阴与人俱生而先身去……其使甚多，而无宽礼，故与身俱生而先身死”，都指出纵欲过度会导致人体衰老与功能丧失。

气法方面，《却谷食气》是我国迄今发现最早的气功专著。食气，即服食空气，指通过特殊的呼吸方式，以自然之清气来滋养身体。此书重视吐故纳新，详述食气的具体方法与四时宜忌，明确提出应根据月之盈亏、时辰早晚、阴阳变化及年龄特征来进行食气；如“春食一去浊阳，和以銧光、朝霞，昏清可。夏食一去汤风，和以朝霞、行暨，昏清可”，即指出春夏秋冬四季食气，应避开浑浊阴暗、热风炽人、浓霜弥漫、霜风四起等不良天气状况。这些记载，对于气功的学术研究与实践操作，都具有重要指导作用。此外，《十问》中也论述了与呼吸吐纳有关的一些内容，指出呼吸吐纳应根据自然状况、昼夜变化而采取不同的方式。

饮食方面，《却谷食气》记载了石韦的服食养生方法，“却谷者食石韦，朔日食质，日加一节，旬五而止；旬六始銚……至晦而复质，与月进退”。《十问》提出“食阴拟阳，稽于神明”，认为服食滋阴之品可以养阴补阳，通达神明。书中记载了众多滋补食物：如“君必食阴以为常，助以柏实盛良，饮走兽泉英，可以却老复壮，曼泽有光”，指出经常食用滋阴之品，加上柏实、牛羊乳，既可以延缓衰老，又能使肌肤保持细腻和润泽；如“草千岁者唯韭……其受天气也早，其受地气也葆……目不察者，食之恒明；耳不闻者，食之恒聪；春三月食之，疴疾不昌，筋骨益强，此谓百草之王”，指出肥厚之韭菜饱受天地之精气，睡前食用，可使耳聪目明、筋强骨壮；又如“酒者，五谷之精气也，其入中散流，其入理也彻而周，不胥卧而究理，故以为百药由”，认为酒是由五谷精气凝聚而成，具有通行周身、助行药力等功效。此外，《养生方》《杂疗方》还记载了不少补益之方。《胎产书》则叙述了与孕妇有关的饮食要求，《五十二病方》中较多应用了五谷、五果、五菜，都对后世食疗有重要影响，也表明当时的人们对于饮食与健康之间关系的充分重视。

二是立足民生视角，服务大众。从整体内容来看，马王堆汉墓出土的十几部医著，种类丰富、内容充实，无论是饮食养生、房室养生，还是精神调养、运动导引，无所不包，涵盖了民众生活的方方面面，与民生息息相关，体现了当时医学工作者对于民生的关注。

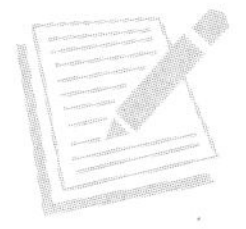

从书籍表述来看，马王堆汉墓出土的十几部医著，大多通俗易懂，文字平实直白。书中著录的病名大都易于理解，如“膏溺”（小便混浊）、“乾瘙”（疥癣）等。对于药物或食材的计量，除“升”“斗”等常用单位外，还多使用“撮”“把”“梃”“杯”“束”等估量单位，便于民众应用。

从具体方法来看，马王堆汉墓出土的十几部医著，所选食材或药材都贴近普通民众，便于获取和调配，如李、枣、米、黍、稷等，均是极为普通的食材；辅助性药材也多为普通草药，或价格低廉，或随处可取。养生方法上也强调实用性，无论是房中养生还是导引养生，其方法和步骤都简单易行；又如《养生方》中列有“走”和“疾行”两段内容，即体现了医学对于民众日常生活的重视。

第三节　其他文献述要

一、《尚书》

本书20卷，春秋孔子编。相传孔子晚年集中精力整理古代典籍，曾将上古时期至春秋时期的各种重要文献资料汇集在一起，筛选出100篇，用作教育学生的教材，这就是百篇《尚书》的由来。

今存《尚书》共58篇，上自五帝，下迄春秋战国，包括了虞、夏、商、周四代皇室文献，依各篇所记内容的时代先后而分为《虞书》5篇、《夏书》4篇、《商书》17篇、《周书》32篇。文献体例包括典、谟、训、诰、誓、命等：“典”是重要史实或专题史实的记载，“谟”记载君臣谋略，“训”记载君臣对话，“诰”记载勉励的文告，“誓”记载君主训诫士众的誓词，“命”记载君主的命令。这些文献较为详细地记述了不少历史事件，阐发了仁君治民之道、贤臣事君之道，进而反映了《尚书》“敬天”“保民”之天命思想，并成为后世帝王将相治国安邦的理论基础，及学者修身养性的道德依据。此外，《洪范》篇中提出的“五行”说，既是对当时人们生活必需的五种具体物质的总结，又是对自然界抽象物质形态的概括，为后世“五行学说”的哲学化发展奠定了基础。作为我国最古老的皇室文集，《尚书》保存了上古时期特别是西周初期的一些重要史料，内容涉及政治、经济、军事等诸多方面，其中的天命观、天人合一观、生命观、朴素的唯物观和辩证法思想，对后世产生了重要影响。书中的一些论述，也推动了中医学与养生学的发展。如“五行”说，为中医“五行学说”的形成奠定了基本的概念体系，中医学由此构建起以五脏为中心的整体观念，一直有效地指导着临床实践。又如《洪范》篇中的“五福六极”说，“五福：一曰寿，二曰富，三曰康宁，四曰攸好德，五曰考终命。六极：一曰凶、短、折，二曰疾，三曰忧，四曰贫，五曰恶，六曰弱”，反映了古人对于健康美好生活的追求。其中，“五福”指福的五个方面，“六极”指六种破坏因素，后世在此基础上形成了福祸相因、趋福避祸的思想主张，中医养生学也在此基础上形成了自身的目标体系与价值评判体系。

近代学者多认为《尚书》编定于战国时期。秦始皇统一天下后，颁布“焚书令”，《尚书》遭受毁灭性打击。西汉初，由秦博士伏生口授整理而成的《今文尚书》行于世；汉景帝时，又有《古文尚书》被发现，然藏于皇家而未能流布。西晋永嘉年间，今古《尚书》于战乱中全部散佚。至东晋元帝，豫章内史梅赜献给朝廷一部《尚书》，共58篇。唐太宗时，孔颖达以梅赜所献本为底本，撰《尚书正义》，成为官定本颁行全国，影响甚大，现存清代阮元《十三经注疏》校刻本《尚书正义》20卷。南宋朱熹之弟子蔡沈注《尚书》而成《书集传》6卷，亦为明清之际通行

注本。

二、《左传》

本书35卷，春秋左丘明撰。左丘明（约公元前502—前422），姜姓，丘氏，名明，因先辈任左史官，故称左丘明。春秋末期鲁国都君庄（今山东肥城市石横镇东衡鱼村）人。其为齐开国之君姜尚二十一世裔孙，楚左史倚相之孙，鲁太史成之子，著名史学家、文学家、思想家、政治家，与孔子同时。他曾任鲁国史官，是中国传统史学的创始人，孔子尊其为“君子”。左丘明为解析《春秋》而作《左传》，又作《国语》。

《左传》，又称《春秋左氏传》《左氏春秋》，是为《春秋》作注解的一部史书，与《公羊传》《谷梁传》合称“春秋三传”。《左传》以《春秋》为基础，兼采《周志》《晋乘》《郑书》《楚杌》等列国资料，按照鲁国十二公的顺序，记述了从鲁隐公元年（公元前722）至鲁哀公二十七年（公元前468）期间，周王朝和晋、鲁、楚、郑、齐、卫、宋、吴、秦、越、陈等十多个诸侯国的政治、经济、军事、外交及文化方面的重要事件与人物。全书采用编年记事的方式，但又富于变化，有时着意写一件史事的本末原委，有时集中写一位历史人物的经历活动。除记述历史事件外，《左传》还首创“君子曰”一栏，站在儒家立场上总结历史的经验教训，对历史事件与人物作出道德评价，这一做法成为我国史学的优良传统。书中重视民众的作用，强调民心向背的重大政治意义，突出地体现了“以民为本”的思想；重视礼乐的作用，认为礼是治理国家、安定社会、造福人民的依据和手段，也是君子必须遵行的规范；认为治理国家，必须把德政和刑罚结合起来，用德政来治理百姓、用刑罚来纠正邪恶。作为中国第一部叙事完整的编年体史书，《左传》全面反映了当时的社会历史面貌，史料翔实，文笔生动，为研究先秦历史提供了重要的文献资料，被后世尊为儒家经典之一。书中有关整体社会状况、具体历史事件的描述，还展现了当时医学的发展成就，如认识到不同的水质和居住环境会直接影响人体健康，认识到可以通过“藏冰”来调节四时气候的变化，认识到隔离狂犬可以预防狂犬病，认识到早婚与近亲婚配具有严重的危害性。此外，书中所载医和的“六气致病学说”，反映了当时医学对于四时、五节、六气等自然变化的深入认识；医缓的“病入膏肓”典故，体现了“攻”（灸法）、“达”（针刺）、“药”（药物治疗）等不同治疗方法的应用范围；其他诸如五味、五色、五声的概念，也对后世中医产生了重要影响。这些论述对中医养生学的发展也起到了积极的推动作用。

《左传》成书于春秋末期或战国初期。西晋杜预所撰《春秋左传集解》，是现存较早的《左传》注本。至唐代，孔颖达撰《春秋左传正义》，成为后世最通行的注疏本，清代阮元《十三经注疏》收录有此书。

三、《国语》

《国语》，又名《春秋外传》或《左氏外传》，21卷，春秋左丘明撰。后世亦有学者认为是战国时期的学者整理而成。《国语》以春秋时期各国史官的原始记载为主要来源，叙述了从西周中期（约公元前947）至春秋战国之交（约公元前453），周朝王室和各诸侯国的一些重要历史事件，时间跨度约500年，分周、鲁、齐、晋、郑、楚、吴、越八国记事。其中，《周语》3卷，记载了西周穆王至东周敬王时有关“邦国成败”的部分重大政治事件；《鲁语》2卷，记载了鲁国上层社会的人物言行，反映了春秋时期的鲁国社会；《齐语》1卷，记载管仲辅佐齐桓公称霸采取的内政外交措施；《晋语》9卷，比较完整地记载了从武公替晋为诸侯，至战国初年三家分晋的历史；《郑语》1卷，记载了周太史伯对于西周末年天下兴替局势的剖析；《楚语》2卷，记载了楚庄

王至楚惠王间，楚国上层社会的政治事件；《吴语》1卷、《越语》2卷，记载了春秋末期吴越争霸的史实。不同于《左传》的编年体记事，《国语》按照一定顺序分国排列，记叙历史事件与传说，偏重于历史人物的言论，内容涉及各国贵族间的朝聘、宴飨、讽谏、辩说与应对等。书中反映了儒家的思想观念，尊崇礼的规范，认为"礼"是治国之本，弘扬德的精神，非常突出忠君思想；同时反对专制和腐败，重视民意，重视人才，以民心的向背为施政的依据，具有浓重的民本思想。作为我国古代第一部国别体著作，《国语》保存了春秋时期的经济、政治、军事、兵法、外交、教育、法律、婚姻等重要史料，具有较高的文献价值。书中的有关记述，也体现了当时人们的养生思想。如"人事必将与天地相参，然后乃可以成功"，在强调人的主观能动性的同时，还指出必须以顺应自然为前提；"上医医国，其次疾人"，体现了人们对医学的重视与要求；"阳至而阴，阴至而阳；日困而还，月盈而匡"，论述了阴阳之间的关系，为后世阴阳学说有关阴阳对立、依存、消长、转化的论述提供了指导与借鉴；"时不可失，丧不可久""伐木不自其本，必复生，塞水不自其源，必复流，灭祸不自其基，必复乱"，启发了中医学未病先防、既病防变的思想以及治病必求于本的观点；"动莫若敬，居莫若俭，德莫若让"，体现了运动、寡欲、道德对于养生的重要意义。

后世学者多认为《国语》约成书于战国初年或稍后。书成以来，许多学者曾为之作注，韦昭《国语解》是现存最早的《国语》注本。北宋时，宋庠（字公序）曾整理《国语》及韦解，并作《国语补音》3卷，影响较大；明嘉靖间，金李泽远堂翻刻宋庠校本，成为明清时期的通行版本。又有宋仁宗明道二年椠本，清代黄丕烈重刊之，流通亦广。

四、《列子》

本书8篇，战国列子等撰。列子（约前450—前375），列姓，名寇，又名御寇，郑国圃田（今河南郑州）人。战国时期著名的哲学家、思想家、文学家、教育家，生活时代处于老子与庄子之间，是道家学派承前启后的重要传承人物。他一生安贫乐道，不求名利，隐居郑地40余年，潜心著述，故相关的历史记载甚少。列子先后著言10万多字，今仅存8篇，即《列子》一书，又名《冲虚真经》。后世多认为此书由列子、列子弟子及其后学共同编撰而成，属于早期道家经典著作。

《列子》各篇，自成系统，载有哲理散文、寓言故事、神话故事、历史故事等共计百余章。其中，《天瑞》为全书纲领，认为世间万物皆有始有终，唯有"道"不生不化、循环往复、独立永存，即所谓"生物者不生，化物者不化"；并进一步指出"道"生万物，并非有意为之，天地万物只是自然而然地变化运转、生息盈亏。在此基础上，《黄帝》探讨道心与外物的关系，推崇"清虚无为"的治世主张，认为上有效法天道、无为而治的国君，下有自治自化的万民，中有圣贤以仁义施行教化，则天下将大治而无祸乱；《周穆王》指出世间有生有形之万物皆倏生倏灭，尽为幻象，唯有造化万物之"道"，无极无穷，常存于世；《仲尼》借孔子阐释"无乐无知，是真乐真知"的修身理论；《汤问》借精彩绝伦的神话传说，彰显天地变化的奥妙无穷；《力命》探讨天命与人力的矛盾关系；《杨朱》鄙视虚荣，崇尚超越一切欲望和外在事物的自由。《说符》作为全书总结，对"道"与"智"、"名"与"实"、"形"与"神"、"贵"与"贱"、"时机"与"变通"、"久利"与"暂得"、"持身"与"治国"等内容进行了深入阐发，倡导归同反一、舍末明本、因名求实。纵观《列子》一书，辞旨纵横，对后世哲学、文学、科技、宗教等都有深远影响。其中《黄帝》等篇章，于养身之道论述详尽，主张"壹其性，养其气，含其德，以通乎物之所造"，即养生应保持内心的宁静、重视气的调摄与德的内敛，这样才能达到遇物无碍的境界；

文中还提到“山上有神人焉，吸风饮露，不食五谷”“纯气之守”“常胜之道曰柔，常不胜之道曰强”，这些论述启迪了后世呼吸吐纳、辟谷、导引等养生方法。

《列子》成书于战国，最初不止8篇。至西汉，刘向等将当时公私所藏《列子》数十篇校订整理而成8篇，盛行于世。后汉武帝罢黜百家，《列子》散落民间。西晋永嘉之乱后，《列子》逐渐残缺。至东晋，张湛据其先人所藏，及其他残卷，校正整理而成今本《列子》8篇。现存主要注本有唐代殷敬顺《列子释文》（后经宋代陈景元补释而成《列子冲虚至德真经释文》），宋徽宗赵佶《冲虚至德真经义解》、江遹《冲虚至德真经解》，金代高守元《冲虚至德真经四解》等。

五、《论语》

本书20篇，战国初期孔子之弟子及再传弟子撰。孔子（公元前551—前479），子姓，孔氏，名丘，字仲尼，春秋末期鲁国陬邑（今山东曲阜）人，祖籍宋国栗邑（今河南夏邑）。中国古代思想家、教育家、政治家，儒家学派创始人。孔子倡导“礼”与“仁”，周游列国十余年宣传自己的政治主张；注重教育，开创私人讲学之风气，有弟子三千，其中贤人七十二；晚年致力于文献整理，修订《诗》《书》《礼》《乐》《易》《春秋》六经。孔子的思想博大精深，对中国乃至世界都有深远影响，被后世尊奉为“至圣先师”“万世师表”。

孔子去世后，其弟子及再传弟子将孔子等人的言行语录和思想记录下来，整理而成《论语》一书。全书以语录体为主，叙事体为辅，较为集中地体现了孔子的思想。概而言之：《学而》讲述“务本”之道理，引导初学；《为政》讲述治国之道；《八佾》谈论礼乐；《里仁》阐述仁德；《公冶长》评论古今人物及其得失；之后的《雍也》《述而》《泰伯》《子罕》《乡党》《先进》《颜渊》《子路》《宪问》《卫灵公》《季氏》《阳货》《微子》《子张》《尧曰》，通过孔子与弟子之言行，分别介绍了孔子的容貌、生活习惯、言谈举止、行事风格，并叙述了孔子对前人、时人及自己弟子的评价，以及时人对于乱世的看法，进而展示了孔子的治国理念、修身理念、处世理念、教育理念、为学理念等。《论语》的思想以“仁”为基础，提倡个人伦理道德的修养；进一步提出“礼”，强调社会的礼仪规范，主张政治上以礼治国；更进一步阐发“中庸”思想，指导人的行为活动与处世态度。《论语》是研究孔子思想的主要资料，内容广博，包罗万象，涉及政治、教育、文学、哲学等多个方面，后世尊之为儒家经典之一。书中也充分展现了孔子的养生理念，涵盖日常起居、道德修养等诸多内容。如孔子重视生命，认为生命是实现理想的载体，强调保全性命是第一要务；重视预防疾病，将疾病与祭祀斋戒、战争同等看待；孔子本人也十分重视养生，在饮食起居方面极为谨慎，主张饮食有节、起居有常；并指出培养道德品性的重要意义，强调养性；此外，还提倡通过体育锻炼如“射”“御”等来通畅气血、锻炼意志，强调音乐对于陶冶性情、修身养德的重要价值。

《论语》成书于战国初期。西汉时期有3种不同的本子：鲁人口头传授的《鲁论语》20篇，齐人口头传授的《齐论语》22篇，《古文论语》（《古论语》）21篇。《鲁论语》与《齐论语》最初各有师传，到西汉末年，安昌侯张禹先学习了《鲁论语》，后来又讲习《齐论语》，于是将两个本子融合为一，但是篇目以《鲁论语》为依据。这一版本被称为《张侯论》，是当时的权威读本。东汉时郑玄又以《张侯论》为底本，参照《齐论语》《古论语》作《论语注》，成为今所见《论语》之定本。

六、《孟子》

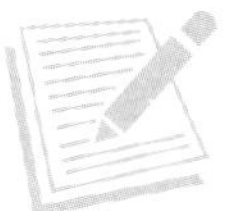

本书14卷，战国孟子等撰。孟子（约公元前372—前289），姬姓，孟氏，名轲，字子舆，

战国时期邹国（今山东济宁邹城）人。著名的思想家、政治家、哲学家、教育家，战国时期儒家的重要代表人物。他曾效仿孔子，带领学生游说诸侯，推行自己的政治主张，后退隐而专注讲学，并与学生万章、公孙丑等人著书立说。后世将之与孔子并称为“孔孟”，尊之为“亚圣”。

《孟子》一书现存7篇，包括《梁惠王》《公孙丑》《滕文公》《离娄》《万章》《告子》与《尽心》。书中，孟子继承了孔子“仁”的思想并加以发挥，形成了自身的系统学说，较为集中地展现了孟子的观点。孟子以“天”为最高哲学范畴，认为“天”是具有道德属性的精神实体，指出现实世界是道德的世界，人性是天性的体现。以此为基础，孟子提出了自己的伦理思想与政治主张。伦理方面，孟子提出“性善说”，认为人具有与生俱来的先天善性，“人皆可以为尧舜”，并提出恻隐、羞恶、辞让、是非“四端”之说，对应仁义礼智“四德”；人之所以不善，是因为善性被私欲蒙蔽，因此人必须不断加强内心修养，才能保持“父子有亲，君臣有义，夫妇有别，长幼有序，朋友有信”的良好社会人伦关系。政治方面，孟子强调民本、仁政与王道，认为“民为贵，社稷次之，君为轻”，天命在于民心而不在于君主；进而提出仁政，涉及经济、政治、教育、军事等广泛内容，但其中始终贯穿着民本思想；最终归结为王道，认为先王（尧、舜、禹、商汤、文王、武王、成王、周公）的治国之道充分体现了仁政，统治者应当效法先王，在遵循“天”道规律的基础上，赏罚分明、赋税适度、重视礼教，这样才能形成清明的社会政治与完善的社会道德，才能实现国家的强盛、人民的丰足。《孟子》纯粹宏博、逻辑严密、说理畅达、影响深远，被后世尊为儒家经典之一。基于自身的思想，《孟子》对养生也提出了自己的主张：首先强调顺应自然天地之规律，认为“顺天者存，逆天者亡”；其次提出养生应“存其心，养其性”，养“浩然之气”，重视心性修养，重视宽广胸怀、高尚情操对于养生的意义；更进一步强调寡欲，认为“养心莫善于寡欲。其为人也寡欲，虽有不存焉者，寡矣；其为人也多欲，虽有存焉者，寡矣”。此外，《孟子》重视饮食，认为“饮食之正”对于身体十分重要，还论述了一些防病治病的方法如艾灸等。

《孟子》约成书于战国中期，后流传天下，受学者众。秦焚书后，《孟子》失传。汉惠帝时，《孟子》重新流传于世，刘向、郑玄、高诱等人相继为《孟子》作注，而以赵岐《孟子章句》为现存最早的完整注本。至南宋，朱熹作《四书集注》，《孟子》正式成为儒家经典之一。现存常见版本有《十三经注疏》本、《四部丛刊》本、《四部备要》本等。

七、《荀子》

本书20卷，战国荀子等撰。荀子（约前313—前238），名况，字卿，战国末期赵国人。著名的思想家、文学家、政治家，曾三次出任齐国稷下学宫之祭酒。后至楚国，任兰陵（今山东兰陵县）令。晚年去官后，于兰陵传经授徒、著书立说，著名学者韩非、李斯均出其门。荀子推崇孔子思想，是继孟子之后的又一儒学大师，其主张在儒家学派中独树一帜。

《荀子》全书共32篇，大致分为三类：一类是荀子亲著的22篇，一类是荀子弟子所记录的荀子言行5篇，一类是荀子及弟子所引用的材料5篇。荀子对先秦各家学派的思想都进行了研究、批判，并融会贯通，在此基础上提出了自己的学说。荀子主张“天人相分论”，将“天道”自然化、客观化与规律化，认为宇宙的生成是万物自身运动的结果，自然界和人类各有自己的规律和职责；同时强调人在自然面前的主观能动性，认为了解天道是为了支配天道。从天人相分的立场出发，荀子提出“性恶论”，认为人的自然本性，充满对物质生活的欲求，与道德礼仪的规范相互冲突；进而强调后天环境与教育对人性的改造，从而阐发礼乐教化的价值与意义，认为必须借助圣人的教化，才能转变民众的性情，使之归于至善。政治方面，荀子提出“隆礼尊贤而王，重法爱民而霸”，主张礼法并举、王霸统一，并强调礼高于法，礼为法之大本；同时提出了

君民关系之君民舟水说。《荀子》内容丰富，涉及哲学、政治、军事、伦理等各方面，同时说理透彻、善于取譬，具有很强的说服力和感染力，是战国后期儒家学派最重要的著作。书中对养生也有着丰富而独到的见解。荀子认为“养备而动时，则天不能病……养略而动罕，则天不能使之全；倍道而妄行，则天不能使之吉”，指出身体的好坏不在于天，而在于人自身的作为，从而倡导人们从多方面保护身体，使之不受伤害；还提出“重己役物”的主张，反对“以己为物役”，强调物欲应适可而止，并指出“欲、恶、始、终、远、近、博、浅、古、今”为“十蔽”，是人之大患；认为“凡用血气、志意、知虑，由礼则治通，不由礼则勃乱提僈；食饮、衣服、居处、动静，由礼则和节，不由礼则触陷生疾……故人无礼则不生”，“人不能无乐，乐则必发于声音，形于动静；而人之道，声音动静，性术之变尽是矣”，强调了礼乐的养生价值；同时讲究“治气养生”，重视气的生理功能。

《荀子》经西汉刘向校定为32篇，至唐代，杨倞作《荀子注》，整理为20卷，是现存较早的注本，流传较广。北宋有熙宁国子监刊本，南宋以后版本甚多。至晚清之时，王先谦以清代训诂学之成就为基础，采集各家之说，并发挥己见，作《荀子集解》，内容翔实，影响较著。

八、《礼记》

本书20卷，西汉戴圣编。戴圣（生卒年不详），字次君，祖籍梁国甾县（今河南省商丘市民权县），出生于梁国睢阳（今河南省商丘市睢阳区）。西汉时期官员、学者、礼学家、汉代今文经学的开创者。他平生以学习儒家经典为主，尤重《礼》学研究。与叔父戴德共同师事经学大师后苍，史称戴德为“大戴”，戴圣为“小戴”。

《礼记》，又名《小戴礼记》。战国至汉初，孔子弟子及后学撰写了大量有关礼仪的论著，戴圣将这些文献进行了收集整理，编撰而成此书。原本46篇，因《曲礼》《檀弓》《杂记》3篇内容过长，后世将之分为上下两篇，故成49篇。按照所述内容可分为四类：记礼节条文，补他书所不备，如《曲礼》《檀弓》《玉藻》《丧服小记》等；阐述周礼的意义，如《曾子问》《礼运》《礼器》《内则》等；解释《仪礼》之专篇，如《冠义》《昏义》《乡饮酒义》《射义》等；专记某项制度和政令，如《王制》《月令》《文王世子》《明堂位》等。书中既有礼仪制度的记述，又有关于礼的理论及伦理道德、学术思想的论述，涉及政治、法律、道德、哲学、历史、祭祀、文艺、日常生活、历法、地理等诸多方面，集中体现了先秦儒家的哲学思想（如天道观、宇宙观、人生观）、教育思想（如个人修身、教育制度、教学方法、学校管理）、政治思想（如以教化政、大同社会、礼制与刑律）等。《礼记》是中国古代一部重要的典章制度选集，后经东汉郑玄作注而广为流传，被列为儒家经典之一，为后人研究先秦、秦汉儒家思想提供了重要史料。《礼记》中有许多与养生有关的记载，如“人者，其天地之德，阴阳之交，鬼神之会，五行之秀气也……天地之心也，五行之端也”，体现了“天人合一”的观念；“孟春……行秋令，则其民大疫”，“季春……行夏令，则民多疾疫”，“仲夏……行秋令，则草木零落，果实早成，民殃于疫”，则进一步指出四时气候的异常变化与疾病流行的关系；书中还记述了当时人们的个人卫生习惯、环境卫生习惯、婚姻卫生习惯，如“头有创则沐，身有疡则浴”，“凡内外，鸡初鸣，咸盥漱，衣服，敛枕簟，洒扫室堂及庭，布席，各从其事”，“三十曰壮，有室”，“娶妻不娶同姓”。此外，书中还有关于精神情志、药物及酒的论述。

《礼记》成书于西汉，除郑玄注本外，唐代有孔颖达《礼记正义》，宋代有卫湜《礼记集说》，元代有陈澔《陈氏礼记集说》、吴澄《礼记纂言》，清代有江永《礼记训义择言》、朱彬《礼记训纂》、孙希旦《礼记集解》。清代阮元校刻《十三经注疏》本《礼记正义》，为最通用之版本。

九、《春秋繁露》

本书17卷，西汉董仲舒撰。董仲舒（前179—前104），广川（河北省景县西南部）人。西汉哲学家、思想家，今文经学大师。汉景帝时任博士，讲授《公羊春秋》。元光元年（公元前134），汉武帝下诏征求治国方略，董仲舒于《举贤良对策》中，创建了一个以儒学为核心的新的思想体系，深得汉武帝赞赏；其"诸不在六艺之科、孔子之术者，皆绝其道，勿使并进"的建议，亦为汉武帝所采纳，开此后两千余年封建社会以儒学为正统的先声。董仲舒的著作很多，除《春秋繁露》外，还有100多篇文章、词赋传世，如《天人三策》《士不遇赋》等。

《春秋繁露》为董仲舒阐释《春秋》之书，82篇，宋以后阙文3篇，实存79篇。书中发挥"春秋大一统"之旨，阐述了以天人感应为核心的哲学理论。董仲舒将自然界的天视为超自然的有意志的人格神，通过阴阳五行学说将自然界与社会人事普遍加以联系，建立"天人感应"之体系。这一体系包括"三纲""五常""三统""三正""性三品"诸说：三纲，即君为臣纲、父为子纲、夫为妻纲；五常，即仁、义、礼、智、信；三统、三正，即黑白赤三统循环的历史观，从"天不变道亦不变"的观点出发，认为道是万世无弊的，出现弊政是"道之失也"，历史上的改朝换代是为了纠正前代帝王的过失，而并非改变道本身；性三品，即将人性分为上、中、下三等，认为人的性情来源于天，性之根源是阳，表现于外为仁，是善，情之根源是阴，表现于外为贪，是不善，要使人养成良好的道德品行，需要经过社会的教育。《春秋繁露》以儒家宗法思想为中心，辅以阴阳五行学说，为汉代中央集权的封建制度奠定了理论基础，同时广泛涉及了哲学、文学、历史等研究领域。书中有关"天人感应"的观点，及有关人体结构与功能的论述，既总结了当时的医学认识，也对后世医学包括养生学起到了积极的推动作用。如"循天之道，以养其身，谓之道也"，强调养生应遵循生命的客观规律；"以中和养其身者，其寿极命"，强调以中和的态度进行养生，不能有所偏颇；"阳贵而阴贱，天之制也"，强调人体阴阳关系中阳的重要性；"故养生之大者，乃在爱气"，重视人体气机的调摄；"气之清者为精……治身者以积精为宝"，强调了保精爱精的养生观；"若心之神，体得以全……若形体之静而心得以安"，则就形神关系提出了形神兼养的主张。

现存最早的《春秋繁露》版本，是南宋嘉定四年江右计台刻本，藏于北京图书馆。清初毛氏汲古阁有影宋抄本刊行。明代有正德十一年锡山华坚兰雪堂本、嘉靖三十三年周采刻本等。清代最重要的本子是乾隆年间武英殿聚珍本。此书之注本较少，最详尽者是清代苏舆《春秋繁露义证》。

十、《论衡》

本书30卷，东汉王充撰。王充（27—约97），字仲任，会稽上虞（今浙江绍兴上虞）人。东汉唯物主义哲学家、思想家、文学批评家，出身"细族孤门"，青年时游学洛阳，入太学学习，拜班彪为师。他曾做过几任州县官吏，因愤世嫉俗而自动去职；推崇司马迁、扬雄、桓谭等人，继承了这些先行者的叛逆精神，与当时的谶纬神学进行了针锋相对的斗争。其生平著述有《讥俗》《政务》《养性》《论衡》，其中《讥俗》《政务》《养性》失传。

《论衡》全面批判了以神秘主义为特征的汉儒思想体系，系统阐述了王充的朴素唯物主义思想。现存文章85篇（其中《招致》仅存篇目），大致内容可分为：从不同角度论述性命问题，如《物势》篇阐述性命说的理论依据、《本性》等篇论性、《初禀》等篇论命、《骨相》篇说性与命在骨体上的表征；论述天人关系，如《自然》篇阐述天人关系说的理论依据、《寒温》等篇评论

天人感应诸说违背天道自然之义、《明雩》等篇论述当时的灾异变动、《治期》等篇论述当时的各种瑞应；论人鬼关系及当时禁忌，如《论死》等篇反复阐明人死不能为鬼、《四讳》等篇说明吉凶祸福皆属偶然；评论书传中的天人感应说及虚妄之言，如《变虚》等篇评论书传中的天人感应说、《奇怪》等篇评论书传中的虚妄之言；论述贤佞才智之区分及用人制度，如《答佞》等篇；论述作者的经历，如《对作》《自纪》两篇。总体而言，《论衡》以道家的自然无为思想为立论宗旨，以“天”为天道观的最高范畴，以“气”为核心范畴，由元气、精气、和气等自然气化建构了庞大的宇宙生成模式，对后世唯物主义者产生了深远影响。以自然主义天道观为基础，《论衡》对医学与养生也进行了丰富的阐发：书中对于生死问题具有客观的态度，认为“死者生之效，生者死之验也。夫有始者必有终，有终者必有始”；认为产生疾病的根源，既在于人体内部，又在于外部因素，“血脉不调，人生疾病”“遭风逢气，身生寒温”；十分重视人体精气的作用，“人之所以生者，精气也，死而精气灭”；同时强调饮食对于生命的重要意义，“人之不食也，犹身之不衣也。衣以温肤，食以充腹，肤温腹饱，精神明盛。如饥而不饱，寒而不温，则有冻饿之害矣”。总体而言，《论衡》主张“养气自守，适食则酒，闭明塞聪，爱精自保，适辅服药引导，庶冀性命可延，斯须不老”。

《论衡》约成书于汉章帝元和三年（86）。宋代以前无定本，北宋杨文昌将当时流行的俗本27卷与史馆本30卷对校刊印，世称善本，影响较大。现今流行较广的是明嘉靖吴郡苏献可刻印的通津草堂本。

十一、《申鉴》

本书5卷，东汉荀悦撰。荀悦（148—209），字仲豫，颍川颍阴（今河南许昌）人，东汉史学家、政论家、思想家，名士荀淑之孙，司空荀爽之侄。他少年丧父而家贫，性沉静，好读书，各类典籍多过目成诵，12岁时即能解说《春秋》。汉灵帝时期，宦官专权，荀悦隐居不出，世人亦不知其才。汉献帝时，他应曹操之召，任黄门侍郎，累迁至秘书监、侍中；侍讲于献帝左右，日夕谈论，深得献帝嘉许。除《申鉴》外，荀悦还曾奉献帝之命，仿《左传》体裁，为班固《汉书》作《汉纪》30篇，另有《崇德》《正论》数十篇，多亡佚。

《申鉴》为重申历史经验，供皇帝借鉴而作。荀悦不满于当时的曹操专权，志在匡辅献帝，故作此书，凡5篇，包括《政体》《时事》《俗嫌》《杂言上》《杂言下》。书中抨击谶纬符瑞，反对土地兼并，主张为政者要兴农桑以养其生，审好恶以正其俗，宣文教以章其化，立武备以秉其威，明赏罚以统其法，表现了荀悦的社会政治思想。本书对于现实政治的评论，多能切中时弊，是对西汉以来政论文的继承和发展。从书中可以看出，荀悦的思想既深受儒家经学之濡染，同时又多得道家理论之沾溉，因此，《申鉴》一书吸收了道家的天道自然、辩证思想以及抱朴守一等主张，将之与社会批判紧密结合。其中《俗嫌》一篇，在批判神仙方术及其他世俗迷信的同时，还探讨了作者对于养生的认识。如“惟能用道，则性寿矣……寿必用道，所以尽命”，即结合道家思想，认为养生必须遵循天地自然之道，才能得享天年；“凡阳气生养，阴气消杀，和喜之徒，其气阳也，故养性者，崇其阳而绌其阴”，则从阴阳各自功能的立场出发，指出养生应当注重顾护阳气，这一思想对于后世医家重视人体阳气的主张具有重要的借鉴意义；“仁者内不伤性，外不伤物，上不违天，下不违人，处正居中，形神以和，故咎徵不至，而休嘉集之，寿之术也”，则从儒家的角度，阐发了孔子“仁者寿”的观点，认为完善道德品行，能使人顺应天地自然之道，形神相合，而得长寿；“养性秉中和，守之以生而已”，则明确提出了养生的原则是中和，即要在顺应自然之道的同时，维持中正平和的状态，不要有所偏颇；“气宜宣而遏之，体宜调而矫

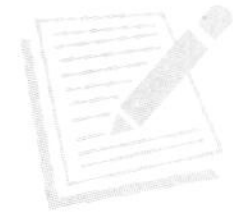

之，神宜平而抑之”，则将养生区分为养气、养体、养神三个方面，各有所侧重，又相互影响；“邻脐二寸谓之关，关者所以关藏呼吸之气，以禀授四体也。故气长者以关息，气短者其息稍升，其脉稍促，其神稍越，至于以肩息而气舒，其神稍专，至于以关息而气衍矣。故道者，常致气于关，是谓要术”，则专门论述了有关养气的具体方式，对后世气法养生颇有启发。

现存《申鉴》的最早刻本，是明正德大梁李濂刻本。明代黄省曾《申鉴注》是影响较大的《申鉴》注本，《四库全书总目》称其“引据博洽，多得悦旨”，现存明嘉靖黄氏文始堂刊本，流传较广，清代多据此本刊刻。

第六章 晋唐时期中医养生文献

第一节 概　述

一、书目载录与文献概况

魏晋隋唐时期，由于方士盛行，佛道兴起，中医养生学在发展的过程中，充分吸收佛道及民间各流派的养生经验和理论，内容更为丰富和充实，呈现初步繁荣的局面，各种养生专论专著不断涌现。《隋书·经籍志》著录的256部医著中，属于一般养生的有32种，神仙服食类34种，服石解散类12种，食疗类10种，共88种，占总著录的1/3强。《旧唐书·经籍志》所载的136家医书中，养生为16家，食疗为10家，医术本草及杂经方中还有不少养生内容。《新唐书·艺文志》著录的231部医书中，养生著作约有38种。

二、主要养生家及其著作

上述3种经籍志或艺文志所著录的养生著作多已亡散，现存的养生文献，主要有嵇康的《养生论》、葛洪的《抱朴子》、陶弘景的《养性延命录》，以及散见于《诸病源候论》《千金要方》《千金翼方》及《外台秘要》等著作中的养生论述。

除葛、陶、孙所著之外，晋唐时期著名的道家养生文献还有：魏夫人所传的《黄庭内景经》和稍后的《黄庭外景经》《黄庭遁甲缘身经》及胡愔的《黄庭内景五脏六腑补泻图》等，被称作《黄庭经》系列，属于道教上清派的内修经典；张湛的《养生要集》编集东晋简、孝以前世传的各种养生经验和论述，包括儒、道、医凡数十家，惜书佚而不传，现在仅可从《医心方》《千金要方》等书中窥其一斑；唐代另一著名道教学者司马承祯先后撰有《元气论》《坐忘论》《服气精义论》《天隐子》等，对道教的存思、气法修炼多有介绍，尤其有关元气理论的阐释，堪称史上最系统、最深入的论述；唐代阴长生佚名氏及唐末彭晓所注《周易参同契》，则开始以内丹理论诠释《参同契》经文；唐末五代道士施肩吾编集的《钟吕传道集》《西山群仙会真记》、崔希范《入药镜》等著作的问世，标志着道家内丹的正式兴起。

三、养生文献主要特点

1. 服石成风，丹经迭出　晋唐600余年，服石成为一种特殊的文化现象，所谓“帝王服丹、名士服散、庶民服石”，几乎成为一种社会风尚。这种风尚背景的形成，既有医学养生保健、补虚救疾的因素，也有宗教神仙信仰、长生观念的支持，更有当时社会价值、人文指归的影响。

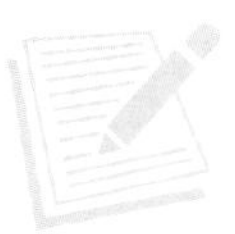

晋唐服石之风，本质上是一种畸形的文化现象，似乎无可称道，但晋唐服石所形成的数以千记的服石方、服石药，创制发明的各种服石法、解散法、制丹法，以及积累的众多服石文献，客观上却极大地丰富和发展了本草学、方剂学的内容，为人类认知生命现象积累了经验，为研究古代科技发展史提供了丰富的文献史料。

从石药丹方来看，仅葛洪的《抱朴子》一书所载石药就不下百种，其《金丹》篇载录九转丹、九光丹、太清丹等丹方多达50首。孙思邈《千金》两书收录石药100多种，用药方也是100多首。而《外台秘要》独重服石，仅钟乳类方就列论7门12首，录方10首；而石英类方，列论5门15首，录方12首。梅彪《石药尔雅》载石药70多种，石药方100多首。据统计，唐代服用的石药已达120种以上，石药方在1000首以上。

从服石法、制丹法及解散法来看，各种方法多达数百种。仅《抱朴子·金丹》所载炼丹法，除前述九转丹法、九光丹法及太清神丹法外，尚有五灵丹法、岷山丹法、务成子丹法、羡门子丹法、立成丹法等40多种，其他各种服用法、飞炼法、伏火法，往往随方列出，难以统计，《千金翼方》专列《飞炼》1卷，介绍几十种石药石方的制作、服用之法。解散法是为石发而设，即为解救石药毒性发作的应急措施。《诸病源候论》列解散25候，《千金翼方》卷二十二列解散法45条。

从服石积累的文献来看，更是丹经迭出，代有新编。葛洪在撰《抱朴子》时，参考了千卷以上的道书，主要是丹石药经。《遐览》篇中数百种道书，有相当一部分是服食丹经。据统计，魏晋时期的各种丹经已达200多种。梅彪《石药尔雅》不仅收载了各种丹方98种，而且收录外丹经典97部。《隋书·经籍志》《旧唐书·经籍志》《新唐书·艺文志》所载服食类文献多达188种，其中80%是外丹著作。今本《道藏》所收的117种外丹著作中，唐以前的外丹著作有70多种。

晋唐服石虽已成为历史陈迹，但所留下数以千计的服石方和数百种服石著作，至今没有得到应有的开发利用，有待深入研究。

2. 养老食治，开启先河 晋唐时期，导引、按摩、吐纳、调气、服食等养生方法有了新发展，除养生保健之外，还用于祛疾医疗，尤其是与老年病防治相结合是其特点，主要代表人物是孙思邈。《千金翼方》卷十二《养性》有“养老大例”“养老食疗”专篇，详细阐述老年养生之法，包括饮食、起居、住处、运动、气功、推拿、针灸、导引、精神修养等，还包括老年病的早期诊测与保健。孙氏认为“人年五十以上，阳气日衰，损与日至”，故常须慎护之，指出养老要点为陶冶性情、生活有常、饮食有节；强调陶冶性情和道德修养的重要性，提出老年养生者应当少思、少念、少欲、少事、少语、少笑、少愁、少乐、少苦、少怒、少好、少恶行。他还将卫生保健与老年疾病的防治密切结合起来，形成了一套比较完整的养生方法，同时提出老年人养生应该注重劳逸适度、居住环境通风、日常起居防风、预防便秘与腹泻等。孙思邈重视牛奶对于老年养生的意义，“养老食疗”中有牛乳专论：“牛乳性平，补血脉，益心，长肌肉，令人身体康强润泽，面目光悦，志气不衰。故为人子者，须供之以为常食，一日勿缺，常使恣意充足为度也，此物胜肉远矣。”书中指出供给老年人牛奶以养生的必要性。

历史上以“食经”命名的著作除《神农食经》成书于汉之前外，大部分出现在晋唐之际。如北魏·崔浩的《食经》，南朝梁·刘休的《食方》，唐·崔禹锡的《崔禹锡食经》、马琬的《马琬食经》、朱思简的《朱思简食经》，以及佚名《黄帝饮食杂忌》《七卷食经》《食经》等。这些著作以记述养生保健和食疗为主，内容涉及食性、食宜、食禁、食疗，多为医家所撰，为配合医药而调节饮食，反映了晋唐之际食治医疗的发展概况。

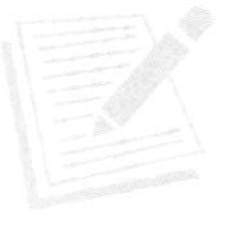

孙思邈《备急千金要方》卷二十六《食治》序云："知其所犯，以食治之，食疗不愈，然后命药。"又云："若能用食平疴，释情遣疾者，可谓良工。"《千金翼方》卷十二《养老食疗》专篇，详细阐述老年食治之法，足见孙氏对食治的重视。孟诜曾师事于孙思邈，其学问长于食治与养生，总结唐以前饮食疗法著成《补养方》，后经张鼎增补易名《食疗本草》，是为食治专著。唐·昝殷编著《食医心鉴》3卷，五代陈士良整理相关本草著成《食性本草》10卷，此为对食治学的再次总结和整理。成书于晋唐的其他医学著作对食治亦有相关记载。葛洪在《肘后救卒方》中记载大豆、牛羊奶治疗脚气病；陶弘景著《养性延命录》《本草经集注》记载了多种食物的治疗功用；巢元方撰《诸病源候论》记载了用羊靥治甲状腺肿、用胎盘作强壮剂等；王焘撰《外台秘要》收录了很多种食治方剂，如用杏仁治疗气嗽煎方等。

3. 导引气法，体系成熟 导引既能梳理筋骨、调和营卫，又能宣导气血、扶正祛邪，故时而为之，可以延年。晋唐时期出现了很多模仿动物动作的导引健身之术，如燕飞、蛇屈、兔惊、龟咽等，并运用传统中医学的生理学说、病理学说，把积极养生防病与锻炼身体的导引功法结合在一起。导引术不仅种类繁多，并且多与调气、祛疾相结合。

葛洪在众多的养生术之中独重导引，"朝夕导引以宣动荣卫，使勿辍阂"（《杂应》）。陶弘景的《养性延命录》首次完整记载了华佗五禽戏导引功法，介绍了虎戏、鹿戏、熊戏、猿戏、鸟戏5种动物的导引动作，认为可常年坚持操练此法，以"消谷气，益气力，除百病，能存行之者，必得延年"，肯定了五禽戏的养生作用。导引术又常与按摩相结合，大多具备可操作性，便于操练者掌握，巢元方的《诸病源候论》是医疗导引术式的典范。孙思邈提倡运动养生，常常采用华佗的五禽戏、天竺国按摩十八势、老子按摩法等，令百节通利，疏泄病邪，以延年益寿。此外，他还主张每于食讫，行步踌躇，并以手摩面及腹部，促进食物的消化和吸收，避免饱食即卧。孙思邈认为常练习"天竺国婆罗门法按摩法"能除百疾、延年益寿："上十八势，但逐日能依此三遍者，一月后百病除，行及奔马，补益延年，能食，眼明轻健，不复疲乏。"（《按摩法》）

晋唐养生文献各类气法并出，有不少内丹学著作出现。葛洪著《抱朴子》倡导胎息功法；陶弘景著《真诰》《养性延命录》记载了服气、内视等多种内炼功法；巢元方的《诸病源候论》共记载行气吐纳术约90种；隋代道士苏元朗将《龙虎经》《参同契》《金碧潜通诀》纂为《龙虎通玄要诀》，以人身为鼎炉，精、气、神为药物，模拟金丹术的炼制过程，套用外丹术语，归神丹于心炼。孙思邈的《千金》两书和《摄养枕中方》对行气功法颇多阐述。唐代高道司马承祯著《服气精义论》《天隐子》《坐忘论》等，主张"收心""守静"，将佛教的止观、禅定说融入道教修仙之法。他把修仙过程分为斋戒、安处、存想、坐忘、神解五"渐门"，"斋戒谓之信解，安处谓之闲解，存想谓之慧解，坐忘谓之定解。信、闲、慧、定四渐通神，谓之神解"。《坐忘论》又以信敬、断缘、收心、简事、真观、泰定、得道为七条修道阶次，在内丹学史上具有重要意义。此外，还有《黄庭经》系列、《钟吕传道集》《西山群仙会真记》《入药镜》《日月玄枢篇》《通幽诀》《上洞心经丹诀》《大还丹金虎白龙论》《元阳子金液集》《还丹金液歌》《龙虎还丹诀颂》《大还丹契秘图》《南统大君内丹九章经》《还金述》《真龙虎九仙经》等内丹学著作问世。

4. 兼蓄并收，合修众术 葛洪的养生术是综合、多元化的，既要外服金丹饵仙药，也要采以行气、宝精、导引、房中术，必须"借众术之共成长生"。他在《抱朴子》的《金丹》《仙药》《黄白》三篇记载了很多炼丹之法，以服食丹药为修仙之秘法："欲求神仙，唯当得其至要。至要者，在于宝精行气，服一大药便是，亦不用多也。"（《滞释》）葛洪注重外服金丹内宝精气，前者为外养，后者为内修，借以达到"内修形神，使延年愈疾，外攘邪恶，使祸害不干"之目的。除此之外，葛洪还提倡对前人的各种养生方术要兼收并取，反对偏修一事，他指出："凡养生者，

欲令多闻而体要，博见而著择，偏修一事，不足必赖也。”（《微旨》）

陶弘景在《养性延命录》中也多次提到虚静、息虑、服气、导引等各种方法，认为“若能游心虚静，息虑无为，服元气于子后，时导引于闲室，摄养无亏，兼饵良药，则百年耆寿，是常分也”，倡导养生以“啬神”“爱气”“养形”“导引”“言语”“饮食”“房室”“反俗”“医药”“禁忌”为要旨，综合摄养。孙思邈亦引用此张湛“养生十要”之说，认为养生应该“兼于百行”。晋唐养生文献普遍记载灵活应用各种养生之术，如服食药物、调节饮食、生活起居、导引气法、修德养神等，关注人的身心健康，最终形成多元化综合性的养生思想。

第二节　重要著作介绍

一、《周易参同契》

本书共 3 卷，另附“补塞遗脱”1 章，汉末魏伯阳撰。本书是一部将“大易”“黄老”“炉火”三家之理汇归于一的炼丹修仙专著，不仅是中国古代养生学的理论源头，也是化学、药物学、天文、历算等学科的发轫之作，被奉为“丹经之祖”。魏伯阳（约 151—221），道号云牙子，会稽上虞（今浙江绍兴）人，汉末著名黄老道家、炼丹家，后人尊称为“万古丹经王”。《神仙传》记载：“魏伯阳者，吴人也。本高门之子，而性好道术。”魏氏博学多识，尤好养生，相传得古人炼丹妙旨，以易为经，以阴阳为纲，阐述养生之道、阴阳变化之理，独创炼丹功法，著成《周易参同契》（简称《参同契》）。其成书后，曾秘而不传，后公之于世，由于易理深奥，古注本蜂起。

《参同契》分上、中、下 3 卷，上篇内容为易理与功法，中篇内容为具体炼丹之术，下篇（包括“补塞遗脱”）总结前人炼丹成就及注意事项等。《参同契》谓修丹与天地造化同途，故托易象而论之，道教中人将其奉为祖经。魏伯阳性好黄老之道，书中总结了东汉前炼丹术中的一些化学知识，虽内容不多，但却是现存讨论炼丹术的最早文献。

该书“词韵皆古，奥雅难通”，论述多用隐语，成书后以注本形式流传，《正统道藏》收入唐宋以后的注本多达 11 种。历代注家对其内容的理解亦存在分歧，主要形成三种观点：其一认为以阐述炼制金丹来求仙药的外丹说为主；其二主张以调和阴阳，修炼自身精、气、神的内丹说为主；其三提出外丹说、内丹说二者兼而有之。王明先生则认为“《参同契》之中心理论只是修炼金丹而已”。

该书还提出“同类易施功兮，非种难为巧”，强调炼丹“类同者相从”，内在精气是养生之本。书中对炼丹误区提出批评：“世间多学士，高妙负良材。邂逅不遭遇，耗火亡货财。据案依文说，妄以意为之，端绪无因缘，度量失操持。捣治羌石胆，云母及矾磁，硫黄烧豫章，泥汞相炼飞。鼓铸五石铜，以之为辅枢。杂性不同类，安有合体居。千举必万败，欲黠反成痴，侥幸讫不遇，圣人独知之。”魏氏主张修仙应“欲知服食法，事约而不繁”，遵修仙妙诀而修之，则易简之理得矣。

该书现存明刻本，《正统道藏》收录注本多种。

二、《养生论》

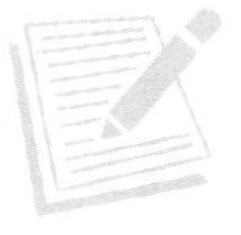

本书为养生专篇，三国魏人嵇康撰。其行文流畅，说理通透，论证严谨，议论恢宏，跌宕起伏，养生思想观点明确且寓意深远，对中国养生学术思想的发展具有积极促进作用。

嵇康（约 224—263），字叔夜，谯国铚县（今安徽宿县）人。他博学多闻，尤好老庄之学，是著名的文学家、思想家、音乐家，能诗善文，尤以文章见长。他一生著述颇丰，有《嵇中散集》10卷流传于后世，后经鲁迅（周树人）整理为《嵇康集》。他倡导玄学，与阮籍齐名，又常与友人为竹林之游，世称“竹林七贤”。嵇康与魏宗室婚，出仕后拜中散大夫，后世尊称为“嵇中散”。他性格孤傲，为人潇洒，蔑视礼教，向往回归自然。嵇康与司马政权采取不合作态度并直言抨击其弊，终因“非汤武而薄周孔”获罪，遇害时年仅39岁。魏晋之际社会名士的寿命大多不长，面对人生之惨痛，探讨养生之道便成为一种社会风尚。嵇康远离政治，隐居山林，精研服食炼丹之术，潜心修身养性；常与好友锻铁以扬志趣，游竹林以倡玄学，研习养生之法，并颇有所获；著《养生论》《答难养生论》《宅无吉凶摄生论》等养生专论扬名于世。

嵇康著《养生论》，主张“形神相亲，表里俱济”，提倡“形神共养”，并尤其注重神的保养，对后世养生理论的发展影响深远。他的形神共养之说，引发社会关注。其主要成就如下：

第一，保养精神。《养生论》提出精神和形体不可分离，并在此基础上提出了“形神共养”养生观，即“是以君子知形恃神以立，神须形以存”，养生既要注重形体的保养，又要注重精神的保养，形神并养才能延年益寿。书中提到“服药求汗，或有弗获；而愧情一集，涣然流离”，而“精神之于形骸，犹国之有君”，所以养生首先要修身养性，陶冶情操，以保养精神、安定心志来健全身体，做到淡泊宁静进而达到体平气和。嵇康给出了保养精神的具体方法：“故修性以保神，安心以全身，爱憎不栖于情，忧喜不留于意，泊然无感，而体气和平。”

第二，保养形体。嵇康注重形体保养的理论包括三个方面：其一，注意生活起居。他指出“饮食不节，以生百病”“风寒所灾，百毒所伤”，强调日常饮食起居对于养生的意义，并指出不同的食物针对人体补充不同的营养成分，因此要注意食物的搭配。其二，他提倡采用一些自我锻炼的方法，并阐述了导引、吐纳等养生锻炼方法对保持形体健康的意义，注重保养精神的同时也强调保养形体的重要性，以期达到“形神相亲，表里俱济”。其三，防患于未然。人体的衰亡是一个循序渐进、由量变到质变的过程。嵇康强调：“措身失理，亡之于微，积微成损，积损成衰，从衰得白，从白得老，从老得终，闷若无端。”养生之人应懂得“害成于微，而救之于著，故有无功之治”的道理，做到“慎众险于未兆”。

第三，节制欲望。该书提出：“善养生者则不然也，清虚静泰，少私寡欲。知名位之伤德，故忽而不营，非欲而强禁也；识厚味之害性，故弃而弗顾，非贪而后抑也。”嵇康认为善养生者，其心境必清静虚无，恬静安泰，少私念与情欲；不是强行抑制自己不去营求名利、厚味，而是内心不存占有的欲望，即对之淡漠忽视。其友向秀则认为“且夫嗜欲，好荣恶辱，好逸恶劳，皆生于自然”（《黄门郎向子期难养生论》），肯定了人的欲望是伴随生命始终存在的，不可强行遏制。嵇康针对向秀之论，作《答难养生论》进而明确指出养生有五难，而这五难实际上是五种欲望，欲望不除养生难矣，认为“嗜欲虽出于人，而非道之正，犹木之有蝎，虽木之所生，而非木之宜也。故蝎盛则木朽，欲盛则身枯，然则欲与生不并立，名与身不俱存，略可知矣”。嵇康肯定了人都有嗜欲，但如果一味纵欲，不加节制，则会伤生害性，乃至于“动之死地”。

第四，服食药物。嵇康认为，养生除注意保神、重视养形以外，还应该服食药物，以求延年益寿。他认为：“流泉甘醴，琼蕊玉英，金丹石菌，紫芝黄精，皆众灵会精，独发奇生。”因此，如果养生中能辅以这些药物，便能使人“贞秀难竭，和气冲盈，澡雪五脏，疏彻开朗”，还能“练骸易气，染骨柔筋，涤垢泽秽，志凌青云”，从而成仙得道。这与晋唐之际服食之风的盛行有关。

该书为《四库全书》收录，现有周树人的《嵇康集》、戴明扬的《嵇康集校注》等版本流传。

三、《抱朴子》

本书内篇20卷，外篇50卷，东晋葛洪著，是一部集道教神仙理论、养生方术之大成的重要著作。

葛洪（283—363），字稚川，自号抱朴子，丹阳句容（今江苏句容）人，著名的道学家、炼丹家、医药学家。《晋书·葛洪传》记载："祖系，吴大鸿胪，父悌，吴平后入晋，为邵陵太守。洪少好学，家贫，躬自伐薪以贸纸笔，夜辄写书诵习，遂以儒学知名。性寡欲，无所爱玩，不知棋局几道，樗蒲齿名。为人木讷，不好荣利，闭门却扫，未尝交游。"葛洪出身士族，兼修儒道之学，幼年丧父，家道中落。其从祖葛玄学道得仙，将炼丹术传授给郑隐，葛洪随郑隐学道，"悉得其法"。葛氏晚年隐居广东罗浮山炼丹修道，著述不辍，"其余所著碑诔诗赋百卷，移檄章表三十卷，神仙、良吏、隐逸、集异等传各十卷，又抄《五经》《史》《汉》、百家之言、方技杂事三百一十卷，《金匮药方》一百卷，《肘后要急方》四卷"。

《抱朴子》"言黄白之事，名曰内篇，其余驳难通释，名曰外篇"。《外篇》论儒术，主要论述"时政得失，人事臧否"，言人事以儒家为宗，反映了葛洪先儒后道的思想发展轨迹。《内篇》言修仙，全面总结了晋以前的神仙理论、养生方术、炼丹成就，提出了很多养生理论与方法，其主要成就如下：

第一，神仙养生，儒术应世。《内篇》总结了晋以前的神仙理论和神仙方术，并将神仙方术与儒家的纲常伦理相结合，要求信徒严格遵守。卷三《对俗》指出："欲求仙者，要当以忠孝和顺仁信为本。若德行不修，而但务方术，皆不得长生也。"基于内道外儒的思想，葛洪反对单一的出世求仙，卷八《释滞》指出"内宝养生之道，外则和光于世；治身而身常修，治国而国太平……欲少留则且止而佐时，欲升腾则凌霄而轻举者，上士也"，认为入山求仙与匡世佐时并不矛盾，主张神仙养生为内、儒术应世为外。

第二，不损不伤，贵在坚持。该书指出养生之道在于不损不伤，纵然损不至伤也不能不防。卷六《微旨》认为欲修长生之道，"禁忌之至急，在不损不伤而已"；卷十三《极言》提出"治身养性，务谨其细，不可以小益为不平而不修，不可以小损为无伤而不防"，详细阐述了生活中应该注意的各种事项，避免伤损；强调养生之道贵在坚持，"非长生难也，闻道难也；非闻道难也，行之难也；非行之难也，终之难也"。

第三，多闻体要，众术合修。卷六《微旨》指出"凡养生者欲令多闻而体要，博见而善择，偏修一事，不足必赖"，应"借众术之共成长生"。书中反对修道之人偏执于单一的方法，倡导养生应众术合修，合理运用各种养生方法，取长补短以达到延年益寿的目的。该书重视守一、行气、导引、房中、炼丹、服食等养生方法，葛洪亦躬行实践。

该书现存版本较多，如宋绍临安刊本、明《正统道藏》本、清孙星衍《平津馆丛书》本等；通行注释本以王明所著《抱朴子内篇校释》（中华书局1985年）和杨照明所撰《抱朴子外篇校笺》（中华书局1991年）为佳。

四、《养生要集》

本书共10卷，东晋张湛撰，是我国第一部养生理论专著，对后世养生学的发展具有重要影响。

张湛，字处度，生卒里籍不详，出身宦门，其人仕至中书侍郎，东晋著名的玄学家、养生学家。《晋书·范宁传》记载范宁因眼疾向其求医，张湛劝说范宁要减少思虑，注重养生。张氏通晓养生之术，长于著述，据记载有《养生要集》10卷、《列子注》8卷、《延年秘录》12卷等，今仅存《列子注》。

《养生要集》保存和搜集了东晋之前的养生资料。书中记载了养生十要："一曰啬神，二曰爱气，三曰养形，四曰导引，五曰言语，六曰饮食，七曰房室，八曰反俗，九曰医药，十曰禁忌。过此以往，义可略焉。"其引《小有经》"十二少"与"十二多"之论：十二少为"养生之都契"，即少思、少念、少欲、少事、少语、少笑、少愁、少乐、少喜、少怒、少好、少恶；十二多为"丧生之本"，即多思则神怠、多念则志散、多欲则损智、多事则形疲、多语则气争、多笑则伤脏、多愁则心慑、多乐则意溢、多喜则忘错昏乱、多怒则百脉不定、多好则专迷不治、多恶则焦煎无欢，而能做到"无多者几乎真人"。

《养生要集》将啬神、爱气作为养生首务，肯定了"神"在人的生命活动中的重要作用。《列子·汤问注》言"夫用心智赖耳目以视听者，未能见至微之物也"，即人对世界的认知在于"神"而非耳目心智。《列子·仲尼注》言"夫形质者，心智之室宇，耳目者，视听之户牖，神苟彻焉，则视听不因户牖，照察不阂墙壁耳"，认为形体是精神的住所而已。书中强调养神要最终达到耳不惑声、目不滞色、口不择言、心不用知的境界，该养生之论与张湛"以无为本"的虚静玄学主张相一致。

《养生要集》原书已亡佚，部分内容见于《养性延命录》《医心方》《太平御览》及其所撰的《列子注》等书。

五、《褚氏遗书》

本书1卷，10篇，南朝褚澄撰。褚澄（生年不详，卒于483），字彦道，阳翟（今河南禹州）人，生活于南北朝之际。褚氏于南齐建元时为吴郡太守，后官至左中尚书，好医术，善于望诊和切脉，享有盛誉。他对求医者不分贵贱，能审其乡壤、风俗、精神苦乐、方土所宜命药。褚氏另著有《杂药方》20卷，此二书均已散佚。

《褚氏遗书》又名《医论十篇》，分别论述受形、本气、平脉、津润、分体、精血、除疾、审微、辩书、问子，重视人体精血、津液于养生疗疾的重要意义，《四库全书总目提要》认为该书"于《灵枢》《素问》之理颇有发明"。

《辩书》指出"气难预期，故疾难预定；气非人为，故疾难人测"，因而认为"推验多舛，拯救易误"，对五运六气之说持不同见解。书中论述僧尼寡妇之疾"发前人之未发"，认为必须与妻妾之辈有所区别，要考虑其特殊的精神因素。书中还提到"师友良医，因言而识变，观省旧典，假筌以求鱼，博涉知病，多诊识脉，屡用达药，则何愧于古人"，高度概括了如何成为一个精良的医生，对后学颇有启发。

《问子》从生理方面阐述了生育年龄的问题，认为"合男女必当其年，男虽十六而精通，必三十而娶；女虽十四而天癸至，必二十而嫁"，因为"阴阳气完实而后交合，则交而孕，孕而育，育而为子，坚壮强寿"。褚氏主张晚婚少育，且男女皆不可纵欲。《精血》指出纵欲的危害："阴已痿而思色以降其精，则精不出，内败小便道涩而为淋，精已耗而复竭之，则大小便道牵疼。"

《分体》将体表分为窍、肢、关、余、附五部分："耳目鼻口阴尻窍也，臂股指趾肢也，双乳外肾关也，齿发爪甲余也，枝脂旁趾附也。"其后附有具体的养生方法："养耳力者常饱，养目力者常瞑，养臂指者常屈伸，养股趾者常步履。夏脏宜冷，冬脏宜温，背阴肢末虽夏宜温。"

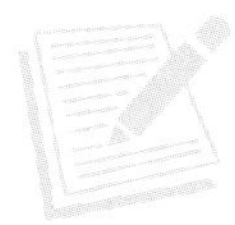

该书记载的一些治疗方法在临床上具有指导意义，《受形》对于虚劳一类疾病提出"补羸女

先养血壮脾，补弱男则壮脾节色”的治疗原则；《审微》对于寒证和热证的治疗，主张“热则先凉脏，冷则先温血”；《津润》对于咳血的治疗，提出“饮溲溺则百不一死，服寒凉则百不一生”。

《褚氏遗书》是唐人据石刻内容整理而成，至宋刊行流传，《六醴斋医书十种》收录此书。后世有疑该书为宋人伪托，《四库全书总目提要》云：“疑宋时精医理者所著，而伪托澄以传，然其言可采，虽赝本不可废也。”

六、《养性延命录》

本书共2卷，6篇，南朝陶弘景撰，是早期养生学专著中的代表作。该书系统总结并归纳了前人的养生理论和方法，涉及上至神农黄帝下至魏晋历代养生名家之论，是一部道教养生集大成之作。

陶弘景（456—536），字通明，自号华阳隐居，丹阳秣陵（今江苏南京）人，南朝齐梁时期著名的医药学家、道学家、文学家、养生学家。陶弘景幼时好学，熟读儒家经典，10岁得葛洪《神仙传》昼夜研习，始有养生之志，15岁作《寻山志》，表达了他对入山修道的向往。陶弘景曾任诸王侍读并参议国家大事，其间历经政治变革，心生去意，又因他长期研究养生修道之术，渐有明悟，故上表辞官，退隐茅山。之后，朝中主政者每有大事皆与其有书信往来，故时人誉其为“山中宰相”。陶氏隐居茅山吐纳养生余暇“游意方技，览本草药性”，其著述宏富，涉及门类广博，惜多亡佚，现存《养性延命录》2卷、《真诰》7卷、《洞玄灵宝真灵位业图》1卷、《登真隐诀》3卷、《本草经集注》7卷、《辅行诀脏腑用药法要》1卷、《名医别录》3卷、《华阳陶隐居集》2卷等。

《养性延命录》辑录魏晋以前养生学著作30余种，体现了撰者“禀气含灵，唯人为贵”的养生观，重视生活起居养生禁忌，提倡综合运用各种养生方法，防止疾患萌生。该书上卷包括《教戒》《食戒》《杂戒忌禳灾祈善》3篇，示人以养生之理并详述养生禁忌；下卷包括《服气疗病》《导引按摩》《御女损益》3篇，授人养生之法，具体包括服气、导引、按摩、房中等。

《教戒》引先贤养生箴言教诫后人遵循，突出强调了“我命在我不在天”的积极养生思想。书中强调精神摄养对于养生的重要意义，并提出养神要做到“目不欲视不正之色，耳不欲听丑秽之言，鼻不欲向膻腥之气，口不欲尝毒辣之味，心不欲谋欺诈之事”，以防“辱神损寿”；并告诫后人“罪莫大于淫，祸莫大于贪，咎莫大于谗”，倡导清心寡欲以加强自身修养。《食戒》重视饮食养生，提出“虽常服药物，而不知养性之术，亦难以长生也”，详细阐述了饮食养生方法，如“食不欲过饱”“饮不欲过多”“先饥乃食，先渴而饮”“食毕行数百步，中益也，暮食毕，行五里许乃卧，大益也”。《杂戒忌禳灾祈善》阐述了如何避免外界对身体造成的伤害和疾病，并详述了日常生活起居禁忌，如“久视伤血，久卧伤气，久立伤骨，久行伤筋，久坐伤肉”。该篇还提出养生以不伤为本的观点，认为养生当知节度、避众伤。《服气疗病》记载了吐故纳新调息法，认为其既可用于养生保健，又可治病祛邪；推崇“六字诀”呼吸法，称之为“愈病长生要术”；提出五脏有病各以不同呼吸吐纳法调摄的见解。《导引按摩》著录了“五禽戏”功法，所载具体操练方法颇为详细，对于“五禽戏”的流传起到了重要的作用。本篇还引录了《导引经》晨起操练的动功，包括狼距、鸱顾、顿踵、叉手、伸足、摩面、干浴等。《御女损益》以论述房中术养生功法为主，提出“道以精为宝，施之则生人，留之则生身”的观点。

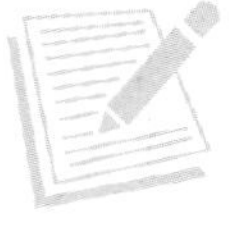

《养性延命录》是在《养生要集》的基础上，“略取要法，删弃繁芜，类聚篇题”成书，不见于唐以前史志著录，至北宋始有载录，其著者自宋以来便有陶弘景、孙思邈两说，后世多尊崇为陶弘景所撰。该书为《云笈七签》收录，《正统道藏》《道藏精华录》《医道寿养精编》（2009年

华夏出版社出版，张继禹、蒋力生、王成亚主编）收录本书全文。

七、《摄养枕中方》

本书1卷，唐代孙思邈撰，主要记载了自慎、禁忌、导引、行气、守一、存神炼气等养生内容。孙思邈（约581—682，卒年无争论，生年观点分歧较多，如511年、541年、560年以前等），京兆华原（今陕西铜川）人，隋唐间著名的医药学家、道学家、养生学家，常年隐居山林，行医民间，世人尊称其为孙真人、药王。孙思邈自幼聪颖好学，及长善谈老庄，兼好释典，通百家之学。孙氏自谓"幼遭风冷，屡造医门，汤药之资，罄尽家产"，于18岁立志学医，颇有觉悟，"亲邻中外有疾厄者，多所济益"。唐太宗、唐高宗多次征召他入京并授其爵位，孙氏皆固辞不受。孙氏博学强识，深探治病方药，于养生之道研习有素，著作颇丰。据记载其著述多达90余种，多亡佚，《备急千金要方》30卷、《千金翼方》30卷、《孙真人摄养论》1卷、《摄养枕中方》1卷等流传后世。

《摄养枕中方》为孙氏辑录道家要典"易知易为""至妙至神""诚信诚效"之养生要旨，参考自身养生实践编著而成，附有很多切于实用的养生方法，部分内容与《备急千金要方》卷二十七《养性》可互参。《自慎》提出"养性之士不知自慎之方，未足与论养生之道也，故以自慎为首焉"，并对饮食居处养生展开详细阐述。《仙经禁忌》《仙道忌十败》《仙道十戒》《学仙杂忌》等篇主要记载了修道养生的禁忌。《导引》记载了按摩、咽液养生功法，并说明其作用。《行气》阐述保精、引气、服饵三法，认为"凡此三事，亦阶浅至深，不遇至人，不涉勤苦，亦不可卒知之也"。《守一》记载了三丹田守一法，提出"夫守一之道，眉中却行一寸为明堂，二寸为洞房，三寸为上丹田；中丹田者，心也；下丹田者，脐下一寸二分是也"。《太清存神炼气五时七候诀》《五时》《七候》等篇阐述了炼身、炼气、炼神的具体方法和步骤。

该书为《云笈七签》收录，题有"太白山处士孙思邈撰"字样。《正统道藏》收录《枕中记》1卷，与本书内容基本相同。《道藏精华录》《三三医书》《历代中医珍本集成》（1989年上海三联书店出版，朱邦贤、王若水总编审）收录本书全文。

八、《天隐子》

本书1卷，8篇，唐代司马承祯撰，是道教内丹修仙学说的代表著作。司马承祯赞《天隐子》一书为修仙的简易法门，认为"修炼形气，养和心虚，归根契于伯阳，遗照齐于庄叟，长生久视，无出是书"。

司马承祯（646—735），字子微，自号白云子，法号道隐，河内温（今河南温县）人。司马氏自幼好学，不求仕进，师事嵩山道士潘师正，传其符录及辟谷导引之术，后遍游名山，归隐于天台山玉霄峰，传弟子70余人。武后、睿宗、玄宗多次召见他，其去世后被追赠银青光禄大夫，谥号"正（贞）一先生"。司马承祯、陈子昂、卢藏用、宋之问、王适、毕构、李白、孟浩然、王维、贺知章被誉为"仙宗十友"。司马承祯著作颇多，另有《坐忘论》1卷、《服气精义论》1卷、《天隐子》1卷、《太上升玄消灾护命妙经颂》1卷、《上清含象剑鉴图》1卷、《上清侍帝晨桐柏真人真图赞》1卷、《素琴传》1卷、《茅山贞白先生碑阴记》等盛行当时。

《天隐子》又名《天隐子养生书》。《神仙》阐明修仙在于养气祛邪；《易简》阐明"凡学神仙，先知易简"；《渐门》阐明"人之修身达性，不能顿悟，必须渐而进之，安而行之，故设渐门"；《斋戒》提出"斋戒者，非蔬茹饮食而已，澡身非汤浴去垢而已"，认为斋戒的要旨为"节食调中，磨擦畅外"，调畅人体内的元气；《安处》阐明外在环境及情欲对修仙的影响，修仙者应

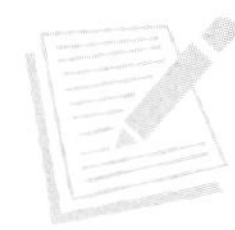

保持自身及与天地间的“阴阳适中，明暗相半”，“内以安心，外以安目”;《存想》阐明修仙者“身”“神”安定的重要性，做到“存我之神”“想我之身”，即可进入“坐忘”之境;《坐忘》阐明“坐忘”即“心不动”且“形都泯”，顺随天地大道做到“彼我两忘，了无所照”;《神解》阐明斋戒、安处、存想、坐忘四阶段在修炼过程中的作用，即信、闲、定、慧，渐次修炼成功后，才可进入“神解”之境。《天隐子》系统阐述了修仙理论与方法，主要成就如下：

第一，神仙之道，养气为根。《天隐子·序》指出人一身之气“受之于天地，和之于阴阳”，“神仙之道，以长生为本，长生之要，以养气为根”，故修仙在于修人身之气；同时又指出“喜怒哀乐爱恶欲七者，情之邪也，风寒暑湿饥饱劳逸八者，气之邪也”，此邪气不除，修仙难矣。该书修仙理论以人与宇宙基质“气”为理论依据，所述修仙简易之法皆围绕“气”展开，可谓道教内丹学说兴起之端。

第二,《易》有渐卦，道有渐门。修仙应循序渐进，过程分为 5 个步骤，即斋戒、安处、存想、坐忘、神解。养生家修真达性，不能顿悟，必须循次渐进，安然而行，只要“渐次至五，神仙成矣”，司马氏否定了通过练习方术直接修至神仙的可能，形成自修渐顿修仙的理论模式。

第三，简易法门，至道不繁。《简易》指出“凡学神仙，先知易简，苟言涉奇诡，适足使人执迷，无所归本，此非吾学也”，修仙之道要顺应天地之道，“天地在我首之上，足之下，开目尽见，无假繁巧而言，故曰易简”，即所谓“至道不繁，至人无为”。司马承祯在其另一部著作《坐忘论》强调的修仙简易功夫与此相似。司马氏论修仙简易法门，呈现出修仙简单化的发展倾向。

该书为《正统道藏》收录，《医道寿养精编》收录本书全文。《天隐子》是否为司马承祯所撰，历来都存争议，但该书序文出自司马承祯已成定论。

九、《摄生纂录》

本书 1 卷，4 篇，唐代王仲丘撰。该书以介绍气功养生为主，兼涉其他养生内容，所述内容大多实用。王仲丘，生卒年不详，沂州琅琊（今山东临沂）人，唐代礼学家。王氏历任左补阙内供奉、集贤修撰、起居舍人等职，后迁礼部员外郎，卒赠秘书少监。

《摄生纂录》分述导引、调气、居处、行旅等养生内容。《导引》最早记载了“婆罗门导引法”，并著录“赤松子坐引法”，认为“常为此法，令人耳目聪明，延年益寿，百病不生”，肯定了导引养生的功效。《调气》提出“善行气者，内以养身，外以却患，然百姓日用而不知”，详细记载了“吐纳炼气法”“胎食胎息法”“食日月精法”等调气功法。书中提出“凡初行气，先安稳其身，而和其气，无与意争”“若大雾、大雨、大风之日，不得行气”等行气注意事项；将呼吸吐纳之法用于疾病的治疗，如“若卒患寒热及痈肿等，当日调之，不愈，一两日必瘥”。《居处》详述居处宜忌，养生之论颇有可取之处，如“摄理者，先在水土所习，必欲高燥之处”，并指出“居处房屋不可高大虚敞，非唯风雾难防，亦使精神恍散”。该书论述居处养生指出尤其要避免“细隙之风”，“凡细隙之风为害尤切，古来忽中风，四肢不遂，角弓反张，失音，皆由乎此”。《行旅》提出“欲辞家行动，先须选择良日，不可率然，以托其福”“若凌晨在山水及风露中行，大损人，不得不饮酒佩雄黄为佳”，阐述了出行时应该避免的问题。该书论述居处、行旅养生与禁忌多有借鉴意义，但亦有荒谬之论，不可尽信，如“忽行在路遇大风、雾、雷、电，当是龙神所过之处”等。

《新唐志》载王仲丘《摄生慕录》1 卷，疑即此书。该书为《正统道藏》收录，《三三医书》《道藏精华录》收录本书全文。

十、《太清道林摄生论》

本书1卷，成书时间、撰者不详。全书采摭晋以前史传道书而成，阐述修身养性、饮食宜忌、按摩行气、起居调摄、四时宜忌等具体养生方法，其主要成就如下：

第一，修身养性，节制饮食。该书指出“人之所以多病，当由不能养性”，善于养生之人应做到“十二少”，祛除“十二多”；倡导节制饮食，因为“饱食即外生百病，不销成积聚也”；饮食日常养生则提出“食欲少而数，不欲顿多，难销也；常欲令如饱中饥，饥中饱。故善养性者，先饥而食，先渴而饮。食毕当行，行毕使人以手数摩腹上数百过，易销，大益人，令人能饮食，无百病”。

第二，按摩行气，养生祛疾。书中详细著录老子按摩法，指出常行此法可“延年续命，百病皆除”；记载了行气的养生功效为“身体润泽，面色光泽，肤毛润悦，耳目精明，令人食美力健，百病皆去”。该书还将“六字诀”调气与五脏主病相结合，指出“安心此法，无有不瘥也”。

第三，起居养生，顺应四时。书中指出摄生者应顺应四时，注重养生禁忌，并详细阐述。该书特别指出居处过于奢华会让人心生贪婪，为祸患之源，居所以洁净素雅，能避风雨暑湿为佳。

该书通行本为《正统道藏》本，《备急千金要方》卷二十七《养性》收录该书内容并有增补。《道家养生功法集要》（1989年陕西科学技术出版社出版）收录本书全文。

第三节 其他文献述要

一、《颜氏家训》

本书共7卷，20篇，北齐颜之推著。颜之推（约531—593，一说585），字介，原籍琅琊（今山东临沂），著名的教育家、思想家、文学家。西晋末年，五胡起兵，颜氏祖辈渡江南下。颜之推博学多才，处事机敏，一生历经战乱却能安身自保。他在自己跌宕起伏的人生经历中，积累并总结修身治家、处世为学的经验，撰著《颜氏家训》以训诫子孙维系家族传承。该书内容涉及家庭伦理、教育治学、人际交往、修身养性、音辞技艺等诸多方面，是一部警诫教育后人的家传著作。

《颜氏家训》提出养生注重防祸的主张。该书《养生》提出：“夫养生者先须虑祸，全身保性，有此生然后养之，勿徒养其无生也。单豹养于内而丧外，张毅养于外而丧内，前贤所戒也。嵇康著养生之论，而以傲物受刑；石崇冀服饵之征，而以贪溺取祸，往世之所迷也。”书中强调形体保养于养生有重要意义，并总结具体养生方法为“爱养神明，调护气息，慎节起卧，均适寒暄，禁忌食饮，将饵药物，遂其所禀，不为夭折者，吾无间然。诸药饵法，不废世务也”。《省事》《止足》2篇则注重对趋吉避凶、颐情养性具体方法的讨论。《教子》《慕贤》《勉学》3篇所论内容重在教导后人注重品性修养和勤勉于学。

该书现存版本较多，主要有宋淳熙台州公库本、明嘉靖傅太平刻本、明万历颜嗣慎刻本、明万历程荣《汉魏丛书》本、清康熙朱轼刻本、清雍正黄叔琳刻本、清乾隆卢文弨《抱经堂丛书》本、清《四库全书》本等。

二、《西山群仙会真记》

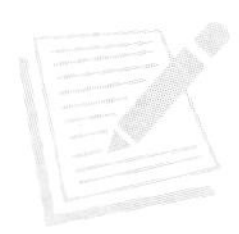

本书共5卷，25篇，唐代施肩吾撰、李竦编，是一部系统论述道教内丹学的著作。施肩吾

（780—861），字东斋，道号栖真子，著名诗人、道学家，进士及第，后隐居修仙。施肩吾自谓“仆虽幸忝成名，自知命薄，遂栖心玄门，养性林壑。赖先圣扶持，虽年迫迟暮，幸免龙钟，其所得如此而已”，于修仙养生颇有所得，养生著作另有《养生辨疑诀》1卷流传后世。李竦，唐代赵州平棘（今河北赵县）人，字特卿，生卒年不详，唐代宗大历二年（767）进士及第，长于诗文。

《西山群仙会真记》又称《西山群仙会真集》《会真记》，该书自序云“一集五卷，取五行正体之数；每卷五篇，应一气纯阳之义。开明至道，演说玄机，因诵短篇，发明钟吕太上至言”，阐明撰写宗旨。书中引《西山记》《太上隐书》《九仙经》《灵宝内观经》《通玄真经》等多种道经，以及葛仙翁、吕真人语录，阐述内丹炼养之法。《西山群仙会真记》卷一为识道、识法、识人、识时、识物，卷二为养生、养形、养气、养心、养寿，卷三为补内、补气、补精、补益、补损，卷四为真水火、真龙虎、真丹药、真铅汞、真阴阳，卷五为炼法入道、炼形化气、炼气成神、炼神合道、炼道入圣。该书论述内丹修炼重视“法以修其内，理以验其外”，并提出“虽知养生之理，不悟修行之法，则生亦不长；虽知修炼之方，不知养寿之道，则修亦无验”，故“养寿者，凡以禁忌而防其祸行”，体现了修仙重视养形的思想。

该书为《正统道藏》收录，5卷、25篇；《道枢》录有《会真篇》，为《西山群仙会真记》各篇的节选；《道藏精华录》收录此书25篇，不分卷。1995年北京科学技术出版社出版的《中国养生秘籍全书》收录该书全文。另外，施肩吾有唐、宋二人之说，亦有人认为此书系金元间道士伪托，所出不晚于北宋。

三、《养生辨疑诀》

本书1卷，不分篇，又名《辨疑论》，唐代施肩吾撰。全书重点阐述施氏对修仙的认识，以纠正世人的错误认知。

书中强调修仙者当以保养精神为主，提出“若不知虚无恬淡妙用之理，徒委志于寂寞之间，妄作于形神之外，是谓无益之用，非摄生之鸿渐也”，故此“修道者先须正其源，正其源则流无不应”，反之“弃其本而外求，背其源以邪究，虽猎尽百家，学穷诸子，徒广虚论之功，终无摄养之效”，对道家清静无为、恬淡虚无的养生原则作了精妙的阐发。该书在强调保养精神的同时也注重形体的保养，认为“神由形住，形以神留，神苟外迁，形亦难保”。书中批评了世人对修仙的错误认识，指出“服饵草木金石以固其形，而不知草木金石之性，不究四时逆顺之仪，久而服之，反伤和气。远不出中年之内，疾害俱生”。

该书为《云笈七签》《正统道藏》收录，1987年中医古籍出版社出版的《道藏养生书十种》收录本书全文。

四、《彭祖摄生养性论》

本书又名《摄生养性论》，撰者不详，是一部道教养生专篇。彭祖为传说中的养生学家，精于养生，《庄子·刻意》将之尊为导引养生长寿的典范。该书强调保养气、精、神在养生中的重要作用，并记载了具体养生方法，涉及清静养神、摄精爱气、养生禁忌、节制饮食等方面。

该书提出“神强者长生，气强者易灭”，认为气、精、神为人体之根本至宝，而为养生者之首务。所谓“神强”即保养精神，恬淡虚无，反之心神躁动耗散气血则为“气强”。书中指出过度的情志会损伤人的形体和心理，如“积忧不已，则魂神伤矣，积悲不已，则魄神散矣”“喜怒过多，神不归室，憎爱无定，神不守形，汲汲而欲神则烦，切切所思神则败”。该书反对为追求

长生强行追求某些不适宜的养生方法，并认为养生贵在不损不伤，不可急于求成。

书中总结了具体的养生方法，如“养生之法，不远唾，不骤行；耳不极听，目不久视，坐不至疲，卧不及极；先寒而后衣，先热而后解；不欲甚饥，饥则败气”等。该书重视禁忌养生，认为不良的生活习惯会损伤身体，如“久言笑则脏腑伤，久坐立则筋骨伤”“不欲甚劳，不欲甚逸”“勿强食肥鲜，勿沐后露头”，论述养生禁忌涉及生活起居各个方面，养生指导价值颇高。

该书为《正统道藏》收录，现通行本常见与其他养生著作并刊。

第七章

宋元时期中医养生文献

第一节 概 述

一、书目载录与文献概况

自宋初至元末，我国社会表现为相对稳定而又动荡迭起。北宋建国以至宋室南迁之前，整体社会经济、文化、科技相对繁荣稳定。南宋偏安一隅，国力不振，但经济文化仍较繁荣。元代建立后，民族与社会矛盾比较突出，元顺帝晚年荒怠，社会矛盾激化，农民起义推翻了元代在中原的统治，明代的建立结束了宋元时期交错的政治与社会境况。宋代皇室多崇道教，以宋真宗、宋徽宗为甚，道教较前代大为活跃，佛道之争也由此激烈，道教借朝廷之力在佛道斗争中居于上风。王重阳创全真教，主张“全真全气”，道教影响更见强势。元代宗教趋于多样化，除道、佛二教外，萨满教、基督教、伊斯兰教都有发展。宗教之争影响了社会生活与社会文化，有关养生的文献也相对较多。

宋元时期养生类文献相当丰富，《宋史·艺文志》著录医书类509部，其中关于养生的占一定比重，如《混俗颐生录》《养性要录》《延龄至宝抄》《夭寿性术论》《养身食法》《太清服食药法》《按摩法》《摄养禁忌法》《治未病方》《食治通说》等。由于关乎生命、疾病、衰老、死亡，有关养生论述在宋元医学文献中被大篇幅、多角度载述。《太平圣惠方》卷九十四述神仙方、卷九十五述丹药、卷九十六述食治、卷九十七述食治、卷九十八述补益方，养生的篇幅达到了5卷，占全书卷数的1/20。《圣济经》以体真、化原、慈幼、达道、正纪、食颐、守机、卫生、药理、审剂为题，所述几乎均涉养生。《太平御览》卷六百六十八道部和卷七百二十方术部各有“养生”专篇，前者采撷经传、诸子、杂著等与养生有关的论述而成，所涉文献有《周易》《庄子》《文子》《韩子》《吕氏春秋》等20余种，后者则采撷历代道书或道家人物与养生有关的论述而成，所涉文献有《太平经》《太上经》《三元真一经》等30余种，内容宏富。《保生要录》内容精练而多有新意，所列六门多从日常起居入手，实用性较强。《修真秘录》分食宜、月宜两篇，“食宜”论饮食与养生，“月宜”以逐月养生为旨，论述从“思仙”与“真人”对话入手，有一定新意。《混俗颐生录》卷上有饮食消息、饮酒消息等10篇，分述饮食、饮酒、患劳、患风、户内、禁忌及春夏秋冬四时等方面的养生原则与方法，内容丰富，且多有创见，是其特色。《三元延寿参赞书》关于养生的内容相当丰富，是一部很有实用价值的养生文献。《太平圣惠方》有关养生的内容亦很丰富，反映了宋代以前及宋初养生学的进步与学术积累。《云笈七签》为道教典籍，对中医养生多所汲取，并从道教道术角度丰富了中医养生的内涵。《养生咏玄集》采用七

言诗体咏叹养生精义，有一定特色。《太玄宝典》关于养生的内容大致涉及精坚保命、保炼气血、全精全神全气、戒劳戒损、补气养源以及草木养生等。

二、主要养生家及其著作

元代王珪撰《泰定养生主论》，本庄子之说而发扬之，重视养心，强调预防，以及养性修德之于养生的意义。李鹏飞集《三元延寿参赞书》，指出“天元之寿，精气不耗者得之”“地元之寿，起居有常者得之”“人元之寿，饮食有度者得之”，将人的健康长寿与天地自然关联，卓有新意。

五代刘词撰《混俗颐生录》2卷，自序称“词昔年五味酒食过度，痼疾缠身，思其所因，有自来矣，遂即栖心附道，肆志林泉……仅二十年来，颇获其验”，其书题下署“茅山处士刘词集”，则其人隐于茅山，原非仕宦中人。后世有将其人与五代武将刘词（字好谦，以勇悍知名，后周时官至同中书门下平章事，卒于周末）相混者，应予纠正。

《保生要录》作者蒲虔贯，生平不详，《保生要录》书题下署为“司仪郎蒲虔贯撰”。按《宋史》中“司仪郎”仅卷四百七十九 / 世家二一“昶尝召四孙，悉授太子司仪郎舍人”句中一见，应为五代时职名，则蒲虔贯或为五代至宋初人。

《修真秘录》署为“前商州丰阳县主簿符度仁撰”，按丰阳县即今陕西省山阳县，晋泰始二年（266）分京兆南部及平阳北部设置丰阳县，辖今山阳、镇安、柞水地，明成化十二年（1476）易名为山阳县，迄今仍之。《正统道藏》洞神部方法类《修真秘录》署为“宋符度仁纂”，生平未详。

《道枢》作者曾慥，宋代晋江（今福建泉州）人，字端伯，号至游子，生卒不详，靖康初曾任仓部员外郎，绍兴九年任户部员外郎，后提举洪州玉隆观，潜心道教，撰《道枢》。

《席上腐谈》作者俞琰，宋元之间吴郡（今江苏苏州）人，好读博洽，由儒而道，尤精道家金丹说，著有《周易集说》《阴符经注》《月下偶谈》《席上腐谈》等。

《云笈七签》纂辑者为北宋张君房，曾科举得中，任尚书度支员外郎等职。他曾记鬼神变怪之事，作《乘异记》；后参与宋廷主持的道书编纂，其后撮其精要共万余条，成《云笈七签》122卷。

三、养生文献主要特点

从社会因素看，宋元时期道教兴盛，养生文献出自道家的较多，如张君房《云笈七签》、曾慥《道枢》等。宋代政府关心医药，养生文献出自朝廷的较多，如《太平御览》《太平圣惠方》《圣济经》等。宋代社会相对宽松，经济发展，仕宦者多关注养生，如苏轼等，对后世有示范效应。明清之际王如锡系统收录苏轼诗文杂著及同时代人相关记述，撰成《东坡养生集》12卷，影响较大。

由于前代的积累和当时的发明，宋元时期养生较之前代更趋成熟。《保生要录》正文分养神气门、调肢体门、论衣服门、论饮食门、论居处门、论药食门，基本囊括了与养生有关的所有生活领域。《泰定养生主论》基于《庄子·养生主》所论，指出“坟素之书，以心为身中君主之官，神明出焉，以此养生则寿，没齿不殆”，并指出“五行人情交战于物欲之私者，小人也，故有刑灾异类之差；人情天理相与于显微之机者，君子也，故无荣辱若惊之患”，可知其书以养心为养生之首要。《道枢》作者曾慥提举洪州玉隆观，潜心道教，所撰《道枢》分玄轴、五化、坐忘、集要、碎金、容成、阴符、西升、内德、玄纲、玉芝、周天、黄帝问、轩辕问、百问、虚白

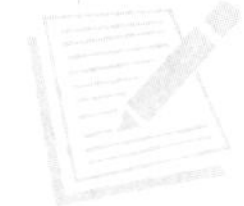

问、真诰等百余篇，强调“修真炼气，抱元守一”，道教的色彩相当浓厚。《养生咏玄集》开篇以“夫咏玄者，乃咏玄中深奥也”释其书名义，采用七言诗体咏叹养生精义，既便于吟诵，又方便理解，可谓别开生面。

宋元是中医养生学的发展与繁荣时期，文献众多，多有新见，对后世养生学的发展有承前启后的意义。

第二节　重要著作介绍

一、《圣济经》

本书为医论著作，又名《宋徽宗圣济经》，10卷，宋徽宗赵佶撰于宋政和八年（1118），原为学校课试命题的蓝本，曾诏颁全国。全书以阐述《素问》要义为主，所论详悉，于养生亦多涉及。国内现存诸本以清光绪十三年陆心源刻十万卷楼丛书本为最早。《宋书·艺文志》载黄维曾有《圣济经解义》，惜已散佚。

十万卷楼丛书本《圣济经》书前有陆心源《刻圣济经序》，称“《圣济经》十卷，宋徽宗御制”，其书题曰“辟雍生吴禔注”，正文各卷则于书题下署为“宋辟雍生吴禔注”，则知注亦出宋人手。有《宋徽宗御制圣济经序》，称其书“可以养生，可以立命，可以跻一世之民于仁寿之域，用广黄帝之传”。

《圣济经》凡10卷，依次以体真、化原、慈幼、达道、正纪、食颐、守机、卫生、药理、审剂为题。每卷若干章，各卷不等，全书42章。其书于宋徽宗政和八年（1118）诏颁天下学堂，为学校课试之用，既具有教材性质，又属于中医理论专著。从养生角度看，全书几乎皆涉及养生内容。体真卷分阴阳适平、精神内守、气形充符、饮和食德、颐神协序、通术循理6章，每章标题大致即为养生的一个领域。

第一，协调阴阳。体真篇阴阳适平章提出“天地设位，妙功用于乾坤；日月著明，托阴阳于离坎；一降一升，相推而成寒暑；一显一晦，相荡而成昼夜”，是指天地自然原本是和谐统一而又不停在变化着的，人生息其中，“觉此而冥焉者，合阴阳于一德；知此而辨焉者，分阴阳于两仪”，既要协和阴阳于“一德”，又要阴阳分别于“两仪”。守机篇推原宗本章指出“合天地之气，肖天地之形，视听食息，无非冲和之域”，才是养生的真境界。

第二，安神保精。体真篇阴阳适平章提出“盖精神，生于道者也，阴阳造化之机在是矣。然精全则神旺，精耗则神衰，惟天下之至精为能合天下之至神”，强调“精”与“神”相关。但“神太用则劳，其藏在心，静以养之可也，唯精专，然后可以内守”，即神过用则伤精，唯独静养可以安神而后保精。守机篇知极守一章指出“静者神之本，情者心志妄。抱神之静既摇，则离其本也益远，逐物之情滋起，则溺于妄者益深”，强调安神保精的关键在于“静”。

第三，饮食保生。体真篇饮和食德章提出“天食人以五气，内藏心肺，故声色昭明；地食人以五味，散养五宫，故气味相成而神自生。然则气也味也，食饮之常然，保生之至要者”，强调“气味相成而神自生”，合理的饮食气味是“保生之至要”；“五谷为养，五果为助，五畜为益，五菜为充”的要义在于“具阴阳之和”，从而能使身体康健；“食饮或过，适所以生患”，故而五味不可偏胜。食颐篇强调饮食要因时调节，如“春气温，食麦以凉之；夏气热，食菽以寒之；秋气燥，食麻以润之；冬气寒，食黍以热之”。

第四，顺应四时。体真篇颐神协序章指出“春温夏暑，秋忿冬怒，四时迭运，气不齐也”，

若逆春夏秋冬四时之气，则疾患丛生。由此强调“处天地之和，从八风之理，内以恬愉为务，外不劳形于事”才是养生的真谛，只有“声合五音，色合五行，脉合阴阳”，才能达到“理之自然”的境界。

第五，妊娠养胎。化原篇气质生成章对妊娠养胎有丰富论述，提出“调喜怒，寡嗜欲，作劳不妄，而气血从之，所以保摄妊娠，使诸邪不得干也”，即妇女妊娠期间的调摄对胎儿的发育生长有重大影响，孕妇“调喜怒，寡嗜欲，作劳不妄”，才能“保摄妊娠”，有利于胎儿及胎儿出生后的健康发育与成长。

第六，慈幼康宁。慈幼篇保卫鞠育章提出抚育婴幼须“乳哺欲其有节，襁褓欲其有宜，则达其饥饱，察其强弱，适其浓薄，循其寒燠”，才可保障婴幼的健康成长。稽原疾证章则提出“弱者气血未刚，肌肤未凝，风邪易以入，沴气易以伤，故感疾易以滋蔓也。惟仁者推恻隐之心，求以治之，故防微杜渐，无所不用”，强调对婴幼的保护。

第七，起居保生。达道篇洞化知体章指出“人之精神与天地相为流通，出入升降，消息盈虚系焉”，于是随顺天地自然为养生，若反之则伤身患疾，实则害生。如“夜行则伤阴”，因为“夜者阴盛之时，于此而行则伤阴”。

第八，饮食调和。食颐篇明庶慎微章指出“酸涩以收，多食则膀胱不利而为癃；苦燥以坚，多食则三焦闭塞而变呕；辛味熏蒸，多食则上走于肺，荣卫不时受而心涌；咸味涌泄，多食则外注于脉，胃竭咽燥而病渴；甘味弱劣，多食则胃柔缓而虫动，故中满而心闷”，由此提出“五味各有所病”，因此饮食调和成为养生的必然。

在宋代，《圣济经》与《黄帝内经》并列为医学教科书，其关于养生的内容尤为丰富，反映了当时医学和养生学的全面进步。

二、《养生类纂》

本书22卷，南宋周守忠纂。该书是我国现存最早的养生类书，征引历代养生文献220多种，保存了不少散佚的养生资料，是影响较大的养生名著。

周守忠，一名守中，字榕庵，或作松庵。南宋钱塘（今浙江杭州）人，生卒不详。周氏儒雅风流，博古通今，熟稔医理，通晓养生。除本书外，他尚编纂《养生月览》《历代名医蒙求》《姬侍类偶》《古今谚》《姝联》等。其中《养生月览》是现存最早的月令体养生专著，问世后仿效者众多，影响深远。

《养生类纂》，又名《养生杂纂》《养生杂类》《杂纂诸家养生至宝》《养生延寿书》等，现通行称为《养生类纂》。该书体量上有22卷本和2卷本的不同，2卷本当为缩编本。

《养生类纂》的内容十分丰富，除养生部总叙外，分为14个部类。卷一至卷三为养生部总叙，汇集了南宋以前的养生论述，强调综合调摄的养生思想，具有养生总论的性质。卷四和卷五为天文部与地理部，主要是关于天文气象与水土地理环境的养生宜忌内容，主张尊重天地自然，顺应四时气候变化，遇到风雨雾露等异常气候要避之有时。卷六至卷十为人事部，主要为日常起居养生的内容，如沐浴、洗面、叩齿、漱口、栉发、濯足等，以及特殊人群的养生，包括老人、小儿、妇女的养生注意事项。卷十一为屋舍部，主要论述居住环境的卫生问题，强调住处环境要整洁卫生，空气流通，舒适便利。卷十二为服章部，论述衣着服饰方面的宜忌，注重服饰的材料与方式。卷十三至卷十四为食馔部，论述饮食养生，强调饮食的重要性及饮食宜忌等内容。卷十五至卷二十二为羽禽、毛兽、鳞介、米谷、果实、果蔬、草木、服饵等八部，分别论述各类食物及服饵的食用方法与宜忌。全书内容类例分明，条理清晰，体现了类书的编排特色与优势。

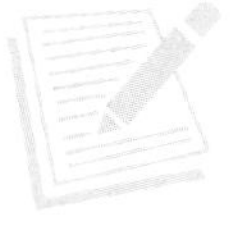

《养生类纂》虽然是一部类书，但不是简单地堆砌材料、类比观点，而是编纂者经过精心编排与抉择，不仅表明了编者的思想倾向，也展现出鲜明的学术特点。

一是方法繁多，经验丰富。《养生类纂》载录的养生内容主要有7个方面，包括精神养生、形体养生、起居养生、饮食养生、服饵养生、环境养生、房事养生等，每个方面都有详尽的具体方法介绍，甚至还有养生实践的经验体会交代，充分展现了宋代养生保健繁荣发展的史实。

二是推崇道家，重人贵生。周守忠对道家的养生思想有一定程度的传承，认可道家“重人贵生，我命在我”的生命观，强调“天人合一，顺应自然”的养生原则，重视“形神相亲，表里俱济”的养生法诀，提倡“清静无为，少私寡欲”的精神境界，均表明周守忠有着较强烈的道家思想倾向。

三是重视饮食，以食养生。周守忠继承和发展了南宋以前饮食养生的思想，非常重视饮食养生，强调在日常生活中要遵守饮食的养生原则，比如节制饮食、膳食均衡、谨和五味、食物清淡等，同时饮食还要因时、因人制宜，尤其要顺应四季变化规律，适时饮食。

四是综合调摄，众法兼行。《养生类纂》的内容非常丰富，以整体养生观为根本，强调多种养生方法相结合。该书之所以载录如此众多的具体养生方法，目的就是要让人们能有所选择，择善而行。

《养生类纂》的文献价值也不容忽视。全书引用了221种古代文献，所引古籍上至春秋战国时期，下至唐宋时代，其中唐宋文献引用最多。所引的文献中养生类及相关著作有89种，中医药学著作64种，非医药养生类著作68种。其中已佚的书籍多达103种，因此通过《养生类纂》来了解宋代以前的养生学史，不失为有效的途径。

《养生类纂》原刻本已佚，现存22卷本所知只有明成化十年（1472）钱塘谢颎刻本。2卷本则有明万历二十四年（1596）胡氏《寿养丛书》本和明万历三十一年（1603）《格致丛书》本。

三、《保生要录》

本书为养生学著作，五代（北宋？）蒲虔贯撰，1卷，载《中华道藏》第二十三册（《正统道藏》洞神部方法类）。

作者蒲虔贯，生平不详，《保生要录》书题下署为“司仪郎蒲虔贯撰”。按《宋史》中“司仪郎”仅卷四百七十九/世家二一“昶尝召四孙，悉授太子司仪郎舍人”句中一见，应为五代时职名，则蒲虔贯或为五代至宋初人。

书前有蒲虔贯自序一篇，以自然现象“违其性则坚者脆，顺其理则促者延”为喻，强调摄生之术的重要意义，并强调“其术简易，乘闲可行”，希望能“粗有资于卫生”。

正文分养神气门、调肢体门、论衣服门、论饮食门、论居处门、论药食门，凡六门。养神气门以嵇康《养生论》“服药求汗，或有弗获，愧情一焦，涣然流离”为引，指出喜怒哀乐皆可伤人，并提出“心不挠者神不疲，神不疲则气不乱，气不乱则身泰寿延”的观点。调肢体门指出“养生者，形要小劳，无至大疲”，强调“坐不欲至倦，行不欲至劳，频行不已，然宜稍缓，即是小劳之术也”，与《后汉书》中华佗所述“人体欲得劳动，但不当使极尔”大意略同。论衣服门提出“衣服厚薄，欲得随时合度，是以暑月不可全薄，寒时不可极温”，是以天时节气而言，“寒欲渐着，热欲渐脱，腰腹下至足胫欲得常温，胸上至头欲得稍凉”，是以日常起居而言。论饮食门指出“饮食者，所以资养人之血气”，日常饮食“常欲如饥中饱，饱中饥”；强调进食须注意饮食物的温度，“凡食太热则伤骨，太冷则伤筋，虽热不得灼唇，虽冷不可冻齿”。论居处门指出“常居之室，极令周密，勿有细隙，致风气得入，久居善中人”，即居处应避免虚邪贼风伤人致

病。论居处门有药枕方，用蔓荆子、甘菊花、细辛、吴白芷、白术、芎䓖、通草、防风、藁本、羚羊角、犀角、石上菖蒲、黑豆十三味，生绢囊盛，缝如枕样，用以为枕，“久枕，治头风目眩，脑重冷疼，眼暗鼻塞，兼辟邪”，是较早出现的“药枕”。论药食门包括辨服金石、果类、谷并菜类、肉类等。对金石之药，指出“其气剽悍而无津液，人之壮盛，服且无益，若及其衰弱，毒则发焉”，最终“为人之大患”，表达了反对滥用金石的观点；同时指出“太虚积冷之人，不妨暂服，疾愈而止，则无害矣”，即在病情需要的前提下可谨慎使用金石类药物。其后为“果类”，述莲实粉、栗子粉、葡萄浆、榴梨浆的养生去疾功效。又后为“谷并菜类”，所述仅胡麻一种。又后为“肉类”，述羊、鹿、獐、鱼、鸡等的功效及禁忌。

《保生要录》为宋元时期较早的养生学著作，篇幅不长，内容多有新意，所列养神气门等六门多从日常起居入手，实用性较强。

四、《修真秘录》

本书1卷，符度仁撰，载《正统道藏》洞神部方法类（《中华道藏》第三十二册），署为“前商州丰阳县主簿符度仁撰”。按丰阳县即今陕西省山阳县，晋泰始二年（266）分京兆南部及平阳北部设置丰阳县，辖今山阳、镇安、柞水地，明成化十二年（1476）易名为山阳县，迄今仍之。符度仁，宋人，生平未详。

《修真秘录》分食宜、月宜两篇。食宜篇题下有“思仙”与“真人”对话，“思仙”问“夫修养之士，何物所宜食之，充饥得不伤损矣”，为弟子口吻，“真人”则称“延益之宜，今为子说，无令脱略，子宜志之”，显然为师长身份。月宜篇题下亦有“思仙”与“真人”对话，体式与食宜篇略同。两段对话应是为食宜、月宜两篇各自撰写的问答形式的引言。

正文“食宜篇”先引《八素》《礼记·内则》《周礼·天官》《太素》诸书有关论述。按道书有以“八素”为名者，如《八素真经》，亦用于古时典籍的统称，与“八索”义略同。其后叙列“食宜”之药70余种，每药叙述简洁，如“驴肉，主风狂，忧愁不乐，能安心气”。“月宜篇”所述以逐月养生为旨，如“正月卯日食鲖鱼，使人无瘟病；二月春分食龟，使人不蛔，子孙蕃息……”。

《修真秘录》为问世较早的养生类著作，内容虽难称丰富，但对后世养生学的发展有引导作用，明代胡文焕将之收载于《养生导引秘籍》中。

五、《混俗颐生录》

本书2卷，宋代刘词编，载《中华道藏》第二十三册（《正统道藏》洞神部方法类）。

刘词《混俗颐生录》自序称“词昔年五味酒食过度，痼疾缠身，思其所因，有自来矣，遂即栖心附道，肆志林泉……仅二十年来，颇获其验”，又其书题下署“茅山处士刘词集”，则其人隐于茅山，原非仕宦中人。有将其人与五代武将刘词（字好谦，以勇悍知名，后周时官至同中书门下平章事，卒于周末）相混者，今正之。

《混俗颐生录》书前有刘词自序，称“词昔年五味酒食过度，痼疾缠身，思其所因，有自来矣，遂即栖心附道，肆志林泉，景虑都忘，至渐痊复”，缘此“取消息枢要十章，题目曰《混俗颐生录》”，可知其书所述多有作者所经所历的心得。

《混俗颐生录》分上下2卷，卷上饮食消息、饮酒消息、春时消息、夏时消息、秋时消息5篇，卷下冬时消息、患劳消息、患风消息、户内消息、禁忌消息5篇，凡10篇，分述饮食、饮酒、患劳、患风、户内、禁忌及春夏秋冬四时等方面的养生原则与方法。“消息”二字出《周

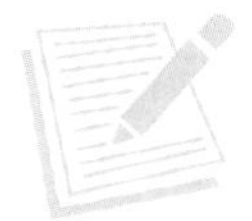

易·丰卦·彖传》“天地盈虚，与时消息”语，有消长、增减等义，“饮食消息”即根据情况适时调整，其他相类。

作者指出“食为命之基，不可斯须去之也”，于是要求“饮食消息”，如“饮食先吃暖物，后吃冷物为妙”，“食不欲苦饱，苦饱即伤心，伤心即气短妨闷”，“食了不欲便睡卧，即令患肺气，荣卫不通，血脉凝滞之使然也”，“食不欲粗及速，速即损气，粗即损脾”，“食饱不欲速步、走马、登高、涉险，必伤内室”，“不欲夜食，日没之后脾当不磨”，“食热物后不以冷水漱口，食冷物后不以热水漱口”，“五味稍薄，令人神爽”等，虽然琐细，但多切合实际，于日常养生多有裨益。

“饮酒消息”首先指出饮酒的三种不同，即“先王饮之以礼乐，贤人饮之以陶情，常人饮之逞荒欲”，于是要求“饮酒不欲过多兼频”，并指出“大醉极伤心神，肝浮胆横，又复招风败肾，毁筋腐骨，莫过于酒”，是对嗜酒的严重告诫；同时指出饮酒的益处，如“夏月炒黑豆，乘热投酒中浸，候其色紫，微暖饮之，理气无比”，“夫酒少饮即益，多吃即损。少即引气，导药力，润肌肤，益颜色，通荣卫，理气御霜，辟温气”。书中从两方面表达了酒之于养生的利弊。

其后为春、夏、秋、冬四时消息。“春时消息”指出“凡春中宜发汗、吐利、针灸，宜服续命汤、薯药丸，甚妙”，“春深稍宜和平将息，绵衣稍宜晚脱，不可令背寒……似热即去之，稍冷即加之，甚妙”。“夏时消息”强调“夏中不宜针灸，唯宜发汗”，“夏至后夜半一阴生，唯宜服热物，兼吃补肾汤药等”。“秋时消息”指出“立秋后稍宜和平将摄，春秋之际故疾发动之时，切须安养”，“每晨睡觉瞑目叩齿三七下，咽津，以手掌相收，令热熨眼，唯遍数多为妙”。“冬时消息”强调“绵衣稍宜晚著，仍渐渐加厚，不得顿温，此乃将息之妙矣”，“又不得令火气拥聚，但免寒即可以”，“若遇大寒，不得频于火上烘炙，尤甚损人”。虽叮嘱琐碎，但于四时养生多有裨益。

其后有患劳消息、患风消息两篇。“患劳”指身患“劳气”，即劳损内伤，而“初得劳气之时，其候甚多而日用不知”，要求患者“觉有此候，即须寻方服药，节俭嗜欲，调息饮食，即冀渐退”。“患风”即身患“风疾”，指出“风疾之人欲宜瘦，兼不多食，其疾即退。若事餐啜，喜见肥充，疾即益甚，宜细详之”。书中并指出“病人不宜嗔怒，饥饱冲冒，寒热，劳役心力，至乐苦忧惊喜并集，并不宜之”。

第九篇户内消息与第十篇禁忌消息，述与男女性事相关的内容。户内消息指出“天地氤氲，万物化淳，男女媾精，万物化生，此人生调息性命之根本”，但反对贪色过节，而达到“樽节去就，涓涓不倦，畅志悦目”的境界。禁忌消息先述男女性事的有关禁忌，指出“神气昏乱，心力不足，或四体虚羸，即肾脏怯弱，六情不均，万病从兹而作矣”，后述不宜男女性事的天时、环境、场所等，如天地晦暝、日月薄蚀、四时八节、名山大川、神树庙宇等。

《混俗颐生录》篇幅不长，但内容丰富，且多有创见，是其特色。

六、《泰定养生主论》

《泰定养生主论》，旧本题元洞虚子王珪撰。王珪，字均璋，号中阳，道号洞虚子，元代常熟人。明正德间冒鸾《泰定养生主论》重刊本杨易跋称“中阳为吴人，名珪，字均章，自号中阳老人，生元盛时，年四十弃官，归隐虞山之下，慕丹术，尤邃于医”。《四库全书提要》称“其书论婚孕老幼阴阳气运节宣之宜，并摘录脉证方剂以资调摄，取庄子宇泰定者发乎天光，及《养生主》之语名之”。复按《庄子·养生主》“为善无近名，为恶无近刑。缘督以为经，可以保身，可以全生，可以养亲，可以尽年”语，则其本庄子之说而发扬之，故以“泰定养生主论”为名。

本书16卷，撰于元泰定元年（1324），至泰定四年（1327）成书，（后）至元四年（1338）刊行，署为“逸人洞虚子撰”。（后）至元刻本早逸，今存完本最早者为明正德六年（1511）冒鸾刻本。书前有明正德四年徐繁序，称其书“著论则生乎《内经》，纂方则括乎四家……利泽之仁，不亦博乎”。王珪自序称其书“始作于泰定改元，又《庄子》云：宇泰定者，发乎天光”，故名其书为“泰定养生主论”，署为“逸人洞虚子王中阳自序”。

《泰定养生主论》卷一有“养生主论”，与其书同名，开篇称“甚哉！坟素之书，以心为身中君主之官，神明出焉，以此养生则寿，没齿不殆”，并指出“五行人情交战于物欲之私者，小人也，故有刑灾异类之差；人情天理相与于显微之机者，君子也，故无荣辱若惊之患”，可知其书以养心为养生之首要。其后有论婚合、论孕育两篇：前篇指出“男子三十而婚，女子二十而嫁”，“是为父禀母受而有天命之初也，故孕育成人而安且寿”，即不提倡过早生育；后篇提出“血已荣胎，则当异寝，始终无犯”，即强调孕期的妇女保护。卷二分婴幼、童壮、衰老，论述人自出生以迄终老的保养和养生大要。如婴幼“有识之初，便当诱其正性”，“儿亦爱食甘酸果菰异味，是以有惊痟积癖吐泻之疾”，童壮则“消息否泰而行之藏之，量其才能而负之荷之，以不流于物，故谓之摄，以安其分，故谓之养”，至衰老之分，则强调“名利不苟求，喜怒不妄发，声色不因循，滋味不耽嗜，神虑不邪思”。卷三有《素问》节要叙论，指出“坟素之书，圣圣相传，历代所尚，辅教众生，其道大明于天下……养生之家，不可不知”，强调“病以口体所累，则或劳心，或劳力，而为治人、事人之所役也，故昧其德与明也，血肉之躯，安得无病”，并引用《伤寒论序》《千金要方》原文以论述劳心多虑、饮食不节等对养生的不良影响。

《泰定养生主论》主张养生从婚合、孕育开始，重视养心，强调预防，并强调养性修德之于养生的重要意义。另外，其书自卷四以下多论医药，如卷五论运气、标本，卷六论阴阳、虚实、脉、病，卷七论证、治等，养生内容相对较少。

七、《三元延寿参赞书》

本书又名《三元延生参赞书》《延寿参赞书》，5卷，元人李鹏飞集，载《正统道藏》洞神部方法类（《中华道藏》第二十三册）。李鹏飞为池州建德人，号澄心老人，精于医，人以儒医称，撰《三元延寿参赞书》5卷、《救急方》1集。

《三元延寿参赞书》以天元、地元、人元发端，故称“三元”。

卷一首篇为“人说”，指出“天地之间人为贵，然囿于形而莫知其所以贵也”，强调“天元之寿，精气不耗者得之”；提出“欲不可绝”，与一般认为色欲有碍养生的观点有所不同，但又提出“欲不可早”“欲不可纵”“欲不可强”，要求“欲有所忌”“欲有所避”，是有积极意义的。

卷二指出“地元之寿，起居有常者得之”，列喜乐、忿怒、悲哀、思虑、忧愁、惊恐、憎爱、视听、疑惑、谈笑、津唾、起居、行立、坐卧、沐浴洗面、栉发、大小便、衣着、天时避忌、四时调摄、旦暮避忌、杂忌等，几乎涉及生活起居的所有方面，所述或注明出处，如《国史补》云、《老子》曰等，或径称“书云”，未说明出于何书。

卷三指出“人元之寿，饮食有度者得之”，先引《黄帝内经》“阴之所生，本在五味，阴之五宫，伤在五味”语，以证“不和五味而疾生焉”。其后列五味、饮食、食物、米谷、菜蔬、飞禽、走兽、鱼类、虫类，多述其不利于人体者，如“赤小豆，行小便，久食虚人，令人黑瘦枯燥，逐津液，体重”“生荔枝，性热，多食发虚热，烦渴，口干，衄血”。

卷四题为“神仙救世却老还童真诀”，下列滋补有药、导引有法、还元有图三篇，强调“却老还童”的关键在于滋补、导引，以及阴阳刚柔相济，以臻“还元”的境界。

卷五有神仙警世、阴德延寿论及函三为一图歌，其中引《洞神真经》有“养生者以不损为延年之术，不损以有补为卫生之经，居安虑危，防未萌也”语，强调养生关键在于“不损”，“不损”在于“防未萌也”。

《三元延寿参赞书》关于养生的内容较为丰富，且多实用价值，是一部很有意义的养生文献。

八、《至言总》

本书5卷，题会稽禹穴道士范翛然撰，载《中华道藏》第二十三册（《正统道藏》太玄部方法类），《道书集成》《道藏精华》亦载其书。

萧天石《道藏精华》第一辑著录“至言总养生论一卷”，署为“唐范翛然撰”，余不详。全书5卷，卷一斋戒等，卷二养生，卷三禁忌，卷四运气，卷五补导、老子按摩法等。斋戒指出“诸经斋法，略有三种”，其中节食斋“可以和神保寿”，心斋则“疏瀹其心，除嗜欲也；澡雪精神，去秽累也；掊击其智，绝思虑也”，于养生、养心有益。卷二为养生专卷，引述《老子指归》《神农经》《孔子家语》《道机经》《玄妙内篇》，以及《素问》《针经》（即《灵枢》）、《抱朴子》等文献中与养生有关的论述。如《老子指归》提出“游心于虚静，结志于微妙，委虑于无欲，归计于不为”，属精神修为；《神农经》提出“食草者壮健多力，食肉者勇悍轻急疾，食谷者智慧聪明”，属饮食调摄；等等。卷末引《太清经》下卷有神枕方，用芎䓖、当归、白芷等二十四味以应二十四气，又加乌头、附子等八味以应八风，以布囊为枕，枕之百日，可使筋骨强健，面有光泽，属今时仍广为应用的药枕。卷三载禁忌，涉及进退、饮食、服药、衣着、眠卧、行止等，如“慎勿阴雾中远行”“凡大汗勿脱衣，得偏风半身不遂”“梨味苦，令人寒”等。卷四载运气，指出“世人多不能顺时和气，理脏安神，信其老衰，任其亡灭”，强调“气能生身，亦能灭身”，并有调气治病法、服气法等。卷五载补导，有老子按摩法、指诀等。

《至言总》以宣布养生“至言”为宗旨，总其大廓，是其特色。

第三节　其他文献述要

一、《道枢》

本书为道教类书，42卷，宋·曾慥编集，载《正统道藏》太玄部（《中华道藏》第二十三册）。

曾慥，宋代晋江（今福建泉州）人，字端伯，号至游子，生卒不详，靖康初曾任仓部员外郎，绍兴九年任户部员外郎，后提举洪州玉隆观，潜心道教，撰《道枢》。

《道枢》之名取《庄子·齐物论》“彼是莫得其偶，谓之道枢，枢始得其环中，以应无穷”之意，谓“无是无非”，始能“应夫是非”，称为“环中”，即“空”之意。

《道枢》全书分玄轴、五化、坐忘、集要、碎金、容成、阴符、西升、内德、玄纲、玉芝、周天、黄帝问、轩辕问、百问、虚白问、真诰等百余篇，厘为42卷，各卷卷题下署“至游子曾慥集”六字。篇名下多有题注，如玄轴篇题下注“心劳神疲，与道背驰；冥心湛然，乃道之几”八字，以彰该篇宗旨。全书内容繁复，按类纂集，对南宋以前的道教文献多有保存，也是研究道教内丹术及其发展源流的重要文献。

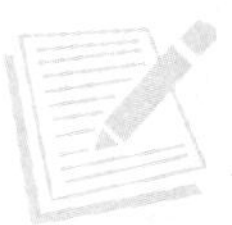

《道枢》中与养生有关的内容极为丰富，大致归纳有以下几个方面：

一是摒弃邪僻。《道枢》卷十五调气篇认为“修道”与道德品质密切相关，指出“夫气者出于心，心邪则气邪矣，心正则气正矣。使之举手动足，喜怒哀乐，莫不由于心，心之动念莫不由于气”，于是强调“摒弃邪僻”，提出“修道成真者，必先去乎邪僻之行”。

二是静心生慧。《道枢》提出“虚静至极，则道居而慧生也”，强调“心者，一身之主，神之帅也，静而生慧矣，动则生昏矣”，即养生之要在于养心，有“静心”才能“生慧”。若恣肆乱为，自然神识昏蒙，不仅难奏养生的实效，反致心志昏乱，有碍健康，于是以“养生者寡念也，丧生者多思也”来警戒世人。

三是杜绝奢靡。《道枢》指出奢靡多欲为养生的大敌，如“夫灼以华藻，惑以铿锵，滋以膏粱，袭以芬苾，示以好恶，习以嫉媚，役以金玉，悦以爵禄，媚以语言，诬以机谋，斯十衅也不能除焉，则违性失道矣”，“夫荣名富贵者，学道之尘垢也；争竞忿躁者，修真之荆棘也；旨酒珍馔者，伐性之戈矛也；淫声美色者，破骨之斧锯也”，只有“抱元守一”，才是养生的真谛。

四是谨养五脏。《道枢》指出“肝主藏魂，肺主藏魄，心主藏神，脾主藏志，肾主藏精”，是为“五脏之神”，其和谐出入，可以“出则御恶，入则安神”，将养“五脏之神”作为养生的重要内容，指出“夫耳耽淫声，目好美色，口嗜滋味，则五脏摇动而不定，血气流荡而不安，精神飞驰而不守”。

五是和调居处。《道枢》强调起居适时，衣着得当，提出“吾之居处欲静，茵欲厚，衣欲适时之宜”。书中强调居处应阴阳和谐，指出“居之屋庐必得阴阳适中，高则阳盛而明多，多则伤于魄，魄，阴也，卑则阴盛而暗多，多则伤于魂，魂，阳也。有所伤，则疾斯生焉”；告诫人们在日常起居方面“勿久坐，勿久立，勿久劳，勿久逸”，“左右手常摩至于温热，熨其皮肤，以去冷气”，以杜绝日常居处不当所致的疾病。

六是慎简饮食。在日常饮食方面，《道枢》提出“物未成者勿食，腐败闭气者勿食，五味太多者勿食”，主张“食欲无所味，寂哉淡泊”，虽然不无偏颇，但对更为普遍的膏粱厚味类饮食习惯有一定的矫正意义。《道枢》还指出“一日不食则惫，二日不食则病，三日不食则死”，与“民以食为天”义通，实为对一味“绝谷断粒”以求长生的反对；同时又强调“饮馔者常食之物”，但必“食之有法”，若“食之不得其道，以至于亡身，盖失于不节也”，是对暴饮暴食者的警告。

此外，《道枢》提出“远于仙者、近于仙者各有七焉”，以对比的方式对“养生”与“害生”进行论述，涉及道德、心性、行为、起居等方面，综合性较强。关于阴阳和谐与否对健康的影响，该书认为“阳太盛则溢，溢则生热，热者其脉实；阴太盛则衰，衰则生寒，寒者其脉虚”，而“虚实之脉，寒热之患，皆能致死者也”，于是提出“夫炼阴阳之气，如风之行，如雷之鸣，通流其百脉，淘去其积滞之五毒，于是五脏生津，百骸调畅，真一存乎其中矣”。《道枢》认为“夫耳耽淫声，目好美色，口嗜滋味，则五脏摇动而不定，血气流荡而不安，精神飞驰而不守，于是正气散而湿邪之气乘之以生疾矣”，指出“夫荣名富贵者，学道之尘垢也；争竞忿躁者，修真之荆棘也；旨酒珍馔者，伐性之戈矛也；淫声美色者，破骨之斧锯也”，而“修真炼气，抱元守一”，不仅可以杜绝疾患，而且可以达到圣人、真人、神人、至人的境界。《道枢》卷九有“颐生篇”，篇题下注“按跻之方，处于玄策，可以延年，可以驱疾”八字，收载按摩推拿导引之法10余条，方法有睁目注视、运睛旋转、静坐、闭息、掩耳、盘膝静坐、升身鼓腹、左右手兜肾、对掌抱脐等，并提出“虚心弱志，则神气永宁”。

《道枢》卷帙浩博，关于养生的论述亦很丰富，值得挖掘整理和深入研究。

二、《延寿第一绅言》

本书1卷，宋代愚谷老人编。愚谷老人，南宋人，其生卒年月及事迹不可确考。

《延寿第一绅言》载于《学海类编》，此后《丛书集成》亦收录。全书共1卷，不分章节，凡27条，大部分系辑录前人养生之论，间或述以己见。自第一条至八条，论述纵欲之害，对房中术给予批判，文中引程朱之语，足见其受程朱理学影响之深。第九至十六条，为关于子嗣和优生问题的探讨；第十七条至二十三条谈节欲保精之论；第二十三条至末尾谈气功修炼养生之论。全书肯定了养生益寿的一些做法，同时也指出古代房中术的一些弊端。通观全书其主要的观点可以概况为以下几点：

第一，防衰宜早。作者主张节欲保精，以防早衰，认为如果不提早节欲，则如书中言"人待老而求保生，是犹贫而后蓄积，虽勤亦无补矣"。

第二，清心寡欲。这是本书着墨最浓之处，强调心清则欲念自消，不仅可弥补先天禀赋不足，还使自身精充肾固，强身延寿，并能促进生育能力，且所生子女多健康聪明，反之则早夭或少子，即使得子，亦愚钝而短寿。愚谷老人举陈瓘论刘元城（安世）的绝欲是"真绝欲，心不动故"，并引刘氏在73岁时所言"自绝欲来三十年，气血意思只如当时，终日接士及剧谈，虽夜不寐，翌朝精神如故"作为佐证，还借用文学家杨万里（诚斋）给好色之徒开玩笑的话"阎罗王未曾相唤，子乃自求押到，何也"来说明纵欲者必早殇。他认为贵公子妻妾多，得子反少，渔郎一夫一妇，得子反多，是因为"寡欲乃有子，多欲则无子"，并指出江南士大夫"娶妻买妾，皆求其稚齿而娇嫩者，故生子皆软弱多病而夭亡，甚而醉以入房，神思昏乱，虽得子，亦不慧"，似更可以说他已认识到了早婚之弊和必要的房事卫生的重要性。

第三，顺应自然。愚谷老人本老庄、《内经》顺应自然、天人相应之理，认为气功锻炼也要结合自然界阴阳消长之气，与之同步进行，才能收到效果，就如书中言："觉气来运自己之气，适与天地之气偶作，此事至妙之术。"

第四，优生长寿。优生与寿命的问题，虽然古代养生学家早已提及，但认识更为深刻者，似为愚谷老人所引《金丹百问》的有关论述。如："男女神和、气顺、精全，即生端正福寿之人；若神伤、气惫、精亏者，即生怪状夭薄之人"，可见当时已注意到先天畸形所产生的原因是父母双方"神伤气惫精亏"，属于中医"精亏"范畴。富有兴味的是，本书还引述《东汉书》所载马偃因自己和儿子都矮丑，遂为其子选择身材高的女子作配偶，生孙马勒，身长八尺三寸的资料，体现了古代对优生遗传学的认识达到了相当高的水平。

三、《席上腐谈》

本书2卷，宋元间俞琰著。俞琰，字玉吾，号全阳子、林屋山人、石涧道人，吴郡（今江苏苏州）人，好读博洽，闻人有奇书异传，必求借抄录。入元，隐居不仕，以词赋名，精易学，著有《周易集说》《阴符经注》《月下偶谈》《席上腐谈》等。

俞琰由儒而道，尤精道家金丹说，于养生亦多心悟。在经络方面，他引《丹书》"奇经八脉，惟任、督二脉为一身阴阳之海，五气贞元，此为机会"，指出"能通此二脉，则贯尾闾，通泥丸，百脉皆通"。

在饮食方面，俞琰指出"马痛死者不可食，食之杀人，而肝为甚"，至明代《医学入门》乃有"马病疥及马自死者不可食"的记述，属饮食禁忌范畴。又本《说苑》秦缪公亡其骏马事，指

出“酒诚可以解马毒”，属解食毒范畴。

在婴幼养护方面，俞琰结合己子“不哭不乳，三日而死”的案例，引医书“儿生不啼不乳，盖因剪脐带之时为风所入，自脐以上循胸喉攻至下胲、齿龈，当中作黄粟一粒，疼不可忍，故不啼不乳。但以指甲破之，出黄脓一点，便啼便乳”，属婴幼儿养护的范畴。

在慢性疾病调治方面，俞琰通过调治“精滑不禁，百药不可疗”的真实案例，强调功法在养生健体方面的重要意义。

俞琰重视人与自然合一，强调“自己之气”与“天地之气”的“适合”，指出“侥三百六十日内运自己之气，适合天地之气，三两次则自觉身体清和，异于常时”。

四、《长生诠经》

本书1卷，作者佚名，载《中华道藏》第二十三册（《续道藏》槐字号）。

《长生诠经》以“长生”为宗旨，摘录《清净经》《阴符经》《洞古经》《大通经》《定观经》等道书，以及张天师、吕纯阳等与“长生”有关论述编集而成。其文或以书名，如《洞灵经》《玉枢经》《冲虚经》《南华经》等，或以人名，如张天师、吕纯阳、马丹阳、郝太古、孙思邈、司马承祯、王重阳等，涉文献29种，人物40人，计凡69题。题下录原文一或数则，如施肩吾条下只“气本延年药，心为使气神。能知行气主，便可作真人”一则，白玉蟾条下则录原文七则。

《长生诠经》以道家思想及养生方法为主，结合道医内涵，提出如下观点：

一是清净养性。提出“夫人神好清而心扰之，人心好静而欲牵之，常能遣其欲而心自静，澄其心而神自清”（《清净经》），强调心主清净，神始宁静。

二是调息静心。指出“欲从心起，息从心定，心息相依，息调心定”（《水火真经》），强调通过调息来使“心息相依”，以达到“息调心定”的境界。

三是调摄三宝。主张“调摄三宝”，强调对“内三宝”精、气、神，“外三宝”耳、目、口的综合调摄，以便“使内三宝不逐物而流，外三宝不诱中而扰”（《卫生经》）。

此外，其书还强调综合养生，指出养生须“薄滋味以养气，去嗔怒以养性，处卑下以养德，守清净以养道”（《白玉蟾》），告诫人们“怒甚偏伤气，思多大损神，神疲心易役，气弱病相萦，勿使悲欢极，当令饮食均，再三防夜醉，第一戒晨嗔”（《孙真人养生铭》）。

《长生诠经》撷取道书中有关养生的精华论述，篇幅虽短，但内容精炼，对养生有一定指导意义。

五、《养生咏玄集》

本书为道家养生专著，不著撰人，1卷，载《正统道藏》洞神部方法类（《中华道藏》第二十三册）。正文前有“养生咏玄集序”1篇，不著撰人，开篇以“夫咏玄者，乃咏玄中深奥也”释其书名义，缘其书采用七言诗体咏叹养生精义，故以“养生咏玄”为名。正文有荣卫气1条，荣气、卫气各1条，魂魄1条，魂、魄各1条，谷神1条，谷、神各1条，“返本还元”以下迄书末各1条，凡诗30首。序中称“撮众妙之英华，采群经之要会”，可知内容采自道经，而以七言诗体咏叹养生理论及精义，诗句间皆有夹注，阐说原文精义，既便于吟诵，又方便理解，是其创意。

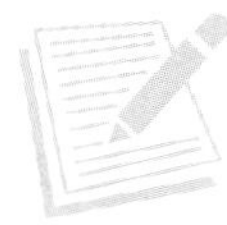

其书开篇以“荣卫气”为题，述“二气相成道始生，浑融同处一源行，阴阳感激相须理，不

得和柔即战争”，阐说荣卫二气相成有类“道”的始生，虽“浑融同处”，但由于“阴阳感激”，因而“相须理”，若“不得和柔”便会引发病变，由此强调“荣卫浑融”之于养生的重要意义。句间夹注“禀二气而兆形质，含二气而著生成，此皆感激阴阳，资养性命”，更指出荣卫二气一阴一阳，由于阴阳感激，而后能资养性命。

道家强调“守一”，出于庄子。《庄子·刻意》指出“纯素之道，唯神是守”，强调“守神”，若“守而勿失”，则可“与神为一”，远源本于《老子》所称“载营魄抱一，能无离乎”。《养生咏玄集·魂魄》原诗称“二气含和即著生，始名魂魄应真灵。在天日月全通象，万化皆从守一宁”，注文则以“万化者，盖心之所灭”，即“守一”才能灭“万化”而致宁静，才能“与神为一”。《养生咏玄集·神与气和》原诗有“神气相须不去离”句，强调“神”与“气”的密切关联，释文则用“夫神之无气，若鱼之去泉；气之去神，如灯之无火”的比喻来强调神、气的“不可去离”。对于“气衰形悴少精神”，释文指出“为染嗜欲，以致伤败而多殂落”，于是强调“返本还元是最真”，最终达到“气全神备，道可克成”的境界。

《养生咏玄集》采用七言诗体咏叹养生精义，有一定特色，所论更多从道教经义及修炼入手，不免有所局限。

六、《太玄宝典》

本书3卷，不著撰人，载《中华道藏》第二十三册（《正统道藏》太玄部），《道藏辑要》收入昴集第五册。

《太玄宝典》原无目录，《中华道藏》据其书正文新编目录，置正文前。正文3卷，卷下列门，如修真冲寂门、修真圣符门等。门下分章，如修真冲寂门有神灵天像章、气虚洞应章等，修真圣符门有神化神章、气化气章等。其虽属道书，关于养生的论述较为丰富，大致如下：

一是精坚保命。卷上坚精保命章指出“精者，真也，真者，真元也，阴阳之本，生死之基也”，强调“精”对于生命的关键意义，于是提出“人能保命在坚精，坚精者，炼气养神之谓也”，强调“炼生气，固真精”，从而“保命长年”，以治“精不摇，气常运”，才可进入“妙道”。

二是保炼气血。卷上天地可移章指出“男子得天之纯阳多者也，女子得地之纯阴多者也”，于是“女子血盛气衰”，重在“炼血保气”，而“男子血衰气盛”，重在“炼气保血”。

三是全精全神全气。卷上精神气全强调“修行之士须要精、神、气全也”，即全精、全气、全神，指出“精全则耳润肌泽，神全则面泽目清，气全则音响体轻”。欲达此境界，则须“定心绝念，内存空洞，运气降升，无有停碍，保固精液，还元不泄”，最终达到久久长生、九窍通明、四肢强健的状态。

四是戒劳戒损。卷中补神生胎章强调养生必当“戒劳戒损”，指出“形因气活，气因神动”，告诫养生务必保气、全形、定神，不可使之劳损，更指出“劳形损神三分，劳气损神五分，劳心损神七分”，突出“损神”是不利于养生的关键。书中又具体指出“负载摇动者，劳形也；爱欲声色者，劳气也；思虑悲愁者，劳心也”，进一步强调“戒劳戒损”的重要性。

五是补气养源。卷中补气真源章强调“安体厚生，养元保真”，而真源在于“补气”。除“少思虑，绝爱欲”之外，对虚弱状态还须用“药补”之法如服用黄精等，并明确指出“惟气强盛则真源生”，而“真源者，生气之源，生命之所也”。

六是草木养生。卷下木气养气章指出“东方生风，风生木，木生万物，故能生气，木之生气，枸杞是也”，认为枸杞有“四时之精”，四季所采，均能补益。草神生神章指出“草者，阴阳冲和之气，由雨露而滋萌生养，有情，益人利气”，认为服食天冬、地黄、枸杞、松黄、远志、人参、巨胜、藕节、菊花等九药可以不饥不渴、骨坚体轻。

七、《枕中记》

本书1卷，不著撰人，载《正统道藏》洞神部方法类（《中华道藏》第二十三册）。

其书开篇论述一篇，提出“养性”必须心怀“忧畏”的观点，告诫“养性者失其忧畏，则心乱而不理，形躁而不宁，神散而气越，志荡而意昏，应生者死，应死者亡，应成者败，应吉者凶”，是其创见。书中提出“夫百病横生，年命横夭，多由饮食之患。饮食之患，过于声色。声色可绝之逾年，饮食不可废之一日，为益既广，为患亦深”，与强调酒色或情志者有所不同。通过引用《千金要方》卷二十七所述“十二少”，来强调养生非一事一技之功，须综合而为，乃得良效。引用封君达“体欲常劳，食欲常少；劳勿过极，少勿至虚；常去肥醲，节咸酸，减思虑，捐喜怒，除驰逐，慎房室”语，来强调养生为综合之术，不可偏倚。书中述“常人不可无欲，又复不可无事”的观点，与寻常有所不同，但若能“和心、约念、靖躬、损思虑”，则可以“渐渐自息”，以臻养生之道。另取孙思邈《摄养枕中方》中“重衣厚褥，体不堪苦，以致风寒之疾；甘味脯腊，醉饱餍饫，以致疝结之病；美色妖丽，媚妾盈房，以致虚损之祸；淫声哀音，怡心悦耳，以致荒耽之惑；驰骋游观，弋猎原野，以致发狂之失；谋得战胜，兼弱取乱，以致骄逸之败”，从反向对不善养生而致疾患者提出告诫。

其后有禁忌、避忌、导引法、行气法、饵药法、断谷常饵法、服药兼茯苓以当诸食法、长生服饵大法、服油法、服巨胜法、饵云母法、饵云母方、消玉法、服雄黄法、饵雄黄法、真人授魏夫人谷仙丸、合仙药祭法、服药禁忌法、仙人养生延年服五灵芝法、采松柏法等，为养生具体方法、药剂、制法、禁忌等。

第八章

明代中医养生文献

第一节　概　述

明代社会政治、经济、文化均得到较大发展。总体上说，农业和商业进一步发展，运输发达，远洋航运增多，印刷术有所创新，万历年间出现了套板印刷，儒释道三家共容，道教盛行，程朱理学和心学逐渐发展、成熟，影响巨大，统治者注重医学的发展与教育，医学发展较快。在这个过程中，养生学的发展获得了前所未有的机遇，养生学已经有了成熟的理论体系和系统、多样化的方法，养生文献的积累也异常丰富，促使养生更好地普及与传播，医家、道家、文人成为养生文献撰著、辑刻的主要从事者。

一、书目载录与文献概况

随着政治、文化和科技的发展，明代的出版业空前繁荣。《全国中医图书联合目录》收录全国1949年前出版的中医药图书12124种，其中养生类图书，从西汉《淮南枕中记》至明初《四时宜忌》1500多年间，共计25种，明代270年间，共计73种，客观反映了明代养生图书文献突然增多的状况。《现代版中医古籍目录》收录1949年至2012年国内出版的中医古籍3600余种，其中明确为养生类书的，宋金有4种，元代有4种，明代数量大增，有24种。总观之，明代养生文献较其他历史时期著作量剧增。明代中后期，养生文献不再仅是或隐或现地收录在道教经典或是医书之中，而是单独成为一种类书，整理刊刻出版。大量的文人参与养生文献的创作，这一时期文人养生文献数量多于医者和道人。出版业的发达，使许多短小、实用、指导性强、语言通俗、文图并茂的养生文献，成为非常易得的养生手册。明代养生书籍刊刻出版的时间大多集中在1500年以后的明中后期，以嘉靖、万历两朝为多。明代养生学专著大量涌现，刊刻精良，兼之年代较近，故今天大多得以保存。

大型类书《永乐大典》于永乐六年（1408）重辑成书，采集各类图书近8000种。全书正文共22877卷，装订成11095册，共有3.7亿字左右，辑录了我国宋元以前大量医籍，包括养生文献。

《道藏》作为道教经典著作，包罗万象，其中医药、内外丹专著共150余种，涉及医学、养生的著作达900多种。七成以上的道教著作因与医学和养生学相关，成为医学和养生学文献的组成部分，其中一部分是与道教教义相吻合的医药著作，另一部分是道教养生专著。

综合性医著中也有养生相关内容。龚廷贤《寿世保元》介绍了大量养生理念、理论、方法、经验。汪绮石《理虚元鉴》介绍六节、八防、二护、三候、二守、三禁等养生理念和方法。李梴《医学入门》中卷首《保养篇》和卷二《食治门》阐述了身心养生和食物养生。张介宾《景岳全书》中《治形论》，阐述摄养元气、温补精血以养生。《万密斋医学全书》中有《养生四要》等，《学海类编》中有《延寿第一绅言》《摄生要语》《养生肤语》等，《说郛》中有《医先》等。此外，明代最有代表性的养生学丛书还有周履靖《夷门广牍》、洪楩辑刊《医药摄生类八种》、胡文焕《寿养丛书》。《夷门广牍》所收录养生学著作有《胎息经》《天隐子》《赤凤髓》《炼形内旨》《玉函秘典》《金笥玄玄》《逍遥子导引诀》《修真演义》《既济真经》《唐宋卫生歌》《益龄单》《怪疴单》。洪楩辑刊《医药摄生类八种》所收录养生学著作有《医学权舆》《寿亲养老新书》《食治养老方》《太上玉轴气诀》《陈虚白规中指南》《霞外杂俎》《逸游事宜》《神光经》等。《寿养丛书》所收录养生学著作有《食物本草》《养生食忌》《药性赋》《山居四要》《养生月览》《养生类纂》《类修要诀》《摄生集览》《三元参赞延寿书》《养生导引法》《保生心鉴》《修真秘要》《厚生训纂》《寿亲养老书》《摄生要义》《锦身机要（附指源篇）》《香奁润色》《心印绀珠经》《医学便览》《医学要数》《医学权舆》《医学碎金》《怪证奇方》《应急良方》《海上仙方》《褚氏遗书》《四言脉诀》《轩辕黄帝治病秘法》《灵枢心得》《素问心得》《幼幼集》《太素心要》《太素脉诀秘书》《食物本草》等。

养生专著大量出现，且内容丰富，刊刻考究，品质不俗。其主要有吴正伦《养生类要》、汪汝懋《山居四要》、宋诩《竹屿山房杂部》、万全《养生四要》、高濂《遵生八笺》、龚居中《福寿丹书》、赵台鼎《脉望》、冷谦《修龄要旨》、朱权《活人心法》、袁黄《摄生三要》、许乐善《尊生要旨》、沈仕《摄生要录》、周宏《卫生集》、王文禄《医先》、李豫亨《推篷寤语》、邓调元《摄生要语》、李贽《养生醍醐》、褚胤昌《达生录》、陈继儒《养生肤语》、伍守阳《天仙正理》、沈应旸《明医选要济世奇方·癸集》等。

明代既有本草医学类著作论及养生，又有饮食本草类大量涉及养生内容。如朱棣、滕硕《普济方》、如朱棣《救荒本草》、李时珍《本草纲目》、张时彻《摄生众妙方》、卢和《食物本草》4卷、薛己《食物本草》2卷、汪颖《食物本草》7卷、兰茂《滇南本草》、吴禄《食品集》、宋诩《宋氏养生部》韩奕《易牙遗意》、朱权《臞仙神隐》、王象晋《二如亭群芳谱》、宁源《食鉴本草》、赵星南《上医本草》等，介绍了大量饮食养生和食材、食谱，为饮食养生学留下了宝贵的财富。

调气养性导引按摩类养生文献，主要有尹真人《性命圭旨》，王蔡《修真秘要》，胡文焕《摄生集览》《锦身机要》，夏尚恒《导引法》，敬慎山房主人《导引图》，相传达摩祖师所制《易筋经》，方开述《延年九转法》，汪启贤、汪启圣《动功按摩秘诀》，曹士珩《保生秘要》，万全《万氏家传保命歌括》等。

日常起居生活情趣类养生文献的出现，是明代的特色，有介绍净发洗沐的《净发须知》、介绍温泉养生的《温泉小言》、介绍江浙地饮食烹饪的《随园食单》等。

延寿养老的老年养生文献更加丰富，从老年人的生活起居、饮食、运动、情志、道德等多角度论老年养生。其中有徐春甫《老老余编》、龚廷贤《寿世保元·老人》、刘宇《安老怀幼书》、周臣《厚生训纂》、刘基《多能鄙事》、周履靖《唐宋卫生歌》、周履靖《益龄单》等。

明代逐渐出现小儿养生专篇，如《安老怀幼书》的《怀幼书》、《万寿仙书》的育儿卷等。

二、主要养生家及其著作

明代涌现出大量的养生学家和养生文献，这些养生学家构成了养生文献编撰和刊刻的主体，他们中既有医家、道家，又有文人、学者，大多养生理论与实践兼备，使得明代的养生学术和养

生文献格外璀璨。

洪楩，文学家、刻书家、藏书家。洪楩辑刊的《医药摄生类八种》为明代较具代表性的养生丛书，体现了明代藏书、刻书的时代风气，以及缙绅、文人、士大夫注重养生的生活方式和关注世情的情怀。

胡文焕，文学家、藏书家、刻书家，编辑刊刻的养生保健丛书《寿养丛书》，集宋、元、明三代之养生精华，内容极为丰富，养生思想融合了中国传统文化的精髓，代表了当时的养生学成就，在养生学术史上具有重要地位。

周履靖编撰的《夷门广牍》，作为明代具有代表性的丛书之一，所收录的养生学内容十分丰富，具有重要的文献学价值。

宋诩，农学家、美食家、养生家，所著《竹屿山房杂部》，作为明代最具代表性的饮食养生专著，堪称明代饮食大全，内容十分丰富，反映了晚明士大夫的饮食观念，标志着中国养生文化向多元发展并日趋精致。

万全，著名医学家，著《养生四要》，作为一部实用性很强的养生保健专著，养生内容丰富，总汇各家要法，养生学价值较高，广为流传。

高濂，著名学者、戏曲家、养生家、藏书家，撰《遵生八笺》，是明代最具代表性的百科全书式的综合性养生著作，是明代晚期文人生活的历史写照，展现了明代养生全面繁荣的局面。

吴正伦，著名医家，所著《养生类要》，是一部涉及养生，导引，内、外、妇、儿科疾病及药物学的经验方书，养生内容简明扼要，涉及面广，有较高的实用价值。

龚居中，著名医家、道家、养生家，著《福寿丹书》承汉代四时养生论，唐代养性、服食，宋代以来内丹养生思想，并撷取明张三丰、朱权等人摄生之要，以导引为特色，成为明代最具代表性的养生专著之一，在养生学术史上具有重要影响。

赵台鼎辑撰的《脉望》，融汇儒、释、道诸家思想，是养生和修习丹道医学的上乘之作。

冷谦，著名道人、医家、音乐家、画家，所撰《修龄要旨》为导引按摩养生类著作，汇集了部分道家养生法。

宁献王朱权所编撰《活人心法》，提出中和养生，以养心为要，是养生思想和方法独具特色的一部养生导引专著。

袁黄，思想家、农学家、水利学家、历法学家，所著《摄生三要》，将养生的核心理念归为聚精、养气、存神三大方面，从医学角度对精、气、神进行了全面阐述，理论方法俱全，另兼修养心得，故不同于时人的道家玄学，为具有特色的养生学专著。

蒋学成编、许乐善补定的《尊生要旨》，属文人养生汇编，理论坚实，方法悉备，便于施行，堪称当时的日常养生指南，推动了养生学的发展与普及。

沈仕，文人、画家，所编撰的养生类著作《摄生要录》，内容丰富而实用，贴合日常生活，文字简明扼要。

周宏撰《卫生集》，语言浅显通俗。

文人王文禄著中医养生专著《医先》，提出养生与养德同等重要，篇幅短小，观点鲜明，说理透彻，通俗易懂。

李豫亨撰《推篷寤语》内容丰富庞杂，涉及较多养生理念，观点较多涉及释、道二家。

邓调元，养生学家，所编《摄生要语》集中体现了道家养生的思想，篇幅较短，实用性强。

李贽，哲学家、思想家、文人，熟知医理，所编写的《养生醍醐》内容较为丰富，融合了儒、释、道思想。

褚胤昌编著养生著作《达生录》，篇幅短小，理论阐述较少，内容丰富实用。

陈继儒所撰《养生肤语》，以寡欲保神及起居调摄诸法为养生之要，文笔优美，言之有物，杂糅儒道，自成一家。

伍守阳，著名内丹家，所撰《天仙正理》，文字通俗，理论浅近，体系完整，体现了“三教融合”的基本观点，是重要的内丹著作。

医家沈应旸，创作的临证综合类中医著作《明医选要济世奇方》，其中《癸集》集中体现了沈应旸的医养结合、重视养生的学术思想。

龚廷贤，著名医家，所撰著《寿世保元》，是一部综合性医学著作，着力阐发对衰老及老年养生保健的见解，具有重要养生学价值。

三、养生文献主要特点

明代养生学的发展达到了高峰，养生文献的积累和编撰、刊刻，内容异常丰富，具有鲜明的时代特点。

1. 养生文献数量剧增　从经济上看，明代大力发展农业经济，被战乱所破坏的社会经济得到恢复，生产技术水平大大提高，推动了商业的发展，运输业也空前发达，尤其是航运业，贯通了南北大运河，郑和七次下西洋，印刷术在元代的基础上有所创新，出现了套板印刷，出版业空前繁荣。这些不仅激发了社会对于养生的需求，而且使养生文献的大量创作和刊刻出版成为可能。从政治上看，明代历代皇帝大多注重医学的发展与教育，注重革除落后医药习俗和迷信，增强民众医药养生观念，开辟世医医户制度的医生队伍养成渠道，加强医生培育，医生管理较规范，医学事业发展较快。政府重视医学，组织和参与医学著作的编写，这些客观上也促进了医学和养生学文献的校定、编撰和流通，尤其是为大型文献的问世提供了一种可能。从文化上看，明代为进一步加强思想统治，官方提倡儒家正统的程朱理学，熟知医学和养生学以奉亲，成为孝悌的一种方式，又兼当时八股取士科举制度的一些实施弊端，社会上出现弃儒从医的趋势。儒医的出现，促进了经史思想与医学的融合，为养生学的加快发展提供了动力。因此，如前所述，明代的出版业空前繁荣，明代的养生著作多达百余种，远远高于前代，较其他历史时期著作量剧增。与此同时，大量的文人加入养生文献的撰著编写当中，大大提升了养生学的理论层次，明代养生文献呈现出系统总结性特点。如代表性的养生丛书《医药摄生类八种》，内容十分丰富，体现出当时缙绅、文人、士大夫注重养生的生活方式和关注世情的情怀。在养生学术史上具有重要地位的养生保健丛书《寿养丛书》，集宋、元、明三代之养生精华，内容极为丰富，涉及养生诸方面，代表了当时的养生学成就，是该时代及之前时代养生成就的集大成者。作为明代具有代表性的丛书《夷门广牍》，所收录养生学内容十分丰富，所录述著上起先汉，下迄明代，共107部，编次为13类，大多图文并茂，序跋完备，还将一些篇幅短小、不受重视、内容边缘或新奇的零散著述予以保存，避免了佚失，使得一些稀见之本甚至孤本得以保存，具有重要的文献学价值。《养生类要》涉及养生，导引，内、外、妇、儿科疾病及药物学，养生内容丰富而完备。

2. 儒释道三教融合　作为中国官方意识形态，儒学居于主流思想体系地位，释源于古印度，道是中国本土宗教。三教在历史中，融合与斗争长期并存。儒学在明代依然占据主导地位，是主流正统的思想，在程朱理学影响下，“不明医术者，不得称为孝子”。明太祖朱元璋提出了三教并用之说，开明代三教合一风气之先。王阳明援佛、道入儒，创制心学，对儒、佛、道三教合一产生了重大推动作用。阳明心学思想成熟后，深受统治阶级的认可，成为晚明显学，其“明心见性”的心学指归亦影响了明代养生的内求特征。因此，明代的养生文献呈现出儒释道三教融合的

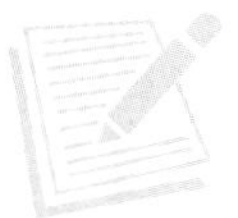

显著特点。

如《养生四要》创立“寡欲、慎动、法时、却疾”养生四法，养生内容丰富，是各家养生要法总汇，对各家的养生精髓，融会贯通，运用自如，分别引用儒、道、易、医理论阐述男女、饮食的注意事项、时令养生等。《脉望》融汇儒释道诸家，认识到尊重人体生命自然规律是养生的基础。《修龄要旨》倡导养性和养命，系统介绍了导引、鼓漱、房中、饮食等多种养命方法。《活人心法》认为养生核心在于精神调养。《摄生三要》的作者袁黄为佛教居士，但其论说往往出入三教、左右逢源，将养生的核心理念归为聚精、养气、存神三大方面，从医学角度对精、气、神进行了全面阐述，理论方法俱全，另兼修养心得。《养生醍醐》收集了历代往贤的各种养生言论，并有一定的阐发，涉及饮食、房室、七情、四时调摄等，其养生观念融合了儒释道思想。

3. 养生文献通俗化、普及化 明初，在政府的提倡和严格约束下，社会风气相对淳朴节俭，养生也多提倡节制，重视不过食、不奢侈。明代后期，崇尚节俭和朴素的生活饮食习惯逐渐演变为崇尚享乐，文人结社，以各种考究的生活细节作为精神寄托。此时的养生崇尚各种闲情逸致和美馔佳肴，引领了社会风气，无论贵族或普通民众都受到养生思想的影响，产生进一步研究、了解养生的需求。全社会对于养生的重视，还体现在民俗中的卫生观念与卫生行为中，明代有许多民俗，倡导加强户外活动，加强个人及环境卫生，施行有一定效果的消毒方法等，客观上利于养生祛病，在本质上反映出人们对健康美好生活的理想和追求。

在这种社会大环境下，商业逐渐发展、出版业发达的明代，许多养生文献都呈现通俗化的特点，利于更好地普及养生。这种通俗化表现在多方面。如养生文献中大量出现便于记忆诵读的养生歌诀，如《赤凤髓》《唐宋卫生歌》《类修要诀》等完全是以歌诀的形式书写的，《修龄要旨》收录《延年六字诀》《四季却病歌》《导引却病歌诀》等。此时也出现许多篇幅短小、内容实用的养生著作，客观上起到了“养生手册”的作用。如《摄生要语》篇幅较短、实用性强，倡导适度节制，集中体现了道家养生思想。《达生录》字数不多，内容实用，歌诀朗朗上口，便于传诵。明代许多养生文献绘有相应图像，使养生方法更直观，便于理解和传播，尤其是导引、按摩养生文献，所附图式使得术式更便于模仿学习。《遵生八笺》所用《陈希夷坐功导引图势》《摩肾堂图势》《八段锦坐功图》等图文并茂，生动形象。

4. 养生内容物质化、程式化 明代中期后养生文献中的内容涉及领域非常广泛，不仅有医学养生，还包括居所、饮食、娱乐、美容、文史、心理等诸多方面，并总体呈现出物质化特点，成为明代养生文献鲜明的时代特色。明代社会盛行尊生观念，对于养生格外重视，养生文化全面发展，尊生与审美、闲逸、超脱并重，养生目的更加实际，不再局限于得道成仙，而是在现世中建设一个养护身心的美好环境，“物质化”就是这种观念和目标的直接体现。如 158 卷的《夷门广牍》收录书籍 107 种，分为 13 类，分别是艺苑 10 种、博雅 5 种、尊生 12 种、书法 3 种、画薮 7 种、食品 9 种、娱志 8 种、杂占 14 种、禽兽 6 种、草木 8 种、招隐 8 种、闲适 15 种、觞咏 4 种，寓养生于生活的方方面面。如《竹屿山房杂部》，专从日常生活着眼，专述居家休闲养生，尤以饮食著名，内容涵盖茶、酒、醋、酱、辣、面食、汤水、鳞鱼、菜果、杂造、燕闲、文房事宜、居室、树畜、花卉、种五谷等，各种饮食制作精致、考究，内容丰富，包罗万象，反映了晚明士大夫的饮食观念，标志着中国养生文化向多元发展并日趋精致。另如《遵生八笺》从 8 个方面阐述了通过修身养生来预防疾病、达到长寿的理论和方法；《清修妙论笺》总论养生；《四时调摄笺》介绍四时养生方法；《起居安乐笺》介绍日常起居、居室布置、卫生忌宜、怡养器物及交朋结友等；《延年却病笺》介绍服气丹功；《饮馔服食笺》记述了大量饮食服饵药方；《燕闲清赏笺》寓养生于赏鉴清玩之中，其中《瓶花三说》被誉为世界上最早的插花艺术论著；《灵秘丹药

笺》收录经验医药方剂百余种;《尘外遐举笺》记载方外隐士事迹。又如《永乐大典》中记载了大量女性美容养生的方药和用品，香发的宫制蔷薇油、润肤的茉莉素馨油、驻容的玉女桃花粉、悦精神的唐宫迎蝶粉、敷面的太真红玉膏、洗浴的孙仙少女膏、画眉的画眉香丸等。《永乐大典》中还记载了各种抗衰老法，凡老者食治之方、医药之法、摄养之道均有所涵盖。

第二节 重要著作介绍

一、《医药摄生类八种》

本书不分卷，明代洪楩辑刊，嘉靖二十五年刊刻，是一部较具代表性的养生丛书。

洪楩，生卒年不详，字子美、方泉，明钱塘西溪人。文学家、刻书家、藏书家。曾任詹事府主簿。洪楩大约生活于嘉靖年间，为封建正统文人。

《医药摄生类八种》所辑录的书目有《医学权舆》《寿亲养老新书》《食治养老方》《太上玉轴气诀》《陈虚白规中指南》《霞外杂俎》《逸游事宜》《神光经》。

《医药摄生类八种》为明代较具代表性的养生丛书，体现出当时缙绅、文人、士大夫注重养生的生活方式和关注世情的情怀。缙绅、文人刊刻著述，主要目标不在于获利，其选录刊刻的书籍，往往具有较高的文化品位和思想内涵，许多都直接或间接反映出刊刻者自身的思想和认知，具有较高的文化价值。如洪楩的《医药摄生类八种》能够集中反映出以洪楩为代表的当时缙绅、文人注重养生、践行养生的生活方式和思想。《医药摄生类八种》所选养生著述，大多认识到养生关键在于顺应四时而慎寒暑、不贪不妄而节口腹、养性情寡嗜欲以养心、行气导引以保精气神、日常生活劳逸适度等，在养生中能够吸取儒释道各家之长，具体修习过程中，重视道家内丹术；大多将养心放在各种摄生调养方法之首，认识到养性寡欲也是养心的途径，除此之外，还当存有正念善心。各种起居养生、导引按摩、闲情逸致的内容在《医药摄生类八种》中亦有详尽的体现。如应当顺应四时起居，生活作息宜规律，将养生贯穿于日常生活中，适度地导引按摩身体一些部位和腧穴。《医药摄生类八种》有许多内容涉及导引按摩、修炼丹药、服食药饵及房中术，还重点介绍了《太上玉轴气诀》，可见当时缙绅、文人、士大夫，在养生方式上大多承袭了道家的养生术，常以道家的养生理论为指导。道家的行气或者导引的养生方法常采用歌诀的形式传播，也反映出明代中后期的养生文化走向普及和大众化，养生已经成为人们日常生活中重要的内容，同时世情和现实问题也成为文人士、大夫的重要关注点。

洪楩辑刊《医药摄生类八种》，不分卷，刊刻于明嘉靖二十五年，现存世该版本，藏于中国中医科学院图书馆。

二、《寿养丛书》

本书为养生保健丛书，明代胡文焕编辑刊刻，集宋、元、明三代之养生精华，在养生学术史上具有重要地位。

胡文焕，明代文学家、藏书家、刻书家。生卒年及生平不详，据胡文焕所刊刻古籍中序跋可知其生活于明神宗万历年间，即1573—1620年在世，曾为诚心堂监生，或任县承。

胡文焕字德甫、德文，号全庵、抱琴居士，别号众多，据其刊刻著述，另见有全庵子、全庵道人、全庵居士、全庵道玄子、洞玄子、洞玄道人、守拙道人、守拙道人全庵子、全道子、觉因、百钠主人等。明仁和人，另说为钱塘人，祖籍江西婺源。胡文焕自题“三教一家，号曰全

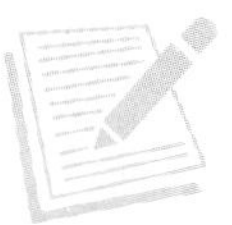

庵”，可知其乐于研儒释道三教，众多别号也可体现其儒释道三教融通的思想。胡文焕精于音律鼓琴，好藏书，于万历、天启间在杭州建藏书楼“文会堂”，后又取晋代张翰诗句，改名“思蕙馆”，在南京开设思莼馆（斋）刻书处，并设书肆，专事刻书，流通古籍。

《寿养丛书》，最早成书于明万历二十年（1592），后文会堂再刻，集宋、元、明之养生精华，共32种，计68卷，是大型养生保健及气功导引丛书。养生内容包括饮食、起居、情志调摄、延年、禁忌、导引等，既有养生的基本理论，也有养生术，收集了历代的养生歌诀、警言及格言，内容颇为丰富。养生著作主要有《食物本草》2卷、《养生食忌》1卷、《山居四要》5卷、《养生月览》2卷、《养生类纂》2卷、《类修要诀》2卷、《摄生集览》1卷、《三元参赞延寿书》4卷、《养生导引法》1卷、《保生心鉴》1卷、《修真秘要》1卷、《厚生训纂》4卷、《寿亲养老书》6卷、《摄生要义》1卷、《锦身机要（附指源篇）》3卷、《香奁润色》1卷等。《寿养丛书》是明代最具代表性的养生保健丛书，在养生学术史上具有重要地位，其内容之丰富，在今天仍然备受关注。《寿养丛书》的成就及特点，约略可以概括为以下几个方面：

一是内容极为丰富，涉及养生诸方面。《寿养丛书》养生内容极为丰富，既有观念、理论、原则，又有经验、技术、方法，既有文字表述，又有图解示意，导引、食疗、食补、起居、调摄、延年、养性、老年养生、美容驻颜、房中等悉备，对养生有着比较广泛而实用的参考价值。如《山居四要》，分为摄生之要、养生之要、卫生之要、治生之要。摄生者，阐述营宅避忌、人事防闲、四时起居等。养生者，阐述服药忌食、饮食杂忌、孕妇忌食、解饮食毒、饮食之宜等。卫生者，集录民间治病单方、验方及兽医方。治生者，阐述农家月令、四时节气，粮食、蔬菜、花卉、树木栽种之事，文房之法、行厨之法。所述多居家养生法，内容丰富，简明实用。如《养生月览》计有497条，以四时为阴阳大法，依时调摄，以“月”编次，养生内容涉及防疫、祛病、卫生、服食、民俗、积善、避讳、纳福、消灾、止兵等，在大量生活习俗中蕴含顺应四时阴阳为养的医学、卫生思想。又如《养生类纂》汇集了30余种古籍中有关养生保健的理论和方法，归类编次，上卷是养生部、天文部、地理部、人事部，下卷是毛兽部、鳞介部、米谷部、果实部、菜蔬部、草木部、服饵部，共11部，涉及内容丰富庞杂。

二是养生思想融合了中国传统文化的精髓。《寿养丛书》所录著述，不仅有丰富的养生理论和技术，也融合了中国的传统文化，反映了养生的文化道德特征。如《厚生训纂》所收录的内容阐述延年益寿、养生养性，不仅涉及先天后天、优生、育儿、中年、老年、修身、食疗、食补、起居调摄，也涉及养性、治家教子等。书中突出形神合一的养生观，指出养神重于养形，清净养神尤为重要，这就需要精、气、神协调统一，不仅要注意环境、饮食、情志，也要加强自身修养，践行谨守“诚意、正心、修身、齐家、治国、平天下”的传统道德观念，这也是养生的一个重要方面，不可忽视，体现了更大格局的养生文化。因此，《寿养丛书》中的养生思想融合了中国传统文化的精髓，体现出养生也需要结合修身修德，养生不仅具有自然属性，也有社会文化属性，二者是一个相互为用的整体。

三是代表了当时的养生学成就，是该时代及之前时代养生成就的集大成者。如胡文焕编纂的《香奁润色》，代表了当时社会最高的养生美容成就。《香奁润色》是明代及之前美容养生保健方法的集大成者，也是我国现存最早的女性美容保健专著。全书近两万字，以方剂的作用分类，共分13部，有头发部、面部、瘢痣部、唇齿部、乳部、身体部、手足部、阴部、经血部、胎部、怪异部、洗练部、藏贮部；广泛收集明及以前美容验方，辑录方剂276首，按部分类，体例完备，条理清晰，内容丰富，涉及大量美容保健方，集美发、白面、玉容、驻颜、白牙、润唇、美手、香身等方法；以论女性养生美容为主，兼论经带胎产和日常生活起居。这些都表明时人已经

认识到养生美容是一个系统性的整体行为，不仅具有鲜明的时代特征，也体现出先进的养生美容思想理念。

《寿养丛书》，成书于明万历二十年（1592），为胡文焕文会堂初刻，后文会堂再刻，增录《食物本草》《养生食忌》二书。明映旭斋刻本收录有《养生月览》《养生类纂》《三元参赞延寿书》《山居四要》《摄生要义》《食鉴本草》《寿亲养老书》《厚生训纂》《保生心鉴》《修真秘要》《锦身机要（附指源篇）》《食物本草》《养生食忌》《养生导引法》《类修要诀》《摄生集览》16 种。现存明文会堂初刻本为残卷，多有散佚。清抄本据明文会堂初刻本抄录，共收录著作 32 种。据记载，另有清德堂《寿养丛书选抄三种》抄本、明万历余氏种德《寿养丛书》16 种刻本等。

三、《竹屿山房杂部》

本书为明代宋诩所著，是从日常生活着眼的居家休闲养生，即所谓颐养的一部专著，尤以饮食著名。

宋诩，字久夫，生卒年不详，明代弘治、正德年间人，农学家，明代中叶美食研究家、养生家。明华亭人。宋诩仕途不得意，与儿子宋公望（字天民）合编饮食著作《竹屿山房杂部》。关于编写的始末则不得其详。

《竹屿山房杂部》据不同记载有二十二卷本（文渊阁四库全书本）、二十七卷本、三十二卷本（四库提要本）等不同。三十二卷本有养生部 6 卷、燕闲部 2 卷、树畜部 4 卷、种植部 10 卷、尊生部 10 卷。二十七卷本有前集树畜部 4 卷、养生部 6 卷、家要 2 卷、宗仪 2 卷、家规 4 卷，后集种植 1 卷、尊生 1 卷。《四库提要》评价其为“不完之书”。二十二卷本以饮食养生为主，兼有起居器物养生，为研究明代社会生活提供了丰富的资料。二十二卷本卷一为养生部一，为茶制、酒制、醋制等；卷二为养生部二，为面食制；卷三为养生部三，为汤水制；卷四为养生部四，为鳞鱼属制；卷五为养生部五，为菜果制；卷六为养生部六，为杂造制；卷七为燕闲部一，为文房事宜；卷八为燕闲部二，为居室事宜，介绍染白须发黑等；卷九为树畜部一，为树类总法；卷十为树畜部二，为种花卉法；卷十一为树畜部三，为种五谷法；卷十二为树畜部四，为畜类；卷十三为尊生部一，为汤部；卷十四为尊生部三，为水部；卷十五为尊生部三，为酒部；卷十六为尊生部四，为麹法；卷十七为尊生部五，为酱部；卷十八为尊生部六，为醋部；卷十九为尊生部七，为香头部；卷二十为尊生部八，为辣部，介绍辣芥等等；卷二十一为尊生部九，为粉部，介绍冷团等；卷二十二为尊生部十，为果部，介绍收干荔枝等。

作为一部以饮食为特色的专著，《竹屿山房杂部》记载了 60 多种酒的近百种酿造法，介绍所含药物的作用、酒名来历、评价、所需原料，酿制方法；记载蔬菜菜谱 430 余种，粉面制品近百种；记载海鱼 22 种、淡水鱼 30 余种，以及鳖、蛙、虾、蟹、淡菜、蚌、螺等的烹饪法；记载牛肉烧法 17 种，猪肉烹调法 45 种，以及羊、狗、鹿、兔、水獭、獐、狼、虎、豹、野猪、野马、野牛等其他家畜和兽类烹饪方法；记载饮料 110 余种，并按照适合饮用的季节编排，不仅是止渴佳品，还可以治病养生；记载 30 多种醋和 20 多种酱的制作方法。该书内容丰富，包罗万象，实用性强。

《竹屿山房杂部》作为明代最具代表性的饮食养生专著，在养生学术史上产生了广泛而深远的影响。时至今日，作为饮食养生专著，仍然具有重要的参考价值。其成就及特点，约略可以概括为以下几个方面：

一反映了晚明士大夫的饮食观念，标志着中国养生文化向多元发展并日趋精致。士大夫指实现了“学而优则仕”的抱负而跻身于社会上层的知识分子群体。他们有闲暇，并具有一定的经济

能力，大多衣食无忧，热衷于研究生活艺术旨趣。明代中叶后，文人、士大夫从群体心态、生活境遇、价值观念等方面都发生了巨大的变化，不再抱有明初的义利观和理欲观，而转为重视物质欲求，强调治生爱世。文人、士大夫逐渐关注饮食文化和饮食养生，出现了许多饮食养生的践行者和理论家，关于饮食养生的著作，在数量、内容、理论深度、思想深度上都达到一个高峰，标志着中国饮食和养生相结合的饮食养生文化的成熟，其中《竹屿山房杂部》尤具代表性。

二为明代饮食大全。宋氏父子的著述具体内容并不重复，总体上构成了明代饮食大全，也是中国古代饮食文化的高峰，内容十分丰富。如养生部的茶制和尊生部的茶部，记述了打水、煮茶、一般花茶的制作、适宜饮茶时吃的果品和茶点、孩儿香茶等特殊茶水的煮制方法；记载了长春酒等 60 多种酒的近百种酿造方法，所用原材料和养生药物众多。《竹屿山房杂部》还引用《食疗》，记述了大量有养生作用的精美点心，为后人提供了极有价值的食疗养生保健资料。

《竹屿山房杂部》流传的版本较多，现存有宋诩、宋公望撰，宋懋澄编，录入《四库全书》的三十二卷本，有二十二卷清抄本，有清朱丝栏抄本。现存 32 卷，养生部 6 卷、燕闲部 2 卷、树畜部 4 卷为宋诩所著，种植部 10 卷、尊生部 10 卷为宋公望编写。另有记载，尚有《千顷堂书目》所载二十七卷本，其书于田居杂事最为详细，而亦间附考证。

四、《养生四要》

本书为明代万全著，是关于摄生却疾、益寿延年之专著，其养生学价值之高，不可多得。

万全（约 1488—1578），字事，号密斋，罗田人，祖籍江西豫章。明代嘉靖至万历年间著名医学家。祖父万梅素，以儿科闻名，父万筐，字恭叔，亦精于医，著《痘疹心要》一书。万全承家学，自幼习儒，治学严谨，医德高尚，除以儿科驰名，长于痘疹诊治外，兼通数科，经验尤富，享有盛名，在养生学、妇婴保健及预防医学等方面均有独到见解，清康熙帝封其为“医圣”。

万全先后撰成《养生四要》5 卷、《保命歌括》35 卷、《伤寒摘锦》2 卷、《广嗣纪要》16 卷、《万氏女科》3 卷、《片玉心书》5 卷、《育婴家秘》4 卷、《幼科发挥》2 卷、《片玉痘疹》13 卷、《痘疹心法》20 卷等医书 10 余种。其著作被合为《万密斋医学全书》，108 卷，刊于 1549 年。万全一生著述颇丰，且广为流传。《养生四要》是一部养生专著作，又名《万氏家传养生四要》，随《万密斋医学全书》刊于嘉靖二十八年（1549）。万全认为养生之法有四，曰寡欲、慎动、法时、却疾，故以《养生四要》为该书命名。

万全临床经验丰富，儒医兼通，《养生四要》广引儒、释、道、易、医等各家经典，阐述寡欲、慎动、法时、却疾养生四法的重要性，并阐明各种病症之因及诊治方法，收录病案和百余首方剂，是一本实用性很强的养生保健专著。作为儒医，寡欲一卷，万全认为“食、色，性也”，主张从调节食、色两方面入手，保养身体。慎动一卷，万全首倡心不动，反对过度动情，反对过度劳身。法时一卷，万全秉承《内经》的四时调摄之法，强调应按四时之气调摄起居生活。饮食、起居、治病都应根据时节不同而调整。却疾一卷，万全的理念是病起早治，无病慎药，治病有法，并总结养生五失为不知保身、病不早治、治不择医、喜峻药攻、信巫不信医。万全不尚虚谈，亲自实践其养生要法，“吾常学打坐，内观其心，是甚么样子”，以善为本，医德高尚在《养生四要》中均有鲜明体现。

《养生四要》作为明代一本实用性很强的养生保健专著，深受欢迎，广为流传，其成就及特点，约略可以概括为以下几个方面：

一为创立“寡欲、慎动、法时、却疾”养生四法，对后世养生起到重要指导作用，具有重要养生学价值。万全十分注重日常生活中的养生保健，践行养生，寿至九十，荟萃诸家之长，参以

已见，提出著名的养生四法，“养生之法有四，曰寡欲，曰慎动，曰法时，曰却疾”，“夫寡欲者，谓坚忍其性也；慎动者，谓保定其气也；法时者，谓和于阴阳也；却疾者，谓慎于医药也”。既体现了中医学“天人相应”的整体观特点，又反映了将预防思想和养生方法融为一体的积极主动的防病保健思想。其中“法时”内容最为丰富。万全所言寡欲，不专指房室而言，涵盖食、色两方面的内容，“饮食男女，人之大欲存焉，口腹之养，躯命所关”。但他坚决反对当时流行的“弃人伦，绝生理”观念，认为男女到一定年龄，婚嫁自是无妨之事，谈不到对人体有什么害处，只是要谨记“欲不可纵，纵欲成灾，乐不可极，极则生悲”。饮食则主张以一日三餐宜，患病时当节食慎疾，维护根基。万全强调养生必倚乎“动”的同时，还要注意“和”的作用，所言“和”，指勿过激，当慎动。介绍治动之法，有药饵、打坐、五行相胜等。万全主张根据不同的季节进行相应的饮食调理，不同的节令，人们在起居时也当予以相应的调整，“月令冬至则君子斋戒，处必掩身。身欲宁，去声色，禁嗜欲，安形性，事欲静，以待阴阳之定”“春生夏长，乃阳气发泄之时，教养礼乐者，歌养以养其性情，舞蹈以养其血脉，亦养之道也”。针对“春月喜服过药利数行”的时弊，万全提出反对观点，“若无寒折之变，则宣剂亦不必服也，岂可下之，以犯养生之禁”。万全的防病却疾观，要在中宜，强调对证、灵活机变、时机得当、适可而止，十分反对当时滥行的金石补剂，“金石功速易生疾，不可轻饵，恐毒发难治也”。可见，万全师古不泥，敢于批判前人和时人的谬误，是基于实践和独立思想而提出“养生四要”，从而使得《养生四要》有了先进的养生理念和认知。

二为养生内容丰富，是各家养生要法总汇。除践行养生实践，保持独立思考之外，万全兼收并蓄，《养生四要》大量引证各家经典，总汇各家养生要法，归纳各家养生主张，共同成为万全养生思想和养生方法的源泉。万全对各家的养生精髓，融会贯通，运用自如，分别引用儒、道、易、医理论阐述男女、饮食的注意事项、时令养生等。由此可见，养生贯穿于日常生活的方方面面，自始至终渗透于各种传统文化中，并非专属于医家范畴。《养生四要》内容之丰、价值之强，对养生学，具有深远意义。

现存版本有明敷文堂刻本、清顺治二年黄州理刑府固始祝昌辑本、清乾隆四十三年《万密斋医学全书》本等，据记载另有康熙刻本。通行本为1984年湖北科学技术出版社校注本、罗田县万密斋医院1999年又重新整理出版的校注本、2016年中国中医药出版社范崇峰校注本等，随着人们对《养生四要》价值的认识不断增进，近年又有不同版本出版。

五、《遵生八笺》

本书19卷，目录1卷，明代高濂撰。本书是明代最具代表性的综合性养生著作，在古代养生学史上具有重要地位和较大影响。

高濂，字深甫，号瑞南道人，钱塘（今浙江杭州）人，生卒年不详，生活于明嘉靖万历年间，岁在七十以上，为明代著名的学者、戏曲家、养生家及藏书家。他能诗文，通医理，于书、画、戏曲等无所不精，家中藏书丰富，曾在北京鸿胪寺任职，后隐居西湖，颐养逸游，安度晚年。史称其“少婴羸疾，复苦瞶眼”，所以喜欢研究医道，尤其重视养生，且多方搜寻奇药秘方，后终得康复，遂将博览群书所得养生之道一一记录在案，编撰成《遵生八笺》，可谓集养生之大成。另著有传奇剧本《玉簪记》《节孝记》、诗文集《雅尚斋诗草》《芳芷楼词》，还有《牡丹花谱》《兰谱》传世。

《遵生八笺》是一部综合性养生巨著，所谓“遵生”，即遵从、尊重生命，表达了作者“顺生、重生”的养生观。全书分8目，包括目录1卷共20卷。该书从8个方面阐述了通过修身养生来预防疾病、达到长寿的理论和方法，所以称作八笺。卷一、卷二为《清修妙论笺》，属于养生总论，记录高氏从历代养生文献或圣贤名人文集中撷取的玄经秘典、圣贤教戒、省心律己等养生箴言360余则，谓“保养之道，可以长年，载之简编，历历可指”。卷三至卷六为《四时调摄笺》，分春、夏、秋、冬4卷，分别介绍四时养生方法、四时脏腑调摄方法及四时常用方药，又征引各家对四时逐月养生的精辟论述，以指导人们根据不同的时令，采取不同的养生方法，并指出逐月养生的事宜与禁忌等事项，笺中还收录了许多行气导引图谱，对中医养生导引极有学术价值。卷七、卷八曰《起居安乐笺》，主要记述日常起居、居室布置、卫生忌宜、怡养器物及交朋结友等养生要义与方法，表现了作者淡泊明志、寄情山林的起居安乐观；由“恬适自足条”“居室安处条”“晨昏怡养条”“溪山逸游条”“宾朋交接条”等组成。笺中还对可资颐养的生活用具、香薰诸法、花草种植、旅游用品、交友忌宜做了许多实用性的介绍。卷九、卷十曰《延年却病笺》，收录了多种服气丹功的修炼方法。卷十一至十三曰《饮馔服食笺》，收录数以百计的饮食服饵药方。卷十四至十六曰《燕闲清赏笺》，寓养生于赏鉴清玩之中，其中《瓶花三说》即“瓶花之宜”“瓶花之忌”与“瓶花之法”，被誉为世界上最早的插花艺术论著。卷十七、十八曰《灵秘丹药笺》，收录经验医药方剂百余种。卷十九曰《尘外遐举笺》，记载了古今100位方外隐士的事迹。

《遵生八笺》为明代最具代表性的综合性养生专著，问世400多年来，在养生学术史上产生了广泛而深远的影响。时至今日，作为养生专著，仍然为养生界所倚重。其成就及特点约略可以概括为以下几个方面：

一为百科全书式的综合性养生著作。全书有理论，有方法；有功诀，有方药；有符式，有图录；征引儒、道、佛、医各家养生思想及养生经验，按照“理论—方法—目标”的逻辑编排，自成体系。本书结构严谨，宏富的内容寓于严格的框架之内，凡明万历以前主要的养生文献，均可在书中找到线索或崖略。

二为明代晚期文人生活的历史写照。明代中叶以后直至明末，高度集权的皇家统治和日益繁荣的经济发展，在社会中下层，尤其在一般文人学者阶层，形成了明显的矛盾冲突。一般文人既摆脱不了封建专制的束缚，又难以在仕途上有所图谋，故多数转而寄情于山水，中意于园林，或燕闲清赏，或托志冲举，于是在饮食、起居、四时调摄诸方面更加嘱意，甚至为达到饮馔服食的极致、起居安乐的标格，在养生的情境下，创造了许多前所未有的享乐方式，发明了无数愉情悦志的雅趣。因此，记载在《遵生八笺》中的各种幽赏暗赞的养生方法，实质是明末文人世俗生活的写照。

三是反映了高濂典型的道家倾向。高濂自号为瑞南道人，以道自居，“咨访道术”，不遗余力。从《遵生八笺》征引《道藏》等道家文献一端来看，足可反映高氏的道家情怀。仅以《清修妙论笺》为例，其引述道家著作就计有《老子道德经》《庄子注》《阴符经解》《三元延寿参赞书》《抱朴子》《亢仓子》《关尹子》《天隐子》《列子》《太上老君说清静经》《神隐》《云笈七签》《淮南子》《胎息经》《周易参同契》《贞白书》《道林摄生论》《太上日用经》《养生大要》《道院集》《太上九行》《谭子化书》《西升经》《坐忘枢要》《坐忘铭》《群仙录》《黄帝中经》《太玄经》《动神真经》《真诰》《养性延命录》《崔公入药镜》《西山记》《妙真经》《黄老经》《清静经》《玉枢经》等四五十种。

四是展现了明代养生全面繁荣的局面。传统养生发展到明代，呈现出全面繁荣的局面，特别是道教内丹术，历经宋明丹家的修持实践，无论是在丹功理论上，还是在修持方法上，均达到了历史最高点，而成为各种养生功法的代表。在内丹术的反照下，养生文化日趋完备。其中，养生功法的套路化、口诀化，表明养生成了百姓日常生活中程序化的需要，而养生内容的物质化、视觉化，则表明养护生命与享受生命达到了紧密结合的程度。人们已从日常生活中学会享受养生的乐趣和美妙。

本书初刊于明万历十九年（1591），题《雅尚斋遵生八笺》，19卷，为高濂自刊本。“雅尚斋”为高濂书斋名，史称“雅本”。此后，明崇祯间刻本及清四库全书抄录本，均为19卷。清嘉庆十五年有钟惺校订的《弦雪居重订遵生八笺》刊行，为20卷，史称“弦本”。此后，道光、光绪年间有多种“弦本”翻刻本，如课花书屋版、多文堂版、步月楼版等，均为20卷。民国年间，上海复有多种石印本、铅印本行世。大抵说来，《遵生八笺》先后有两个版本体系：一为雅尚斋本，均题19卷；一为弦雪居重订本，多为20卷。20世纪90年代，先后有巴蜀书社简化字标点本和人民卫生出版社的繁体字校注本。坊间另有多种节选本行世。

六、《养生类要》

本书为明代吴正伦著，是一部涉及养生，导引，内、外、妇、儿科疾病及药物学的经验方书，其养生内容简明扼要，涉及面广，有较高的实用价值。

吴正伦（？—1568），字子叙，号春岩子，安徽歙县人，隆庆至万历间名医。吴正伦幼年丧父，家贫而刻苦攻读，认为“不必登第仕宦，而可以济生利物，莫如医，于是弃儒业不事，专精医”，尤喜读医书，年轻时遍游江浙，拜访名医，求师寻友，汲取各名医之长，后至山东、北京等地悬壶行医，未及弱冠已称良医。受《伤寒论》影响，吴正伦善用甘温培补法，而与汪副护、孙一奎、程敬通、吴澄、方博九、汪文绮、吴天士等人共为新安甘温培补派的代表人物。吴正伦曾治愈明神宗朱翊钧幼年病、穆宗贵妃病而获穆宗嘉奖，太医院御医妒其术毒之致死。子元昌、文韬，孙吴崑，曾孙象先，均以医术闻名。吴正伦撰有《养生类要》《脉症治方》《治人心鉴》《虚车录》等书，《养生类要》相传为其游医临清时，当地人挽留其不果，遂请其著述而成，并传之于世。

《养生类要》分为前、后两集，收集历代养生论述，分类编纂而成，搜集内容全面。前集主要为导引、气功、丹药、饮食养生及两性保健，后集内容为四季诸病症和胎产、小儿、老年病方面的用方治疗。养生内容涉及行、立、坐、睡眠、枕、晨、午、晚、沐浴、栉发、漱口、濯足、交合、饮食等。《饮食论》《食物所忌所宜》《解饮食诸毒》等篇提倡重视饮食物的选择，因时择食，提倡温食、饮食适量原则，介绍茶酒饮用方法，指出应营造良好的饮食环境，饭后养生亦有原则和方法，就饮食养生诸多方面进行详细论述。《济阴类》对胎产方面的知识和儿科疾病的防治也有涉及。《养老类》介绍中老年养生保健。《养生类要》以“补人日用之所需”为目的，产生较大影响，“此书作，四方之病者，可以不医而愈”。但书中所载诸如“红铅”“秋石”等内容，与当时民间崇信道教、迷信方士炼制丹药，“以人补人”风气有关，需要在研究中弃其糟粕。

《养生类要》作为一部实用的指导性养生专著，其成就及特点约略可以概括为以下几个方面：

一为注重饮食养生。吴正伦继承了《内经》学术，尤其重视饮食养生，在《养生类要》中有突出体现，系统介绍了多方面的饮食养生原则、方法和内容。重视进食环境和气氛，提出“脾好音声，闻声即动而磨食”“脾脏闻乐则磨”。在食物选择方面，指出饮食需五味调和，合理搭配，根据当时身体状况选择食物，忌食不宜食物。对不同的人，指出“忌食一切生冷、肥腻滞硬难化之物，唯藕不忌”的产后饮食物原则，提倡老年人食粥养生，并介绍鸡头实粥、莲肉粥、薏苡仁粥等实用粥方；详细介绍如何避免有害食物，比如不食有毒食物、不食非时瓜果、不食自死动物、不食异常动物内脏、不食形状大小异常食物、不食存储不当饮食物、不食搭配不合理食物、

某些食物不宜生食；提倡因时择食，指出饮食当合时令季节，且不宜夜食；提倡温食，指出“无论四时，常欲温暖。夏月伏阴在内，暖食尤宜”，并反对忽冷忽热，冷热相激，如“食热物后不宜再食冷物，食冷物后不宜再食热物”；提出饮食量应当适度，“不欲苦饱，饱则筋脉横解，肠澼为痔”“醋多食助肝损脾胃，损人骨，坏人颜色”等。此外，《养生类要》还强调了饭后的一些养生注意事项，如不宜“食后便卧，及终日稳坐，皆能凝结气血，久则损寿”“食后便卧，令人患肺气、头风、中痞之疾”“不得速步、走马、登高、涉险，恐气满而激，致伤脏腑”，可“以手摩腹数百遍，仰面呵气数百口，趑趄缓行数百步”以调气助脾胃运化。

二为注重导引按摩养生。《养生类要》提出治未病的养生理念，指出不但服食药物可助养生，道家按摩导引之术对养生亦有裨益，当每日勤练之，以图久远。《养生类要》前集摘录《逍遥子导引诀》《邹朴庵玉轴六字气诀》《孙真人卫生歌》《陶真人卫生歌》等，主要介绍导引按摩养生方法。《逍遥子导引诀》是以导引、按跷为主的一套组合按摩方法，初见《修龄要旨》一书，又称逍遥子导引法，《类修要诀》《红炉点雪》等皆转载，可见此法当时颇为流行，以按摩穴位、节制情绪、导引肢体、节制饮食、调节呼吸等为主。《邹朴庵玉轴六字气诀》是按六字呼吸吐纳养生之法，修养心身。《孙真人卫生歌》《陶真人卫生歌》也是为历代养生学家所推崇的歌诀，两歌诀相互印证，告诫人们注重情志养生，调节情志是养生的关键，介绍了饮食调理方法，流传较广。

三为养生内容丰富。《养生类要》养生学术内容丰富，体现在按摩、导引、服食诸多方面，是吴正伦养生学术思想及临证诊疗经验的体现。书中阐述了气功养生、饮食养生、四季养生、妇儿养生、药物养生、老人养生等多方面内容，且在各篇中渗透出精神养生的思想，如《饮食论》“善养生者，养内；不善养生者，养外”，指出养心与养身并重，才是完整的养生。

《养生类要》约成书于明嘉靖四十三年（1564），现存有由新安人吴敖（号左竹山人）予以校正、刊于万历十六年（1588）的木石山房刻本，四库存目丛书。明嘉靖间刻本，无后集。现代出版物多以万历十六年吴氏木石山房刻本作为底本。

七、《福寿丹书》

本书又名《万寿丹书》，明代龚居中著，承汉代四时养生论，唐代养性、服食，宋代以来内丹养生思想，并撷取明张三丰、朱权等人摄生之要，是我国著名的养生学典籍。

龚居中，生于明末清初，1630 年前后在世，生卒年不详，字应圆，号如虚子、寿世主人，明代著名医家、道家、养生家，豫章云林（今江西金溪）人，“医林状元”龚廷贤族人。幼年以读书科举为业，但因体弱多病，力不从心，从而弃学从医，其家族为世医，尤其擅长小儿推拿。龚居中学有渊源，远涉《内经》《难经》，近采诸家，师古而不泥，发挥前人之说，自成一家之言，曾任明代晚期太医院医官，精研医学，长于内、外、儿科等，通晓针灸，对养生和疾病防治尤有心得。龚居中平生著述颇丰，有《痰火点雪》（又名《红炉点雪》）、《福寿丹书》《外科活人定本》《内科百效全书》《外科百效全书》《幼科百效全书》《女科百效全书》《小儿痘疹医镜》《养生两种》《经验良方寿世仙丹》等 10 种。其中以《红炉点雪》和《福寿丹书》最为著名。此外，龚居中还增补过几种书籍，包括黄一凤的《重订相宅造福全书》《相吉八宅周书》和管橓的《保赤全书》。

《福寿丹书》全书共分 6 卷。卷一（一福）为《安养篇》，介绍衣、食、住、行、宜忌等起居卫生，以及导引等，阐述其与长寿之关系；卷二（二福）为《延龄篇》，载诸导引养生图势及秘诀，介绍了含五禽戏及 48 种导引法的图解；卷三（三福）为《服食篇》，介绍益寿延龄的食疗、

食养方及一些强壮补益剂；卷四（四福）为《采补篇》，介绍吕祖采补延年秘箓与房中养生至要，即房中术，与《医心方》所载略相近似；卷五（五福）为《玄修篇》，主体是道家养生学说，授气功、炼丹之术，乾坤交媾之法等；卷六（六福）为《清乐篇》，阐述倡导清乐之乐，是一些劝人安贫乐道的怡养诗歌。《福寿丹书》尤以卷二《延龄篇》之导引疗法有价值，附有图、势，介绍色劳、虚怯、头昏、脾胃虚弱、五谷不消、精滑、梦遗等慢性虚弱疾患的导引养生保健方法，具有重要参考价值。

《福寿丹书》为明代最具代表性的养生专著之一，在养生学术史上具有重要影响，作为以导引为特色的养生专著，迄今仍是养生研究的重要著作。其成就及特点约略可以概括为以下几个方面：

一为重视导引养生。《福寿丹书》卷二《延龄篇》可谓导引养生的集大成者，介绍了46条祛除各种疾病的导引法，用简洁明晰的文字说明治疗各疾病的姿势和方法，并绘有图势。其中，介绍6条腿脚疼痛导引法为舒指捏臂法、扳墙脱靴法、乌龙探爪法、鹤步展臂法、拳摩和肾法、坐定冥想法；介绍6条心胸疾病导引法为按膝神注法、左右开胸法、回顾拔剑法、低头含胸法；介绍5条腰背部疼痛病症的导引法为弯腰揖拜法、舒脚按膝法、靠拐膝扫法、俯身按地法、乌龙探爪法；介绍6条遗精气功导引法为散精法、截精法、搬搓脚心法、握固存想法、擦抹腹部法、手擦脚心法；介绍5条发汗愈病的气功导引法为低头拈拳法、舒筋安骨法、转头顾尾法、闭气猿爬法、闭气鸟飞法；介绍5条腹痛气功导引法为端坐抱脐法、顶天立地法、搬肩转目法、仰卧搬肩法、端坐托天法；介绍9条治疗头面诸病、眼病气功导引法为观升鬓不斑法、掩耳治头眩法、运睛除眼害法、叩齿牙无病法、搓涂自驻颜法、掩耳叩齿法、背坐抱耳法、摩热脐轮法、降火提水法。

二为倡导分阶段养生，尤重中老年养生。《福寿丹书》中专论小儿养生和中老年养生，体现了分阶段养生的先进理念。其中"养老"篇提出，人衰老之际为年五十，此后"阳气日衰，心力渐退，忘前却后，兴居怠惰，视听不稳"，指出"知生而知患之所由，剖颓龄之源，而知延龄之道"，"日用饮食之中，适其宜，慎其动，节其用"，当力戒"神情消于酒色，视听惑于歌舞"等。在饮食方面，针对中老年养生，介绍了宜与忌，如"人年六十岁以去，皆大便不利，或常苦下痢，有斯二疾，常须预防。若闭涩则宜数食葵菜等冷滑之物。如其下痢，宜与姜韭温热之菜。所以老人于四时之中，常宜温食，不得轻之"，提倡老年人常宜食轻清甜淡之物，如大小麦、面粉、粳米等以养生，同时乳酪酥蜜之类老年人如能温而食之，对养生也大有裨益。

三为援道入医，医道兼用以养生。其主要体现在内养重丹田、祛疾用导引、合房有术数、辟谷依方药等方面。《福寿丹书》中龚居中沿袭道家一派保存了立式八段锦，宋元之交广寒仙裔陈元靓著《事林广记》，其中《修真旨要》篇载"吕真人安乐歌"，相传为吕洞宾所作，描述了立式八段锦的成型动作。房中术源于古代闺房启蒙教育，重生广嗣的道家倡导，成为一种修炼方术。在《福寿丹书》中，龚居中收录了大量房中术的方法，并在篇末附有相对应的方药，房中术提倡节欲有度、房事禁忌等，值得进一步探索。道教认为人食五谷会积结污秽，养育欲望产生的根源——三虫，当辟谷以养生。《福寿丹书》收录了大量辟谷方药，如辟谷四仙丹、辟谷茯苓饼等，并指出对辟谷应当谨慎对待，不能随意尝试，要按法修行。

《福寿丹书》明天启四年初刊，时又名《五福万寿丹书》，为含《玄修篇》《清乐篇》的六卷本。明崇祯三年修订时，删去《玄修篇》《清乐篇》，增补《脏腑篇》名《万寿丹书》五卷本，均有流传存世。

八、《脉望》

本书为明代赵台鼎辑撰的一部养生专著，融汇儒释道诸家，是养生和修习丹道医学的上乘之作。

赵台鼎，又名赵鼎柱，字长玄，号金泉，于医学颇有建树，官历蜀王府左长史。其生卒、生平不详。据《脉望》序、跋可知其为明代名臣、学者、南宋右丞相赵雄之后赵贞吉长子，深得其父真传。龚懋贤赞曰“道学，自吾师文肃赵先生始大阐其秘……惟先生独能张胆明目，公然取二氏（释、道）与吾儒并颊而称：三氏一圣，三圣一人，三圣人一道也”“长玄公……趋庭之训，得之更真，闻之独早，其留心性命，盖自垂髫而然。季五十，即屏绝世缘，日夜为收拾人心是务”。赵贞吉于道学深有研究，习有所成，尤为难能可贵的是其释儒道兼通并用，而赵台鼎自幼便受庭训，很早就跟随父亲学习，深得父亲真传，亦是学有所成，且于50岁左右践行养生修习之实，完全脱离了俗务。这些在赵台鼎的著作《脉望》中有鲜明体现。

《脉望》全书将近3万字，共分为序、卷之一至卷之八、跋10个部分。其中，卷之一至卷之八为全书的主体，以引用文献、采集事例、进行说理的方式，夹叙夹议，系统阐述了以丹道为主、兼该他法的各种养生理论和技术方法。长于融会贯通释、儒、道三家之理是本书的写作特点。卷之一汇集了诸多前贤的丹道养生体会及重要养生文献，并对养生学中的一些基本概念进行了解释和厘正。文献来源有《规中图诀》《三圣玉诀》《三元会议》《灵宝毕法》《净明录》《通真契玄篇》《青华秘文》等。卷之二汇集前贤之言，论及儒、道、释三家观点，讲述修习和触犯禁忌的事例，结合自身的修习体会，进行说理和阐发。本篇也通过对神、精、形、正、邪关系的论述，指出养生当以“寡欲为要”。卷之三多选事例阐述养生修习的道理，并说明不修习养生反而纵欲、轻慢养生的恶果，在事例后，作者多进行点评，并兼用儒、道、释三家之言进行说理。卷之四以论述释、儒、道三家之理为主，并将三家之观点进行剖析、类比，找到其中的关联，相互阐释，如“或问明心见性，答曰：‘心性，本体也’……与前《楞严经》注义同”等。卷之五，本部分仍然以说理为主，间或以名人的事例和言论进行说明，不仅阐释释、儒、道三家之理，而且说明三家的不同之处和分歧，以供世人思考。卷之六，本篇虽亦以说理为主，但偏于阐述天地四时与人体生命现象之间的关系，揭示了一日神气的运行规律，从而指出修炼应该选择合适的时间，把握好一定的时机。卷之七集中论述了气血心神，介绍了它们的重要性和修炼的具体方法，并纠正了时人的一些错误认识。卷之八，本篇论述较为驳杂，引用的经典原文和其他文件也较多。

作为一部养生和修习丹道医学的上乘之作，《脉望》的成就及特点约略可以概括为以下几个方面：

一是《脉望》的主体养生观点和方法契合中医医理，重视五脏及其相互关系在养生中的作用。综观《脉望》全书，其主体养生观点和方法，与藏象理论紧密结合，不仅重视五脏各自的功能和内外联系，而且重视五脏相互关系，其中，对肾、心的作用尤其推崇，应用藏象理论的五脏关系，清晰解释了丹道养生修习中的一些术语和现象，使其摆脱了宗教之玄。认识到精、气、神在养生中的重要意义。中医学的精、气、神理论，阐述了人体之精、气、神的生成、分布和功能，解释了人体生命产生、维持和人体生命现象。《脉望》“道人要妙，不过养炁……惟至清至静，颐养神气而已”“若要不老，还精补脑”，指出精、气、神的重要性，应当予以养护。五脏是精、气、神产生和变化的载体，通过与五脏相联的五官，可以对精、气、神产生或负向或正向的影响。《脉望》的养生观念和方法，始终重视气，对气的作用功能给予高度评价，不拘一家之言，

打破思想藩篱，在注重“气”的高度，融会贯通诸家之论，如“二氏（释、道）之学，以养气为主。诚能内视返听，此气自充，精神自固，仙丹在人腹中，即此气是也”，“老子冲气以为和，庄子纯气之守，孟子善养浩然正气，其道一也”。

二是《脉望》认识到尊重人体生命自然规律是养生的基础。人体生命现象有其自然规律，顺应养生，逆则害生。在养生修习中，把握时间与时机，其基础在于认识和尊重人体生命自然规律。如“此性赋体，日巨二目，藏于泥丸；夜居二肾，蓄于丹鼎”，揭示了脑与肾两脏的日夜活动规律。“身中冬至，子时一阳动处。癸生时也，急下手采之”，揭示子时是修习的重要时刻。尊重人体生命自然规律，正确认识致病原因，尤当重视七情致病。知常达变，人体生命自然规律就是“常”，只有尊重人体生命自然规律，才能辨识疾病的异常状态，正确认识致病原因，从而解除或规避它，使疾病好转、身体健康。七情过极是重要的致病原因，也是养生修持的重要方面。《脉望》中“夫人受生胞胎之中，绵绵十月，气足神完，解胎而生，谓之婴儿。婴儿之心，但知食乳，余无所知，乃含真抱朴之晦也。既生百日，为物所诱，情见于外，俄而能笑，变婴为孩，自此乃丧真失朴之始也。然后十五为童，二十弱冠，耳目声色，七情六欲，纯朴荡而尽矣……苟非得道，孰能免离”，指出情志是人生命过程中，因受外界影响逐渐变生出的，七情六欲随人的自然生长而变化，到了一定程度如果不加以调控，任其发展，就会危害人体健康，带来无尽烦恼，并指出这种情况是普遍存在的，因此应当主动修习，以保持和回归“含真抱朴”的人体自然状态，这是养生防病的重要方面。

三是《脉望》兼容并包、兼收并蓄的养生智慧。儒曾长期作为中国官方意识形态存在，居于主流思想体系地位，释源于古印度，道是中国本土宗教。由于意识形态和价值观的不同，三教在历史中，融合与斗争长期并存。明初，明太祖朱元璋提出了三教并用之说，开明代三教合一风气之先。明中，王阳明援佛、道入儒，创制心学，对儒、佛、道三教合一产生重大推动作用，影响及整个晚明思想界。《脉望》一书，充分呈现出三教相通、相异、相互为用，兼容并包、兼收并蓄的养生智慧。《脉望》龚懋贤序称“余读《脉望》而知三教之趣合也。佛教深而广，道教精而显，儒者以维世。故作用稍近，然百行能全，一切无染，即儒教亦可登乘……总之在养生者”，对《脉望》是一部集释、儒、道三教之大成的养生学专著的思想特色和学术价值，给予高度评价。

总之，《脉望》作为一部集释、儒、道三教之大成的养生学专著，在当时已深受欢迎，一再刻板刊行。

《脉望》版本，主要有明万历间绣水沈氏刻宝颜堂秘笈本（四库存目丛书）、明万历沈氏尚白斋刻陈眉公家藏秘籍续函本（续修四库全书）、明万历间陈继儒校沈德先刻宝颜堂秘笈本、清抄本等。中国国家图书馆、中国中医科学院图书馆、天津图书馆、天津中医药大学图书馆有馆藏。

九、《隄疾恒谈》

本书15卷，明代陈士元编纂。收入作者自编丛书《归云外集》，刊行于明万历间。

陈士元（1516—1597），字心叔，号养吾，小名孟卿，自署江汉潜夫、九云道人，又称环中迂叟。明代湖北应城人。嘉靖二十三年甲辰科二甲进士，与“后七子”之首李攀龙同榜。30岁正式任官，曾官滦州知州，有政声。后因得罪权臣，免官归家，居家近50年，专以读书著述为务。陈氏所著甚夥，自刊杂著有《归云别集》《归云外集》等数十种，未刊散佚者颇多。卒年八十二。

本书为陈士元于经学之余编纂的一部养生专著。书中采集医药及子史杂家之书凡200余种，

内容分为11类，如抑情欲、保形躯、恤津液、顺天时、谨寝处、审沐栉、节饮食、慎药饵、察物理、辟邪恶、习宣导等。学者称“是书义类赅括，搜集甚博”，且“翔实可据，大旨切于事实，不仅空言名理”，是一部颇有价值的养生之作。

《隐疾恒谈》的学术价值主要有三个方面：

一为构建了较为完整的养生学体系框架。历代养生家都在为构建中医养生学体系努力，但始终未能建立起清晰明了的基本框架。《隐疾恒谈》的撰著，无论是从目录分类的概括性，还是从实体内容的支撑度，均较完整系统地反映了当时养生学的实际。在目录分类上，本书的十一大分类，基本上能类聚当时养生学的全部内容；而在内容的呈现上，既有理论阐述，也有方法介绍，还有经验总结，真正达到了内容和形式高度统一，能清晰地揭示和展现传统养生的学术全貌。客观地说，在整个养生学史上，能够如此系统揭示养生学体系的只有陈士元一人。

二为资料丰富，翔实可靠。本书征引文献达200多种，且摘录的文献能比较完整地表述阐明一个问题或一个观点，编纂者述而不作，立场比较公允，裁择比较客观。许多文献今已散佚，因此，本书的文献价值亦不容忽视。

三为实用性强，颇值推广。全书以实用为依归，不尚空谈，无论是理论引述，还是经验介绍，基本无虚言饰语。对于各类养生方法的搜集、归纳、总结，完全立足于养生实践的需求，不信妄，不尚奇，尤其是书中收录的大量导引法，简易便捷，具有推广应用价值。

《隐疾恒谈》原为《归云外集》之一种，明万历刊行后未见有重印本，亦未单独刊印，流传不广。民国间，湖北卢氏原拟编入《湖北先正遗书》，惜未竟编而失收。续修四库之议时，该书虽已列为医家类且成其提要，但终成泡影。20世纪末，影印编纂四库系列丛书，如四库存目、续修四库、四库未收、四库禁毁等，均未能收入此书。故《中国中医古籍总目》亦失载。近年黄山书社出版《明别集丛刊》，是书仍付阙如。根据目录学调查，《隐疾恒谈》现存仅有《归云外集》丛书本，且只收藏于中国国家图书馆及湖北省图书馆。

十、《修龄要旨》

本书为明代冷谦编撰，导引按摩养生类著作，此书汇集了部分道家养生法。

冷谦，生卒年不详，在世活动时间大致在元中统（1260）至明永乐（1424）年间。字启敬，或曰起敬，号龙阳子。明初著名道人、医家、音乐家、画家。明代武林人，或曰嘉兴人。曾任太常协律郎、效庙乐章等。明清多种文献中载有冷谦事迹，言其博学多通，尤邃于易，至元末明初已百数岁。关于冷谦的神话传奇也有不少记载，多加以仙化，如“画鹤”“隐瓶仙逝”等。冷谦在绘画、音律方面皆有造诣：擅长李思训画法，曾画《蓬莱仙奕图》，张三丰有题跋；是明代郊庙乐章的奠基者，曾著《太古遗音》琴谱1卷（已佚），宋濂为之作序，又著《琴声十六法》（今存）。冷谦曾隐居吴山修道，于养生术颇有研究，有独到见解。冷谦修道有成，兼有丰富养生经验，汇集众修养家的经验，结合自身体会，加以总结，编撰《修龄要旨》，后辑入《颐身集》。

《修龄要旨》作为一部中医养生学专著、中国古代导引的代表作，一直为后人所推崇，全书遵循《内经》天人相应理论，结合人体特点，对养生调摄、生活起居进行系统深入的阐述。《修龄要旨》内容广及中医、导引、养生、道学等领域，包括四时调摄、起居调摄、延年六字诀、四季却病歌、长生一十六字妙诀、十六段锦、八段锦导引法、导引却病歌、却病八则等。全书共分九部分：第一是四时调摄部分，结合人体脏腑的生理功能特点，对春、夏、秋、冬四季十二个月的养生、起居调摄进行阐述，并增加导引调摄；第二是起居调摄部分，具体阐述睡眠、栉沐、衣服、饮食、劳作、便溺、酒饮、交合等注意事项，可以看作是对《素问·上古天真论》“食饮

有节，起居有常，不妄作劳”的阐发；第三是延年六字诀部分，详细介绍了“呵、呼、呬、吹、嘘、嘻”六字诀的方法；第四是四季却病歌部分，阐述依据四时脏腑变化行六字导引诀；第五是长生一十六字妙诀部分，阐述“一吸便提，气气归脐；一提便咽，水火相见”道家功法的具体应用。第六是十六段锦部分，详细介绍了该功法；第七是八段锦导引法部分，详解该功法；第八是导引却病歌诀部分，介绍了16首歌诀；第九是却病八则部分，介绍了8种按摩治病的方法。从各部分名称和内容可以看出，除“四时调摄”及“起居调摄”外，其余7篇专论导引，可见《修龄要旨》是一部导引按摩养生专著。

作为导引按摩养生类著作，《修龄要旨》的特色和成就主要体现于养生观和养生方法，可概括为两方面，即养性和养命。

一为养性。作为修道者，冷谦主张顺应自然、清静无为，这种理念贯穿《修龄要旨》，时有体现。如四时调摄部分，正是顺应四时、顺应自然的集中体现，自然界的四时八正以调养五脏，而五脏肝、心、脾、肺、肾，又分别与仁、礼、信、义、智相应，通过养脏，实现养性，这也是身心合一观念的体现。先天一炁是生命的大药，息心止虑可以发动先天一炁，因此养生的关键也在于“致虚极，守静笃”，应做到清静无为。《修龄要旨》多处体现了这种观点，强调要静以养心，从而养生，如导引却病歌诀中有“无心得大还”“水潮除后患”“梦失封金匮”“升观鬓不班”“形衰守玉关”等论述。书中也介绍了多种静功调息，如六字诀、小周天等功法，强调养生先养心、入静以养心。

二为养命。在养命方面，《修龄要旨》系统介绍了导引、鼓漱、房中、饮食等多种方法。其中导引最主要，也最具价值，常是其他方法的载体。

其一，导引方面，集中体现了三大理念，即导引养生与四时、脏腑相结合、多种导引形式相结合、养生导引是人体形气神三者的结合统一。导引是一种把吐纳、调息和体操、按摩等动作结合起来的健身术，是道家养命的主要方法。《修龄要旨》以《内经》的“天人相应”理论为基础，结合四时、脏腑特点，如“四季却病歌”与“延年六字诀”渗透着养生与四时脏腑相结合的观念。《修龄要旨》中不仅有较大幅度的肢体运动，还包含许多“微运动”，便于操作，如在“十六段锦”“八段锦导引法”“导引却病歌诀”中都有体现。其中以微小运动为主的“导引却病歌诀”在《修龄要旨》中每一句后都有具体的解释和具体施行方法。“延年六字诀”以调息吐纳为主。可见《修龄要旨》导引种类丰富，多种形式相结合。

《修龄要旨》的养生观主张形、气、神三者俱养，讲究调形、调气、调神协调发展，体现了养生导引是人体形气神三者的结合统一。对于形体的锻炼和调控是基础，功法的习练，从形体入手，从而带动神气，故《修龄要旨》中导引功法大多具有形体术式，或为单一术式，或为复合术式。对气的锻炼和调控，是通过以形引气、以意引气、以音引气等多种途径实现。对神的锻炼和调控，主要体现在意念方面，如上文所言“无心得大还”“水潮除后患”“梦失封金匮”“升观鬓不班”“形衰守玉关”等均是。

其二，鼓漱方面。鼓漱是道家养生的基本功，包括叩齿、搅舌、鼓漱和咽唾等。《修龄要旨》在十六段锦、八段锦导引法和水潮除后患等养生法中多次用到鼓漱法。

其三，房中方面。房中在四时调摄、起居调摄、长生一十六字诀中都有提及，言简意赅。

其四，饮食方面。《修龄要旨》同样注重饮食养生，指出饮食当顺应四时、谨守宜忌、调和五味、食宜清淡，冷谦提出了“淡食多能补”的观点，“五味之于五脏，各有所宜。若食之不节，必至亏损，孰若食淡谨节之为愈也”，在口诀中更是明示：“厚味伤人无所知，能甘淡薄是吾师。三千功行从兹始，天鉴行藏信有之。”这些也与中医理念契合。

总体而言，《修龄要旨》的养生方法简单实用，对摄生调养、疾病预防与康复均有指导意义，在历代养生实践中得到认可，对养生学有重要价值。

《修龄要旨》全书6000余字，篇幅较小，未见单行本传世。目前可见两种刻本，一是清代大型丛书清道光十一年六安晁氏木活字《学海类编》本，一是清叶志铣编咸丰间刻《颐身集》本。据载，另有编修程晋芳家藏本。

十一、《活人心法》

本书又名《活人心》《活人心方》《臞仙活人书》《臞仙活人心》《臞仙活人心方》等，2卷，明代朱权编撰，养生导引专著。

朱权（1378—1448），明太祖朱元璋第十七子，封宁王，谥献王，世称宁献王，自号臞仙、大明奇士，别号涵虚子、丹丘先生、玄洲道人等。曾就任藩大宁（今平泉、赤峰、朝阳等地），"靖难之役"改封南昌后，逐渐不问世事，寄情于戏曲、游娱、著述、释、道等，多与文人学士往来，于"精庐"韬晦所筑之中。晚年信奉道家思想，郁郁而终。朱权多才多艺，学识渊博，一生著述弘富，著述刊刻著作多达130多种，编著方式十分复杂，有独创、编纂、辑录、刊刻整理等多种形式，内容涉及历史、诗文、杂剧、文论韵谱、音乐、医学、农学、时令、宗教、兵法、历算、类书、清赏、杂艺等诸多方面。如《通鉴博论》《汉唐秘史》《洞天秘典》《太清玉册》《天皇至道太清玉册》《家训》《文谱》《诗谱》《茶谱》《神奇秘谱》《太和正音谱》《琼林雅韵》《神隐》《原始秘书》《救命索》《十药神书》《乾坤生意》《寿域仙方》《活人心》等。朱权著作署名不一，多用别号，概不署"朱权"名。

《活人心法》，集医家、道门之生理、法理、功理为一体，是养生导引专著。其论调养、服饵、导引、炼治等养生修炼之道切实足用。《活人心法》2卷：上卷主要阐述养生之法，有养心、养形、养气、导引、饮食补养、去病延寿等内容，附图8幅，载方13首，注重从调摄精神、补养饮食、导引等方面养生，并详细给出具体方法，上卷所载导引法及六字诀是现存较早的八段锦及"六字决法"文献，特别是首倡的"八段锦导引法"为导引术中动静结法合的典范，后世的养生学著作多加以引录，并一直沿用至今；下卷主要为医方部分，辑录《玉笈二十六方》与《加减灵秘十八方》两种方书，于每方后详述主治、组方及加减运用之法，颇为实用，此两本方书是现存最早版本，具有重要的文献价值。

朱权《活人心法》养生思想和方法独具特色，主要体现在养心为要、神隐论、中和养生、饮食养生诸多方面，其中核心在于精神调养，同时富含生活情趣，灵活综合养生方法。

其一，养心为要。《活人心法》全书以养心为要，治心篇云"灵明宜乎静可以固元气，则万病不生，故能长久"，指出养生要在养心，仿方药开具养心处方，如"保和汤""和气丸"和"六字法"等。"六字法"六字为"忍、方便、依本分"，"和气丸"仅一"忍"字，解释为"心上有刃，君子以含容成德；川下有火，小人以忿怒陨身"。

其二，神隐论。神隐论是朱权首提的养生理念，也是朱权特殊境遇中安身立命养生的智慧体现，是对其精神境界、价值取向和人生识悟、生活形态的概括，神隐而形不隐、形遗而神不遗，终使朱权"福寿兼全、哀荣始终"。

其三，中和养生。该书中和思想倾向鲜明，倡导中和养生之法。《活人心法》中专述人生修养处方"中和汤"，使中和养生的内容更加具体，而便于施行。中和汤的功效是"专治医所不疗一切之疾，服之保固元气，邪气不侵，万病不生，可以久安长世而无憾也"，成分是"思无邪，行好事，莫欺心，行方便，守本分，莫嫉妒，除狡诈，务诚实，顺天道，知命限，清心，寡欲，

忍耐，柔顺，谦和，知足，廉谨，存仁，节俭，处中，戒杀，戒怒，戒暴，戒贪，慎笃，知机，保爱，恬退，守静，阴骘”，其内涵依然在于修养修为，使精神趋于中和的状态，以利于养生，融合了儒、道两家，兼及释家。中和汤的服用方法是“用心火一斤，肾水两碗，慢火煎至五分，连渣不拘时候温服”，这更是一种提醒，修养是无时无刻无处不可为的。朱权自己的生活也处处渗透着中和，如琴室命名为“中和琴室”、词曲命名为“中和乐章”，“中和”一词在朱权的各类著作也多次出现等。

其四，饮食养生。《活人心法》饮食养生也颇具特色，不仅在书中多次言及饮食调养的原则和注意事项，而且于上卷专列“补养饮食十三方”，给出了13个药膳专方，详细记载每个药膳专方的性味特点、功效、主治病症、制作方法、食用方法等。十三方品类丰富，其中有4个粥方（乳粥、地黄粥、鹿角粥、山薯粥）、3个酒方（薯蓣酒、地黄酒、戊戌酒）、3个羹方（鹿羹、牛羹和糊犬）、1个茶方（柏汤）、1个面方（山薯面）、1个肉食方（糟蒸猪肚）。观其制作方法考究，口味当佳，可知《活人心法》所述饮食养生方法，实践性强。

《活人心法》2卷，成书于1424年，《百川书志》《天一阁藏书总目》《列朝诗集小传》《故宫所藏观海堂书目》《古今医统大全》《全国中医图书联合目录》《中国古籍善本书目》《中国医籍通考》《中国医籍大辞典》等均有述及。现存有明嘉靖二十年辛丑朝鲜罗州金益寿刻本、近代据明嘉靖二十年刻本抄本、日本抄本、台北“故宫博物院”藏朝鲜本。

第三节 其他文献述要

一、《摄生三要》

本书为明代袁黄著，是一本具有特色的养生学专著。

袁黄（1533—1606），初名表，后改为黄，字庆远、坤仪、仪甫，原号学海，后改号了凡。浙江嘉善人。明代思想家、农学家、水利学家、历法学家，中国首位具名的善书作者。万历进士，为万历初嘉兴府三名家之一，曾任授河北宝坻知县、兵部职方主事等，后罢归闭户著书，皈依佛教而为居士。袁黄自幼聪颖敏悟，成年后更博学多才，对天文、数学、水利、医药、养生、军政均有研究，融汇道学、禅学与理学，强调自我修养和治心，其思想在明末清初影响广泛而深远，其中家训教化思想及修养方法在中国家训史上具有鲜明特色，占有重要地位。袁黄一生著述颇丰，从现存著作看，袁黄的成就以经史为主，涉及医学、地理、历数等多方面，除广为流传的《袁了凡家训》外，另有《尚书纂注》《春秋义例》《论语笺疏》《石经大学解》《中庸疏意》《袁氏易传》《史记定本》《袁氏政书》《两行斋集》《评注八代文宗》《袁了凡纲鉴》《群书备考》《宝坻劝农书》《皇都水利考》《历法新书》《祈嗣真诠》《摄生三要》等。袁黄虽为佛教居士，但其论说往往出入三教、左右逢源，各教之论说常可随手拈来而为己用。

《祈嗣真诠》全书10篇，分为祈祷、改过、积善、聚精、养气、存神、和室、知时、成胎、治病，强调修德、博爱、保持平和心态以求子嗣。后袁黄择《祈嗣真诠》之精要部分而成《摄生三要》，将养生的核心理念归为聚精、养气、存神三大方面，从医学角度对精、气、神进行了全面阐述，理论方法俱全，另兼修养心得，故不同于时人的道家玄学，为具有特色的养生学专著。

关于聚精，《摄生三要》中袁黄指出精与五脏的关系，精的重要作用及精、神、气的关系，“元精在体，犹木之有脂，神倚之如鱼得水，气依之如雾覆渊。十六而真精满，五脏充实，始能生子。然自此精既泄之后，则真体已亏，元形已凿，惟借饮食滋生精血。不知持满，不能保音，

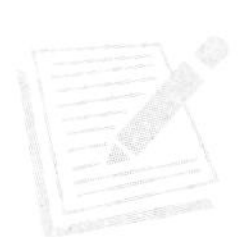

所生有限，所耗无穷，未至中年，五衰尽见，百脉俱枯矣。是以养生者，务实其精”，从而突出了聚精的重要意义，随后提出全面的聚精之道“一曰寡欲，二曰节劳，三曰息怒，四曰戒酒，五曰慎味”，炼精之法“练之诀，须半夜子时，即披衣起坐，两手搓热，以一手将外肾兜住，以一手掩脐而凝神于内肾，久久习之而精旺矣”，同时，袁氏还对聚精之道、炼精之法进行了医理阐释。

关于养气，《摄生三要》云“人在气中，如鱼在水中”，认识到人不可须臾离开气，强调元气对于成胎的重要性，“此气不厚，则精不浓；此气不充，则精不射；此气不聚，则精不暖，皆不成胎”，如若元气亏损，则脏腑功能不足，周身血气失运，生殖能力即随之下降。因此养生需元气充满，养气须从调息着手，具体的方法是“养气者，行欲徐而稳，立欲定而恭，坐欲端而直，声欲低而和。种种施为，须端详闲泰。当于动中习存，应中习定，使此身常在太和元气中”，充分体现了袁黄对修养的重视，强调人的各种行为应当端庄有仪。因“气欲柔不欲强，欲顺不欲逆，欲定不欲乱，欲聚不欲散”，若气柔、顺、定、聚，则有利于养生，反之，若气强、逆、乱、散，则危害健康，因此应当了解并杜绝扰气的不良行为，比如怒嗔使人气强而逆、多食肥腻之物气强、多思气乱、多言气散等。

关于存神，《摄生三要》存神篇明确指出“神”对精和气有支配作用，“聚精在于养气，养气在于存神。神之于气，扰母之于子。故神凝则气聚，神散则气消”。一些行为有悖于存神，如“道宗观妙、观窍，总是聚念之方，非存神之道”，阐述了当时道家各种存神法——集中意念的练功方法的利弊，提出以一念不起为功夫，强调了心理状态对于生育和养生的重要性，途径在于淡泊名利，去除私心杂念，勿患得患失。

《摄生三要》编入《丛书集成》，有民国影印道光木活字印、学海类编本、息尘盦抄摄生二种合抄本等。

二、《尊生要旨》

本书 1 卷，为明代蒋学成编、许乐善补定的一本养生类中医文献。

许乐善（1548—1627），字修之，号惺初、惺所，松江府华亭人，历任郏县令、巡按直隶御史、太仆寺少卿，官至南京通政使。许乐善喜好养生，居家休养期间读到蒋学成编的《摄生要义》，而“契于心，抱素守精以顺其天和，深有得于全生之道矣”，故在原书基础上，汇集诸家养生要旨，增补图说和自己的见解、体会，编成《尊生要旨》并刊印，使之传于后世。许乐善另著有《适志斋稿》10 卷。

《尊生要旨》以《摄生要义》为蓝本，共 11 篇，分为存想、调气、按摩、导引、形景、饮食、居处、房中、四时、杂忌、洞玄。《摄生要义》原书序载该书的编撰是“会综群文，诠取要旨”，《尊生要旨》在导引篇增添八段锦导引图说、通任督脉导引图说、升降阴阳导引图说、收功图说、随病祛治导引图说，在形景篇增添内镜四图等，使养生的方法更为具体明了。洞玄篇亦属许乐善增补。《尊生要旨》认为养生须以养气为先，应达到精气神皆全的境界，围绕养气，调摄饮食起居，尤其注重静心寡欲。如洞玄篇云“人生之精、气、神三者，当以精为一身之至，其次乃气。精气既壮，则神自强；神既强，则精气益壮”，“人身之神与气一而已。气散则神夺，故养气正所以养神，神损则气亦损，故存神正所以养气”，“长生之要，以养气为先”等。调气篇介绍了闭气调气法等，调适身体内外之气。导引篇则图说结合，指出可运行营卫，轻身健体祛邪。饮食篇云“上者淡泊，其次中和，饮食之大节也”，强调饮食应当清淡适度而有节制。居处、房中、四时、杂忌等篇，也介绍了通过日常生活的节制、适时行为，来保养形体。《尊生要旨》的养生

与当时的医学认识相契合，也指出养生应当遵循医学规律，掌握一定的医学知识，须识脏腑内景，即“脏腑内景，各有区别，达以行术，养生之要”。《尊生要旨》虽属文人养生汇编，但由于作者对医学知识熟悉，又结合自身养生实践，不仅理论坚实，又方法悉备，便于施行，堪称当时的日常养生指南，推动了养生学的发展与普及。

《尊生要旨》成书年代约在明万历二十年（1592）后，问世后，除许乐善曾自刊此书外，另有多次刊刻。据记载，该书现有明抄本、明刻本、清抄本等。

三、《摄生要录》

本书为明代沈仕编撰的一本养生类中医文献。

沈仕（1488—1586），字懋学、子登，号青门山人，文人、画家。明代浙江仁和人。沈仕家室优渥，其父兄正直磊落，清高有节，且博览群书，皆有治才，因时局动荡，政治环境艰难，退居山林。由此，沈仕亦志则清真，野服山中，不习经书而纵情山水，恣其游适，雅好古画诗翰，不为俗务所累。沈仕晚年生活较为清贫，但仍保有名人雅士的高风亮节。据载沈仕于隆庆初年返回故庐，“比返故庐，仅四壁立，犹以笔墨养其暮年，然意所不当者，虽重货不为动”。沈仕与当时的文人多有交游，其诗文绘画成就，历来评价很高。他更注重意象，能以独特的视角感知事物。沈仕生平著作颇丰，有《沈仕集》(《青门山人集》）与散曲集《唾窗绒》等，已佚。沈仕的诗文散见于其他文人著作中，如《二友诗》《盛明百家诗》《皇明诗统》《国雅》《列朝诗集》等。明季《广百川学海》《锦囊小史》《居家必备》及清初《说郛》收有其杂著《砚谱》《摄生要录》《林下盟》《林下清录》等。其中，《摄生要录》集中体现了文人沈仕在复杂社会环境中的养生自保理念和方法。

《摄生要录》中关于养生，内容丰富而实用，贴合日常生活，文字简明扼要。该书分多个主题，如七情类的喜乐、忿怒、悲哀、思虑、忧愁、惊恐、憎爱、视听、疑惑、谈笑，起居类的津唾、起居、行立、坐卧、洗沐、栉发、大小府、衣、食，时令类的四时、旦暮等。其中很多内容具有很强的日常生活指导意义，如“栉发”中，指出每天梳发一次，可以流通血脉，散风湿，预防疾病。书中关于明代饮食养生的观点，强调饮食保健在养生中的作用，体现了当时士大夫的生活习惯，与中医理念相契合，如“善养性者，先渴而饮，损气，渴则伤血。先饥而食，食不过饱，饱则伤神，饥则伤胃食宜戒。申酉前晚食为宜”。时令养生，则强调当顺应四时，谨守宜忌。《摄生要录》论及情志较多，重视情志所伤的治病原因，主张活淡虚无以养生，指出七情调养是养生防病的关键。

《摄生要录》成书年代不详，有明末刻居家必备本、宛委山堂刻说郛本。

四、《卫生集》

本书4卷，明代周宏撰。周宏，生卒年、生平事迹不详。本书由《四库全书总目》收为存目，据载该书由两淮盐政采进上，书中有正德庚辰十五年（1520）周宏自序，又有五言律诗一首，语言浅显通俗。书中观点承袭先贤，如论外感病宗仲景之法，论内伤病宗东垣之法，论湿热病宗河间之法，论杂病宗丹溪之法。时人评价该书论说公允、客观，然“未可执为定法也”。本书目在《续通志》《钦定续文献通考》中亦有记载。据载，《卫生集》当有明弘治间刻本、明嘉靖间刻本等。

五、《医先》

本书1卷，明代王文禄著，中医养生专著，提出养生与养德同等重要。

王文禄，生于明孝宗弘治十六年（1503），卒年不详。字世廉，号沂川、沂阳生、沂阳子，又自称海沂子。明代浙江海盐人。王文禄为家中独子，深受父母疼爱，但父母对他的教育也很严格，自幼接受正统儒家教育，成年后，涉猎百家，精通音律，明医理，善骑射，因学识渊博，时人谓之“博洽士也”。王文禄曾做过江阴尉，秩满后奏绩升祁门巡宰，因性情耿直，不乐仕进，曾言“是以立德亦无尽，立功亦无尽，立言亦无尽”，后归隐于慈溪之幽隐堂。王文禄著述十分宏富，于经、政、诗、医、术、杂等均有建树。如经类有《周易参同契疏》《经疑条陈》，政书类有《泰熙录》《求志编》《策枢》等，医学类有《医先》《胎息经疏略》《艺草》等，杂史类有《庭闻述略》《龙兴慈记》《机警》《与物传》等，阴阳类有《补衍》，术数类有《葬度》，散纪类有《文昌旅语》，杂家类有《竹下寤言》，诗文评类有《诗的》《文脉》。以上著作多收录于《百陵学山》。

《医先》一书，全书仅近3000字，与其他同期养生专著相比，虽短小，但观点鲜明、说理透彻、提纲挈领，虽通俗易懂，但引人深思，故仍具重要参考价值。作者自述“盖先未病而医之，不施饵剂砭针，同跻仁寿之域，览者庶以鉴于之心，不为良相便做良医”，指出编写《医先》的目的即告诉世人要防病于先，方可长寿。本书主要阐述养生防病的理论，兼及一些养生的具体方法，观点宗《内经》而取法于褚澄、李杲等前贤。包括序言在内，《医先》共27个小章节，开篇即提出养生和儒家养德同等重要，有益于健康长寿，值得重视，且有法可循，而不是“异端”或“仙家”之流。全书长于以日常生活经验及所见作比，通俗易懂。

王文禄对《内经》提出的“治未病”养生思想十分认同，认为“未病者多忽，而已病者始求诸医；医虽良，其如病成何膏肓之谕，惜也”，提出“养德养生一也”，并指出其关键在于养神、养气、养精、却病。具体来说，即去牵引、贵忘外以养神，养生者需要做到“寡欲则神凝”“贵忘外”，不要轻易受内外的欲望所吸引，不要使心神常为各种欲望所牵引；要慎言语、节饮食以养气，使脾胃之气得到慎养，元气得以充实，化神有源则能“神不罢”矣；应省思虑、远色欲以养精。书中指出人们暗失其精的原因主要是为名利声色羁绊，心意妄动，“意动则神移，神移则气散，气散则精亡”“劳极则精罢，思极则精离，饮食少则精减，房欲频则精耗”，严重影响身体健康和生命，最后甚至可致使“精枯则病，精竭则死”。对于疾病，当审气运、察人情以却病，即患病时须及时择医治疗，医生诊疗时应当从当时的自然及社会环境出发，结合患者自身的情况以辨证处方选药，“是以医贵审气运、察人情，及致病之原”。《医先》实用性强，观点朴实而鲜明，容易被大众接受，具有重要养生学价值。

《医先》据书前序言可知成书于嘉靖庚戌年夏天，现存版本为上海古籍出版社出版的明代王文禄《医先》。据载另有丛书集成初编的据百陵学山本影印本、明世学山本、隆庆刻丘陵学山本、明末刻居家必备本、宛委山堂刻说郛本、万历刻百陵学山本等。

六、《推篷寤语》

本书9卷，明代李豫亨撰，内容丰富庞杂，涉及较多养生理念。

李豫亨，字元荐、中条、遵海，松江人，长年从游，遍览山河大川。据新安王寿芝《推篷寤语》序，言其自幼好学，“幼性耽博览，始从师好诗，辄学诗，见祈祷有验，辄学祈祷”，及年稍

长，自嘉靖丙申受其父影响，“多集兵书，辄喜谈兵，兼习韬钤星遁射弩诸法”，后又旁及书画，长于鉴别、鉴赏。继而因有人向其论及养生，又对养生产生浓厚兴趣，搜集大量养生文献，内容丰富庞杂，择其要而汇为《推篷寤语》。

据《四库提要》及《推篷寤语》李豫亨自序，因“谓舟之亡所见者，篷蔽之。人之懵所知者，寐障之。此书欲启昔之寐，为今之觉，故曰《推篷寤语》”，编撰本书的目的是启发时人，能够认识到养生的重要意义。

《推篷寤语》计9卷，内分测微、原教、本术、还真、订疑、毗政6篇，共30类、550章。书后另附有李豫亨与其友人往来论学函牍1卷，从侧面也反映出李豫亨养生学术修养及《推篷寤语》的影响，时人高度评价本书为“所谈皆修真炼性之说，益不足道矣”，是一本具有较高价值的养生专著。《推篷寤语》承袭前贤养生之论，并附有作者本身的见解，其观点较多涉及释、道二家，其中原教篇、还真篇内容观点尤为驳杂。

《推篷寤语》以精、气、神为道家三宝，重视通过日常的行为来养精、养气、养神，认为这是保持身体健康的重要原则。如原教篇载：“眼者神之牖，鼻者气之户，尾闾者精之路。人多视则神耗，多息则气虚，频好内则精竭。务须时时闭目以养神，日逐调息以养气，紧闭下元以养精。精充则气裕，气裕则神完。道家谓之三宝，又谓之大药。”《推篷寤语》的养生思想对后世产生了重要影响。

《推篷寤语》刊行于穆宗隆庆五年，现存有明隆庆间刻本，卷末有“隆庆辛未秋李氏思敬堂雕梓”牌记（但此本卷一为抄补），书首有隆庆五年范惟一序、李昭详序、钱志学序、陆应阳序，共分10册，现存于美国国会图书馆。另有《推篷寤语》一卷本，收入宛委山堂刻《说郛》续卷十九之中。在《续修四库全书》《四库存目丛书》尚有九卷余录一卷的明隆庆五年李氏思敬堂刻本，藏于首都图书馆、中国国家图书馆。

七、《摄生要语》

本书是明代邓调元编写的一本养生类中医文献，篇幅较短，实用性强。

邓调元，号息斋居士，明代养生学家。生平里居不详。

邓调元依据前人论著《千金要方》《千金翼方》等，编著《摄生要语》，全书收集摄生名言要语20余条，短小精悍，实用性强，内容涉及饮食、气候、房室、劳作、七情、语言行为、卫生习惯等方面。如饮食方面，告诫“一日之忌，暮无饱食”。另有著名的“四少”歌流传：“口中言少，心头事少。肚中食少，自然睡少。依此四少，神仙可了。”

《摄生要语》集中体现了道家养生的思想。道家养生思想关注各种因素，对社会因素、心理因素、自然因素等详加考虑，从而制定出养生方法，并体现节制观点。如在“四少”歌中，就涉及自然、心理、社会方面，同时体现出节制。道家认为，就养生而言，重要的不是充分获取，而是适度节制，节制是形养、神养之关键，就是合理、科学地生活，最终以返璞归真为目标。

《摄生要语》成书于明万历十九年（1591），不分卷。现存明万历三十二年刻本，并见于《学海类编》《摄生二种合抄》《四库存目丛书》。据记载，另有清道光十一年六安晁氏木活字涵芬楼影印版、程晋芳家藏本。

八、《养生醍醐》

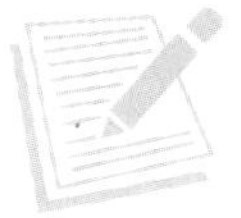

本书是明代李贽编写的一部养生类著作。

李贽（1527—1602），明代哲学家、思想家、文人，熟悉医理。号卓吾，又号宏甫，别号温陵居士，原姓林，名载贽。晋江人，祖籍河南，世代为巨商，自祖辈始，家势渐衰。回族，信奉伊斯兰教。李贽在哲学、史学、政治、经济、文艺美学、宗教学方面均有建树，除养生著作《养生醍醐》外，其主要著作还有《老子解》《初潭集》《焚书》《藏书》等，身后由后人编集为《李贽文集》《续藏书》《续焚书》等，均有明刻本。李贽在《焚书》《续焚书》中载："生之必有死也，犹昼之必有夜也。死之不可复生，犹逝之不可复返也。人莫不欲生，然卒不能使之久生；人莫不伤逝，然卒止之使无逝。既不能使之久生，则生可以不欲矣。既不能使之勿逝，则逝可以无伤矣。故吾直谓死不必伤，唯有生乃可伤身。勿伤逝，愿伤生。"故李贽顺从人性，追求人生的乐趣而与礼教违逆，因对理学公开抨击，李贽的思想被统治阶级视为洪水猛兽，称为"异端之尤""非圣无法"。王夫之、顾炎武等思想家对他的观点也加以贬斥。后因受弹劾，李贽卒于狱中。

《养生醍醐》是李贽编写的一部养生类中医文献，本书主要收集了历代往贤的各种养生言论，并有一定的阐发，共集历代养生言论 81 篇。本书虽字数不多，但内容较为丰富，涉及饮食、房室、七情、四时调摄等，对养生具有一定指导意义。《养生醍醐》认为养生贵在养心神，神得养则五脏六腑安，对七情的重要性尤为重视。李贽重视导引养生，其中也富含养气、顺应自然、虚静以养心的养生思想。作为思想大家，李贽独抒胸臆，崇尚现实化、世俗化、生活化的文化性格也体现在他的养生著作和养生理念中。此外，李贽的思想融合了儒、释、道思想，在其著作中也有体现。

《养生醍醐》不分卷，成书于明万历三十年（1602），历代抄、刻不多，现存明大雅堂订正、博极堂刻《枕中十书》本。

九、《达生录》

本书 2 卷，是明代褚胤昌编著的一本养生类中医文献。

作者褚胤昌生平不详。

本书承袭了陶弘景、孙思邈等前贤的摄生将养思想，从饮食、起居、嗜好等多方面详加论述，论及诸多方面的生活好恶与养生宜忌，并载录陶弘景、孙思邈卫生歌及警、戒、训等，使其流传。

全书分上、下 2 卷。上卷载有陶真人卫生歌、孙真人卫生歌、孙真人枕上记、孙真人养生铭、白玉蟾真人秘诀、左野云口诀、许真君垂事八宝、唐子西右砚铭、调摄玄训六十三条、导引却病要诀、治心气法、治肝气法、治脾气法、治肺气法、治肾气法、太上玉轴六字气诀、逐月起居宜忌、寡欲玄训十二条、行房宜忌、附逐月神佛生辰三元五腊月。下卷载有饮食玄训二十一条、食物宜忌（水类、谷类、菜类、果类、禽类、兽类、鱼类、味类）、服药食忌、妊娠食忌、乳母食忌、醉后忌、逐月饮食宜忌。

纵观全书，字数虽然不多，与同期其他养生文献相比，理论阐述较少，但内容丰富实用。其中所录歌诀等朗朗上口，便于传诵。食物宜忌篇将食物进行了大类划分，对今人仍有一定指导意义。因此，本书的实用性很强。

《达生录》刊于明万历三十二年（1604），现存明万历三十二年定志斋刻本。

十、《养生肤语》

本书1卷，为明代陈继儒撰，以寡欲保神及起居调摄诸法为养生之要的一部养生类专著，语言浅白，便于阅读习练。

陈继儒（1558—1639），字仲醇，号眉公，又号糜公、糜道人、空青公、青懒居士、无名钓徒等，明末华亭人。隐居昆山之阳，后筑室东佘山，杜门著述，朝廷屡下诏书征用，皆以疾病为由推辞。陈氏一生涉猎广泛，历史、掌故、时事、人物、茶酒、花木、文艺、园林、虫草、古玩等，随手拈来，皆成文章。陈继儒是明代文学家和书画家，与董其昌齐名，在“明代四大家”中成就最高。其交游广泛，文笔洗炼，著述宏富，传世者有30余种。他著有《陈眉公全集》《晚香堂小品》《白石樵真稿》等，辑有《邵康节外记》《逸民史》以及丛书《焦颜堂秘岌》等。《明史》称之“工诗香文，短翰小词，皆极风致，兼能绘事。又博闻强识，经史诸子、术伎稗官司与二氏家言，靡不较核。或刺取琐言僻事，诠次成书，远近竟相购写”。陈继儒平生颇得养生之效，深谙《黄帝内经》之旨，在当时寿至八十有二，可谓“高寿”。其著述养生学方面的专著有《养生肤语》1卷，此外《小窗幽记》等其他作品于养生也有涉及。

《养生肤语》为陈继儒研究养生之心得体会，共47条，文笔优美，言之有物。作者之养生观点，符合《黄帝内经》“阴平阳秘，精神乃治”之旨，主要体现在“履和适顺”四字，即“履和则不伤和，适顺则不违顺。夫天地之气，至和大顺尽之，人身小天地也，岂不可仿天地之长年乎”。该书以寡欲、保神及起居、调摄诸法达养生之旨，杂采史传及前人所论，涉及养神、裕气、宝精、淡食、服药、丹法等，以常见之语述养生之要，并配以生动实例，议论颇为精辟。

《养生肤语》中陈继儒提出要遵循“履和适顺”的养生原则，也是其“道法自然”思想的延伸，同时“履和”为儒家主张，“适顺”为道家圭臬，以天地长久做比，既体现儒家天理的广泛适用性，也有道家“法天”的影子，将“中和有节”与“道法自然”相结合，充分体现陈继儒杂糅儒道、自成一家的养生文化特色。书中对晚明上层社会中流行的房中术、访仙求药、炼丹长生的风气并不一味赞同，对道家养生功法也持审慎的态度，有所取舍。《养生肤语》主张饮食需五味调和，崇尚淡食；认为导引吐纳、调摄心神是比药物更有效的治病捷径；提出率然乐游、无疾勿药等，且不把养生局限于饮食医药、功法道方，将交友、游乐等日常生活也纳入养生实践之中，崇尚自然清新的生活，因而具有更宽广的养生视野。

《养生肤语》1卷，《四库提要》著录于道家类存目。现存《学海类编》本、《道藏精华录》本等。

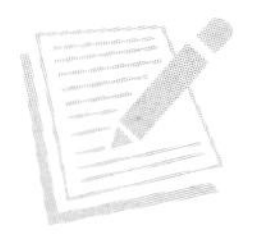

第九章
清代中医养生文献

第一节 概 述

一、书目载录与文献概况

清代是我国封建社会的末期，也是中医养生发展的高峰期。清代初年，为了缓和阶级矛盾，采取了一系列有利于社会稳定的措施，生产力得到了恢复和发展，也一度出现了“康乾盛世”的繁荣景象。中医养生活动正在这样的背景下有了进一步的发展。伴随着医家、医著的大量出现，以及辨证论治原则的普遍应用，中医养生也得到了较好的普及，在此期间出现了大量的中医养生著作。根据《中国中医古籍目录》统计，清代一般养生专论有107种，养生功法类59种，食疗著作23种，其他19种，共208种。

二、主要养生家及其著作

清代主要养生文献有叶志诜《颐身集》、养真子《养真集》、丁其誉《寿世秘典》、汪昂《勿药元诠》、曹廷栋《老老恒言》、徐文弼《寿世传真》、范在文《卫生要诀》、尤乘《寿世青编》，以及散见于汪启贤《济世全书》、陈梦雷《古今图书集成》、石成金《传家宝全集》、祝登元《心医集》、曹溶《学海类编》等著作中的养生论述。

此外，清代代表性的养生文献还有方开的《延年九转法》、王祖源的《内功图说》、娄杰的《八段锦坐立功图诀》等养生功法文献，中医康复医学专书沈嘉澍《养病庸言》，以及汪晸的《寿人经》、黄兑楣的《寿身小补》、程得龄《人寿金鉴》、罗福至《延龄纂要》、田绵淮《护身宝镜》、杨凤庭《修真秘旨》、毛世洪《养生至论》等，均对中医养生学的发展做出了一定贡献。这时期的医家、养生家在全面继承古代养生的基础上，不断地进行整合与发展，从而在加快中医养生向社会普及的同时，完善了中医养生学说。本时期付梓的养生类著作比明以前的总量还要多，其发展之迅速和传播之广泛，是空前而绝后的，有的养生专著还被译成外文出版发行。在这一时期，中医养生学已发展成既有理论，又有实践的、系统的、科学的、完整的专门学说。

三、养生文献主要特点

1. 医学丛书和养生专著的大量涌现 古代养生资料，流传到清代时，已经是名目众多、刊本不一、流派各异了，其中精华与糟粕共存。为了更利于养生活动的开展和推广，清代的一些养生家开始了对古代养生资料的系统整理和改造研究工作。同时，由于造纸术和印刷术的进步，清代以丛刻、丛刊、汇刻、汇刊、汇编、汇钞、汇辑、合刻、合刊、合编、合纂、合璧、大全、大成、集成、全书、全集等形式出版的中医丛书也大量出现。因此，大量经过整理改造的养生专著，得到了印行和传播的可能。在整理、改造养生著作的过程中，有的保存了大量宝贵的文字资料，有的保存了大量宝贵的养生图片资料，以便人们自学自练，还有的则将古代养生方法综合改编成口诀的形式，向社会推广。所有这些都充分反映了这一时期我国养生著作的丰富多彩和养生内容的琳琅满目。

虽然这一时期养生文献数量较多，但是总体内容相似，缺乏创新，特别是理论体系与清代之前的体系基本相同。这一时期，相关书籍所载养生方法主要是对历代养生方法的堆积，是历代养生经验的积累。因此清代中医养生文献所体现出的调养方法，表现出多角度、多方位、多元化的特点，同时也暴露了这个时期文献发展的一个弊端——没有创新性。究其原因，可能与当时中医学理论发展的特点有关。中医学发展到清代，其理论基础已相对稳定，中医养生学的理论和实践体系也基本成熟，因而这时期的中医养生文献主要是对历代养生经验的累积，难有新的突破。

2. 养生理论和实践体系进一步完善　中医养生学发展到清代，理论体系进一步完善，调养方法表现出多角度、多方位、多元化的特点。除了上述的清代养生专著以外，清代中医理论书籍如赵学敏的《本草纲目拾遗》、王宏翰的《古今医史》、程国彭的《医学心语》、张璐的《张氏医通》等均载有很多的养生理论。理论以实践为基础，实际的生活经验指导了理论的发展，清代大量养生理论著作的出现与当时社会对养生的重视是息息相关的。

清代的养生涉及领域广泛，著述形式丰富多变。这种丰富多彩既体现在著作形式方面，也体现在著述人上面。其既有传统的中医理论著作，比如程国彭的《医学心语》、沈时誉《医衡》，也有各家言论著作涉及养生；既有理论著作，又有诗歌文集，如《浮生六记》广泛论述衣食住行的颐养方法；既有医家专人的专门所学，也有文人异士的独家心得，如李渔的《闲情偶寄》、曹雪芹的《红楼梦》，介绍温泉保健的《温泉小言》，记述江浙地区饮食和烹饪方法的《随园食单》等也包含了很多养生知识。清代的养生著述成果丰富，从形式、内容到载体性质都与之前有较大差别。

3. 老年养生保健再度兴盛　老年养生学继宋代确立之后，至清代方兴未艾，而且更为普及，老年养生文献更加丰富。涉及老年养生的书目有石成金《长生秘诀》，主要观点是长寿旨在于清心寡欲而饮食有节。徐文弼《寿世传真》8卷，全书侧重于老年保健养生方法的记述，如十要包括“面要常擦，目要常揩，耳要常弹，齿要常叩，背要常暖，胸要常护，腹要常摩，足要常搓，津要常咽，睡要常曲”等，既是原则又是方法，易于接受和传播。另如汪晸所撰《寿人经》、俞樾的《枕上三字诀》、万潜斋的《寿世新编》、马齐的《陆地仙经》等书均从气功、导引等方面对老年养生保健进行了论述。其中最具代表性的是清代著名养生家曹廷栋，寿至90余岁。他据自己的长寿经验，参阅300余家养生论述，从日常琐事、衣食住行等方面，总结了一整套简便易行的方法，著成《老老恒言》（又名《养生随笔》），从老年人的生活起居、饮食、运动、情志、道德等各个方面分别论述老年人养生的方法和注意事项。特别根据老年人脾胃虚弱的特点，编成粥谱，以“备老年之颐养”，也为饮食保健增添了色彩。温病大家叶天士的《临证指南医案》载300余例老年病的治验，并指出中年以“阳明脉衰”为主、60岁后以“肾虚”为主。其治疗老年病除重阳明与肾之外，还提出“久病入络”的新理论，为老年病诊治与老年养生康复开拓了新思路。

4. 科学养生之路的摸索　鸦片战争以后，中国逐步成为半殖民地、半封建社会，同时，逐渐兴起全盘否定中华民族文化的思潮，对中医采取民族虚无主义态度，养生学亦难逃此劫，养生

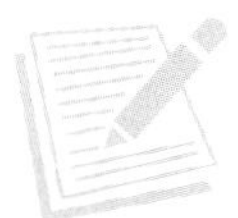

理论和方法无任何进展，此期几乎没有什么养生专著问世。传统养生学在此时期开始探索融合吸收西方思想和医学。如在《卫生从录》中首论烟、酒、缠足对人体的危害，倡导戒烟、戒酒、放足;《七大健康法》为日本传入的 7 种强身健体方法;《卫生学问答》介绍了中西医的基本知识和医学源流。由于时代背景的局限，以及在当时排斥、限制和消灭中医学的政策下，传统养生学开始了艰难的科学养生探索之路。

清代医家和学者在继承前人成果的同时，很大程度上去除了怪诞不经、神秘迷信的成分，抱着认真负责的态度整理、改造、创新了中医养生理论与方法，保存了文献辑佚古籍，为现代养生研究成果提供了参考视角，为现代养生发展方向提供了指导依据，从而使中医养生文献学向前又迈了一大步，在批判继承与发展创新中迎来了中医养生理论与方法的顶峰时期。至此，古代养生学说大致画上了一个休止符。

第二节　重要著作介绍

一、《传家宝全集》

本书作者石成金，顺治十七年（1660）十二月二十四日生，卒年不详，但至少活到了 81 岁。石成金字天基，号惺斋，又号惺斋愚人、觉道人、良觉居士等，居于扬州邵伯东墅，是顺治末年至乾隆初年颇具影响力的通俗文人。他禀性不凡，为人忠厚，仁义自谦，器宇轩昂，经常以通俗化的语言和方式教诲大众。他的朋友刘正甫评价他说：“余友石天基，博学端厚，每喜以通俗常言，一吐蓄积。所著如《传家宝》《成人谱》《人事通》等集，数十余种，悉皆修齐治平之道。”《中国人名大辞典》对他的介绍是“事亲孝，重然诺，著有《传家宝》四集，都百余种，取居家寻常事，演以但俗语，意存激劝，颇行于世。”他一生不曾中举做官，“却请题而不就，性嗜林泉，领匾旌而弗辞，才倾官府。”他虽不曾出仕，却交游广阔，从左必藩为其书做序也可看出他与官场人员交往甚密。他饱览经史，谙熟词曲，儒释道三教九流无不涉猎，一生笔耕不辍，“虽年至耄耋而未尝废图书笔墨”，七十大寿时已“著书九十二部，不啻百万言，流传天下”。石成金作品多收集在乾隆年间印行的《传家宝全集》中。

石成金因自幼体弱多病，15 岁时弃儒学医。因此，他在养生方面有具体可行的办法。他根据“心思色欲，以及饮食起居，莫不有法”来调养身体，取得了显著的成效，二十余载诸病全无，而且他至少活到了 81 岁。《传家宝全集》作为凝聚石成金一生心血的著作，蕴含丰富的医学理论知识和他自己对养生的独到见解，如《卫生必读歌》《续天基快活歌》《长寿谱》《救命针》《天基神方》《食鉴本草》《食愈方》《延寿丹方》等。他虽未从医，但力倡高尚的医德医风，提出学医务要精研、自量无才切莫学医、不可乱用药误人等观点，充分体现了他济世活人的医学思想。康雍乾时期社会环境相对稳定，江南经济发展，随着生活水平的提高，人们对健康品质与精神层面的追求逐渐增强，而且这一时期刊刻行业兴盛，便利了石成金这些养生心得的传播。

《传家宝全集》是石成金作为康乾盛世之时的普通文人观照社会人生而写成的一本家训。石成金以阳明良知心法为宗，兼采王艮的“百姓日用即道”思想，同时又深受释道思想的影响，故其作品呈现儒释道相融的思想倾向。他以修身齐家为导向，以实现正心敦伦为理想追求，倡导儒家伦理道德，希冀以正心明理来调整人际关系、维系家族稳定、促进社会和谐稳固。《传家宝全集》展现的是 17—18 世纪扬州地区普通民众的日常生活和精神世界，体现了这一时期普通士人对现实人生强烈的关怀与担当意识。对于日常养生，《传家宝全集》除了从日常起居作息进行记

述之外，还特别重视饮食养生，例如《传家宝全集》中《食愈方》全篇都在介绍食疗的作用，推出 101 种药食同源的动植物品种，并介绍了它们的主要功效。石成金按照风、寒、暑、湿、燥、气、血、痰、虚、实划分 10 类，记载了 74 种食疗配方，并列举 88 种病证及其治法。这些简单便宜的方药，有一定的实用价值。在《食鉴本草》中，他详述不同时节、不同地域、不同人群在不同的情况下服用食物所呈现的不同反应，以副作用最为突出。例如芥菜，多食易动风发气，扰乱全身的气机；若同兔肉食，可生恶疮等。他通过强调食物不同食法的禁忌，来告诫人们应对食物鉴别明辨于心。

《传家宝全集》初刊于康熙年间，从作者石成金在书中的叙述可知，其中许多篇幅也曾单独刊印过或者集册汇刊。《传家宝全集》编成后，很受欢迎曾有 10 余种版本行世。甲：体仁堂木刻本《家宝全集》，封里书名上题“福寿根基”，右上题“扬州石成金新口”，左下题有“人情世事须知，修身齐家要法”。乙：木刻本《家宝全集》，书里所题字与前本大致相同，但内容编排与前本不同。丙：木刻本《家宝全集》，封里书名上题“校订百二十种”，右题“扬州石天基著，同文堂藏版”，左分二行题“初集福寿根基，二集修身齐家，三集警醒明通，四集怡情悦性”。丁：木刻本《家宝全集》，封里书名左下题“聚秀堂藏版”。戊：木刻本《家宝全集》，封里书名左下题“文光堂梓行”。己：石印本《绘图足本传家宝全集》1 函 4 册。庚：石印本《绘图足本传家宝全集》1 函 12 册。辛：石印本《绘图足本传家宝全集》1 函 8 册。除了清代和民国时期的版本之外，20 世纪 90 年代以来出现了近 10 个点校本。由于点校者自身素质和取舍目的的不同，使得不同的版本在编排上、质量上也有较大的差别。

二、《颐身集》

叶志诜，字仲寅，号东卿，晚号遂翁、淡翁，湖北汉阳（今武汉）人，清代中晚期的知名学者、藏书家，虽非医家，却与中医药有着不解之缘，系汉阳叶开泰药房第六代传人。道光二十八年（1848），叶志诜来到长子叶名琛任职地广东养老，就养于粤东节署。此时叶志诜已经年近古稀，但依然精神矍铄，终日以图史自娱，笔耕不辍。《颐身集》就于此时期陆续刊刻。后由于广东变乱，叶志诜返回家乡。同治二年（1863）卒于家，享年 85 岁，“以子贵，晋封光禄大夫，建威将军，体仁阁大学士，两广总督”。叶志诜虽非医家，而且除了《神农本草经赞》系其原创之外，其余诸书都非出自其手，但叶志诜对于中医文献的保存功不可没。《颐身集》刊行后，由于正逢两广战乱，叶志诜匆匆返回故乡，其子叶名琛也被英人俘获，因此该书流传不广，成为稀有的版本。由于其具有较高的文献价值，因此在后世各类丛书中屡被收录。叶志诜亦酷爱藏书，搜罗古今图书甚富。其藏书楼名为“平安馆”，撰有《平安馆书目》。藏书印有“叶志铣及见记”“居汉之阳”“东卿校读”“师竹斋图书”“淡翁印”“叶印志铣”“淡翁”“东卿过眼”等。其他著作主要有《咏古录》《识字录》《金山鼎考》《寿年录》《上第录》《稽古录》等。

《颐身集》收录金元明清导引养生文献 5 种，包括元代丘处机《摄生消息论》、明代冷谦《修龄要旨》、清代汪昂《勿药元诠》、清代汪晸《寿人经》、清代方开《延年九转法》。以“颐”所录皆为颐养身心的气功、导引文献。明清时期，医书众多，难免泥沙俱下，作为编选者而言，需要有精到的眼光方能沙里淘金，挑选出有价值的著作。由于叶志诜博学多识，兼通医药，故《颐身集》所收皆具有较高的医学文献价值，对于了解明清时期医学、养生学的面貌不无裨益。《颐身集》中所收各书、所记载的各种养生方法直到现在依然有很高的参考实践价值。

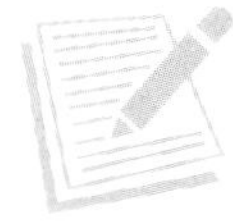

《颐身集》最早由两广督署于咸丰二年（1852）刊刻，后光绪三年（1877）又有萧山华莲峰重刊本，人民卫生出版社曾于 1982 年 9 月将《颐身集》与他书合集出版，书名为《颐身集》，但

并未署叶志诜之名，也未提及二者关系。

三、《心医集》

本书作者祝登元，字茹穹，或名祝庆堂，官至漳州知府，又称祝太守，明末清初浙江龙游人，清初著名医家。《龙游县志》“祝登元”条下载：“祝登元，字茹穹，幼嗜学，弱冠为诸生，崇祯十七年选贡。平生淡于仕进，又值世乱，乃闭户著书，思以泽今传后，刻有《镜古篇》八十卷，《心医集》六卷，《入道始终》四卷，《功医合刻》十二卷，《日用必需》六卷，《静功秘旨》二卷，《字学考》十四卷，一时声名藉甚。顺治三年，台府交荐，授福建淳州府知府，兼署监军漳泉道。有《署闲诗稿》六卷。未几，解组归田。尝游京师，金之俊、杨廷鉴、严我师诸人，咸有赠答。”其弟子沈朝璧在《祝茹穹先生医印》中介绍祝氏：“夫子学贯天人，静坐之余，即有著述，如《天文秘占》《地理确义》《镜古篇》《冰暑集》《字学考》诸刊，久已行世，其未刊者尚有《四书讲成》《通鉴纪实》《字画广汇》数种，区区《心医》《纪验》谓足见夫子乎？”祝氏亦曾在《心医集》卷六“静功妙药九种”中自述其治学：“予幼年习八股业，工夫只在夜间。批华振秀，屡试辄冠军。端摩既久，觉八股无甚用处，究心医理、地理、诸传，自趋庭传授而外，游名山大川，访高人异士，读已见书，读未见书。名师剖晰，秘诀始多。医理、地理，确乎有验。著《天文秘占》《地理确义》。”由此可知，祝登元弱冠为秀才，明崇祯十七年选贡，适逢明末战乱，乃闭门著述。清顺治三年被举荐为漳州知府，兼署监军漳泉道。“守潭之日，痛恫沟瘠，家至而户诊，郡篆在前，药囊在后”，不久即解组归田，弃儒从医。他著述颇丰，涉及天文、地理、书画、历史、诗词、医学等诸多方面，她作《心医集》6卷，倡导“心医”“静功”，声名甚盛。祝氏医学方面的著作还有《祝茹穹先生医印》3卷（弟子张嶷整理）、《祝菇穹先生医验》1卷（弟子张嶷整理）、《功医合刻》12卷、《日用必需》6卷、《静功秘旨》2卷等书，以《心医集》为最负盛名。

《心医集》成书于顺治七年（1650）。全书6卷，卷一为《纪验》，卷二为《症方》，卷三为《三科》，卷四为《脉论》。卷五为《秘方》，卷六为《静功》。由此可知，本书内容广泛，涉及验案秘方、内科症方、妇科症方、儿科症方、眼科症方、脉法静功等诸多内容，可谓是一部综合性的医学著作。卷一《纪验》，载录祝氏医疗验案则；卷二《症方》，先症后方；卷三《三科》，即妇人科、小儿科和眼科；卷四《脉论》，分脉窍、脉印、平脉、生脉、死脉、怪脉、寿脉、夭脉、富贵贫贱脉、妇人脉、小儿脉、脏腑图药属；卷五《秘方》，载录的方剂多为成药大方；卷六《静功妙药》，载有儒、道、佛的多种静坐功法、功理。

作者祝登元认为“诸病皆有药，独此心一动，诸患为招，虽百华佗扁鹊在旁，无处下药”，加之其崇道好佛，偏好静坐养生，倡导静功却病，以养心为妙药，以静功修炼澄心静志，声名甚盛。故而，其《静功》一卷，实是静功养生修炼者的必读之作，包括“静功妙药醒语”“静功妙药八懿”“静功妙要前珍”“静功妙药九种”五部分。“静功妙药醒语”引用历代名著，如《坐忘篇》《老子》《内观经》等关于静坐静功的论述，以及程朱、陈烈等先贤静坐的例子，阐发静功的种种好处，倡导静心以养生却病，力劝世人修习静功，修身养性。“静功妙药八懿”，“懿”者，美也，此部分是介绍修习静功的人应该具备的8种美德。“静功妙药前珍”。引朱子《调息铭》《阴符经》《太上》《九皇丹经》等名论，来论述静功之真诠。“静功妙药九种”，载录的功法有闭息、导引、八段锦、十六字、三字、六字、十二字、七返九还、袁了凡静功。凡此种种，均是祝氏援引载录的静坐理论和修炼功法，杂糅了儒、道、佛家的静功，对于静功修习者，或是养生研究者而言，其《心医集·静功》均是一个重要的参考资料。其间充分体现了祝登元强调从治心入手、清静养生、倡导静功修持的养生思想和主张，这些养生理论和功法自成一家，独具特色，奠

定了祝登元在清代医学史上的一席地位。即便在医学高度发展的今天，其倡导的从治心入手、清静养生、静功修持的养生主张也仍然对指导现代养生具有重要的现实意义。

《心医集》的版本，以日本国立公文书馆内阁文库所藏的祝氏扩扩居家刻原本为最佳，6卷6册，国内稀见完本。中国中医科学院特从日本复制回归，人民卫生出版社2008年8月予以影印出版。

四、《寿世秘典》

本书是清代医家丁其誉撰写的一部养生丛书，包括《月览》《调摄》《类物》《集方》。该书辑录汉唐以来的风土人情及气候习俗，并详细记述了日常饮食起居应注意的细节，罗列饮食之品的性味功效，收录了具有养生疗疾功效的食疗药方。

丁其誉，字蜚公，江苏省如皋县（现如皋市）人，清代医家，生于明崇祯末年，卒于清康熙年间，享年63岁。曾于清顺治五年（1648）中副榜，八年（1651）中举人，十二年（1655）中进士，后授石楼令。丁其誉性格淳厚正直，事父母孝顺，对兄弟友爱。丁氏年少时丧母，对父亲极为孝顺细心，教养其异母弟三人皆至完婚。其为石楼县令时，当地邑民多有易轻生者，丁氏就援引古义教化劝解，后来民风逐渐淳正，再也没有轻生自绝之人了。丁氏还使得法令实用于民，分校文武，任人唯材，得士最盛。《石楼县志》记载丁氏为石楼令时"心存仁厚，法尚严明，劝农课士，盗绝民安"，由此可见丁氏爱民如子，为官清廉正直。丁氏虽为文人，但兼通岐黄之术，遇石楼当地贫病无力求医者，常施药济之，抱沉疴复起者甚众，《通州直隶州志》中有其"精医，民疾得誉药之立愈"的记载。他在石楼县任满后，擢行人司，奉使三出，行程达万里。丁氏奉使三出之时，必会取道还乡省亲，后因其父年迈，而请归以奉亲。丁氏归隐后一直淡泊自甘，足迹不入公府。因其精通医术，而如皋县自古多有长寿之人，丁氏受此影响，于年著成《寿世秘典》，这是一部详细论述养生的丛书。除此部书外，丁氏还著有《耆英录》，书未见。

《寿世秘典》为养生丛书，全书计9卷，其中《月览》1卷、《调摄》1卷、《类物》2卷、《集方》5卷。《月览》以月令为序，采辑汉唐以来的风土人情及气候习俗，记述时令特征及其对人体的影响，以供日常起居之借鉴。《月览》又分"岁时通典""物华纪丽""农家占候"3部分。其中，"岁时通典"广引《四时宝镜》《玉烛宝典》《岁时记》《唐书》诸书中的风土人情，依春、夏、秋、冬四时之序，记载四季月令中特殊日期的民间习俗、四时节气的变化及风俗随其改变的缘由；"物华纪丽"简要记叙了四时景致特色；"农家占候"通过干支、月令、日、月、风、云、雷、雨、霞、星、雾、雹、草木、禽兽等宇宙天地、自然万物的色泽、形态等诸多变化来预测天气情况及对农业的影响。《调摄》详述日常起居中需要注意的养生事项及饮食禁忌，集中论述了丁氏的养生观点。《类物》收集历代本草诸书中可供饮食之品，分水部、谷部、菜部、果部、鳞部、介部、禽部、兽部、味部9部，详细论述各种食物的形态、性味及功效主治。《集方》系丁氏仿效庐陵彭用光所辑《简易普济良方》一书的体例，集取医书名论及古代医方杂记中所载验方，汇为一编，以求普济于世。《寿世秘典》虽然成书于清代，距今有300多年，书中对于养生保健提出了诸多独到见解，方法简明而易行，理论朴实而易懂，是一部贴近生活的具有实用价值的养生丛书，对于现代人的养生保健很有启示。

中国中医科学院图书馆藏有《寿世秘典》清顺治十八年（1661）颐古堂刻本。

五、《勿药元诠》

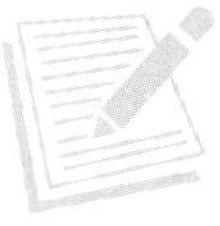

汪昂不仅是卓有成就的医学家，而且自幼坚持练功，讲求养生之道，强身防病，寿至八旬，

编纂养生著作《勿药元诠》。

作者汪昂（1615—1695），字初庵，明末清初安徽休宁西门人氏。其自幼苦读经书，“经史百家，靡不殚究”，为邑之秀才。明代末年，曾寄籍浙江丽水，多次参加科举选拔，但每每名落孙山。明亡后，随着年龄、阅历的增长，汪昂越来越看清科举考试的腐败，厌恶科举制度，又有感于国家民族的兴衰，于是在清顺治初年，毅然弃儒从医，笃志方书，以其毕生的精力从事医学理论研究和著书立说，著有大量医学书籍，盛行于世，成为一代新安医学名家。其编纂的著作有《素问灵枢类纂约注》《医方集解》《本草备要》《汤头歌诀》《经络歌诀》《药性歌赋》等。这些著作大多为普及入门书籍，便于初学者阅读，且每书均能提纲挈领，深入浅出，由博反约，切于实用，因此流传广泛。

《勿药元诠》，1卷，成书于清康熙二十一年（1682）。全书3400余字，载有“调息”“小周天”“道经六字诀”“一秤金诀”“金丹秘诀”“诸伤”“风寒伤”“湿伤”“饮食伤”“色欲伤”等内容。因其篇幅短小，故而附于《医方集解》刊行。汪氏编纂此书的目的是“取养生家言浅近易行者，聊录数则以听信士之修持。又将饮食起居之禁忌，撮其大要，以为纵恣者之防范，使人知谨疾而却病，不亦胜于修药而求医也乎”。因而，本书是切于实用的养生防病手册。本书载录之“调息法”“小周天”“养生十六事宜”，是根据苏轼、王畿、袁黄等人的调息功法改编而成的，更显精要，简便易行。《勿药元诠》附于《医方集解》刊行后，为后人养生开启了便易之门。清代医家吴仪洛著述《成方切用》，就附录了《勿药元诠》条防病养生之言。

据《中国中医古籍总目》，现存主要版本有：辽宁省图书馆藏清刻本，名《勿药玄诠》；清乾隆二十六年（1761）硖川利济堂刊《成方切用》卷二十六；清嘉庆四年（1799）重镌昔业堂详校《医方集解》本；清道光二十五年（1845）文盛斋刻本；清同治八年（1869）集益山房《医方集解》本；通行本人民卫生出版社《颐身集》《内功图说》合刊本，等。

六、《寿世青编》

本书是清代医家尤乘所著养生著作，全书分上、下两卷。上卷主要涉及修身养性、起居调摄、脏腑养生、导引气功等内容；下卷主要讲述饮食养生、方药养生及其宜忌。

作者尤乘，字生洲，号无求子，江苏吴县（现已撤销）人，清代医学家。幼年习儒，涉猎方书，曾师从李中梓，得其亲传，又遍访名医，并诣京师访求名家学习针灸，曾任太医院御前侍直，3年后辞官返乡。与同窗蒋仲芳共设诊所，广施针药，救治甚众。尤乘不仅有丰富的医疗实践经验，而且在中医的理论研究方面也有不俗的造诣。他曾增辑考辨贾九如《药品化义》而成《药品辨义》；增补其师李中梓《诊家正眼》《本草通玄》《病机沙篆》，合为《士材三书》，并附入自己的著作《寿世青编》，刊印发行。其不仅善于治病，也善于养生，撰有养生学著作《食治秘方》《寿世青编》《勿药须知》等。此外，尤乘的著述还有《喉科秘书》《脏腑性鉴》《经络全书》等。

《寿世青编》，又名《寿世编》《寿世新编》，成书于康熙六年（1667），尤乘刊其师李中梓《士材三书》时附入，从未病养生、既病调治的全方位视角出发，全面论述了养生、保健的常用必备知识。书凡两卷，上卷载“勿药须知”“疗心法言”“调息”“小周天”等，以未病先防为主，总结了儒、释、道三家有关调心、调息、调身的养生经验和方法；下卷载“服药须知”“服药忌食”“病后调理服食法”等内容，以病后调治为主，收载食用药物170多种，载风寒暑湿燥火及气血阴阳各门病食治方110多首。尤乘强调“疗人之心”，未病先防，主张清心养心斋戒静功，以呼吸吐纳、存神运想、闭息按摩、调息静坐为主要炼养手段。他同时也非常重视起居、环境、

四时、饮食等方面的综合调摄，并对病后的调理将息、服药禁忌、药物煎煮等诸多宜忌有所论述，尤重食养食治。尤氏对养生的论述可以大致分为5个方面：

其一，关于脏腑养生，尤其是五脏养生，他提出：养心莫善于寡欲；养肝之要，在乎戒忿；养脾之要，在于节食，常令元气胜谷气；养肺重在养气；养肾以护精为要。言简意赅，提纲挈领。

其二，关于时间养生，尤氏在“四时摄生篇”中指出，凡人在气交之中，呼吸出入皆接天地之气。故宜根据春、夏、秋、冬四季不同气候随时加摄，使阴阳中度，是谓先防于未病。“十二时无病法”篇，根据每日之丑寅时、卯时、辰巳时、午时、未时、申时、酉时、戌时、亥子时等不同时辰的阴阳二气变化，调整饮食起居，以防疾病发生。

其三，关于饮食养生，尤氏在“食饮以宜”“食忌说”等篇详细论述饮食养生宜忌。

其四，关于环境养生，尤氏非常重视居处环境对人的身心影响。在“日常安处论”“居室宜忌说”“寝室宜忌说”等篇，尤氏着重介绍环境养生。

其五，关于功法养生，尤氏不仅自己静坐导引，而且撰书倡导凡人修习功法以养生却病。他认为人离开母体，精、气、神三元真气，原本应该“日可生发”，“后为情欲所蔽，不知保养，斫丧者多，于是传授古圣教人修补之法，呼吸吐纳，存神运想，闭息按摩”。他强调“虽非大道，然能勤行积久，乃可却病延年”，并且指出“苟能积气开关，决有回生之效，久之则任督二脉交通，水升火降乃成既济。从前受病之根，斩刈无遗。嗣后真元之气，蒸蒸不竭”。

《寿世青编》刊行后，因其文字简洁，操作翔实，易学易懂，诸多医家纷纷加以引载，如老年养生专著《老老恒言》《勿药元诠》等著作均对其相关内容进行了引载发挥。《寿世青编》现存主要版本，有清雍正六年戊申（1728）刻本（藏陕西省中医药研究院图书馆）、清咸丰四年甲寅（1854）刻本（藏中国中医科学院图书馆）。

七、《寿世传真》

本书是清代养生家徐文弼汇集清代以前各家养生思想和方法，并结合自己的观察及体悟编纂而成的养生学专著。国子监司业113岁的老人王世芳为此书作序称：“于颐性全真之道，却疾延年之方，莫不撷其菁华，导以窾要。明白简易，本末具该，不出布帛菽粟之谈，尽为日用行习之事”，评价甚高。

徐文弼，字勷右，号荩山，又号鸣峰、超庐居士。清代江西丰城人，生卒不详，约生活于清康熙至乾隆年间。徐氏自幼业儒，乾隆六年中举人，历官江西鄱阳教谕、四川永川知县、河南伊阳知县。其一生涉猎甚广，长于诗文，学养丰厚，著作颇丰，曾著有《汇纂诗法度针》《新编吏治悬镜》《萍游近草》等书。徐文弼虽然不是医生，但其生平喜辑录验方，并极重视养生，是当时全国颇有名气的养生家，著有《寿世传真》8卷备述养生之要，在中国养生发展史上占有非常重要的地位，后世如《卫生要术》等养生书籍，大量引用其中内容，可见其价值。除《寿世传真》一书外，徐文弼尚辑有《洗心辑要》《攒花易简良方》及《新编救急奇方》等多部医学书籍刊世。

《寿世传真》成书于乾隆三十六年（1771），是徐文弼在广泛搜采前人著述的基础上，结合自己的亲身经验写成的一本养生学专著。全书共8卷，卷一与卷二为《修养宜行外功》与《修养宜行内功》，分述导引按摩与气功养生之法；卷三《修养宜宝精宝气宝神》专述精、气、神三者对人体的重要性及保养方法；卷四《修养宜知要知忌知伤》是叙述卫生保健知识；卷五《修养宜四时调理》阐明四时调理养生；卷六《修养宜饮食调理》专谈食疗养生；卷七《修养宜堤防疾病》

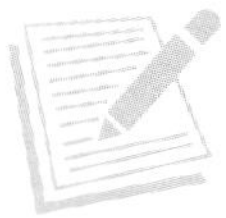

专叙五脏受病之因、辨病之法和免病之诀；卷八《修养宜护持药物》载10余首养生验方，以供人选用。该书内容十分丰富，包括按摩导引、四时调摄、饮食宜忌、延年方药等多方面内容，尤其重点论述气功修炼与食疗之法，皆为简便易行而又切合实用，而该书前四卷尤其深受习武者重视，少林寺僧采用其中许多内容编入了少林“内功图”。

徐氏尤重导引、气功养生之法，认为“人之形体，亦犹是也，故延年却病，以按摩导引为先”(《修养宜行外功》)。徐氏将所载导引气功之法分为外功和内功两种。外功“有按摩导引之诀，所以行气血，利关节”，又分为分行外功及合行外功两类：“五官四体，各有所宜按摩者”，为“分行外功”，包括身体各个部位、脏腑的按摩导引方法，如心功、面功、舌功、肩功、腰功、肾功等；“取前人所定，循序俾得周到者”，称为“合行外功”，包括十二段锦歌、十二段锦图、六字治脏诀等，图文并茂，生动详细。内功即调息和小周天功法。徐氏强调行功贵在坚持，方法应简单易行。徐氏不提倡玄门服气之术，认为“其他玄门服气之术，非有真传口授，毫发之差，无益有损”。《寿世传真》以气功导引、食疗为主线，创导内外兼修以积精、调气、养神，顾护正气，未病先防，养生延年以健运脾胃为本的理念，汇集了前人及当时多种养生方法，把静养、动养、食养、药养结合起来，为后世留下了诸多可以借鉴和切实可行的养生原则与养生方法。

本书现存版本有清刻八卷本，清乾隆三十六年辛卯（1771）致盛堂刻本藏版（七卷本）、清聚文堂刻本，以及中医古籍出版社1986年10月点校出版珍本古籍丛刊《寿世传真》铅印本、中国医药科技出版社2017年7月铅印本等。

八、《卫生要诀》

本书是清代医家范在文的代表著作，其养生采用瓜果蔬菜等日常食物，便于捡用，故对于当前提高民众自我保健具有现实意义。此外，范氏在孕妇摄养、医学普及、医学伦理等方面，也有独到的认识。

范在文，字美中，又字于兹，生活于清乾隆至嘉庆年间。据《中国第一历史档案馆藏：清代官员履历档案全编（23）》784页载：“嘉庆七年七月二十七日。臣范在文，山西汾州府介休县增贡生，年三十二岁，川楚例，捐詹事府主簿，单双月即用。今掣得詹事府主簿缺。敬缮履历，恭呈御览。谨奏。”嘉庆七年（1802），由此上溯32年，可以推得范在文的出生时间约为乾隆三十六年即1771年。由于相关史料匮乏，难以对范氏生平做进一步研究。据《中国中医古籍总目》记载，范氏著作尚有《增补达生编》1卷（不晚于1802）、《医经津渡》4卷（1818），以及范氏所撰、余苹皋音释的《药性赋音释》1卷（约1840）。

《卫生要诀》共分4卷，所述内容较为广泛。卷一总结药物之间相恶105种、药食相恶39种、孕妇服药禁忌60种、饮食各物相忌58种，以及五脏、五官、五味、五色、五谷、五果、五菜等论。卷一后半部及卷二前部相继论述了外感病8种、内伤杂病51种、五官疾病6种的食物简效疗法。卷二后半部分对10种妇科病症的食物疗法进行了介绍。卷三内容为50种儿科病症的食物疗法，末附自撰“药性赋”，编辑了256种药物的主治功效，并加小字详细注释。卷四主要记载了作者临床实践“治病要诀”15则、临床验案41则、医论3则。由于供职于吏部，范在文得以见到当朝东阁大学士王杰。范氏医学方面的独到见解与临床疗效，深受王杰赏识。因此，王杰卸任时，邀请范氏针对偏僻农村地区缺医少药的实际情况，利用饮食等家中常备之物治疗百姓常见病症的经验加以总结。范氏应诺，仅用了1个月就完成了写作。王杰读后，认为此书可以“调饮食之宜，时寒暖之用……而可以引年，可以袪病”（《卫生要诀·叙》），因而题名曰“卫生要诀”。其学术成就与特点主要有以下几个方面：

其一，通俗易懂，面向大众：《卫生要诀》一书，运用平朴的文字、歌赋及深入浅出的医理阐释，向读者展现了中医食物性味、食养食疗、孕妇摄养、药物禁忌等方面的一般性原理，旨在通过介绍相关医学知识，使百姓达到自我养生保健疗病的目的。正如范氏在“凡例”中说：“是书为里巷易解，故字句不嫌太俗”。通俗易懂，面向大众，是本书写作的特点之一。

第二，分门别类，便于捡用：是书记载了内科病症 59 种、妇科病症 10 种、儿科病症 50 种、五官科病症 6 种。范氏根据王杰的建议，针对农村地区百姓医药知识普遍不高的情况，以病名为门，下附病症常以主症命名，并处以若干食疗方剂。范氏认为：“食物繁多，各注主治则披阅不便，故仍分别病症门类，下注方剂，庶病家易于查照耳。”这种写作体例，体现了作者以病为纲、药食为治、便于捡用的写作特点。

《卫生要诀》成书于清嘉庆七年壬戌（1802）农历十一月，安怀堂初刻于嘉庆八年癸亥（1803），自初刻以来，翻印较少。

第三节　其他文献述要

一、《修真秘旨》

杨凤庭（1711—1785），字瑞虞，号西山，清代四川新都县（现成都市新都区）人，乾隆间名儒。有关杨凤庭的生平，其主要的考证依据为清道光年间张奉书所编的《新都县志》。其中说道：“杨凤庭，字瑞虞，号西山。……六岁就塾，……乾隆丙辰举于乡，丁巳会试不第。……年七十余卒。学者每称西山先生。”杨凤庭学识广博，尤擅医术，为人治病，应手取效，活人甚众。他一生著述甚丰，尝著《易经解》《道德经注》《脉理入门》《失血大法》《医门切要》《修真秘旨》《杨西山先生医集》《弄丸心法》等行世。另有《女科枢》《分门辨证》及《脾胃总论》等，未见刊行。

《修真秘旨》是杨凤庭所著的一部养生类中医著作，成书于清乾隆二十四年（1759）。上册包括《修真秘旨》与《三丰闻道》：前者主论形神并重、形神兼练的养生之道，详述精、气、神三者之调摄法，如炼精之生精、藏精、运精三法，练气之调气、伏气、接气三法，炼神之宁神、见神、浴神三法；后者辑录明代张三丰修炼内丹歌诀十八首。下册为《脏腑相通》，简述脏腑之生理病理及相互关系。现存清抄本，藏于中国中医科学院图书馆。

二、《养生至论》

本书不分卷，清代毛世洪（字达可、枫山）编著，成书于清乾隆五十六年（1791）。

毛世洪，字达可，号枫山，浙江仁和县人。他医术高明，医德高尚，善于脉诊，有求者，不计贫富均应之，于田舍间诊病，虽山区僻壤，未尝肩舆，甚得病家赞颂。其所著有《便易经验集》1 卷，并附补遗、续集各 1 卷；另有《济生养生集》一卷行世。现有多种刻本、刊本行世。书名亦略有差异，包括《经验良方》《新集良方》等多种。

本书辑录历代各家养生论述，首书“养生续刻”，末有“养老”“慈幼”两篇。书分《养生》《养老》《慈幼》三部分，内容有情志、起居、食养、食疗、老人保养、育儿宜忌等，叙述养生宜忌，并录食疗食养方 19 首。其引书数十种，主要有《臞仙》《广成子》《神仙传》《物理论》《琐碎录》《服药须知》《寿世青编》《十寿歌》《传家宝》《食治秘方》《孙真人卫生歌》《养老新书》《同寿录》等。本书认为养生在于养心，因形体之疾可以药除，而心之情欲非药所能力。书中所载

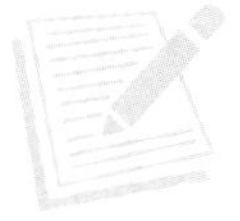

《神仙传》《十寿歌》准确地阐释了养生要义。如《神仙传》曰："养寿之道，但莫伤之而已。凡才所不胜而强思之，伤也；力所不任而强举之，伤也；深忧而不解、重喜不释，皆伤也。"《十寿歌》内容如下。一要寿：横逆之来欢喜受；二要寿：灵台密闭无情窦；三要寿：艳舞娇歌屏左右；四要寿：远离恩爱如仇寇；五要寿：俭以保贫常守旧；六要寿：平生莫遣双眉皱；七要寿：浮名不与人相斗；八要寿：对客妄言娱清昼；九要寿：谨防坐卧风穿牖；十要寿：断酒莫教滋味厚。

本书尚存清咸丰七年丁巳（1857）孙兰圃借峡石蒋氏板并补刻合印本及清咸丰九年己未（1859）杭州刻本。现存版本见于《汇刊经验方》。

三、《一览延龄》

本书不分卷。清代黄凯钧著。黄凯钧，字南熏，号退庵，浙江嘉善人，清代医学家，生卒年代失于详考。著有《友渔斋医话》8卷（包括《一览延龄》《橘旁杂论》《上池涓滴》《寸后偶钞》《证治指南》《药笼小品》等6种），嘉庆十七年（1812）刻行，刊本流传不多，民国二十六年曹炳章先生加以圈校后辑入《中国医学大成》第十三集。是书以笔记形式记录了作者在辨证、治疗、辨药、养生等多方面的心得，内容广泛，有一定的参考价值。

黄氏认为"凡人以摄生为第一"，"人不自爱，沦于夭札，不能延年立命，实为可惜"。故其在《一览延龄》中阐述摄生之法，认为养生应养成良好的饮食起居等生活习惯。如"食不可过饱，不欲极渴而饮，饮不可过多，凡食多致积聚，饮多则成痰癖"及"寝息失时"均易致患，而"淡餐素食，当使肠胃清虚，则神气周流，阴阳得位，此最养生之道"。同时他也反对依赖药饵以求长生的观点，提出"吾养生者，先寝食而后医药"。《一览延龄》重视精神情志因素对五脏之戕害。黄氏认为养性之方，应"宠辱不惊，肝木自宁，动静以敬，心火自平，饮食有节，脾土不泄，调息寡言，肺金自全，恬然无欲，肾水自足"。《一览延龄》力主晚婚以保养肾精，提倡健康婚姻，以期胎儿先天充沛。其附胎育部分指出："男三十而娶，古之制也，今人以病男羸女，为不了而毕姻……病蛾无能茧之蚕，破蕊无结实之果，少年少女，三关神逸，五神志荡，房中分外，业种成胎，或侏儒不振，或巨首瞳目，虽具人形，实无聪慧。"另外，《一览延龄》还载附胎教内容，体现了优生优育的思想。对于气功、导引诸法，《一览延龄》主张动静相兼，因人制宜，"前人多称能静默必长寿，其理固然，有好动者亦长寿，要知动静于人，不可勉强，喜静则静，喜动则动。动中思静，静中思动，皆人之常情也……无论动静，总归于自然。心情开旷，则谓之养生也可，若心情不开旷，静亦不是，动亦不是，最静之人，食后亦宜散步，以舒调气血，好动之人，亦宜静坐片时，以凝形神"。

四、《橘旁杂论》

黄凯钧，生平简介同上。

《橘旁杂论》同样载于《友渔斋医话》8卷中，分为上、下2卷。是书以笔记形式记录了作者在辨证、治疗、辨药等多方面的心得，内容广泛，有一定的参考价值。此书辨论历代医书大意，读书之法，辨证、辨治、辨药及药后调摄。其涉及养生的内容主要集中在下卷"劳逸有方"部分，强调了静养的重要性。

本书嘉庆十七年（1812）刻行，民国二十六年曹炳章先生加以圈校后辑入《中国医学大成》第十三集。

五、《护身保镜》

本书为清代田绵淮撰写，成书于清咸丰三年（1853）。

田绵淮（生卒年不详），字伯汩，号寒劲子，清代中州商邑（今河南商丘）人。中医药学家，撰有《援生四书》4卷。他是中国历史上知名的养生学家。他的养生思想在吸收前人的经验基础上多有创新和发展，其学术思想主要体现在《援生四书》中。该书为一本气功、导引、按摩、养生修性常识汇编的养生类书，该书以天人合一的思想为主导，从饮食、生活起居、情志、为人处世等不同角度论述养寿、防老、治病的理论及方法，强调精神调摄，要求养生的人要宁思摄神，清心寡欲。《护身保镜》载于《援生四书》中。

《护身保镜》系田氏所撰的养生学著作，与《延命金丹》《本草省长》《医方集锦》共辑为《援生四书》，主要阐论养生长寿之道，内容包括养生理论、饮食起居、食疗药养、延寿良方等内容。该书共75篇，引导人们外知所避、内得其守，从防治六淫之邪、虫伤、竹刺等，到春夏秋冬、日夜起居、衣食住行诸多宜忌，内容丰富，所及面广，以清心寡欲、节制情欲为其要点。在多达50余篇的气功保健论述中，更把"入静"列为基本和首要者，只有心宁神聚，方可协调五脏、调和气血、疏通经络，使之收到内固正气、外聪七窍的良好效果。《护身保镜》首载养生理论，引用《内经》《仙经》《延命录》《勿药真言》，以及庄子、纯阳子等论述，强调养生之重要性和必要性；次载四时调摄、防病治病之法及各种环境下的养生方法，并列举忽视养生之危害及导致的病证；后载述各家养生功法及治病功法，强调顺应四时，内调五脏，外养四肢，以此作为修身之秘诀、防身之宝符。

《援生四书》现存清同治十二年（1873）刻本，中国中医科学院藏余庆堂本（1873）。

六、《养病庸言》

本书为清代沈嘉澍撰写，刊于光绪三年丁丑（1877）年放心斋藏版，后于光绪二十六年庚子（1900）又有重刻本。

沈嘉澍（1834—1895），字子复，江苏太仓人，1888年中举人，少受业于叶裕仁，后致力于小学，从叶裕仁为江苏书局襄校，后继其事，同事具推服之。年五十余始膺乡荐。主试李文田亟赏之，张之洞延其主两湖书院。沈氏著有《尚书要义校勘记》《校订曲阜县志》《白虎通疏证札记》《五代会要笺记》等。

《养病庸言》是沈嘉澍所著养生学著作，1卷，刊于1877年，也是清代少见的康复医学专书。该书篇幅不多，仅10余页，主要内容有养病六务和养病六戒及如何对待男女情欲等，主要论述康复医疗的一般原则，并且特别强调精神因素对恢复健康的影响，对于养病的方法提出了"六务"，即知（病因何起）、忘（勿记在心）、拒（嗜欲勿肆）、看（置身病外如看他人一般）、耐（忍耐）、调燮（指思欲、饮食、起居诸事项），"六戒"，即昧、尤、迎、忽、愤、糟塌。沈氏的《养病庸言》，从心理治疗与日常生活起居两个方面对康复医学进行了发挥。书中虽提及导引、药物治疗等，但所占比重极小。因此，这本书并未包括中医康复医学的全部内容，仅从一个侧面反映了当时康复医学的水平。

现存上海图书馆存1900年刻本。

七、《卫济余编》

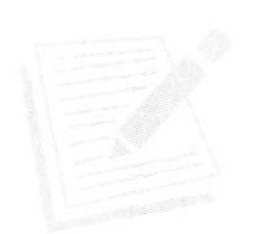

本书又名《通天晓》，18卷，清代王缵堂（字松溪）编。

全书单数称《卫济余编》，双数称《通天晓》，凡例和目次称《卫济余编》。一书两名，“通天晓”意为无所不包，“卫济余编”意为悬壶济世之编。这套古籍是清代比较罕见的综合性百科全书，约成于清嘉庆二十一年（1756）主要介绍摄生醒世，保身延年等养生内容，并以大量篇幅阐述营造、人事、备荒、器用、实玩、文房、冠服、饮食、戏术等有益身心健康，又陶冶情操的保健法。

现存版本有清嘉庆二十一年（1816）刻本、清道光十六年（1836）刻本、清道光二十二年（1842）刻本、清道光二十三年（1843）、清咸丰十一年（1861）刻本等。

八、《人寿金鉴》

本书为清代程得龄编著，成书于清嘉庆二十五年（1820）。

程得龄（生卒年不详），字与九，又字湘舟，生活在清乾隆至嘉庆年间（1736—1820）。安东县（今江苏涟水县）人。他“自幼力学，颖悟朴诚。家多藏书，无不丹黄一过”，崇尚人生的意义在于立德、立功、立言，劝勉及时策励，爱惜光阴，以善为法，以恶为戒，以古人为鉴。为此，他将“积久成帙”的札记编纂成书，题名《人寿金鉴》。

《人寿金鉴》凡22卷，以年为经，以史为纬，将古人的嘉言、懿行、胜事、美谈贯穿其中，荟萃成编，是一部体例精严、体裁宏大的编著。书中以人之年代次第为经，以人物事例为纬，载录历代楷模，以为后人之鉴，故名。其虽非医学著作，但在书末间杂养生内容。该书搜集的古人古事有3500多例，例例都注有出处；援用的载籍有历代史、诸子百家著作，以及古人状志、家传、诗文、杂集等，约250种。此书的主导思想是规劝人们及时努力，奋发向上，在一生中能有所建树。既不要“人生不满百，常怀千岁忧”，自暴自弃；也不能“少壮不努力，老大徒伤悲”，虚度一生。

天津图书馆现藏有清光绪元年（1875）湖北崇文书局刻本。

九、《枕上三字诀》

俞樾（1821—1907），字荫甫，号曲园，浙江德清人，享年86岁。道光三十年（1850）进士，改庶吉士。咸丰二年壬子（1852）授编修，五年乙卯（1855）简放河南学政。有诗纪行云“碧油幢引向中州，次日车前拥八驺”，自注云“余乙卯岁视学中州，内人偕往，自京师启行入豫境，则碧幢红旆，照耀长途，书生得此，亦云乐矣”。咸丰七年丁巳（1857）以御史曹登庸弹劾试题割裂罢职，是年樾三十有七，自此无意仕进，专心讲学著述。俞樾生平著述卷帙繁富，而《群经平议》《诸子平议》《古书疑义举例》三书，尤能确守家法，有功经籍。俞樾不仅精通古文，能诗词，善书法，对医学也有研究，曾撰有医著三卷，其中《内经辩言》《废医论》曾一度深受医界关注，余卷《枕上三字诀》专言气功，虽流传未广，但融入了他本人的养生心得，故值得重视。

俞樾通过自我保健摸索出一套养生方法，名曰《枕上三字诀》。该书内容分四部分，计十二小节，体例精严，搜罗宏富，考证明备，具见好古笃行之诚，今视之，仍为有效养生之术。小序云：“养生家之说，余未有闻焉。然尝服膺孟子之言，夫人之所以生者，气也。孟子曰：‘吾善养我浩然之气。’此有养生之大旨矣。……余尝有三字诀，虽不足言养生，然当长宵不寐，行此三字，自入黑甜，是则延年却病，固未易言，以为安神闺房之一助乎可矣！因名之曰‘枕上三字诀’。”

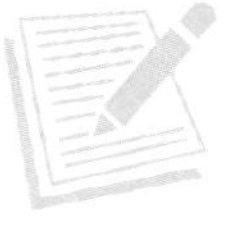

《枕上三字诀》三字的内容，一曰塑，二曰锁，三曰梳。“塑”法属于气功三调中的调身兼调心之法。其法要求严自约束，力使自身耳目口鼻、四体百骸凝然不动，如泥塑然，且要让通体感到安适。按俞樾的说法，这是“制外以养中”。“锁”法则要求严杜其口，若以锁锁之者，勿使有秒忽之气，从口而出，则其从鼻出者，不待禁绝，而自微乎其微矣。塑、锁二法是制外之法，梳法则由外而内。其法要求存想此气，自上而下，若以梳梳发然，不通者使之通，不顺者使之顺，徐徐焉而下至于丹田，又徐徐焉而下至于涌泉穴，则自然水火济而心肾交矣。梳法属于气功三调中的“调心”。梳法为《枕上三字诀》的核心部分，它的最大特点是通过存想来引导内气循经运行。这是俞樾吸取传统气功中存想类功法的精华而创编的。三节要言不烦，皆有所本，援引详明，持论平允。《枕上三字诀》不失为一本可传可法的简易气功著作，且其采择精详，词句古香四溢，良可玩味。

《枕上三字诀》成书于清光绪二十五年（1899），辑入《春在堂全书》同治至光绪刻本。

十、《延龄纂要》

本书为2卷，清代罗福至撰，清道光二年（1822）琳琅堂刻本。

罗福至，湖南湘乡人，生卒年不详，年幼多病，及长攻读“黄卷披残，青灯苦对”，以致“寒暑失调”，“饮食不节”，新至“形日瘁”，“精日竭”，遂成“痨瘵”，方悟到性命之重要，开始潜心研究养生之道。他遍览《性命圭旨》《参同契》《吕祖全书》及《悟真篇》等，博采众长，“又得江右徐苳山先生《寿世传忠》及诸医书要”，细心研研，勤于实践，凡三十余载，颇有心得，编成此书，此外，尚着有《十三料》《济世津梁》等。

书名“纂要”，系从博览中觅其精粹内涵辑编而成，体现了此书较强的实用性，又偏重于介绍“养气调本”诸法，并以方药为之辅，突出了“求实、纂要”的学术特色。本书在继承《内经》养生学说的基础上，博采诸家之长，结合自己实践经验，将养生理论、有效方药及气功导引融为一体，形成综合性的摄生保健学说。其理论简洁精当，其方药冲和有效，其功法动静结合，故而切实可行，对养生保健有一定的参考价值。全书分2卷，即初卷与终卷。本书初卷论述补益肾脏真阴之水与真阳之火，以及补心、肝、脾、肺的方法、用药、验方，同时介绍日常饮食起居及四时调养方法。在养生方面，作者主张“论修持贵在少年”，因“年少者，根元完固，易于见功”。在功法方面，作者既阐发“却病调本外动功”，又力主“静性存神”，并指出了修养调体的具体方法和要求。此外，关于养精和息神、存神，作者均有精辟之论述，为必须遵守之摄生原则和方法。终卷介绍多种养生导引功法，并附插图及口诀，如行内静功、导引调息诀、修心吟等。

现存清道光二年壬午（1822）琳琅堂刻本（藏于北京大学图书馆）和1997年中医古籍出版社线装影印本（中医古籍孤本大全）。

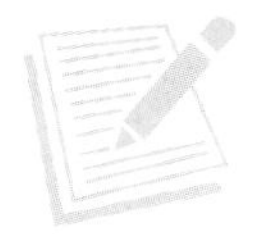

第十章 近现代中医养生文献

第一节 概述

一、书目载录与文献概况

1840年鸦片战争以后，中国逐渐成为半殖民地、半封建社会。与此同时，逐渐兴起全盘否定中华民族文化的思潮，对中医采取民族虚无主义态度，使中医学横遭摧残。加之中医养生学理论深奥、收效缓慢、直接效益不明显而受到冷落。在这种历史条件下，中医养生学也因之而濒于夭折，养生著作相对较少，理论和方法亦无创新性进展。根据《中国中医古籍总目》的辑录书目，近现代养生类书籍有86部，导引、气功类有55部，炼丹类有4部。

1949年中华人民共和国成立之后，中医学获得了新生，中医养生学也因之得到较大发展。特别是近年来，随着医学模式的转变，医学科学研究的重点已开始从临床医学逐渐转向预防医学和康复医学，传统的养生保健得到更加迅速的发展，重新呈现出蓬勃向上的局面。中华人民共和国成立初期，经毛泽东主席批准，我国就确立了"预防为主"为卫生工作的总方针，养生保健事业列入党和政府的议事日程。20世纪50年代中期，关于气功养生的研究日益增多，《谈谈呼吸养生》《小周天气功疗养法》等有关论文相继发表。著名中医秦伯未在《中医杂志》上连续撰文，介绍了学习《内经知要》的体会，并且对"道生"做了阐述，认为"道生"就是防治疾病、充实体力和延长寿命的方法，对普及《内经》中的养生思想有一定意义。20世纪60年代初，李经纬探讨了孙思邈的养生思想，明确提出了"养生长寿学"这一学科名词。

二、养生文献主要特点

近现代中医养生文献学的主要学术贡献和特点主要体现在以下几个方面：

1. 考据经典，翻译西著　受清代乾嘉考据学风及西方实证学术的影响，近代许多学者多运用影印、校勘、辑佚、注释、今译等方法对古代养生医籍进行考证和整理。这些考证著作以搜集的历史资料为证，其考证内容之丰富、方法之科学、态度之严谨，实为养生学考据的一次巨大发展。

西医学日新月异的发展，正由传统的"生物医学模式"向"生物—心理—社会医学模式"演进，中医养生学在这个医学模式转变的过程中越来越受到重视。近几十年来，一些历代养生名著大量重印或校勘注释出版，包括道、儒、佛、武等有关摄生著作，整理出版了一大批养生古籍，如《遵生八笺》《寿亲养老新书》等。在整理古代文献、总结临床经验，结合现代研究的基础上，

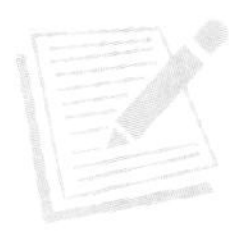

对养生理论和方法进行了系统的整理，从而先后编著出版了多种专著和科普著作，又翻译了不少国外有关养生保健的书刊，特别是普及养生保健的科普期刊。除此之外，西方的卫生保健书籍也被大量译著，其思想内容和方法体系也影响和充实了传统养生学。

2. 整理研究，传承发展　20 世纪 80 年代以来，通过开展大规模的养生原则和方法的整理和总结，与较高层次的对气功和药物、食物、针灸及其他养生术的实验研究，我国传统养生学有了很大的发展，形势喜人。一方面对古代养生学方面的珍本、善本进行整理出版，校勘注释了大批古代文献，如陈可冀等编著的《中国传统老年医学文献精华》《慈禧光绪医方选议》等；另一方面总结了大量现代临床经验和学术成果，出版了很多现代养生专著。这些著作有的是在全面继承古代养生理论和方法的基础上，对现有的养生术按照精神养生、饮食养生、运动养生、起居养生等几个方面进行分类研究；有的是对传统养生理论和方法按照养精、养气、养神三类进行归类论述；有的是结合临床各科常见疾病，按内、外、妇、儿、皮肤、骨伤、五官科进行分类养生，如林乾良、刘正才《养生康老集》，张奇文《实用中医保健学》，樊润泉《养生保使集》，李聪甫等《传统老年医学》，高宏存《中华养生实用宝典》，孙光荣等《中医养生大全》，周亚勋等《中国长寿大典》，江茂和《中国养生宝典》，施杞《实用中医养生全书》，不下数百种。养生学界还积极开展学术交流活动，对养生保健理论的发展起到了较大的推动作用，在探索衰老与长寿的奥秘、老年病学基础和临床研究等各方面都不断取得新进展。

从 1987 年开始，为了满足社会对中医养生康复人才的需求，国家教育委员会和国家中医药管理局决定在中医药院校开设中医养生康复专业，并把《中医养生学》和《中医养生康复学概论》（均为高等中医药院校试用教材）列为中医高校的课程之一；自 2005 年开始又相继出版了新世纪全国高等中医药院校护理专业本科规划教材《养生康复学》、新世纪全国高等中医药院校七年制规划教材《中医养生康复学》、全国研究生教育规划教材《中医养生保健研究》《黄帝内经理论与实践》、供来华留学生用全国高等中医药院校汉英双语教材《中医养生学》、国家中医药管理局中医类别全科医师岗位培训规划教材《中医养生保健学》。教育部精品视频公开课《黄帝内经养生学概论》等一批数字网络教学资源对公众开放，养生保健的科普期刊定期出版，报纸、电台、电视台、网络等媒体广泛宣传养生知识，成为中医养生文献新的承载形式。

进入 21 世纪，传统的养生学进入全面普及和发展时期，学者们广泛采用现代化先进科学方法，不断提高研究水平，涉及范围十分广阔，有药物、食物、气功、运动、针灸及其他许多方面，已开始从分子水平、基因角度进行深入研究，同时也为中医养生文献学的发展拓展了新的空间。

第二节　重要著作介绍

一、《中外卫生要旨》

本书 5 卷，郑观应撰。本书是我国第一部引进西方保健内容的中医养生书籍，辑录中西医家养生要旨，乃中西合璧、兼收并蓄主张的具体尝试。

郑观应（1842—1922），本名官应，字正翔，号陶斋，别号罗浮偫鹤山人、杞忧生、慕雍山人。广东省香山县雍陌乡人，中年迁居澳门，为近代著名改良主义者和实业家。郑氏自幼受父亲郑文瑞科举的影响，饱读诗书。1858 年秀才考试名落孙山，郑观应奉父命到上海学贾，先后在新德洋行、宝顺洋行充任买办，后又自己经营商务，参与多家重要洋务企业的组建或管理，如上

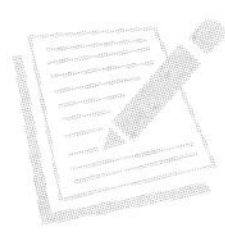

海机器织布局、津沪电报、轮船招商局等；以及一系列的军务管理。1922 年郑观应病逝于上海提篮桥招商公学宿舍，次年移葬澳门前山。在此期间，他关心时政，留意西学，始终怀着一颗“富国强民”的心。其主要著作有《盛世危言》《盛世危言后编》《救时揭要》《易言》等。在医学方面，除了本书，郑氏还编纂了《备急验方》和《霍乱验方》。

《中外卫生要旨》是一部内容详尽的养生书籍，包含精神调摄、饮食调养、起居运动，以及简单的灸疗、穴位养生等常识和方法，汇编大量中外养生及西医卫生知识，提倡以预防为主的养生观念。全书共 5 卷，代号分别为仁、义、礼、智、信。前四卷是郑观应在清光绪十六年庚寅（1890）写成，末卷是在光绪二十一年乙未（1895）增补。卷一采撷《黄帝内经素问》、葛洪、孙思邈、朱丹溪等历代名家典籍养生要旨，涉及养心、养身、居处、中暍（中暑）的预防，醉酒之危害及饮食宜忌等；卷二专论气功导引，文图并茂，如陈希夷却病延年动功、易筋图说、八段锦、六字延寿诀、陆地仙经，以及正面穴道图、背面穴道图等；卷三选录王士雄《随息居饮食谱》，介绍常用食物之性味、功用及配合宜忌，并且增补西方医学的食物化学成分，选录了嘉约翰的《卫生要旨》部分内容，两部分相合而成饮食卷；卷四专论西医卫生学概要及作者的西方见闻，介绍锻炼身体、冷水浴、温泉浴等西方个人卫生乃至城市卫生建设等；卷五则论述人体生化原理，以及空气、水、饮食与卫生的关系。

《中外卫生要旨》内容丰富，博采众长。郑观应非常注重和提倡养生，也是一个实用主义者。因为时代背景和个人经历不同，与之前的中国养生古籍相比，本书养生内容与思想涵盖中西，特点鲜明。

首先，书中强调了中医养生思想的预防观。郑氏少时体弱多病，故而留意医学及养生之术。从自己因疾求医的经历中，他痛感治病不如防病之重要。本书序言有述：归隐岭南后疾作，多方延医无效，“药入病增，诸症错出，日事药炉，经三载未痊”，失望之余，滋生了养生强身、杜绝病源之理想，故辑成此书，“即付手民，以期天下人不必延医服药，咸登寿域”。郑观应还引用《素问·四气调神大论》“是故圣人不治已病治未病，不治已乱治未乱，此之谓也”，引《备急千金要方》“是以至人消未起之患，治未病之疾，医之于无事之前，不追于既逝之后”，强调了“未病先防”的观念。

其次，此书将中医养生内容与西方的营养与卫生知识融为一体。明清时期，西医学逐渐传入中国，外国人通过创建医院、学校，创办报刊等手段，传播西医学知识，渐为中国人所熟知。郑观应自小受中国文化熏陶，又较早、较全面地接触过西方文化的思想，他认为西方文化“由外而归中”，与中国文化相融合可生成一种“本末具、虚实备、理与数合、物与理融”的新文化。在医学方面，“中西医各有所长，中医失于虚，西医泥于实；中医程其效，西医贵其功”。本书之编排和内容也处处反映了郑氏中西融合的思想，既重视中医养生、导引，亦能吸取西医预防及保健之学，并试图结合成一体，达到助国人健身防病之目的。如在“小麦”条下，介绍了面粉的成分及面筋和面包的做法；从西方营养学角度论及食物所含蛋白量，“生物血内有蛋白，牛肉每百分函（含）二分，鸡蛋函三十分，乳牛肉函三分，白鸽肉函四分，牛肝函二十分”。由此可知，作者赞成用生物学及化学方法分析食物成分以评价其营养价值，但受当时科学发展水平所限，尚嫌粗疏。

再次，书中还吸取了大量儒家及道家的养生内容。郑观应从小受父亲私塾的教育，家教严格，熟读《大学》《中庸》《性礼大全》等儒家书籍，受到儒家思想的熏陶。《中外卫生要旨》五卷分别以仁、义、礼、智、信五字冠之，希望通过读书修炼性理，逐步提升自身修为，最终达到养心养德的精神修养境界，足见其独具匠心。书中力倡孝道，谓“孝者本乎真心，大节者原乎真

气，欲得真心真气，又当以静为主，乃能存得起真心，养得起真气”。另外，作者自 16 岁始便修习道术，自述“借此摩荡奇经，足以巩革，肤生津液，诚卫生之要术也”。晚年更是在道教名山罗浮山拜罗浮真人为师，自号罗浮偫鹤山人，潜心修炼道术。受道家思想影响，书中注重精、气、神的修炼，对服气导引、房事养生等颇有见解，提倡“道法自然”。值得一提的是，郑观应虽身处封建时代，却在生嗣方面提出了一个颇具挑战性的观点：子嗣有无，全在男子，世俗专主妇人是不正确的。

是书有光绪十六年（1890）羊城增刊本五卷和光绪十九年（1893）居易山房刊本四卷，后者广东科技出版社 2014 年出版过影印本。

二、《养生秘旨》

本书 1 册，作者佚名。本书无序、无跋、无目录，计其标题而分篇，共 45 篇，约 1 万字，是一部综合性的养生著作。

本书系辑录历代关于养生、导引、气功等方面的铭言、歌诀和有关论述汇编而成，包括“孙真人卫生歌”“可惜歌”“长生歌”“青天歌”“养生铭”“却病十法”“病有十不治”“长生在惜精论”“前修格言”“修行始事”“产药川源论”“精气神论”“仙师六字治病诀”“神水滋养法”“天机潮候”“八段导引法”“丹阳祖师回阳固本十六锭金诀”“积气生精”“炼精化气”“仙师口诀”“日用经”“固精法”“运气法”“健脾胃法”“翻江倒海法”“泻命门大法”“擦肾腧治频诩法”“擦涌泉穴令腰足轻快法”“睡诀”“固手指诀”“固齿诀”“舌诀”“坐诀”“眼诀”“漱唾诀”“抚摩诀”“摆身诀”“运手诀”“运足诀”“去汗诀”“暖丹田诀”“三不动诀”“三满诀”“四大忌”“四少记”“洗眼方”等，保留了今天已很难见到的一些珍贵文献。其中介绍气功强身却病增寿的机理、功效及具体功法 35 篇，皆简明实用，论述精辟，对指导练功、流传推广颇有参考意义。

《养生秘旨》主要论述养生之道，认为精、气、神三者为身体的核心，其内容或为炼功修身之道，或为导引健身之术，或为按摩却病之法，或为养生调摄之说，内而五脏六腑、气血津液，外及体躯四肢、头面五官，论述内容丰富，方法叙述详尽，道理阐释明晰，儒释道三家之学兼而有之，实属难得的资料。但书中集录之经验，有些成书较早，认识片面，应采取扬弃的态度，方能从中获益。

此书录成于清光绪十七年（1891），未见刊行。现存清光绪十九年（1893）贻仁堂抄本，卷末记有“光绪十九年手录”，据卷首及卷终所印“贻仁堂”三字篆刻印章，《中医图书联合目录》记作“贻仁堂抄本”，卷终另有“浴芾”二字篆印。书藏中国中医科学院图书馆，为无框抄本，尚未见其他传抄本。1988 年中医古籍出版社点校后附刊入《珍本医籍丛刊·陆地仙经》。

三、《养生三要》

本书 1 卷，袁开昌撰。本书内容丰富，加上名家注释，便于理解、体会，为清以前各位医家养生理论之大成。

袁开昌，字昌龄，生卒年不详，清末医家，广陵（今江苏江都，一作江陵）人，1889 年迁居丹徒。他深谙经术，旁通诸子百家，于医学尤有心得。后以医为业，推崇《医宗金鉴》，擅长眼科、外科，善用金针治外症。晚年辑《医门集要》8 卷，萃取诸书精要，力斥医界时弊，《养生三要》为该书的首篇力作，于 1910 年成书，由其子袁阜于 1919 年付梓行世。

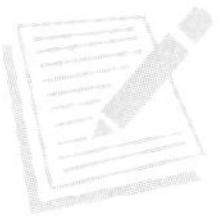

全书共 3 万余字，内容分“卫生精义”“病家须知”“医师箴言”三部分，涉及老年医学的内

容较多。其中“卫生精义”40篇，是从总体上论述坚持养生之道对祛病延年的重大作用，指出了正确的养生方法，批评了违反科学的错误举措，提出寡欲食淡、清心省事为“无价之药，不名之医”等的养生正见；“病家须知”46篇，从求医、煎药、服药、禁忌等一般患者在养生过程中必须注意的几个主要问题，详述病后之调养；“医师箴言”44篇，对医生从道德品质、服务态度、诊视病人，乃至读书方法等方面提出了规范的要求。作者认为，若要提高养生质量，这三个方面缺一不可，“一可治已病，一可治未病，一可治医病者之病，诚养生之三要也”。本书辑录了《内经》《庄子》《抱朴子》《千金要方》《本草纲目》《医门法律》《褚氏遗书》《冷卢医话》等20余种书籍，以及葛洪、李时珍、张景岳、李东垣、张子和、徐大椿、喻嘉言等近30位医家的“圣哲良规，名医粹语”，可谓集清以前养生之大成，旨在“跻之仁寿域”，在养怡、调摄、治疾方面都有较大的贡献。因此，此书自1919年刊刻后，即不胫而走，为国内外广大养生者所接纳，作为养生指南之用。据《中国医籍提要》（上）介绍，我国传统养生学专著中，《寿世青编》和《养生三要》是最有成就和特色的两部书。

《养生三要》有1911年、1918年、1919年、1922年镇江袁氏润德堂刻本。中华人民共和国成立后，内蒙古科学技术出版社及中国中医药出版社均有出版。

四、《延寿新法》

本书除序言和总论外，共13卷，伍廷芳撰，为清末民初中国人吸取西医知识的养生著作。

伍廷芳（1842—1922），本名叙，字文爵，号秩庸，后改名廷芳，近代著名外交家、法学家。祖籍广东新会，生于新加坡，幼时随父回广州，前往香港圣保罗书院求学。后留学英国伦敦林肯法律学院攻读法学，获博士学位及大律师资格，成为中国近代第一个法学博士。归国后伴随时局跌宕而成为晚清、民国政坛人物，1887年被香港政府聘为法官兼立法局议员，是第一位祖籍内地的香港议员。洋务运动开始后任李鸿章幕府法律顾问，多次参与清政府的外交谈判，历任驻美国、秘鲁、墨西哥、古巴等国公使。他主持修订法律，提出了包括除酷刑、实行陪审和律师制度等一系列先进主张，签订了近代中国第一个平等条约《中墨通商条约》。辛亥革命爆发后，伍廷芳任“中华民国军政府”外交总长，主持南北议和，达成清室退位的协议。南京国民政府成立后，出任司法总长。1917年赴广州参加护法运动，任护法军政府外交总长、财政总长、广东省省长。1922年，伍廷芳逝世于广州，享年80岁。其主要著作有《伍廷芳集》《中华民国图治当议》《美国视察记》《伍秩庸先生公牍》《延寿新法》等。

全书从生理、饮食、睡眠、阳光、衣着、气象、风俗、烟酒运动等方面详论养生延年之理法，分为论人身之功用、论食物之所宜、论食之有法、论食之有时、论饮水、论睡时、论太阳之利益、论天气之宝贵、论人类之风气、论衣服之适体、论感触之关系、论运动之裨益、论烟酒之毒害等。前5章中，作者用较大篇幅论述了饮食的宜忌，强调了素食与少食对健康的重要性；在第6～10章中，分别介绍了健康的睡眠方法、日光浴、自然清新空气之宝贵、人类社会风气对身心健康的影响作用、适体健康的着衣方法等；第11章引用了一些西方心理学实验，来说明精神心理状态对人体健康的重要影响；在第12章中，主要介绍运动养生的方法，阐述运动防病机制，介绍了西方运动养生的方法及如何防止过度运动的伤害，并对中国传统喜静的生活方式提出批评；第13章论及烟酒的毒害。伍廷芳在自序中写道：“就平日之所知，贡俚言之易解，或征中外前哲之书，或采泰西新获之理，或从博士谈论而得其真相，或自医家领悟而究其实情，且非身历其境，而验厥功效者，不敢笔之于书，以告阅者。”可见，伍廷芳是在追求健康的亲身实践的基础上，参考专业著述，并与专家探讨，客观严谨写成是书，故实用价值较高。

伍廷芳自幼接受西方文化，又熟知中国传统养生思想，能做到“唯善之从”，既“不囿于中，又不徇于西”，因此以近代西医学为基础，借鉴中医学知识来闲述其养生心得和观点是本书的主要特点。他感叹说：“尝观世之人，不知保养，自损天年，或生而不育，或少即夭亡，非天使之，实人之自召也，岂不痛哉！”他认为人们不能活到善终，是因为不知道如何保养，短命、夭折都是自己造成的，养生长寿“人非不能为，只患不肯为耳”。

伍氏还极其推崇素食及减食疗法，倡导素食主义的生活方式。其早年体弱多病，常患感冒、头风、骨痛等病痛，特别是腿抽筋的症状达25年之久，发作时十分痛苦，中西医均束手无策。于是他广泛研读儒学、佛教、基督教、伊斯兰教等各种书籍，研究健身方法，最终以“弃肉荤，甘素食，慎起居，吸清空”方式调理身体，结果几年之后，精神矍铄、耳目聪明、须发益苍、齿牢健谈。他在书中大篇幅地阐述了人应素食与少食的机理，言“素食为无上之妙药也”，并指出肉食与多食对健康的危害。如“食品以渣滓少而消化速者为要，素而品质尤贵，清洁乃合卫生”，“入口腹之食品，万不宜多，多则如煤炭覆压，火力难发，遂令炉灰阴翳，机运不灵”。当然，在伍廷芳看来，即使吃素食，也是有所讲究的，“亦须得法调和之”，否则就会影响健康，也与养生之道相背。

同时，由于受当时西医解剖生理学水平的局限，作者的一些观点不免流于臆测。如“计每食，先从牙床嚼烂，乃得由小管而下小肚，再由小肚内和匀，到肝磨汤一周，变成血液，乃落小肠”等。

根据《延寿新法》伍廷芳“自序”，此书序成于“甲寅孟春”，即民国三年（1914）1月。同年6月，由上海商务印书馆铅印刊行面世，并于1917年重刊。广东省中山文献馆、中国中医科学院中国医史文献研究所等均有馆藏。2012年福建科学技术出版社《中医养生大成第1部养生通论》（下）中收载有本书。

五、《长生不老秘诀》

本书共5编，李青云撰。其书辑列先贤著述较广，论说精到，为近代气功修炼之养生长寿功诀代表，颇值得研究和实践。

李青云，四川綦江（今属重庆）人，自述生于康熙十七年（1678），后人载民国二十二年（1933）去世，据说寿达256岁，是清末民初精于养生的气功大师和养生名家。曾有人撰《二百五十六岁老人李青云传》，然而人们对于李青云的年寿多有疑义，故《辞海》等书未予收载。李青云以采药卖药为生，以济世救民为务，每遇功名利禄则“掉头不顾”，而对风光秀美的山川胜境则“留连旬日”，乐而忘返。他性喜出游，各地名山大川几乎都留下了他的足迹。相传他200多岁时“犹童颜健步，日往来于峨眉诸峰间”。

全书5编，每编1章。第一编为《长生大道章》，包括《长生总诀》《养生篇》《治心篇》《净明篇》《呼吸篇》《答炼霞子问》；第二编为《长命初基章》，包括《长命初基说》《静坐之法》《调息之法》《安神之法》《行功之法》《行动坐卧亦当有法》《全身关窍脉络总名》；第三编为《达道章》；第四编为《心性章》，广征博引往古圣真语录，述说真性、人心、和性、去欲之理法；第五编为青云老人语录，概论止念、养气、全神、还虚奥旨。末附真心息妄法10种，即觉察息忘、休歇息妄、泯心存境、泯境存心、泯心混境、存境存心、内外全体、内外全用、即体即用、透出体用诸法。

李氏其人“性至和易”，又属“豪爽类侠士”，心胸宽广。他在养生方面言行并举，尤重在行，能做到“不谈道，而道自在其中”。他精于养生之道，其摄生颐养经验丰富，概括起来主要有三条：一是清心寡欲，适性怡情；二是多游山林旷野，多做体力活动，以便运动筋骨血脉；三是助人为乐，与人为善。他强调“养气”的重要性，采药谋生亦是采气养生，认为“和气致祥，乖气致戾”，故重视摄生颐养者绝不可忽视养气。

李氏在体育锻炼方面尤有心得，每到一地都要详细考察当地的民情风俗，重点了解中老年人从事体育锻炼和气功导引活动的情况。他在《长生不老秘诀》一书中说过，长寿的关键在于健身，要想健身就离不开体育锻炼，而锻炼的方法亦很重要，如果锻炼不得其法，那就很难取得好的效果。他说：“今恒见鲁、豫之民，锻炼非不勤也，体魄非不强也，而上寿者不及百年。”李青云明确指出主要原因是“锻炼之不得其法也”。此种锻炼“特恃一刚气耳，用摧残之法而强其体魄”，遂提出“刚柔相济，阴阳调和”的健身理念，“至我所谓健身法者，合乎阴阳，调乎刚柔，不偏不激，而足以强身健魄之法也”。

《长生不老秘诀》成书于 1935 年，由李青云及门弟子养鹤轩主人辑录汇编。现存民国上海大通图书社铅印本。1991 年内蒙古人民出版社《长生功术真传》一书中有刊载。

六、《乐天却病法》

本书 2 卷，刘仁航撰。

刘仁航（1884—1938），又名登瀛，字镜机，号灵华，下邳（今江苏睢宁县古邳镇）人，为近代著名诗人、佛学家、哲学家、养生学家。刘氏 16 岁入泮，弱冠辞家游学，先后入读徐州云龙书院、江南高等学堂、上海广方言馆、两江师范学堂。民国肇建，应教育总长蔡元培之邀，就任江苏省立第七师范学校校长（徐州）。后东渡留学日本，在日本闻母离世噩耗，“忡忡方寸乱”，乃入佛门。归国后任江苏省视学，在上海主办中华模范自治讲习所，应聘山西阎锡山督军府参议。在晋三年，讲学洗心社。武汉会战前夕，乘船行至宜昌附近江面遭日机轰炸罹难。其著作与译述有《孔教辨惑》《近世美学》《乐天却病诗》《东方大同学案》等 10 余部。

《乐天却病法》是刘仁航养生却疾的代表性著作，因刘仁航号乐天修养馆主而命名。全书论述病因、精神疗法、呼吸静坐法、转心法等多种心理疗法，阐述的心理疗病法包括心灵能力与疾病寿命的关系，乐天却病实习法、呼吸静坐，文明病痛与解脱、动物生活及人类生活的意义，转心法等。

本书成书于 1915 年，系《乐天修养馆丛书》之一。现有 1916 年、1920 年、1927 年、1928 年上海商务印书馆铅印本。

七、《人生二百年》

本书 11 章，序言 1 章，顾实撰。《人生二百年》由远及近、由大到小地展开了对人类生命结构、健康疾病、生命期限的思考。

顾实（1878—1956），字惕生，江苏武进（今江苏常州）人，古文字学家、诸子学家、现代著名学者。他早年攻习法科，曾执教于国立东南大学、无锡国学专修学校等，后在无锡国学专修学校任教，教授中古文学；通多国语言，喜研先秦史籍，又理西方学术，“究心于古今地理沿革，其后习东西洋史，又探究西北地理”。其著述兼涉史、子、集三部，主要著述有《汉书艺文志讲疏》《穆天子传西征讲疏》《墨子·辨经讲疏》《庄子天下篇讲疏》《大学郑注讲疏》《中庸郑注讲疏》《论语讲疏》《杨朱哲学》《中国文字学》《人生二百年》《说文解字部首讲疏》《六书解诂及其释例》《重订古今伪书考》《中国文学史大纲》等。

《人生二百年》是顾实众多著作中研究人体生命、身体结构、健康疾病、养生却疾的一本代

表性著作。全书包括序言及正文 11 章内容。第一章“活动之曙光”下设 8 节，主要介绍了物种起源、生命诞生、人类活动、神话传说等远古早期的生命活动和人类幻想，第二章“四面楚歌之声”下设 6 节，讲述了疾病的发生，涉及西医学生理病理学知识，第三章“防疫与卫生”下设 4 节，主要介绍卫生防疫的重要性，第四章“难攻不陷落之构造”下设 5 节，主要涉及人体免疫机制与物质新陈代谢，第五章“进化与退化”下设 4 节，主要介绍人类进化相关问题，第六章“身体之研究”下设 5 节，认识人体结构、性别差异及生命活动，第七章“生与死”下设 7 节，讲述人类的生老病死并对长寿之说进行了探讨，第八章“生物之天寿”及第九章“人类之天寿”进一步探讨了生命健康与长寿问题，涉及养生却疾的诸多思考，第十章“纷纷之生命诸说”、第十一章“古今绝大之疑团”是作者对人类生命期限的思考。

1916 年 4 月由上海商务印书馆初次出版，此后多次重印。

八、《养生秘诀》

本书 18 卷，沈宗元撰。该书为研究养生保健的重要参考书之一。

沈宗元，字与白，代表著作有《中国养生说辑览》《养生秘诀》。

全书收集历代养生论述，并参与己见。书分 18 卷，包括《庄子》《吕氏春秋》《素问》《灵枢》，以及董仲舒、张仲景、葛稚川、陶弘景、孙思邈、苏子瞻、李东垣、吕叔简、汪讱庵、石天基、曾涤生诸家之养生学说和养生诗歌。

书中强调养生以养心为本，重在节名欲、利欲、色欲等，存德心、仁心、愉快之心，防志劳、思劳、心劳、忧劳、疲劳等，并配合导引、按摩、气功、静坐等健身方法。

本书成书于 1932 年，现存 1932 年上海万有书局铅印本。

九、《卫生生理学明指》

本书全 1 册，赵避尘撰。本书是作者最早的一部著作，以精炁神为纲，先天和后天为目，精简严谨，介绍内丹修行的理论和方法。

赵避尘（1860—1942），又名赵金雕、赵顺一，道号一子，自号千峰老人，北京昌平人，全真龙门派第十一代内丹学正宗传人，晚清和民国时期道教内丹清修派丹法的重要代表人物。赵避尘一生为求得性命双修真诀拜师 30 余位，自称于光绪初年曾因得便血之病随祖母至千峰山桃源观拜刘名瑞为师，得全真南无派丹法真传，后又于光绪二十一年拜镇江金山寺了然、了空二位禅师，求得柳华阳丹法全诀。至民国九年（1920）开始收徒传法，并创立全真千峰先天派。其代表著作有《性命法诀明指》《卫生生理学明指》《三字法诀经注》及《内修秘要》等。

全书分为 3 章，每章 6 节，共 18 篇专论，介绍了明清时期道家修习内丹的三个阶段，即“炼精化气、炼气化神、炼神化虚”。首论炼精，包括炼后天五谷之精，炼真阳舍利之精；次述炼气，包括炼先天呼吸气，炼后天呼吸气，炼内外呼吸之气；后为炼神，论述后天身体之神，炼后天精神之神。书中叙述养生之要诀，阐论精气神凝聚以成人躯，以为炼精化炁，炁化为神，神化为真，乃合卫生延年之真生理，则精神倍增，身体强壮，却病延年。赵避尘的内丹思想虽继承北宗南无派、伍柳派，但又有创新，故能自成一家，为保存和发扬道家养生绝学，推动中华文化走向世界，留下了宝贵的文化遗产。

《卫生生理学明指》成书于 20 世纪 20 年代，于民国二十二年（1933）刻板。现存 1933 年北京龙华斋印本，藏于湖南中医药大学图书馆。2011 年河北唐山玉清观编修、宗教文化出版社出版《千峰老人全集》中收录该书影印本。该书尚译有法语版（1979）和意大利语版（1981）。

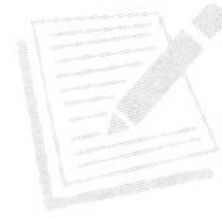

十、《卫生学问答》

本书分上、下2编，9章，丁福保撰。本书以问答形式，将传统中医养生与近代卫生保健相结合，既谈西医饮食卫生、运动锻炼、心理卫生等，又指出中医养生要旨，是第一本通俗的西医卫生常识书。

丁福保（1874—1950），字仲祜，号畴隐居士，又号济阳破衲，近代江苏无锡人，著名书目学家、医学家，兼通中西医学，同时对算学、佛学、翻译、考古等均有精深研究。自幼入家塾就读国学，曾受学于江阴南菁书院，后乃潜心医学，师从赵元益。因赵元益博通中西医学，丁福保遂亦精通中西医学。清宣统元年（1909）赴南京督院应医科考试，获优等内科医士证书，后任考察日本医学专员并赴日考察，回国后在上海办医院、疗养院，并设医书局刊行医书。他认为中西医学互有短长，主张"荟萃中外各科书籍，不分门户之见，不存骑墙之说，擘精覃思，冀有以得其会通"，与"汇通派"医家思想相契合。1910年创办《中西医学报》，并设中西医学研究会，致力于编译日文西医书，向我国医界介绍西医知识，对中西医学的传播均有贡献。他曾译述和编著的医书籍达160余种，编有《丁氏医学丛书》《说文解字诂林》正续篇、《佛学大辞典》《古钱大辞典》等。

《卫生学问答》是丁氏青年时代所作，编纂之前并没有受过专门的医学训练。书中"自序"称，戊戌年（1898）"病瘵疾几殆，华汀若师规余习算太勤，宜致力于体操卫生之学，渐泛阅中西医书"，"广搜博采，辑其精要，设为问答，以授学童"。所以书中内容实际上主要是依据《保全生命论》《初学卫生编》等西方卫生学译著及中国传统的养生和医学著作编写而成。全书凡9章，分上、下2编。上编7章，除总论外，主要从全体、饮食、起居、微生物、体操、治心6个方面介绍个人的卫生知识，其中，论全体与论微生物是纯粹的西方医学和卫生学的观点，而论治心所阐述的心思与健康的关系则是丁福保试图从西方的脑神经科学中寻找支持中医知识的物质机制。下编2章，主要介绍日常生活中所需的一些浅近的医学知识。

书中对于养生之道兼采中西，并试图用当时新传入的西医知识，来说明和补充传统的理论。受到西方进化论等观点的影响，他写道："天地乃化学之锅炉也，万物乃化学之材料也，聚万物以成吾身，化吾身以养万物。于天地中之材料，无所盈亏也。"论及身体，他阐述的是机械论的身体观，"人身如最奥妙之机器"；在饮食篇中介绍的食物，也以牛奶、鸡蛋为主。虽然在技术上大量吸收了西方的知识，但他对中医学也非全盘否定，尽管无法得知问答的写作形式是否受《黄帝内经》的影响，但"历朝医书之最要者"一问中首推"黄帝素灵"。该书运用中国人的语言特色和阅读习惯，来著述当时的西医书籍，通俗浅显，具有很强的普及性，可视为中国人撰著的第一部以"卫生"为名同时亦可部分归为近代卫生学著作的书籍。

值得注意的是，作者在书中解释了何为卫生学："讲求保养身体之法，称卫生学。"这显然不同于传统"保卫生命"的说法，又比"卫生"的现代性似乎要隐晦得多。可以说，作者本是从传统个人自我调养的角度来谈论"卫生"的，而且还把医药治疗包含在内，有着显著的传统色彩。这一现象，在当时国人的著述中颇为普遍，其所用的卫生既可以理解为传统的护卫生命或养生，亦与西学相联系，包含一定的现代性。

该著完成于清光绪二十五年（1899），次年太原武备学堂梓行，其后迭经增补翻刻。

第三节　其他文献述要

一、《卫生延年术》

本书共 14 章，丁福保撰。该书作者根据多年经验，讲述了从婴幼儿期至老年的日常生活卫生保健理论和方法。

该书内容分 14 章，自生育及遗传之卫生、乳儿之卫生、幼儿及学龄儿童之卫生、青年及壮年之卫生，以至老年人之卫生为止。

民国二十九年（1940）九月上海医学书局出版社发行虹桥疗养院丛书《卫生延年术》，中国国家图书馆存。1941 年 1 月该书出版第 2 版。

二、《卫生丛话》

本书共 4 集，俞凤宾撰。

俞凤宾（1884—1930），江苏太仓人。清光绪三十三年（1907）毕业于上海圣约翰大学医学部，1912 年留学美国宾夕法尼亚大学专修热带病学及公共卫生学，获公共卫生学博士学位。民国四年（1915）回国，在上海开业行医，旋即应聘服务于邮传部高等实验学堂，并组建脚气病研究所、全国医师联合会等。1915 年俞凤宾与颜福庆、伍连德等以“促进医学科学在中国的传播，唤起民众对于公共卫生和预防医学的兴趣”为主要宗旨，发起成立中华医学会并决定出版《中华医学杂志》，任中华医学会上海分会第三届会长。1930 年 12 月 4 日因病逝世。其代表著作有《学校卫生讲义》《学校卫生要旨》《个人卫生篇》《卫生丛话》译著《肺痨康复法》等。此外，俞凤宾还在《申报》《时报》《中华医学杂志》《环球》等报刊上发表卫生科学论著近 200 篇。他爱好文学，早年参加柳亚子倡办的南社，又收藏了许多善本古籍，晚年刊印了《太昆先哲格言》及《太昆先哲遗书》20 余种。

全书共 4 集，每集目录 1 卷，其下分节：第一集 44 节；第二集 41 节；第三集 33 节，附录 5 节；第四集 20 节，附录 2 节。本书为作者平素学术和通俗卫生讲稿，以及曾在杂志、报纸上分载的学习笔记等汇集编成，涵盖公共卫生、个人卫生、常见传染性疾病防治等诸多方面内容。

民国十六年（1927）一月上海申报馆和商务印书馆分集印刷出版，民国二十三年（1934）九月商务印书馆汇总再版。

三、《寿康宝鉴》

本书 22 章，赵绍伊撰。该书旨在指引社会大众及青年男女，坚守节德，慎防色欲，戒除邪淫，使身体康健长寿。

赵绍伊（1861—1940），名丹桂，号子伍，乃印光法师之俗名。陕西郃阳（今合阳）路井镇赤东村人。自幼学习儒家经典，20 岁出家，法名印光法师，即释印光，法名“圣量”，别号“常惭愧僧”，又因仰慕佛教净土宗开山祖师——当年在庐山修行的慧远大师，故又号继庐行者，为民国四大高僧之一。印光法师振兴佛教尤其是净土宗居功至伟，是对中国近代佛教影响最深远的人物之一。印光法师在佛教徒中威望极高，与近代高僧虚云、太虚、谛闲等均为好友，弘一大师更拜其为师，其在当代净土宗信众中的地位至今无人能及。

《寿康宝鉴》有“题序”“警戒”“事证”“立誓”“戒期”“求子”“附录”共 22 章，内容主

要是告诫人们慎防情欲，戒绝邪淫，以保身长全，延年益寿。书中详列“戒淫格言”“戒淫方法”“淫邪实例”“祸福实例”等，阐述了淫邪的危害及戒除淫邪对人体健康的诸多裨益。“戒淫格言”中引用了张三丰真人等诸多大师对淫邪危害的认识，指出了“邪淫之罪，亦令众生堕三恶道”等；“淫邪十二害”详细论述了淫邪“害天伦”“害人节”“害名声”“害门风”“害性命”“害风俗”“害心术”“害阴骘”“害名利”“害寿命”“害祖父”“妻子”，以上十二害都从格言因果中来，更兼目睹时事；指出远离邪淫十法：清心地，守规矩，敬天神，养精神，勿目看，戒谈秽，烧淫书，省房事，勿晚起，劝共戒；在福善实例中通过“福善案”“祸淫案”和“悔过案”列举了诸多淫邪害事、戒淫复原的实例，加深人们对淫邪伤人的直观认识；强调要“保身立命”，“敦伦积德”，才能求子得子，身体康健。

时代演变一日千里，社会风气每况愈下。人们对物质功利的追逐，导致道德式微，精神空乏，淫欲泛起，对个人、家庭及社会危害巨大。《寿康宝鉴》宣导清心寡欲，节欲保身，裨使人人都能戒邪淫，人人都能享寿康，使得个人乃至所有家庭及全社会都获得安康幸福。

《寿康宝鉴》成书于 1927 年春，福建莆田广化寺等佛学寺院多有印行。

四、《运动卫生》

本书共 10 章，阮蔚村撰，是近代关于体育运动及健康卫生方面十分重要的一部著作。

阮蔚村（1911—1983），山东蓬莱人，体育编辑、翻译家。青少年时旅居日本多年。爱好体育运动，20 世纪 30 年代曾任《申报》驻日特约通讯员，兼为其他各报撰写体育稿件。“九一八”事变后回国，任勤奋书局编辑，编译大量近代体育书籍和文章。阮氏著有《运动卫生》《中国田径赛小史》《运动救急法》《棒球训练法》《五项、十项训练法》《排球训练法》《手球训练法》《棒球训练法》《田径新术》等 20 余部书籍。

《运动卫生》详细介绍了中国人尤其是学生的运动常识与卫生保健。全书分为 10 章，第一章为绪论，论述了国人运动保健存在的问题，以此突出了运动对于国人健康的重要性，第二章介绍“运动之生理教育分类”；第三章详细记述“运动于生理上之效果”，具体包括“利于血行”“促进呼吸”“活泼神经”“发达肌肉”“强健心肌”等作用；第四章主要介绍“运动与年龄关系”，涉及儿童、青年、中年、老年的运动差异及注意事项；第五章从性别角度出发，讲述“男女运动差别”，包括男女身体构造差异和体质差异造成的运动中需要注意的事项；第六章重点论述学生群体的运动卫生；第七章是“运动之体格研究”，重点论述体质与体格的研究；第八章为“运动之饮食研究”，关注饮食与运动的关系；第九章为“运动卫生常规”，强调日常生活、作息、嗜好等与运动的关系及相互影响；第十章为结论。

《运动卫生》作为一本专注于运动健康的书籍，将运动与人体生理病理紧密结合，并注意到不同人群运动方式存在差异，倡导采取合理相应的运动措施，为当时中国人的健康运动和体格锻炼提供了理论与实践参考。

本书 1932 年 9 月由上海勤奋书店铅印刊行。

五、《却病延年长生术》

本书又名《长生术》，不分卷，萧屏（一作“肖屏”）撰。该书是民国时期具有代表性的养生著作之一，是适于作为广大人民群众养生保健的参考读物。

萧屏，字萍寄。生平不详。

本书结合近代西方医学知识，介绍适合于大众之养生方法，分静坐、运动、饮食、起居、沐浴5章："静坐"篇强调静坐的时间、次数、环境，双目似闭非闭，呼吸当细静而长，不可有呼吸之声，主张运动与静坐相结合；"运动"篇倡导"动功十则"，包括一托、二撑、三拉、四捺、五揖、六飞、七推、八摆、九扭、十荡，然后按摩周身，不拘次数；"饮食"篇强调养生应当少食，肉食与素食相结合，注意饮水健康；"起居"篇重视居处环境卫生，注重作息时间，保证作息规律；"沐浴"篇介绍沐浴方式、时间、注意事项等，并倡导海水浴和冷水浴。

本书言简意赅，中西合璧，所论说者均是作者自我之心得，且资以实例，不空谈阔论，极具实用价值，适合有心于养生长寿之术者阅读。

《却病延年长生术》成书于1916年，由大众书局出版。现存1933年上海大东书局铅印本、1936年上海大众书局铅印本。2013年10月上海科学技术文献出版社出版《却病延年长生术养生丛录》。

六、《保健要录》

本书10章，毕汝刚撰。

毕汝刚（1914—1993），江苏人，公共卫生学专家。第四军医大学训练部教授。1939年毕业于国立中央大学医学院，从事卫生学专业工作，是国内军队卫生学创建人之一。1945年赴英国留学。1947年回国，从教45年，培养硕士研究生3名。他曾任全军医学科学委员会军队卫生专业组副组长，主编《公共卫生学》《保健要录》《军队卫生学》等12部专著，发表的主要论文有《寒冷对机体的影响及锻炼习惯》《部队预防冻伤研究概况》等。

全书共10章，分健康总论、个人保健、妇婴卫生、环境卫生、营养常识、疾病常识、药物常识等，还附录有卫生格言、民族健康运动十二纲目、卫生署附属机关一览表、各国医事人员人数比较表、各国普通死亡率比较表等，共12种。

该书由重庆商务印书馆1946年1月初版。

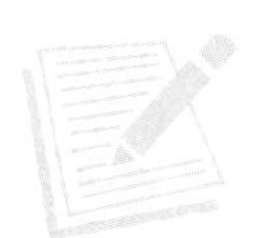

下篇

分类养生文献各论

第十一章 精神情志养生文献

第一节 精神情志养生的历史源流

精神是人类特有的内心世界，包括思维、意志、信仰及灵识等。精神既是人体生命活动的外在表现，又是生命活动的内在主宰。中医学的“神”主要包含魂、魄、意、思、志、虑、智等。情志是指人类对外界刺激做出的情绪和情感反应，一般称为七情，包括喜、怒、忧、思、悲、恐、惊。精神养生的原则是保持清静平和的心态，防止邪欲妄念的干扰。情志养生的原则是积极培养愉悦的心情，控制消极不良的情绪。精神和情志相互函摄，彼此交融，有时难以截然分开。

早在春秋时期，《管子》中的《内业》篇，就将善心、定心、全心、大心等作为最理想的心理状态，并以此作为内心修养的标准。《庄子·养生主》言：“纯素之道，惟神是守，守而勿失，与神为一。”说明神在养生中发挥保养精气、调节心神的作用。《素问·上古天真论》言“夫上古圣人之教下也……恬淡虚无，真气从之，精神内守，病安从来。是以志闲而少欲，心安而不惧……”指出人在思想上要性格闲静，欲望寡淡，胸怀宽广，精神内守，正气存内，病自不来。《素问·灵兰秘典论》曰：“心者，君主之官，神明出焉。”《素问·宣明五气》曰：“心藏神，肺藏魄，肝藏魂，脾藏意，肾藏志，是谓五脏所藏。”认为神是由五脏之精气所化。《灵枢·本神》又云“心藏脉，脉舍神”“肺藏气，气舍魄”“肝藏血，血舍魂”“脾藏营，营舍意”“肾藏精，精舍志”。《素问·移精变气论》指出“得神者昌，失神者亡”，认为得神与否，生死攸关。只有“形与神俱”，才可“尽终其天年”。《内经》中精神情志的养生内容主要强调精神的调摄，认为须保持身体和心理两方面的健康，达到“形与神俱”，即以五脏为中心的形神一体观。

战国《吕氏春秋·尽数》中说“大喜、大怒、大忧、大恐、大哀，五者接神则生害矣”，指出喜、怒、忧、恐、哀这五种情志太过，则会扰乱元神，进而对生命造成危害。晋代葛洪《抱朴子·养生论》中指出了情志太过就会损伤生命。汉代名医张仲景《伤寒杂病论》中也强调养生的重要性，劝导世人要重视养生，以固根本。《后汉书》记载三国时期著名医家华佗“晓养性之术”，重视精神情志养生。刘安《淮南子·原道训》中说：“忧悲多恚，病乃成积；好憎繁多，祸乃相随。”指出忧愁、悲伤，经常怨恨，积久会造成疾病；好恶之情繁多，灾难会相随而来。唐代名医孙思邈的《千金要方》中已有“养性”之论。书中整理唐以前医家关于调神方面的论述，记有十二多、十二少，提出个人精神情志养生见解，推动精神情志养生理论进一步发展。宋代陈无择《三因极一病证方论》认为情志刺激是致病因素中最重要的一类，强调精神心理因素在疾病发展中的重要作用。宋代《太平御览·方术部·养生》引《老子养生要诀》中说“多思则神散，多念则心劳”，从而指出思虑太过的危害。《太平御览·道部·养生》引《太平经》中说“人无

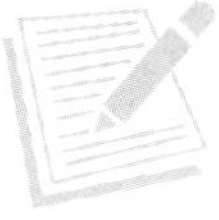

忧，故自寿”，指出人没有忧虑，所以自然能够长寿。金元医家张子和在其所著《儒门事亲》中也重视精神心理治疗，并对《内经》中“以情胜情”疗法进行了深入研究，提出“习以平之”的精神疗法。唐代吴筠《神仙可学论》中说“静以安身，和以保神”，即以清净无为处世度日，以平和恬淡保养元神。宋代苏轼《思堂记》中有“孺子近道，少思寡欲……思甚于欲……思虑之贼人也，微而无间”，从而指出要达到养生的目的，必须少一些思虑和欲望，思虑的害处比欲望还要大，思虑对生命的损害，微小而不间断。明代郑瑄《昨非庵日纂·颐真》中说“欲求长生先戒性”，即要想长生，必须先要戒除七情六欲。明代《遵生八笺·延年却病笺》记载“养生之方，首先节欲”。王文禄《医先》中强调思想安宁对机体健康的重要性：“一切病在于心。心神安宁，病从何生？”尹真人弟子《性命圭旨·卧禅图》用比喻的手法阐述了欲望的危害。《昨非庵日纂·颐真》还说“人谁能无欲？但始则淡薄；次则念虽起而不留；次则虽有念，如嚼蜡而无味；又次则弃念；斯为工夫耳”，指出了对欲念应持的淡泊态度。徐春甫《古今医统·养生余论》中提到“除欲养情”之说，即要排除欲念，以减少情绪的波动。清代钱大昕《恒言录》中说“恼一恼，老一老；笑一笑，少一少”，指出了不良情绪的危害，以及美好情绪对养生防衰的意义。梁章钜《退庵随笔·摄生》中亦指出“过怒过哀，足以害生；过喜过乐，亦足以伤生”。

道教的产生也推动了精神养生文化的发展，早期道教精神养生思想主要分两部分：一则早期道教养生大多主张形神双修；二则先秦庄子本有重神轻形、重清静养心神以辟谷、服气、吐纳之类养生传统方法。陶弘景在《养性延命录》中记载：“张湛《养生集·叙》曰：‘养生大要：一曰啬神，二曰爱气……九曰医药，十曰禁忌。’”该言论将“啬神”（爱惜精神）列为首位。《淮南子》及《刘子新论》等也论述了精神养生的重要，强调顺应自然而养生。

精神情志对人体养生发挥着重要作用，正如《内经》中指出，精神情志是生命活动的基本体现，精神情志由五脏所生，同时又能反作用于五脏而影响人体脏腑功能活动，强调人必须要“积精全神”“形神合一”，方可“精神内守，病安从来”。因此，重视精神的调养，是养生防病的重要原则。

第二节　重要著作介绍

一、《文子》

本书亦称《通玄真经》，12卷，春秋战国时期文子所作。《文子》是道家学派的早期作品。

文子，姓辛氏，号计然，又名通玄真人，春秋时期宋国葵丘濮上（今河南商丘民权县）人，生卒年不详，春秋时期著名的哲学家、文学家、教育家。文子是老子的弟子，与孔子为同时期人。他博学无所不通，尤善计算，酷爱山水，常泛舟出游。因其经常遨游山海湖泽，又号称渔父。他对治理国家的策略极有研究，善于从经济学的角度谈论治国方略。

《文子》是我国先秦一部重要的道家著作，广泛吸收了儒、墨、名、法、阴阳等各个学派的思想成果。《文子》一书版本多有7卷、9卷、12卷之分。今本《文子》分12篇88章。十二篇分别为：一，《道原》；二，《精诚》；三，《九守》；四，《符言》；五，《道德》；六，《上德》；七，《策明》；八，《自然》；九，《下德》；十，《上仁》；十一，《上义》；十二，《上礼》。《文子》始于《道原》，终于《下德》，从探讨宇宙的本源到解决现实社会弊端，从论述天道到研究人道，先后次序排列井然。《文子》开篇《道原》就讲述了“道”的内容、功能和特点。《精诚》认为“道”的施行必待精诚。《九守》根据道的特性，从9个方面论述守神达和思想，九守即守无、守平、

守易、守清、守真、守静、守法、守弱、守朴，强调以守和守神为内心持守之道。《符言》则强调应当把诚心付诸实践，行为和言论相一致。《道德》依次讨论了道、德、仁、义、礼、圣智、王道、治道、道德等问题。《微明》《上德》《上礼》中关于“道”的概念阐述十分丰富，但更多的是对老庄中“道”的概念的继承、延伸与扩展。《上德》和《下德》两篇论述德的问题。《自然》是《文子》中极为重要且独具特色的一篇，“自然”是道家思想的核心观念之一，并提出“无为治国”的思想。在《文子》的理论结构中，道是第一位的，德、仁、义、礼被称为“四经”，《文子》立《上德》《上仁》《上义》《上礼》四篇专门讨论“四经”在治国中的方法和意义。

《文子》是道家思想的重要代表作，继承了老子思想，同时还孕育着丰富的人文精神。《文子》以“道”为依据，思考社会政治与生命价值。在精神养生文献中，《文子》占据着不可或缺的重要地位。

《文子》认为道是宇宙万物的最高本原，在思想内容上，指出本原是“气”、是“道”。《文子》的“道气论”、关于“德”的论述，对道家思想史具有一定的承前启后作用。

《文子》一书中，《道德》篇为问答体，而其他 11 篇除个别章节外，都为“老子曰”的论说体，大多是对老子思想的进一步阐述及深化。书中对生命之本源、万物之化生、阴阳动静之谐调、对人性的理解、道德的观念、修养的功夫，以及政治思想等均有论述。《文子》强调自我修养境界，以“精神相和”作为最高境界，为后世“修身养性”的精神养生奠定了基础。

目前，《文子》主要有 3 个版本：1973 年河北定州八角廊汉墓出土的竹简残本《文子》简称竹简本，是目前能够见到的最早的《文子》本子；今本传世《文子》12 卷；敦煌遗书《文子》。宋人朱弁著《通玄真经注》、元人杜道坚著《通玄真经缵义》中所收载者，是比较通行的今本《文子》。

二、《刘子》

本书又名《刘子新论》，《四库全书》记载为 10 卷，55 篇，北齐刘昼撰。

刘昼（514—565），字孔昭，渤海阜城（今河北省阜城县）人，北齐道家、思想家、文学家。幼年丧父，家贫而专心学习，胸怀济世救民之志。他博览群书，学识渊博，但参加朝廷的考试每次都落榜，于是放弃当官的梦想，致力于定书立传。他编写了《帝道》，又著《金箱壁言》《刘子》。据《北史》《北齐书》本传记载，刘昼生活的年代处于中国南北朝长期分裂时期，社会矛盾异常尖锐，北朝为少数民族政权统治。《刘子》一书针对当时社会时弊，表达了治国安民的思想，建功立业、施展个人才能的政治抱负。今本《刘子》为 10 卷，共 55 篇，兼采儒、道、名、法、兵、农各家各派，而以儒、道为宗旨。全书末篇《九流》相当于《庄子・天下篇》，分别评论九家得失。

《刘子》内容上以道家思想为主，政治上主张儒道兼用，君以民为心，法因时而变，要善于发现并合理使用人才；哲学上提倡名实并秀、言理兼得，认为祸与福、利与害可以互相转化；美学上肯定美感的共同性、美与丑的相对性，主张内容重于形式，重视美的实用性；在道德修养方面，宣扬清心寡欲，不竞不争，重视学习，讲求诚信，忠贞不贰，爱惜时间，戒骄戒满。书中不少观点虽杂取前人，但亦多有发挥，时有可取。《刘子》一书强调精神养生，内容主要在《清神》篇。此篇重视养神的重要性，为养生学中养神观点的代表作。《防欲》篇和《去情》篇是对“清神”之论的进一步延伸和细化。

《刘子》的书名题署、卷帙区分多有不同。宋本已有题为《刘子新论》，罗振玉《敦煌碎金校

录残卷》及《敦煌唐写本残卷校记》皆称《刘子》，敦煌写本亦原题《刘子》。至于卷帙，历代史志有作2卷、3卷、4卷、5卷、10卷者，其篇数则为55篇。现存主要版本有《道藏》本、清乾隆重刊《汉魏丛书》本及敦煌遗书多种残卷本。

三、《神隐》

本书2卷，成书于明永乐六年，明代朱权撰。本书为著名养生学专著，主要内容为神隐养生及多种情趣养生、农事养生法。

《神隐》又名《神隐志》《神隐书》，朱权以神隐名其书，并以神隐匾其室，直接宣明自己的养生崇尚与意趣。朱权提出神隐意为一种状态，是追求自由、旷达无涯的一种精神境界，是对生命流转的感悟，对人生得失的解读。神隐不仅是一种精神的价值标向，而且是一种具象性的生活形态，在金钱名利、地位权势之外实现更高的追求，达到精神的快乐、意志的舒展。此书有2卷及4卷之分，其中《百川书志》《献征录》《宁献王事实》《四库全书总目》《浙江采集遗书总录》《江西历代刻书》《中国印刷史》《中国古籍善本书目》均著录为2卷，《明史艺文志》《格致丛书》《南昌府志》及《新建县志》录为4卷。

此书大体分可分三部分：第一部分为上卷之前的《神隐序》《壶天神隐记》《上天府神隐家书》和下卷之末的《神隐下卷序》。《神隐序》提出“神隐”的概念，“古有三隐，可得闻乎？藏其天真，高莫窥测者，天隐也；避地山林，洁身全节者，地隐也；身混世朝，心居物外者，名隐也。”《壶天神隐记》《神隐下卷序》和《上天府神隐家书》反复阐述“神隐”的含义。第二部分即上卷所载的41类乐志之摄生之道，具体包括：总论摄生之道五条，分论“山人家事”“知命听天”“寄傲宇宙”“啸咏风月”“弄丸余暇”“闲中日月”“醉里乾坤”“神游天阙”“纵横人我”“放浪形骸”“播弄造化”等30类诗意般的精神修持缄言，再论“卜筑之计”“草堂清兴”“草堂杂用”“道具之属”“山家农具”“仙家服食”“山居饮食”“收藏果物”“造炊酝酒醋日”“腌肉瓜菜鲊脯日”“禁辟虫物”等11类日常中的居家养生物事。第三部分即下卷所载的14类乐事之归田之计，具体包括：春夏秋冬四时十二月农事种植、牧养之法和治六畜诸病法。

现存版本有两个系统：一为4卷本，即《格致丛书》本，为北京图书馆、首都图书馆、上海辞书出版社图书馆及上海中医药大学图书馆所藏；一为2卷本，据《中国古籍善本书目》所载，存世有4种，3种为北京图书馆所藏，均为明刻本，另一种为南京图书馆所藏，亦为明刻本，有清代丁丙跋文。今《四库全书存目丛书》据北京图书馆藏明刻本影印，作《神隐》2卷，题“涵虚子臞仙制”，收入子部第二百六十册。

四、《清寤斋心赏编》

本书1卷，明代王象晋撰，刻于明崇祯六年（1633）。

王象晋（1561—1653），字荩臣、子进，又字三晋，一字康候，号康宇，自号名农居士。明代新城（今山东桓台人）人，著名文人王渔洋之祖父。万历三十二年（1604）中进士，授中书舍人。历官翰林、御史、河南按察使、浙江右布政使等职。时值魏忠贤阉党之祸炽盛，他与兄王象乾都是东林党人，阉党力图拉拢，遭拒绝，被迫辞职回乡。自1607年至1627年的20年间，王象晋大部分时间是在家乡经营农业。他编撰的《群芳谱》汇集16世纪以前的古代农学之大成，还著有《二如亭群芳谱》28卷、《清寤斋心赏编》《剪桐载笔》《奏张诗余台壁》等行世。医著有《保安堂三补简便验方》《保世药石》《神应心书》及《卫生铃释》。王象晋好蓄药饵，喜集医方，

自弱冠以来，一切稗官野史、断简残编，见方则录，久之成帙。他常以医方授人，多有奇中者，遂略为简汰，名之为《保安堂三补简便验方》，该书是王象晋仅存的医药著作，分春、夏、秋、冬四集。史书称誉他是“济人利物常恐不及，乃爱国爱民、急公好义、关心国计民生的长者”。

《清寤斋心赏编》是王象晋众多著作中的典型代表，内容包罗万象，涉及修身、齐家、立世、养生、教育等多个方面。该书分为6个部分，即葆生要览、淑身懿训、佚老成说、涉世善术、书室清供、林泉乐事，综合论述养生、修身、静心之法。《葆生要览》收集前贤养生逸事、格言及方法；《淑身懿训》辑录持身出世之警语；《佚老成说》为老年养生专篇，介绍老年人顺性、卫护、饮食、医治诸法，录有三叟长寿歌、摩肾俞、擦涌泉法等；《涉世善术》为治家、训子、立朝、居官之格言；《书室清供》介绍文房四宝、蒲团、滚凳等书房用具；《林泉乐事》提倡随时取适、遇物陶情之怡情养性法。王象晋在书中辑录《千金要方》《黄帝内经》《华子心录》中的许多养生方法，如静心、寡色、少思虑、重饮食、勿大怒等，还收纳了许多为人处世的古语嘉言。书中养生观点主张要遵循自然规律而行，处事要保持良好心态。王象晋的养生之道为新城王氏后世子孙带来了诸多裨益。王士禛曾在《手镜录》中叮嘱儿子启汸：“宴会当早赴早散，不可夜饮。”晚清名臣、理学大家曾国藩从中引用多条，编入《曾国藩家训》中，流传后世。

《清寤斋心赏编》还是王象晋的家训著作，其中多有警醒子孙之语。书中要求子孙处身立世要怀平常之心，坦然面对人生得失，如“得便宜事不可再作，得便宜处不可再往”“非分之福，无故之获，非造物之钓饵，即人世之机阱，切须猛省”。书中强调“修身”，指出为人处世的方法。书中强调“事上之道，与其循之以法，不若奉之以体；临下之法，与其循人之情，不若平我之情”，指出为官之道需维护法纪、清正自守；提出为官要“敢为天下先”的勇气；认为“为政之要曰公与清，成家之道曰勤与俭”，将为官之道与持家之法相结合。书中还录有“为子孙作富贵计者，十败其九。为家人作善方便者，其后受惠。广积不如教子，避祸不如省非”等句，对后世子孙处世之道、做官之法等，起到了劝诫、教化作用。

《清寤斋心赏编》在中国科学院国家科学图书馆、山东省图书馆、上海中医药大学图书馆有藏。收入《四库全书存目丛书》。

五、《颐养诠要》

本书4卷，清代冯曦撰，成书于1705年。

冯曦，字晴川，又字汉炜，号守和道人，清康熙间人，生卒年不详，养生学家，通气功，撰有《颐养诠要》，为养生专著。

《颐养诠要》自序云：“余自壬午抱疴以来，日究心黄老之学，而知生人所恃者，大都以神为主，形气次之。盖心为一身之宰，神全则气自足，气足则体自充，此自然之理也。故道家千言万语，不守炼习其心，造于恬淡虚无之域，则几于道矣。兹取养生诸书，字栉句比，考其臧否，参其同异，条分缕析，录以自怡。其或事涉玄虚，文不雅训者，悉皆屏去，凡怡神、葆摄、修炼、格言四卷，以心体之，以身试之，而知颐养之要，无以加此也。”本书分为4卷：卷一《怡神》汇编古代文献中有关养神内容，主要辑录吴承昊《折肱漫录》，以及罗念庵、塞上翁、苏东坡等人关于养神的论述，宣扬安时必顺、逍遥自得、恬淡虚无、与天为一的养生观；卷二《葆精》汇编古代养生方法，引用《内经》、孙真人卫生歌、养生之道、养生七法、宋儒真西山卫生歌、卫重阳养生紧要等，还有葛洪、寇宗奭、王节斋等人的养生法；卷三《修炼》摘引《修真秘录》《太上日用经》《胎息经》等书中的行气导引之法；卷四《格言》是从孔子、曾子、老子、罗景

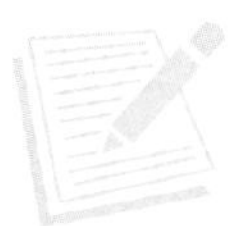

伦、司马文公等人的言论中摘录汇集而成，有80余条。本书提倡颐养之要，可以保身，可以全生，可以养亲。书中注重养神，并推崇太乙真人养生七法：一少言语养内气，二戒色欲养精气，三薄滋味养血气，四咽津液养脏气，五戒怒嗔养肝气，六淡饭食养胃气，七少思虑养心气，主张采用调息、服气叩齿、咽津、胎息等多种方法。

现存主要版本为清光绪二十四年戊戌（1898）刊本，清光绪三十四年戊申（1908）重印前本。

六、《延命金丹》

本书44篇，清代田绵淮撰。

田绵淮（1810—1878），字伯沺，号汉远，别号寒劲子，清代中州商邑（今河南商丘）人。中医药学家，撰有《援生四书》。田绵淮是中国历史上知名的养生学家。他的养生思想在吸收前人经验的基础上多有创新，其学术思想主要体现在《援生四书》中。

《援生四书》包括《延命金丹》《护身宝镜》《本草省常》《医方集锦》。其中《延命金丹》成书于清咸丰三年（1853），该书以歌诀形式汇集前人总结的养生经验，文笔流畅，寓意深邃，总其意源出《内经》“虚邪贼风，避之有时，恬淡虚无，真气从之”。全书44篇，其中有42篇强调精神调摄，全书汇集了古代30余家44条养生格言，各条首载原文，后举名人之训解，并阐发著者观点，认为养生须宁思摄神、清心寡欲，将安定精神、导引入静作为养生的基本大法。本书删繁存要，条理清晰，对于养生理论阐述较全面，启迪人们由琴棋书画中宁思摄神，于田园美景中陶冶性情，认为“慈、俭、和、静”为长寿四要，“酒、色、财、气”为长寿大忌。

该书现存清同治十二年（1873）余庆堂刻本，藏于山东中医药大学图书馆。

七、《闲情偶寄》

本书16卷，清代李渔撰。该书是文学名著和戏曲学著作，但其养生学的价值越来越引起人们重视。

李渔（1611—1680），初名仙侣，后改名渔，字谪凡，号笠翁，浙江金华府兰溪县（现兰溪市）夏李村人，生于南直隶雉皋（今江苏省如皋市），为明末清初文学家、戏剧家、戏剧理论家、美学家。他自幼聪颖，是明末秀才，素有才子之誉，世称“李十郎”。但其一生坎坷，经历改朝换代、国破家亡，生活清贫，以卖文为生，后组织戏班，自编自导，到各地演出换取生活费用。他一生著述丰富，著有《笠翁十种曲》《十二楼》《闲情偶寄》《笠翁一家言》等500多万字。他还批阅《三国志》、改定《金瓶梅》、倡编《芥子园画谱》等，是中国文化史上不可多得的一位艺术天才。

《闲情偶寄》于清康熙十年（1671）刊刻，属于明清小品文。全书八部，即词曲、演习、声容、居室、器玩、饮馔、种植、颐养。前三部是戏曲理论，后五部写丝竹歌舞、房舍园林、家具古玩、饮馔调治等生活情趣，被誉为古代生活艺术大全。本书是李渔晚年的作品，饱含他丰富的人生经历所练就的智慧。《闲情偶寄》关于精神养生的思想主要在《颐养部》，为6个部分，即行乐、止忧、调饮啜、节色欲、却病、疗病，论述养生治病之理。此外，《居室部》及《饮馔部》中也有一部分养生的内容。本书虽非养生专门论著，但是文字优雅，读来饶有趣味，体现出明清之际一部分知识分子的生活方式和人生价值观。《颐养部》中详细记述了日常养生的方法，包括调节情绪、顺应四时、防止忧虑、饮食合度、节制色欲等几方面，其中对于心理调摄和饮食调理

的论述最有特点。

《闲情偶寄》自刊刻以来版本众多，重要的有《闲情偶寄》十六卷（清康熙十年翼圣堂刻本）、《笠翁偶集》六卷、清雍正八年芥子园刻本、翼圣堂刻《笠翁一家言全集》本。

第三节　其他文献提要

一、《黄帝阴符经》

本书又称《阴符经》，作者不详，历史上有太公、范蠡、鬼谷子、张良、诸葛亮、李淳风、李筌、李治、李鉴、李锐、杨晟等多家注解，《四库全书》中有所收集。

本书以隐喻论述养生，愚者不察，谓兵法权谋等说或谓苏秦之“太公阴符之谋”，不知者认定是一篇兵书。《黄帝阴符经》与《混元阳符经》相配，论涉养生要旨、气功、房中等方面。本书以《易》通《老》，演述“神仙抱一之道”“富国安人之法”“强兵战胜之术”。该书是以至道修炼为核心，以道为体，以术为用，以内修为超圣登真根本，以治国平天下为积功累德之途径是其主要思想。

《黄帝阴符经》共400余字，分上、中、下三篇，即《神仙抱一演道章》《富国安民演法章》《强兵战胜演术章》。上篇主要内容是阐述天道与人事的关系；中篇主要内容是论述富国安民的道理；下篇主要内容是论兵法战术。其实《黄帝阴符经》是一部朴素、抽象的思想著作，是实践经验的总结。其中养生之道对我国的中医理论发展有着重要影响，关于治国、治兵等谋略在历史上都曾发生过积极作用。

关于《黄帝阴符经》的版本，国家图书馆有唐代李筌《黄帝阴符经疏》1卷、张果《黄帝阴符经注》1卷，宋代夏元鼎撰《黄帝阴符经讲义》1卷、俞琰撰《黄帝阴符经注》1卷，金代刘处玄撰《黄帝阴符经注》1卷、侯善渊撰《黄帝阴符经注》1卷，以及明清多种版本。此外，《道藏》《四库全书》收有多种注本。

二、《老君清静心经》

本书1卷，为道教经典著作。《云笈七签》卷十七有《太上老君清静心经》，此书并见《道藏》太清部，经文600余字，起“老君曰；夫道一清一浊，一静一动”，终“各已清净，信受奉行”。其内容和现在流传的《清静经》（390余字）基本相同。《正统道藏》本作《太上老君清静心经》。南宋绍兴改定《秘书省续编到四库阙书目》著录《清静心经》1卷，即此书，实为《清静经》异本。

三、《老君内观经》

《老君内观经》现存《道藏》洞神部本文类，又见于《云笈七签》卷十七。该经撰人不详，出于南北朝末、隋唐之际。据元人朱象先《终南山说经台历代真仙碑记》称：隋唐时陕西楼观派道士田仕文，于隋开皇七年（587）披度为道士，师华阳子（北周道士韦节）“受《内观》《定观》真诀”。这里所谓“《内观》真诀”，可能就是现存的《老君内观经》。所以本书应出于南北朝末，最迟不晚于隋唐之际。因为唐初道士张万福撰《传授三洞经戒法策略说》，已引述此经。

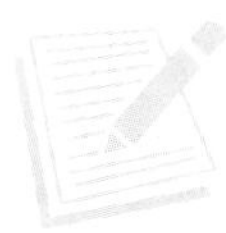

《老君内观经》全文分15段，托太上老君所说，主要论述人的身心与自然道体关系，以及修心复性、体道合真的要诀，反复从各个角度论述如何修心的问题，最后总结“千经万术，惟在心

也”。该书指出“道”为生命之本，道在人身中则为神明，即为人心。所以修道既是修心，观心守道为之根本。

该书版本主要有《云笈七签》本和明代正统《道藏》本。

四、《婆罗馆清言》《续婆罗馆清言》

《婆罗馆清言》《续婆罗馆清言》，明代屠隆撰。

屠隆（1542—1605），字长卿、纬真，号赤水、鸿苞居士，别号由拳山人、一衲道人、蓬莱仙客等，鄞县（今浙江宁波）人。万历五年进士，曾任颖上知县、青浦令、礼部主事等职。为官期间与西宁侯宋世恩肆筵曲宴，遭劾罢归，晚年以卖文为生。他喜词曲，工音律，著作甚丰，著有《白榆集》《由拳集》《鸿苞集》《栖真馆集》等，其《婆罗馆清言》《续婆罗馆清言》为有名的小品集，另有《考槃余事》，戏曲作品有传奇《修文集》《彩豪集》《昙花集》3 种。

《婆罗馆清言》2 卷，《续婆罗馆清言》1 卷，是书录作者心得，记载善言懿行，“以化诱愚俗”，明德喻理。该书体制短小灵活，在语言上文白并用、雅俗相间，经典之语，市井之言，皆可熔于一炉，长短句随性参差，整饬偶对，骈散兼行，声韵协调而又错综多变，灵动畅达，意蕴无穷，反映了晚明文人对“自然之性”或“尽已之性”“不必逆性”而要“率性而行”的性灵追求。

该书版本主要有《宝颜堂秘笈》本和《丛书集成初编》本。

五、《菜根谭》

本书 2 卷，明代洪应明撰，是明代的一部语录体著作。

洪应明，字自诚，号还初道人，生平不详，明代文学家。《四库总目提要》谈及《仙佛奇踪》作者只寥寥数语：“应明，字自诚，号还初道人，其里贯未详。”洪氏早年热衷于仕途功名，晚年归隐山林，洗心礼佛。万历三十年（1603）前后曾居住在南京秦淮河一带，潜心著述，与袁黄、冯梦桢等人有所交往。《菜根谭》被世人誉为旷古稀世的奇珍宝训，与《围炉夜话》《小窗幽记》并称为“处世三大奇书”。

《菜根谭》成书于明万历年间，文字工整，约计 362 条，是一部论述修养、人生、处世、出世的语录集。洪应明生活时期的明代，已是全面走向衰败的时期，朝纲废弛，吏治腐败，整体社会局面及文化发展日渐下行，有识之士思想沉闷，因社会影响，无法抒发其矛盾纠结的心理。《菜根谭》一书体现出作者时而孤高无为、时而乐观进取的思想，也是作者内心冲突的反应。该书具有三教真理的结晶，对于人的正心修身、养性育德有着深远的作用。《菜根谭》是以处世思想为主的格言式小品集，采用语录体，糅合儒家中庸思想、道家无为思想和释家出世思想的哲学文集。作者取名“菜根”，是根据宋代儒者汪革语“人能咬得菜根，则百事可做”，意思为人的才智和修养只有经过艰苦磨炼才能获得。

国内现存《菜根谭》版本甚多，主要有清乾隆三十三年（1768）常州天宁寺刊本、道光六年（1826）重刻本、道光十五年（1835）北京琉璃厂魁元斋刊本、同治四年（1865）中道堂刻印本、光绪元年（1875）扬州藏经禅院刻本、宣统三年（1911）刻本、民国四年（1915）刻本等。

六、《呻吟语》

本书 6 卷，明代吕坤撰。该书是一部著名的精神养生著作，是与《菜根谭》《小窗幽记》《围炉夜话》齐名的处世奇书，是最能反映中国人文化追求和道德践履的一本语录体小品文。

吕坤（1536—1618），字叔简，一字心吾、新吾，自号抱独居士，河南宁陵人。明代文学家、思想家。吕坤刚正不阿，为政清廉，他与沈鲤、郭正域被誉为明万历年间天下“三大贤”。其主要作品除《实政录》《夜气铭》《招良心诗》《呻吟语》外，还有《去伪斋集》等10余种，内容涉及政治、经济、刑法、军事、水利、教育、音韵、医学等各个方面。

《呻吟语》是吕坤所著的语录体、箴言体小品文集，刊刻于明万历二十一年（1593）。《呻吟语》是吕坤积三十年心血的著述。他在原序中称“呻吟，病声也，呻吟语，病时疾痛语也”，故以“呻吟语”命名。全书共6卷，前3卷为内篇，后3卷为外篇，一共有数百则含义深刻、富有哲理的语录笔记。内篇分为性命、存心、伦理、谈道、修身、问学、应务、养生；外篇分为天地、世运、圣贤、品藻、治道、人情、物理、广喻、词章等17篇。该书大体以儒家思想为基础，包容吸纳了道家、法家、墨家等诸子百家的思想精华，加上作者本人的宦海沉浮及对人世间冷暖沧桑的独特感受，反映出作者对社会、政治、世情的体验，对真理的不懈求索。作者针对明代后期由盛转衰出现的各种社会弊病，提出了兴利除弊、励精图治的种种主张，并阐述了自己对修身养性、人情世故等方面的心得体会和见解，对当今世人颇有借鉴意义，特别是修身养性方面，从较深层次论述了其独特的看法。

《呻吟语》版本甚多，有全本和节本之分。全本《呻吟语》6卷，收于清道光七年（1827）栗毓美刻《吕子遗书》；节本有《呻吟语摘》2卷，《四库全书》本载录。

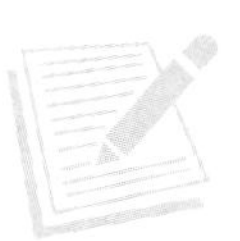

第十二章
脏腑养生文献

第一节　脏腑养生的历史源流

藏象学说以阴阳五行学说为其哲学基础，是中医系统论思想的集中体现。人之有生，脏腑为本，人体作为一个有机的整体，以脏腑为中心，内连组织器官，外应天地自然。养生必求于本，故中医各种具体养生方法的根本立足点，都旨在使五脏六腑坚固、气血阴阳平和，使脏腑生理功能得以正常发挥，生命的根本就得以不断长养，进而使得以五脏六腑为中心的整个人体生命系统维持正常与协调。故以脏腑为核心的养生观可谓提纲挈领、溯本求源。自先秦以来，各种养生方式多能纳入脏腑理论体系之中，在此高屋建瓴的基础上应用于实践，更加卓有成效。

《黄帝内经》全面吸收并整合了先秦的养生成就，对中医养生学的有关理论、原则、方法进行了全面而系统的论述。“藏象”一词首见于《黄帝内经》,《素问·六节藏象论》道:“帝曰：藏象何如？岐伯曰：心者，生之本，神之处也……肺者，气之本，魄之处也……肾者，主蛰，封藏之本，精之处也……凡十一脏，取决于胆也。”《素问·脉要精微论》谓:“五脏者，身之强也”,“得强则生，失强则死”。《灵枢·天年》曰:“五脏坚固，血脉和调，肌肉解利，皮肤致密，营卫之行不失其常，呼吸微徐。气以度行，六腑化谷。津液布扬，各如其常，故能长久。”书中反复强调脏腑功能强盛协调是生命正常活动的基础，是身体健康之本。《黄帝内经》已经站在相当系统的理论高度为脏腑养生奠定了基础。

《黄帝内经》认为，五脏主藏精神、血气、魂魄，六腑主化物而行津液，各司其职，虽然脏与腑在功能上各具特点，但脏腑之间却是相互联系、相互依赖的。五脏藏精气，是六腑生理活动正常运作的物质基础，而五脏所藏精气又来源于六腑所化之水谷精微。脏为体，腑为用，脏之气行于腑，腑之精归于脏。养生的关键在于使脏腑功能平衡协调。《灵枢·本输》称“肺合大肠，心合小肠，肝合胆，脾合胃，肾合膀胱”，提出脏腑构成阴阳表里相合关系，脏腑之间主要通过经脉彼此联系，脏之经脉属脏络腑，腑之经脉属腑络脏，一脏一腑，一阴一阳，相互络属，协调共济，共同维持着机体的功能活动。以脾胃为例，《灵枢·经脉别论》曰“饮入于胃，游溢经气，上输于脾，脾气散精，上归于肺”，说明只有脾、胃两者相互配合，才能使饮食物的受纳、消化和转输等功能得以正常进行。脏腑之间在病理变化上也可互相影响和传变。如《素问·通评虚实论》中言:“五脏不平，六腑闭塞之所生也。”脏腑各以“藏”“泻”平衡有序为特点，只有脏腑之藏泻功能正常发挥，机体才能获得充足的能量，以保证生命活动的正常进行。因此养生当重视脏腑表里阴阳之间协同互济的关系。

人体生命活动得以延续有赖于各脏腑之间功能的协调，脏与脏、脏与腑、腑与腑之间都是相

互联系和相互配合的，在脏腑组织之间相互传递着各种信息，在气血津液环周于全身的情况下，形成了一个非常协调的整体。任何一个脏腑环节发生故障，都会影响整个生命活动而产生疾病，进而影响人体健康和寿命。《黄帝内经》认为人体是一个有机的整体，将人体脏腑喻为十二官，把脏腑运作形式比作一个朝廷模式，君臣共事。如《素问·灵兰秘典论》曰："心者，君主之官，神明出焉。肺者，相傅之官，治节出焉。肝者，将军之官，谋虑出焉。胆者，中正之官，决断出焉。膻中者，臣使之官，喜乐出焉……膀胱者，州都之官，津液藏焉，气化则能出矣。"十二官有各自的功能活动，各司其职，而且强调以上十二官功能的活动在运作上不能各自为政，孤立地进行，故曰："凡此十二官者，不得相失也。"同时，十二官还必须在心神的统领之下，分工合作协调地运作，共同完成人体的生命活动。正如《素问·灵兰秘典论》指出："主明则下安，以此养生则寿……主不明则十二官危，以此养生则殃。"从而突出了人体内脏的整体协调性，同时也强调了心为五脏六腑之君主的思想。养生若能使十二官功能正常发挥，君臣协调合作，人体生命活动就能得以顺利进行，则人能健康长寿。

《黄帝内经》认为脏腑养生要顺应四时所应主脏特性，使一脏安而脏腑和。如"肝旺于春，主疏泄，主升，主动，喜条达而恶抑郁"，肝脏体现五行中木的特性，这可对应于《内经》的四时、情志养生方法中，肝脏养生宜趁春季升发之气，并畅达情绪以助其疏泄。如《素问·四气调神大论》曰："春三月，此谓发陈，天地俱生，万物以荣，夜卧早起，广步于庭，被发缓形，以使志生，生而勿杀，予而勿夺，赏而勿罚，此春气之应，养生之道也。逆之则伤肝，夏为寒变，奉长者少。""夏三月，此谓蕃秀……逆之则伤心，秋为痎疟，奉收者少，冬至重病。""秋三月，此谓容平……逆之则伤肺，冬为飧泄，奉藏者少。""冬三月，此谓闭藏……逆之则伤肾，春为痿厥，奉生者少。"养生还应强化脏腑间的协同作用，当脏腑间失和，应根据其五行生克制化的关系予以调整，饮食养生中"谨和五味"便是从这一点出发的，如《素问·脏气法时论》说："肝色青，宜食甘；心色赤，宜食酸；肺色白，宜食苦；脾色黄，宜食咸；肾色黑，宜食辛。"脏腑养生理论通过顺应四时五味而得以具体体现。

秦汉以后，脏腑养生理论得到广泛的实践与拓展，在饮食、药物、守神、行气、导引等多方面得以发挥，对后世产生了重大影响。

东汉医家张仲景，继承了先秦时期的医学理论，博采众长，著成《伤寒杂病论》，奠定了中医辨证论治的理论基础。《金匮要略·脏腑经络先后病脉证》称"若五脏元真通畅，人即安和"，体现了他重视五脏的调养观点。仲景同时强调调和五味，重视饮食与养生的关系，在《金匮要略·脏腑经络先后病脉证》指出"凡饮食滋味以养于身，食之有妨，反能为害……若得宜则益体，害则成疾，以此致危"，因而"服食节其冷热、苦酸辛甘"，强调饮食之冷热、五味之调和，以适宜为度，方可起到养生作用，反之于身体有害。

华佗是与张仲景同时期的医家，他继承了先秦《吕氏春秋》中的动则不衰之说，从理论上进一步阐述了动形养生的道理。如《三国志·华佗传》中载其论云："人体欲得劳动，但不当使极尔，动摇则谷气得消，血脉流通，病不得生，譬犹户枢不朽是也。"华佗对导引健身术十分重视，在继承前人的基础上，总结归纳为模仿虎、鹿、熊、猿、鸟五种动物动作的导引之法，称为"五禽戏"，方法简便，行之有效，大大促进了导引健身的发展。后世引入了脏腑学说丰富其内涵，以五禽配五脏，虎戏主肝，鹿戏主肾，熊戏主脾，猿戏主心，鸟戏主肺，从而发展为一种五脏导引术，丰富了脏腑养生的范畴。

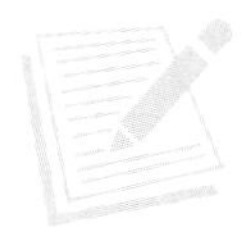

南北朝陶弘景的《养性延命录》是现存第一部养生学专著，其中收集保存了很多先秦至魏晋时期的养生学资料，既涉及《老子》《庄子》《列子》等道家经典，也收录了《黄帝内经》《名医

论》《导引经》等医书及养生著作。这本养生专集对于推动养生学发展具有重要价值。《养性延命录》全面引入中医藏象学说的相关内容，以保养五脏为核心理论基础，以食疗滋养五脏、行气导引激发脏腑功能为养生特点，充分发挥并阐明中医脏腑养生思想，对后世脏腑养生的发展起到了承上启下的关键作用。

《养性延命录》较早地提出了以五脏为核心的药食养生法，认为药物饮食调和则五脏滋养，从而可以养生延命。其《教诫篇》引用佚书《雒书・宝予命》曰："古人治病之方，和以醴泉，润以元气，药不辛不苦，甘甜多味，常能服之，津流五脏，系在心肺，终身无患。"主张选用一些不辛不苦、甘甜多味、功效柔和的药物常服，不偏不倚地滋养濡润五脏，以达养生防病之效。其具体的方法则见于《养性延命录》第二篇《食诫篇》中。《食诫篇》中有食忌、食宜等内容，皆符合五脏四时相通相应的基本原理。五脏各有主时，肝主春，心主夏，肺主秋，肾主冬，脾主长夏或四时，《食诫篇》据此提出四时食物之禁，主张顺应四季，各个季节各有不适合食用的动物内脏——春不食肝、夏不食心、秋不食肺、冬不食肾、四季不食脾。食物还各有辛、甘、酸、苦、咸五味，分别与五脏相应，辛入肺，甘入脾，酸入肝，苦入心，咸入肾。《食诫篇》根据五味入五脏、五脏主四时之理，提出了四时各季的食宜，认为"春宜食辛，夏宜食酸，秋宜食苦，冬宜食咸"，如能依此，则能"助五脏，益气血，辟诸病"。谨和五味能补养五脏，如适食辛味能补肺、适食甘味能补脾、适食酸味能补肝、适食苦味能补心、适食咸味能补肾，但若偏食多食则会伤及各自相应的脏腑。

行气导引也是《养性延命录》的主要内容，其中有《服气疗病篇》《导引按摩篇》两篇专论行气导引，记载了存思行气、六字诀等重要养生术。尤其是六字诀，最早记载该方法的著作就是《养性延命录》，见于该书《服气疗病篇》。"六字"诀即"吹、呼、唏、呵、嘘、呬"六字。《养性延命录》曰："内气有一，吐气有六。"内气即是吸气，吐气则有吹、呼、唏、呵、嘘、呬六法，久久行之可治五劳、六极、七伤。"五劳"为五脏劳损，即心劳、肝劳、脾劳、肺劳、肾劳；"六极"为气极、血极、筋极、骨极、肌极、精极；"七伤"为忧愁思虑伤心，大怒气逆伤肝，寒冷伤肺，大饱伤脾，强力举重、久坐湿地伤肾，恐惧不节伤志，风雨寒暑伤形。五劳、六极、七伤均因脏腑受损所致，所谓"五劳既用，二脏先损，心肾受邪，腑脏俱病"，故《养性延命录》曰："凡病之来，不离五脏。"而六字诀与五脏通应，通过不同的发声即呼气方法激发五脏之气，以治疗五脏之病。陶弘景指出："心脏病者，体有冷热，吹、呼二气出之；肺脏病者，胸膈胀满，嘘气出之；脾脏病者，体上游风习习，身痒疼闷，唏气出之。肝脏病者，眼疼，愁忧不乐，呵气出之。已上十二种调气法，但常以鼻引气，口中吐气，当令气声逐字吹呼嘘呵唏呬吐之。若患者依此法，皆须恭敬用心为之，无有不差，此即愈病长生要术也。"六字诀实质是建立在脏腑养生理论之上调养五脏的一种独特方法。《养性延命录》存思行气的养生方法也以五脏为基础，《服气疗病篇》曰："若有自觉疲倦不安者，便存思头面、九窍、五脏，导引闭气，以攻所患。再有胎息之法，以夜半至日中之时，闭气不息，于心中数至二百，乃口吐气出之，可使五脏安。"

两宋、金元时期，涌现了不少养生学家及养生专著，尤其是金元的学术争鸣，更加推动了养生学的发展，对老年摄生保健有了突出的发展，形成了比较完备的体系。宋代陈直撰《养老奉亲书》，元代邹铉在此书的基础上继增 3 卷，更名为《寿亲养老新书》，内容颇为详尽，成为老年医学专书。这一时期脏腑养生的理论也渐趋完备，方法更加丰富。

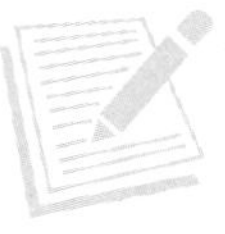

在两宋、金元时期，人们对食养理论的认识更加深入。蒲虔贯根据五味入五脏、五脏分别旺于四时及五行生克理论，提出了四时的饮食五味要领。《保生要录・饮食门》曰："四时无多食所旺并所制之味，皆能伤所旺之胜也，宜食相生之味助其旺气”，进一步指出“旺盛不伤，旺气增益，饮食合度，寒温得益，则诸疾不生，遐龄自永矣”，丰富了五脏食膳养生的内容。陈直对先秦时期“春多酸，夏多苦，秋多辛，冬多咸”的原则进行了一定的修正。在具体运用上，《养老奉亲书》提出：“当春之时，其饮食之味宜减酸增甘，以养脾气”；“当夏之时，宜减苦增辛以养肺气”；“当秋之时，其饮食之味宜减辛增酸，以养肝气”；“当冬之时，其饮食之味宜减咸而增苦，以养心气”。这种饮食原则的好处在于既不使当旺之脏气过于亢盛，又不使所克之脏气有所伤伐。刘完素提出以臊焦香腥腐五气助所克之气，《素问病机气宜保命集·摄生论》曰：“是以圣人春木旺以膏香助脾；夏火旺以膏腥助肺；金用事，膳膏臊以助肝；水用事，膳膏膻以助心。所谓因其不胜而助之也。”此论与陈直以五味平调五脏之气的见解互相补充、相得益彰。

李东垣摄生独重脾胃，他提出：“内伤脾胃，百病由生。”脾胃受伤临床表现为倦怠乏力、神疲嗜睡等，病因多为饮食劳倦，情志失调，寒温失所，内伤脾胃，伤及元气。“人以脾胃中元气为本”是李东垣另一重要观点，《脾胃论》曰：“元气之充足，皆由脾胃之气无所伤，而后能滋养元气。若胃气之本弱，饮食自倍，则脾胃之气既伤，而元气亦不能充，而诸病之所由生也。”可见脾胃在人体中的重要性，脾胃健旺则五脏皆安，脾胃受病则诸症蜂起，故养生摄生应重视脾胃固护。李氏认为促成人之早夭的根本原因在于元气耗损，《兰室秘藏·脾胃虚损论》指出“人寿应百岁……其元气消耗不得终其天年”，而《脾胃论·脾胃虚实传变论》曰“元气之充足，皆由脾胃之气无所伤，而后能滋养元气”，阐明调养脾胃之气，维护后天之本，是防病抗衰、延年益寿的一条重要原则。李东垣将调养脾胃的方法主要概括为三个方面：一是调节饮食护养脾胃。他认为“饮食不节”是酿成内伤的一个重要原因，“饮食自倍，则脾胃之气即伤，而元气亦不能充，则诸病之所由生也”。故合理饮食是防病保健的一个重要环节。二是调摄情志保护脾胃。李氏指出“凡愤怒、悲思、恐惧，皆伤元气”，重视精神情志对五脏元气的影响，尤其易伤及脾胃功能。故须从积极方面进行调摄，当静心寡欲，不妄作劳，以养元气。三是防病治病顾护脾胃。东垣防治疾病之立法遣药，处处考虑到脾胃之升降生化功能，用升发阳气之法，注重调补脾胃。东垣以顾护脾胃而益寿延年的精辟理论为养生独树一帜，为后世实践所肯定。

明清时期，脏腑养生在实践中进一步充实和完善，先后出现的著名养生学家大多重视实践、勇于创新，认为养生最终的落脚点都不离脏腑。此期养生调养方法呈现出多元化的特点，武术健身更加普及，老年养生保健再度兴盛，尤以继宋代老年养生学确立之后，又出现了多部老年养生专著。

命门学说以明代张景岳、赵献可等为代表，可以看作是脏腑养生的延伸。命门为水火之府、阴阳之宅、生命之本，亦为五脏六腑之依凭。如《景岳全书·传忠录》提出“阳强则寿，阳衰则夭”，“欲知所以生死者，须察乎阳，察阳者，察其衰与不衰；欲知所以存亡者，须察乎阴，察阴者，察其坏与不坏，此保生之本法也”。张氏认为阳气阴精之根本皆在命门，《类经附翼·三焦包络命门辨》曰：“命门主乎两肾，而两肾皆属于命门。故命门者为水火之府，为阴阳之宅，为精气之海，为死生之窦，若命门亏损，则五脏六腑皆失所恃，而阴阳病变无所不至。”赵献可认为命门真火乃人身之宝，他推崇薛立斋所阐论“补真阴、补真阳”的治法，并在《医贯》一书中予以进一步补充发挥，认为先天之火乃人生命之本，养生及治疗莫不以调补肾命水火为核心，临床对六味丸、八味丸的运用达到了一个新的高峰。明代随着命门学说的发展而产生的温补派，反对滥用寒凉药物，主张用温补药物峻补命门。

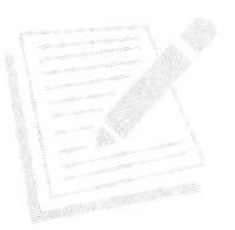

《内经知要》为明代李中梓辑注于1264年，为研究《内经》各家所推崇。李中梓认为，治病

求本，即要掌握生命之本，而生命之本，不外乎先天之本与后天之本两个方面。先天之本在肾，“肾为脏腑之本，十二脉之根，呼吸之本，三焦之源，而人资之以为始者也”。肾精充盛，则脏腑之精充足。而元气又是诸气之本，无论脏腑之气、经脉之气，均以元气为根。故保全生命，必须保护肾中先天精气。与此同时，后天脾胃也十分重要。李中梓提出：“饷道一绝，万众立散。胃气一败，百药难施。一有此身，必资谷气，谷气入胃，洒陈于六腑而气至，和调于五脏而血生，而人资之以为生者也。故曰后天之本在脾。”其基本思想与李东垣脾胃为元气之本的认识相一致，即人在生长过程中需时刻依赖水谷之气的不断资养，五脏六腑由于水谷之气的不断资养才得以发挥其功能作用。而水谷之气的化生有赖于脾胃，故脾在人体生命活动过程中至关重要。本书是李中梓将《内经》重要原文节录归类，并加以注释，取名《内经知要》，正如清代薛生白评价其书名指出：“以其仅得上下两卷，至简至要，方便时师之，不及用功于鸡声灯影者，亦可以稍有准则于其胸中也。”

明代龚廷贤在《寿世保元》中主张老年保健用药应“温而不热，清而不寒，久服则坎离既济，阴阳协合，火不炎而神自清，水不渗而精自固，平补之圣药也”。他又对老年的药饵摄生强调了两个原则：一是调补脾胃；二是提倡予血肉有情之品，补益气血，填精补髓，以健身抗老，延年益寿。他首推鹿茸、鹿角，配合人参、地黄、枸杞、二冬、黄柏等制方，养生中重视脾肾。

明代伟大的医药学家李时珍推崇东垣脾胃之说，主张老年人应培补元气，调理脾胃，升发清阳，多用温补之剂，以助延年益寿。《本草纲目》对于药饵和食养的论述极为丰富，书中还收集了很多食疗方法，可谓集明之前养生药物之大全，并将辨证论治引入养生，主要体现在辨证施药及辨证施膳之上。

明代万全的《养生四要》指出：“无阳则阴无以长，无阴则阳无以化，阴阳互用，如五色成文而不乱，五味相济而得和也。凡养生却邪之剂，必热无偏热，寒无偏寒，温无聚温，温多成热，凉无聚凉，凉多成寒。阴则奇之，阳则偶之，得其中和，此制方之大旨也。”这个中和平衡既济的制方原则，对老年的药饵养生有重要指导意义。万氏认为这种保健方法要从中年开始，未老先防，保健重点也在于调补脾肾。

明代高濂的《遵生八笺》从导引角度提出了养心坐功法、养肝坐功法、养脾坐功祛、养肺坐功法、养肾坐功法，又对心神调养、四时调摄、起居安乐、饮馔服食及药物保健等方面做了详细论述，极大地丰富了脏腑养生的内容。清代尤乘在总结前人经验的基础上编著《寿世青编》一书，在调神、饮食、保精等方面提出了养心说、养肝说、养脾说、养肺说、养肾说，为五脏调养的完善作出了一定贡献。明代汪绮石对虚劳的病机、论治及预防保养等方面的阐发都自成体系，主张肺、脾、肾三脏并重。《理虚元鉴》谓：“治虚有三本，肺、脾、肾是也。肺为五脏之天，脾为百骸之母，肾为性命之根，治肺、治脾、治肾，治虚之道毕矣。”他尤其对虚劳的预防提出了六节、七防、四护、三候、二守、三禁等原则，对抗衰保健有很大意义。明代张景岳对摄养脏腑提出了养生“四慎”，《景岳全书·传忠录》有“慎情志可以保心神，慎寒暑可以保肺气，慎酒色可以保肝肾，慎劳倦饮食可以保脾胃”，扩充了脏腑养生的内涵。

养生必求于本，脏腑养生将各种中医养生手段上升到藏象学说的整体观、系统论范畴，既有系统的理论，又有独特的方法和宝贵的临床经验，如此真正实现了道术相合、以道驭术。人体各种生命活动均源于脏腑的功能，内而消化循环，外而言行视听，无不是脏腑活动的表现。各个时代的养生家尽管在养生保养的方法上各有侧重，但都强调全面综合调理，尤其重视对脏腑系统的呵护。中医脏腑养生的理论和经验经过历史的积淀，不断充实，不断发展，不断深化，今后必将

为人类的健康作出更大的贡献。

第二节　重要著作介绍

一、《黄庭经》

本书又名《太上黄庭经》。传世的《黄庭经》分为两篇，一为《黄庭内景经》，一为《黄庭外景经》。两篇均出于魏晋年间，作者佚名。两篇后均收入《正统道藏》洞玄部本文类。

《黄庭经》是道家的重要著作，被推为内养学派的首经，与道家经典鼻祖《道德经》及外丹经书之王《周易参同契》具有同等重要的地位。所谓"黄庭"按《黄庭内景玉经》梁丘子注云："黄者，中央之色也。庭者，四方之中也。外指事，即天中、人中、地中，内指事，即脑中、心中、脾中，故曰黄庭。"现在一般认为"黄庭"是指人体内脏及其区域，"黄庭内景"即为人体内部之景象，而所谓"外景"，只是相对"内景"而言，所论实亦内景之事。一般所说的《黄庭经》多指《黄庭内景经》，有时也包括《黄庭外景经》。

《黄庭内景经》，又称《黄庭内景玉经》，或《太上黄庭内景玉经》。全经1篇，皆为七言韵语，分为36章，每章各取首句二字为题。是书首见于晋代著作《魏夫人传》，据言为魏华存所传。该书将人体五脏六腑及头面器官，乃至肌肤、毛发、骨髓等拟人化，认为人体内脏器官皆有"神灵"驻守，通过存思可以想见各脏器之"神"，从而内固脏腑精气，使脏腑功能达到理想的状态。全书将脏腑器官分属上中下三部，每部八种器官，称作"八景二十四真"，每景均有"真人"守卫，且各有神名、形影及对应的体表关窍部位，人若能存想三部神名形影，即能达到存真养神的效果。这种早期的内养修炼方法似乎十分玄妙神秘，甚至有些荒诞，但其实质无非是强调人体的内部世界具有某种超越性，可以通过反观内视的途径实现生命的重建，变成新的自我。存想三部八景二十四真的结果，主观上能唤醒人们的"脏腑意识"，即重视脏腑的摄养调护，客观上能根据脏腑特点进行四时、饮食的宜忌调理，保护脏腑免受侵害侵扰，更好地发挥脏腑的生理功能，使之更为坚固，这是养生的根本目标所在。

《黄庭内景经》所述修炼之道，除意守黄庭、存想脏腑三田之神外，尚有存想日月、漱液咽津、呼吸元气、食五牙、存玄一、辟谷食气等方法多种，尤其重视宝精节欲，认为"长生至慎房中急"，"仙人道士非有神，积精累气以为真"。这些观点，对中医养生产生过较大影响。此外，书中关于心、脾、脑、泥丸、丹田、命门、脐门的论述，也极大地丰富了中医藏象学说。

《黄庭外景经》，又名《太上黄庭外景玉经》，原作3卷，始见于《抱朴子内篇•遐览》，相传晋王羲之曾书写此经以换白鹅。该书亦为七言韵语，不分章，内容结构大致与《黄庭内景经》相同，文字约少1/3。全书亦以存思三田之神为中心，并载咽津漱液、存思日月、呼吸元气、辟谷食气、保精慎欲之道，较之《内景经》更为简略晓畅。《内景经》《外景经》两篇文句多有相同或相近者，殆同出一源，而编为两书。题为《外景》者，是唐人以区别《内景经》所为。

《黄庭经》问世后，注解者甚多。比较著名的有，唐代梁丘子、务成子，宋代蒋慎修，金代刘处玄，明代冷谦、李一元，清代蒋国祚、董德宁、黄元吉、刘一明等。除众多注本外，以黄庭为主题衍生的著作亦有多种，如成于隋代的《黄庭中景经》，唐代胡愔所撰的《黄庭内景五脏六腑补泻图》，佚名者的《黄庭遁甲缘身经》《上清黄庭养神经》《上清黄庭五脏六腑真人玉轴经》

《太清中黄真经》《太清境黄庭经》等，形成了所谓“黄庭经系”著作。这些著作大抵都以脏腑保养为重心，是脏腑养生的重要文献。

《黄庭内景经》《黄庭外景经》两书本文的版本，主要有《正统道藏》本，注本则有《云笈七签》《修真十书》《道藏辑要》本等。

二、《上清黄庭五脏六腑真人玉轴经》

本书作者及成书年代不详。

《上清黄庭五脏六腑真人玉轴经》详细介绍了调气法，以呬、呵、嘘、呼、吹、嘻六气治病。本文开篇明义：“子求治人之要，而不知治身之术者哉，营他而不营己，修外而不修内，岂不哀哉！”该书分别从治肺、治心、治肝、治脾、治肾、治胆等方面对呼吸调气进行详细的阐述：治肺当用呬，呬为泻，吸为补；治心当用呵，呵为泻，吸为补；治肝当用嘘，嘘为泻，吸为补；治脾当用呼，呼为泻，吸为补；治肾当用吹，吹为泻，吸为补；胆有疾当用嘻，嘻为泻，吸为补。作者主张通过炼功，能“安其神，炼其形，摄生得气，归正背伪，出其恍惚，入其玄妙，辨补泻之理，诞延育之方，可升仙矣”。

《上清黄庭五脏六腑真人玉轴经》是一部研究气功养生法的专著，其导养功法强调补脏腑（心、肝、脾、肺、肾、胆），陶炼五脏精气，主张寓气功于生活中，平素“养性以全气，保神以安心，气全则体平，心安则神逸”。如其论曰：“州人之貌含天地之象。其在身矣，则胸胁为宫室，四支为郊境，头圆象天，足方象地，左目为日，右目为月，发为星辰，齿为金玉，大肠为江河，小肠为川渎，两乳脐膝为五岳，肝胆脾肺心为五行，故修道者常理之。若不修缉，必致毁败，营卫不通，血气不流，齿发不坚，五脏不调，则倾化随及，故至人修其未毁，治其无疾也。”又说：“一人之五脏各有神府，各修道治，炼气存神，去邪归吾，正道可见也。”

本书主要版本为《正统道藏》和《云笈七签》本。

三、《黄庭内景五脏六腑补泻图》

本书共1卷，唐代胡愔著，本书是一部将中医学理论与道教炼养方术融为一体的典型道教医学著作。

胡愔，号见素子，又称见素女或见素女子，居太白山（位于陕西郡县南），其生平无考，仅见于《黄庭内景五脏六腑补泻图》自序：“愔夙性不敏，幼慕慈门，使志无为，栖心淡泊。览《黄庭》之妙理，穷碧简之遗文，志焦心碎，屡更岁月。”以此得知，胡愔为自幼皈依崇信道教，并具长期宗教炼养实践的女道士。今所见其著作有《黄庭内景五脏六腑图》1卷，收入明正统《道藏》洞真部方法类，《修真十书》54卷；《黄庭内景五脏六腑图说》1卷，收于《道书全集》；正统《道藏》洞玄部灵图类国字号还收有《黄庭内景五脏六腑补泻图》1卷。

《黄庭内景五脏六腑补泻图》以中医学的藏象学说为理论基础，分别阐明肺、心、肝、脾、肾五脏及胆腑各自的生理结构、功能，与其他脏腑、形体、官窍的关系，以及其五行属性，病理现象；结合中医的诊断理论和方法，依次对肺、心、肝、脾、肾及胆等各脏腑的养生祛病之术进行阐述。

胡愔将药疗、食疗、导引、吐纳、服气、咽液、叩齿等术相结合，形成综合养生思想，从《黄庭内景五脏六腑补泻图》一书的编写体例上就能反映出来。胡愔写作特点是“按据诸经，别

为图式，先明医理，次说修行，并引病源，吐纳除疾，旁罗药理，导引屈伸，察色寻证，月禁食禁”依次进行。

以心脏为例，先应用六气治病法概述，“治心用呵，呵为泻，吸为补”，然后详细论述心之生理功能和病理表现，以及五行属性、与形体官窍的关系。胡愔对《黄帝内经》纯熟于胸，能以简练的描述将心这一脏器的生理结构、功能及主要病理特征一一阐明，为进一步结合心脏诊断之法来确立心脏炼养祛病之术奠定了坚实的医学理论基础。

心脏部分原文节录如下：“治心用呵，呵为泻，吸为补……呵者，心之气，其气礼，呵能静其心，和其神。所以人之昏乱者多呵，盖天然之气也。故心病当用呵泻之也。”“修养法：常以四月、五月弦朔清旦，面南端坐，叩金梁九，漱玉泉三。静思，以呼吸离宫赤气入口三吞之，闭气三十息，以补呵之损。”“六气法：治心病用呵法。以鼻渐长引气以口，呵之，皆调气如上，勿令自耳闻之，然后呵之。心有病用大呵三遍、细呵十遍，去心家劳热、一切烦闷。疾差止，过度损。”“月食禁忌法：四月，勿食大蒜，令人发易白及堕。五月，勿食韭，损心气，及有毒，并勿食心肾。心痛宜食大小麦杏藿，禁咸食。”“心脏导引法（四月五月行之）：可正坐，两手作拳，用力左右，五筑各五六度。又可正坐，以一手向上拓空，如拓重石。又以两手急相叉，以脚踏手中，各五六度。然去心胸间风邪诸疾，闭气为之，毕良久，闭目三咽液，三叩齿而止。”其余肺、肝、脾、肾、胆各节皆如此，故不难看出胡愔对医学理论的重视，这种将“明医理”作为“说修行”的先决条件，极大地密切了道教与医学的关系。

胡愔《黄庭内景五脏六腑补泻图》以《黄庭经》为基础，构成了一个上承魏晋道教上清派炼养系统，下开宋明著名的“八段锦”脏腑炼养导引系统的道教炼养体系，并对开启宋明养生文化新格局奠定了重要基础。本书研究包括了古典解剖学、生理学、病理学及医学养生学领域，可以说是集《黄帝内经》脏腑学说之大成。本书所建立的六字气法新体系直接奠定了后世六字气法的基本结构和形式，为后世炼养家所普遍遵循，从而为吐纳气功的发展作出了巨大贡献。

在道教与医学关系上，胡愔强调道教内修必须与医学紧密结合，医理是道教内炼养生的理论指导和基础，即所谓“先明脏腑，次说修行”。胡愔主张“存神修养”，“不假金丹玉液（外丹）”，对外炼成仙模式予以否定。胡愔运用中医学理论来说明存神修养的道理。《黄帝内经》认为，人是由天地之精气相合而产生的，所谓“人以天地之气生，四时之法成”，“人与天地相参，与日月相应也”，“天食人以五气，地食人以五味”，“在天为气，在地成形，形气相感而化生万物矣”。胡愔充分运用了《黄帝内经》中的这些医学理论来阐述内修可以使“五脏坚强，诸毒不能损”，进一步肯定了内炼精气神的意义。

《黄庭内景五脏六腑补泻图》一书篇幅不长，但论述井然有序。全书按脏腑分为六节，每节先绘一图再根据脏腑理论简要说明该脏器的生理功能、病理特点基础上，依次论述修养法、相病法、处方、行气法、月禁食忌法及导引法。另一值得注意的是，本书的研究方法除了吸取前人的论述外，对脏腑的观察可能还采取了道教炼养家特有的“内视”“内观”“内察”等手段。

《唐书·艺文志》录“女子胡愔《黄庭内景图》十卷”当即此书。《崇文总目·医书类》载“《黄庭内景五脏六腑图》一卷。女子胡愔撰。”金锡进注云：“《唐志》《通志》并作胡愔撰。一考医书类三有《黄庭内景五脏六腑图》十卷，亦胡愔所撰，或是一书。”以是知《黄庭内景五脏六腑补泻图》或简称《黄庭内景图》。另外，《崇文总目》道书类尚有“《黄庭外景图》十卷，女子

胡愔撰”，说明胡愔不仅对《黄庭内景经》有研究，且于《黄庭外景经》亦有成果问世，惜明正统《道藏》未收，致使该书亡佚。又《宋史·艺文志》道家类亦载：“《黄庭内景五脏六腑图》十卷，太白山见素女子胡愔撰。”该书全文见载于明正统《道藏》国字号，题为《黄庭内景五脏六腑补泻图并序》，太白山见素女胡愔撰。

四、《华佗玄门内照图》

本书又名《玄门脉诀内照图》，2卷，旧题汉代华佗撰。该书是目前已知我国最早的一部带有内脏解剖图的书，撰成于晋及南北朝时期（5—6世纪）。

华佗，字元化，沛国谯（今安徽亳县）人，生卒年不详，东汉末年杰出外科学家。他在医学上有很高的成就，通晓内、外、妇、儿、针灸等科，尤精于外科及针灸。他敢于冲破封建礼教的束缚，提倡外科手术治疗。根据史书记载：他曾创用酒服“麻沸散”进行全身麻醉，进行过腹腔肿物切除及胃肠手术等，获得较好的效果；在针灸方面，他总结创用沿脊柱两旁夹脊的穴位，称“华佗夹脊穴”，沿用至今；又主张进行体育锻炼，以增强体质，防治疾病，指出“人体欲得劳动，但不当使极耳。动摇则谷气得消，血脉流通，病不得生，譬犹户枢终不朽也”，模仿虎、鹿、熊、猿、鸟的动作和姿态以活动肢体，创制了一套“五禽戏”。后被曹操杀害。史料记载华佗著有《枕中灸刺经》等多种医书。《中藏经》是后人托名华佗的作品。

本书2卷，卷上为十二经脉、经脉气血、脏腑内景等内容，其论多源于《黄帝内经》《针灸甲乙经》和扁鹊之说，卷下为十二经脉直诀、四时平脉、脏腑成败、脏腑病机、脏腑用药等，并附图12幅。《华佗玄门内照图》明显有着道家思想的渗入，直接引述内丹著述原文，阐发《内经》关于任督二脉作为人身阴阳之海的思想，特别是在养生具体运用中，首次引入天一生水的思想，为肾藏真一之气作范本。该书引述了丹经关于天人相应的思想，即认为人体心肾相交与天地气机升降出入相一致，首次提出了左肾属水、右肾为命门属火的观点，对《难经》以两肾属水的观点有突破与创新。

《华佗玄门内照图》是研究脉学和脏腑理论的重要著作，不仅是我国现存最早的一种内脏解剖图谱专著，而且在世界解剖学史上也是遥遥领先的。本书吸收了内丹炼养术关于藏象思想等方面的积极成果，形成了玄门特色，也体现了中医学发展过程中医道二家之间的融通与相互促进而发展的关系。

《华佗玄门内照图》撰年至少应在晋及南北朝之际（5—6世纪前后），唐初（8世纪初）医家杨玄操已引用其文。7世纪以后（隋唐之际），本书的传本中，根据其不同的书名及内容特点，形成了早期的三个传本系统，即《内照图》传本系统、《玄门内照图》传本系统和《玄门脉诀内照图》传本系统。现存主要版本有明嘉靖刻本、清抄本等。

五、《烟萝子体壳歌》

本书又名《体壳歌》，1卷，原载于南宋石泰等所编《修真十书》第四书《杂著捷径》卷十八，署“烟萝子撰”。后收入《正统道藏》洞真部方法类“李四”。

烟萝子，又名燕真人，五代时著名道士。清顺治《怀庆府志》云：“烟萝子，姓燕，失其名，王屋人，晋天福间，耕于阳台宫之侧，得异参，举家食之，遂拔宅上升。”据此，烟萝子卒于五代后晋天福（936—944）年间。

烟萝子著述颇丰，据多家书目所载，计有《烟萝子内真通玄诀》《烟萝图》《服内元气诀》《养神关锁秘诀图》《内真通明歌》《立内真通元诀》《内真通方诀》《玄珠经》《烟萝子》等。这些著作虽然多已佚失，但表明烟萝子在道家修持方面确有较深造诣。

《烟萝子体壳歌》的内容包括六个部分：一为“体壳歌”，是作者体悟俗世迷途之后，倡导内丹修炼的告白；二为“吕公缚心猿诗”，借吕公之口，表明收心归道的意志；三为“养生息命诗”，劝导存思守三一的意义；四为“养生息命诗”之后的6幅人体身形脏腑图，用于存思守神，原无文题，学界一般称作“烟萝子图”；五为“朱提点内境论”，系解释内境图的文字，虽然不是烟萝子所著，但可为理解内境图提供方便；六为“烟萝子内观经”，除载有心、肝、脾、肺、肾五脏总论外，尚有泥丸、三丹田、三焦及制三魂七魄神之论，系烟萝子开示审图内修的方便之法。

《烟萝子体壳歌》作为早期内丹修炼的著作，其学术意义主要体现在以下几个方面：

一是书中前面三部分以诗歌的形式，在批驳外丹服食无效，揭露“时人一死无复生”的惨痛教训后，极力劝导人们存想玄真、学守三一，缚心节欲，养生息命，反映了道教修持由外丹过渡到内丹的历史事实。

二是书中所载烟萝子所绘6幅身形内境图，被认为是第一个将古代医道两家关于人体内脏的认识用图画的形式表现出来，开启了后世人体解剖图绘制之先河。这几幅内境图不仅是我国最早的解剖图，也是世界上最早的解剖图，在医学史上具有重要的意义。“烟萝子图”的基本作用是为道门中人修炼内丹提供人体生理认识基础，了解人体内部结构，以便更好的把握生命规律，进行自我调整和控制。同时，也为内丹修炼的存想身神提供可视觉化的“尊容”，使内视之时依图观照，有形可据。更重要的是在内丹修炼的理论建设上，围绕修炼成仙的目的，构建起了一套人体解释系统，即人体的内部世界就是生命自我重建的依据，只要安定心神依法修持，就能超越生命，孕育一个不朽的自我。

三是“烟萝子内观经”的“心脏总论”“肝脏总论”“脾脏总论”“肺脏总论”“肾脏总论”等五篇脏象总论，用最简练的语言，分别概述了五脏的形态、位置、属性、功能，与四时、五行、体窍的对应关系，以及五脏之间的联系、饮食宜忌等，揭示了五脏系统在内丹修炼中的重要性，表明了内丹修炼以五脏坚固为归宿的宗旨，这在脏腑养生中具有重要的意义。尤其书中关于心神的阐述，以及脑为泥丸的说法，突显了心神修炼的重要性。

该书的主要版本为《正统道藏》本。

六、《养生君主论》

本书分上、中、下3卷，全书未见著作年代的痕迹，仅在卷下《通治五疳肥儿丸》之《附五藏加药法》的后面，有简短的《附余亲录》一则，讲到“今予年已六十五矣”，由此语知作者在65岁时撰著此书。

汪琥，清代医家，字苓友，号青溪子，江苏长州人，于伤寒学深有造诣，博览前人关于伤寒之各种著作，著有《伤寒论辨证广注》《中寒论辨证广注》《痘疹金镜录》《养生君主论》等多种著作行世。

本书以“万病皆起于心”立论，引据了《素问》《诸病源候论》《千金要方》《素女真经》《华佗内照图》《内丹要诀》《道林摄生论》《仙经》《礼西居士睡功法》等，以及葛洪、钱乙、刘完

素、张洁古、李东垣、朱丹溪诸人的论说，内容十分丰富。本书强调以保精为首务，以春夏秋冬四时之序阐述养生，以日月运行寒暑交替、法象阴阳，与《易经》的卦象和《黄帝内经》的藏象二者相应。以离卦论心、坎卦论肾，心和肾是火与水的关系，二者即是神和精相济，所以养生的重点简言之在于养神保精四字而已。本书的功法、药方都贯彻此要旨。

本书为综合性医著，突出的特色为以心立论养生，自成系统，自成门派，阐发各科病因病机及辨证施治，理法方药兼备，对于丰富和发展中医理论具有一定意义。

该书为2010年《中国古籍孤本大全》项目组在苏州调研时发现并购得，现藏于中国中医科学院图书馆。

七、《寿世内镜图说》

本书共8卷，附录2卷，续录2卷，清代陈铎注。原题战国秦越人（扁鹊）撰，明代钱雷（字豫斋）补撰附录2卷，明代张俊英（字钟奇）补撰续录2卷。成书年代不详。

陈铎，字耀东，生卒年不详，清代广东归善县（今惠阳区）人。年少时胸怀大志，研读史书，学习官吏治事的成绩，熟习行下事务，擅长笔墨文书，后按例被选入京城任职。陈铎擅长书法，笔端藏锋，受到成亲王的称赞，介绍他进礼部学习，并亲手撰写一副楹联送给他："茶余引学消春昼，酒醒闻鸡去早朝。"

本书前6卷以图文形式论述人体五脏六腑形态及生理、病理、诊断、治疗；卷七、卷八描述人体经络，人体正、侧、背及面部、四肢、腰脊、足膝的图形，并注释说明；附录2卷则从人体胎元起，论述人体生理、病理、经络、诊法、用药等内容；续录2卷详论三焦、包络、命门之说，又阐释经络、诊法、方剂、用药及内科病证，补充发挥原书论而不明、述而未详之处。

本书现存清康熙三十二年（1693）石城陈铎校刻本。该书为2010年《中国古籍孤本大全》项目组在苏州调研时发现并购得，现藏于中国中医科学院图书馆。

八、《内景图解》

本书一卷，系《顾氏医镜》丛书之一种，清代顾靖远撰。本书主要将五脏六腑的形态、解剖位置、十二经脉循行部位及络属脏腑等绘制成图，并加注释，语言通俗，文字简要，易于记诵。

顾靖远，字松园，号花洲，吴门人，私淑缪仲淳，康熙时曾入太医院。著作有《顾氏医镜》《医要》。今存《顾氏医镜》16卷，包括《灵素摘要》2卷、《内景图解》1卷、《脉法删繁》1卷、《本草必用》2卷、《症方发明》8卷及《格言汇纂》2卷。顾氏在虚劳证治上颇具特色，其学术思想主要受喻昌的影响。在《内经》条文的分类方法上，顾氏将《内经》条文分为"摄生、阴阳、藏象、气味、治则、病机、运气"等七类。其注文在博采前人如《类经》《内经知要》等内容基础之上删繁存简，使之更便于阅读与记忆。

脏腑内景，各有区别，咽喉二窍同出一脘，异途施化。肺之下为心，心有系络，上系于肺，肺受清气，下乃灌注。其象尖长而圆，其色赤，其中窍数多寡各异，迥不相同。上通于舌，下无透窍。心之外有心包络，即膻中也。凡脾胃肝肾各有一系透膈以通于心，其间有宗气积于胸中，出于喉咙，以贯心脉而行呼吸，即如雾者是也。如外邪干犯，则犯包络，心不能犯，犯心即死矣。此下有膈膜，与脊胁周围相著，遮蔽浊气，始不得以熏心肺。膈膜之下有肝，有独叶者，有二三叶者。其系亦上络于心络，为血之海，上通于目，下亦无窍。肝短叶中有胆附焉。胆有汁，藏而不泻。凡胃中腐熟水谷，其精气自胃口之上口，曰贲门，传于肺，肺播于诸脉；其滓秽自胃之下口，曰幽门，传于小肠，至小肠下口，曰阑门，泌别其汁，清者渗出小肠而渗入膀胱，滓秽之物则传入大肠。膀胱赤白莹净，上无所入之窍，止有下口，全假三焦之气化施行，气不能化，则闭格不通，而为病矣。三焦者，上焦如雾，中焦如沤，下焦如渎，主持诸气，以象三才。故呼吸升降，水谷腐熟，皆待此通达；与包络相为表里，故其脉散络心包，下膈循属三焦。肾有两枚，精所舍也，生于脊膂十四椎下两旁各一寸五分，中命门穴，形如豇豆，外有黄脂包裹，里白外黑，下通骶尾，上通脑髓。有上系通于心，下系则通精窍。根于两肾之前，膀胱之后，出大肠之上左，居小肠之下右，即命门子宫，男子以藏精，女子以系胞。两肾俱属水，但一边属阴，一边属阳，越人谓左为肾，右为命门。非也，命门，即两肾之中，通肾之下系为相火，《易经》所谓“一阳陷于二阴”，《道书》所谓“两肾中间一点明是也”。命门寄相火，代君行化，此先天无形之火，与后天有形之火不同。故滑伯仁曰：“相火之相，譬如丞相之相也，辅佐周身，维持纲纪，交接元阳，为一身统领，使百脉舒和，三元有益，气血无偏，治化宣和，则无虞矣。”丹溪云：“天非此火不能生物，人非此火不能有生，是以能视、听、言、动，何莫非先天之火为哉？”

《内景图解》为《顾氏医镜》16卷中一卷，从《顾氏医镜》的若干序文中看出，早年该书所据底本是顾氏后裔1958年所献出的《顾松园医镜》手稿。献稿者顾世培序中说手稿成于康熙五十七年（1718）。现存1921年杭城书馆铅印本及1924年、1934年扫叶山房石印本、1961年河南人民出版社铅印本。

九、《医意内景图说》

本书2卷，清代徐延祚撰，属基础理论类。其成书于清光绪二十二年（1896），又名《脏腑图说》《藏腑图说》。

徐延祚，字龄臣，奉天锦县（今属辽宁）人，居粤行医授徒，占粤籍。清光绪元年（1875）行医于京师。他博览群书，包括日本、朝鲜医籍。临证多效，曾供职于太医院。其撰《医粹精言》4卷（1895），论及内科杂症及用药等；1896年纂《医意内景图说》，合中西医解剖生理而厘定之；1895年集《医意》（一名《医意初编》）2卷；尚有《医医琐前》2卷。以上四书合刊为《奉天徐氏铁如意轩医书四种》（一名《锦县徐氏医书四种》），光绪二十二年（1896）羊城铁如意轩藏版。

本书以图显示脏腑形态，如肺有正前位全状及横断面图，脾有全面图、纵断面图，心有全面图和横断面图，肾有全状正前位图、背面图，肝有前后位图等，其他则分部位描述。另以绘图表示命门、阳水、阴水、相火及真水等。“今之能言脏腑者，惟西医为最。原西医能剖病人之腹，逐一考验，为华医所不及，然核与古人图说，不微异之处。盖西医只详于一身之脏腑条件而已，至于脉络之起止，精血之流通，尚属缺而未备。不揣愚昧，博览旁稽，合中西而厘定之，凡同中之异，异中之同，各存其实，且删繁就简，俾有心之医者，开卷了然，庶于灵府中燃暗室之灯，辟长明之界，每视疾若隔纱睹物，莫不悉见，则迭里特之传，不至尽失，而于医之一道，或不无小补云。”

本书对研究中医藏象学说有一定参考价值。

现存主要版本有清光绪二十二年（1896）铁如意轩刻本、抄本及《铁如意轩医书四种》本。

第三节　其他文献提要

一、《脏腑标本药式》

本书共 1 卷，金代张元素约撰于 13 世纪。

张元素，字洁古，金之易州（河北省易县军士村，今水口村）人。中医易水学派创始人，生卒之年不详。其所处时代略晚于与其同时期的医家刘完素。著有《医学启源》《脏腑标本寒热虚实用药式》《药注难经》《医方》《洁古本草》《洁古家珍》及《珍珠囊》等。其中《医学启源》与《脏腑标本寒热虚实用药式》最能反映其学术观点。本书是张元素编著的一部本草类中医著作，后收入清代周学海《周氏医学丛书》。本书根据《内经》有关理论，以五脏六腑为纲，阐述各脏腑本病、标病，并以泻、补、寒、发等治法为目（目下或再分若干小类），类列有关药物，为脏腑辨证用药提供了一种例式。

《脏腑标本药式》又名《脏腑标本寒热虚实用药式》，是一部本草类中医著作。此书分为肺、大肠、胃、脾、小肠、膀胱、肾、心、三焦、胆、肝等共 11 部，分别记述了五脏六腑的主病及用药法则。书中讨论了脏腑功能，本病（即脏腑之病）与标病（即经络之病）的证候及不同疾病的治疗法则。《脏腑标本药式》为金代最具代表性的本草类著作，对药物学的贡献很大，后被李时珍收入《本草纲目》之中，可见其学术影响之一斑。张元素的学术影响体现在以下几个方面：一是他的脏腑辨证说，即从人的脏腑寒热虚实来谈病机辨证的学说。对于一般内科杂病的治法，主张先从辨脏腑的虚实着手。如对肝病，他首先提出肝脏的正常生理，然后列述肝脉在各种不同病理情况下的变化，进而定出较标准的药物和处方。其他脏腑也大致如此，既有理论，又有实践经验，比前人的论述更为深刻，有了较大的发展和提高，自成一个完整的体系。二是他的遣药制方论。根据药物的特性制方，把寒、热、温、凉看作药的气，把酸、苦、辛、咸、甘、淡看作药的味，气与味合，而成药性，也就是药效作用的根本所在。张元素认为各种药物的气味厚薄是不相同的，从这个观点出发，他把药物诸品分成五大类，这是他的创见。他还发明药物归经之说，取各药性之长，使它们各归其经。如同一泻药，有泻肝火者、有泻肺火者等。在这个基础上，张元素拟定了制方的原则，共分“风、湿、暑、燥、寒”五种制法，十分详尽。他以什么特性的药治什么证候的病，借相生相克的关系说明疗病的原理，具有朴素的辩证思维。

现存主要版本有清光绪二十四年（1898）建德周氏刻本、1927 年广东中医药专门学校铅印本等。

二、《脾胃论》

本书共 3 卷，金代李杲撰。

李杲，字明之，晚号东垣老人，宋金时期真定（今河北省正定）人，生活于金大定二十年至元宪宗元年（1180—1251）。李杲受业于易州张元素，尽得其传而多有阐发。他对《黄帝内经》《难经》等典籍深有研究，结合其丰富的临床经验，对脾胃与元气的关系作了重要发挥，提出“内伤脾胃，百病由生”的论点。李氏治疗脾胃内伤诸病，主用益气升阳，结合苦寒泻火，对后世影响甚大。其著作有《脾胃论》《内外伤辨惑论》和《兰室秘藏》等。

《脾胃论》是李杲学说中理论最集中的部分。卷上为本书的基本部分，尤其开卷3篇“脾胃虚实传变论”“脏气法时升降浮沉补泻之图”和“脾胃胜衰论”，引用了大量经文来论述作者关于脾胃论学说的主要观点和治疗方药，为全书奠定基础。卷中阐述脾胃病的具体论治，如对劳倦所伤、发病时令、补脾升阳、安养心神、木郁达之，以及用药与针刺等，都做了详细的讨论。卷下重申脾胃病与天地阴阳、升降浮沉的密切关系，并结合临证提出了各种治疗方法。全书列方60余首，并详述方义及服用法，其中李氏所创用的补中益气汤、调中益气汤、升阳益胃汤、升阳散火汤等，至今仍为临床所习用。

《脾胃论》中针对养生有着详细的阐述，养生摄生重脾胃：“忌浴当风，汗当风。须以手摩汗孔合，方许见风，必无中风中寒之疾。遇卒风暴寒，衣服不能御者，则宜争努周身之气以当之，气弱不能御者病。如衣薄而气短则添衣，于无风处居止；气尚短则以沸汤一碗熏其口鼻，即不短也。如久居高屋，或天寒阴湿所遏，令气短者，亦如前法熏之。如居周密小室，或大热而处寒凉气短，则出就风日。凡气短，皆宜食滋味汤饮，令胃调和。或大热能食而渴，喜寒饮，当从权以饮之，然不可耽嗜。如冬寒喜热物，亦据时暂食。睡不安，则宜少食；饱而睡不安，则少行坐。遇天气更改，风寒阴晦，宜预避之。大抵宜温暖，避风寒，省语，少劳役为上。”

《脾胃论》为宋金时期的专著，其成就及特点集中体现在养生摄生重脾胃。本书概述的核心思想是“内伤脾胃，百病由生”。脾虚的临床表现为倦怠乏力、神疲嗜睡等。病因多为饮食劳倦、情志失调、寒温失所，内伤脾胃，伤及元气。书中同时提出“人以脾胃中元气为本”，李东垣认为：“元气之充足，皆由脾胃之气无所伤，而后能滋养元气。若胃气之本弱，饮食自倍，则脾胃之气既伤，而元气亦不能充，而诸病之所由生也。”可见脾胃在人体中的重要性，脾胃健旺则五脏皆安，脾胃受病则诸症蜂起。故养生摄生应重视脾胃固护，本书从“饮食、寒温、劳逸、情志”4个方面对脾胃进行调护。另外，本书从侧面反映出金代末年的民生疾苦，《脾胃论》成书于宋代末期，该时期宋代积贫积弱、内忧外患，贾氏专权，元军攻宋，战事连连，百姓食不果腹，在这样的历史背景下，“脾胃为后天之本”的中医理论体系应运而生。

本书初刊于1249年，共3卷，现存较早版本有《济生拔萃》本、《东垣十书》本、《古今医统正脉全书》本等，1949年后陆续有注释本、排印本、影印本出版。

三、《医贯》

本书共6卷，明代赵献可撰。

赵献可，字养葵，自号医巫闾子，鄞县（今浙江宁波）人，生卒年不详。赵献可是明末医学家，善易而精医，好学博览，医德高尚，曾游历于山西、陕西等地，往来民间，治病不问高低贵贱，不计礼酬。他对学术有深入研究，不仅广引诸家学说，历举前人名方治验，并发明新说以补前人之未备。其命门学说及善用六味丸、八味丸等方的治疗经验对后世影响深远。他在哲学思想上受《易经》影响较大，在医学上又遵从李东垣、薛己，属于温补学派。赵献可提出命门为人一身之主，而不是心，命门的水火即人的阴阳。其著有《医贯》《内经钞》《素问钞》《经络考》《正脉论》《二体一例》，以《医贯》流传广而影响大。

《医贯》又名《赵氏医贯》，本书以保养“命门之火”贯穿于养生、医疗等论题之中，故名《医贯》。卷一论《黄帝内经》十二官、阴阳、五行；卷二论中风、伤寒、温病、郁病；卷三专论

血证；卷四、卷五以六味丸、八味丸为主方，治疗真阴、真阳不足诸病；卷六为后天要论，赵氏对后天之本虽亦重视，但他认为先天之火乃人生立命之本。书中引易入医，阐发命门乃人身之太极，以易学的“先天”“后天”学说概括肾命与脾胃的关系等学术主张，是赵氏生平医易汇通的突出成就。在临床方面，赵氏推崇薛己所境论“补真阴，补真阳”的治法，以调补肾命水火为核心，结合自己临床擅用六味丸、八味丸的经验，对肾命理论的应用予以进一步补充、发挥。

本书成书于明万历四十五年（1617），《医贯》现存30多种版本，以明代书林张起鹏刻本为最早，清代天盖楼藏版为明末清初吕留良所评注、校刻，较为完善。1959年人民卫生出版社有排印本。

四、《奇经八脉考》

本书共1卷，经脉专书，明代李时珍撰，刊于万历六年（1578）。

李时珍（1518—1593），字东璧，晚年自号濒湖山人，湖北蕲春县蕲州镇东长街之瓦屑坝（今博士街）人，明代著名医药学家。后为楚王府奉祠正、皇家太医院判，去世后明朝廷敕封为“文林郎”。李时珍自1565年起，先后到武当山、庐山、茅山、牛首山，以及湖广、安徽、河南、河北等地收集药物标本和处方，并拜渔人、樵夫、农民、车夫、药工、捕蛇者为师，参考历代医药等方面书籍925种，考古证今、穷究物理，记录上千万字札记，弄清许多疑难问题，历经27个寒暑，三易其稿，于明万历十八年（1590）完成了192万字的巨著《本草纲目》。此外，李时珍对脉学及奇经八脉也有研究，著述有《奇经八脉考》《濒湖脉学》等，被后世尊为“药圣”。

《奇经八脉考》为研究奇经八脉之专论。李氏参考历代有关文献，对十二正经以外的阴维、阳维、阴跷、阳跷、任、督、带、冲八脉循行路线和主治病证，进行了整理和说明，并提出个人见解。其对奇经理论之阐发，为临床从奇经论治提供了依据，尤以冲、任、督、带等脉主证与妇科临床密切相关。其奇经的学术经验，对气功之研究也有一定的指导作用。作者较全面地考述奇经八脉，是对经络学说之一大发展。同时，本书对八脉的循行路线及腧穴均做了详尽考证、整理和补充。

《奇经八脉考》第一次刊刻为明万历五年（1577），但此本现今已不传。单行本《奇经八脉考》较少，现天津市人民图书馆、南通市图书馆藏有清刻本，上海市中医文献馆藏有1912年鸿宝斋石印本，中国中医科学院图书馆藏有1970年日本盛文堂影印本。附刊本《奇经八脉考》刊行最多为《本草纲目》后附刊本。合刊本为《奇经八脉考》与《濒湖脉学》《脉诀考证》合刊，根据《全国中医图书联合目录》记载，其最早的刻本应为明万历三十一年癸卯（1603）江西夏良心、张鼎思刻本，百瞻楼藏版，现存尚有明刻本、清初刻本多种。

五、《脏腑性鉴》

本书为清代尤乘所编，为脏腑学说著作，是丛书《博物知本》中的一种。

尤乘，字生洲，号无求子，为清初医家，喉科名家。吴门（今江苏吴县）人。受业于名医李中梓，曾遍访名家求教，得针灸等传授，并曾任职于太医院3年，后归里与同学蒋仲芳施济针药，求治者甚多。其撰有《食治秘方》（1665）、《勿药须知》（1667）、《喉科秘书》（1667），辑有《脏腑性鉴》《经络全书》，并增辑李中梓之《诊家正眼》《本草通元》《病机沙篆》《寿世青编》（1667），另订有贾所学之《药品辨义》等书。

《脏腑性鉴》重点介绍脏腑生理。全书以《人镜经》内容为主线，兼辑《黄帝内经》及历代诸家对脏腑功能的论述。卷首为脏腑总论及阴阳五行论；卷上、卷下依据脏腑的性质特点分论五脏六腑的生理功能、病理变化、病证表现、诊断大法、治疗原则及针灸穴位等，间附辑者的心得、按语。全书内容较为丰富，但其中脏腑结构图尚存在一些可商之处。

本书刊于清康熙二十七年（1688），现存康熙二十七年刻本及抄本，又见《博物知本》《脏腑性鉴经络全书合刻》本。

第十三章
导引养生文献

第一节　导引养生的历史源流

导引，又名道引，始见于《庄子·刻意》。古籍中对导引的解释记载不一。《庄子·刻意》李颐注中有“导气令和，引体令柔”的记载，唐代王冰注《黄帝内经素问》时将导引解释为肢体运动，指出“导引，谓摇筋骨，动肢节”。隋代巢元方在《诸病源候论》中将导引解释为呼吸运动。

导引养生术早在原始社会就已产生萌芽。氏族公社末期，远古先民身处恶劣的地理环境中，据《路史·前纪第九》记载，当时“水渎不疏，江不行其源，阴凝而易闷”，这种恶劣的环境多易导致筋骨关节病的产生。《吕氏春秋·古乐》记载“阴多滞伏而湛积，水道望塞，不行其原，民气郁而滞著，筋骨瑟缩而不达”，为了治疗这种地域性的关节筋骨疾病，故“作舞以宣导之”。《素问·异法方宜论》中记载：“中央者，其地平以湿，天地所以生万物也众，其民食杂而不劳，故其病多痿厥寒热，其治宜导引按跻，故导引按跻者，亦从中央出也。”当时产生的这种具有明确保健医疗目的的运动方式，就是原始社会导引术的源头。

春秋战国时期，导引开始成为一门专学，当时的“导引之士”“养形之人”将呼吸运动称为“吹呴呼吸”“吐故纳新”，并模仿动物的形象和姿态创制“熊经”“鸟伸”等躯体运动术式。导引术一部分以医学和养生保健类书籍的形式在贵族、官僚等阶层之间传播，另一部分则在有师承关系的方士间传播。

两汉时期，一些著名医学家对导引做了进一步的总结和推广。当时出现了诸多导引专书，其中以 1973 年长沙马王堆三号墓出土的《导引图》最具代表性，该图谱绘制于西汉初期，为东汉、宋代的“五禽戏”“八段锦”等导引养生功法提供了较早的基础。《三国志·魏志·华佗传》记载了华佗曾创制的养生保健体操“五禽戏”：“人体欲得劳动，但不当使极尔。动摇则谷气得消，血脉流通，病不得生，譬犹户枢，终不朽也。是以古之仙者，为导引之事……吾有一术，名五禽之戏：一日虎，二曰鹿，三曰熊，四曰猿，五曰鸟。”华佗所创的“五禽戏”是我国古代以导引术防病、治病的典型，至今仍有重要意义。张仲景在《金匮要略》中记载：“四肢才觉重滞，即导引、吐纳，针灸膏摩，勿令九窍闭塞。”《中藏经》也有“导引可以逐客邪于关节”的记载。《汉书·艺文志》载有《黄帝杂子步引》12 篇及《黄帝岐伯按摩》10 卷，现已亡佚。另外，有关“气沉丹田”的行功要领也开始出现。荀悦《申鉴》中指出“邻脐二寸谓之关，关者所以关藏呼吸之气，以禀授四体也……故道者常致气于关，是谓要术。”此处之“关”即为关元穴，道家称为丹田。“气沉丹田”理论至今仍为导引养生家所沿用。除此之外，更有诸多名士效法导引，如李少君、东方朔倡导“以导气养性”（《论衡·道虚》）；张良从赤松子游，“乃学辟谷，导引轻身”

（《史记·留侯世家》）；后汉矫慎“仰慕松乔导引之术”（《后汉书·逸民传》）等。

两晋南北朝时期，导引养生有了进一步的发展，当时的导引养生术在前代的基础上强调动静结合，注重内部因素，并提倡重实效，不拘于形式。王羲之所书《黄庭经》中提出了“黄庭宫”和“三丹田”的概念。东晋葛洪著有《抱朴子》，内篇20篇，外篇50篇。梁代陶弘景著有《养性延命录》一部，是首部对导引进行资料整理的辑录专著，现今可考最早的有关“五禽戏”的记载即见于该书的《导引按摩篇》。这一时期的导引养生继承了战国以来的养生术，并经过葛洪等人的革新，论述更为系统。魏末嵇康著《养生论》和《答难养生论》等名篇，并提出了形、神共养的总原则，即“形恃神以立，劳须形以存……又呼吸吐纳，服食养生，知形神相亲，表里俱济也”。

隋唐时期，导引养生术得到了空前的发展，其在医学方面的影响远超历代。随着《诸病源候论》及《备急千金要方》的问世，“导引养生”和“导引疗法”在民间得到了广泛应用，并正式与正统医学合流，被官方列定为重要医疗手段。隋代巢元方编纂的《诸病源候论》一书，广泛吸纳前人养生医疾的导引方法，对导引养生做了进一步的总结。廖平、曹炳章辑录该书的养生方导引法，整理为《巢氏宣导法》，收录各类疾病中运用的导引法370多条，对导引养生术的发展起到了重要作用。胡愔所撰《黄庭内景五脏六腑图》中提出了在疾病治疗中将导引和药物结合的方法。唐代孙思邈指出了“行气可以治百病，可以去瘟疫”（《摄养枕中方·行气章》），进一步扩大了导引养生的应用范围。孙思邈在《备急千金要方》和《摄养枕中方》中论述了导引养生的理论和方法，并编制了如“卧起，平气正坐，手叉掩项，目南视，上使手项与争，为之三过”“屈动身体四极，反张侧掣，宜摇百关，为之各三”等运动术式。

隋唐以后，特别是自明清以来直至近现代，导引在医学、宗教和养生等领域中得到了吸纳和发展，由导引所衍化派生出来的各种保健运动术式如八段锦、十二段锦、太极拳、易筋经等，更是名目繁多。这个时期新创的导引法在表述形式上趋于歌诀化，在动作上趋于简易化，其整体趋向通俗。社会上出现了大量导引养生专著，如冷谦《修龄要旨》、高镰《遵生八笺》、周履靖《赤凤髓》、胡文焕《养生导引法》、紫凝道人《易筋经》、罗洪先《万寿仙书》、颜伟《方仙延年法》、王祖源《内功图说》等。

导引养生术作为修身养性及防病治病的重要手段，具有渊源流长的历史积淀，同时其养生防病的功能在现代依然具有现实意义。其“神形合一”的养生要旨，在今天仍具有较强的指导价值。

第二节　重要著作介绍

一、《巢氏病源补养宣导法》

《巢氏病源补养宣导法》上下两卷，隋代巢元方原撰，清末民初廖平从《诸病源候论》前半部分中选摘汇辑成上卷，民国时期曹炳章依据《诸病源候论》后半部分补辑了下卷。《诸病源候论》原是一部疾病症状学专书，其书没有传统意义上的治法方药，但汇集了隋代之前祛病养生的导引方法。此书文字全部来自隋代《诸病源候论》，就内容来说，这是一部反映早期祛病养生导引法的专著。

本书的原著者是巢元方等人。巢元方，隋代著名医家，隋大业年间（605—616）任太医博士、太医令。据《炀帝开河记》载，曾治愈麻叔谋风逆不得起坐之症。隋大业六年（610），巢氏

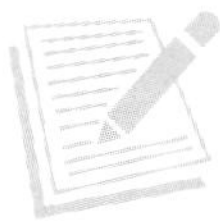

奉诏领衔主持编撰《诸病源候论》50卷。这是一部疾病病因症状学专书，博采兼搜，荟萃群说，分67门，1720病候，专门论述疾病的病因证候与症状表现。

本书上卷的选辑者廖平（1851—1932），清末民初的经学家、医家。字季平，晚号六译，四川井研人。精治今文经学，曾任尊经书院、四川国学院教职。同时，兼通医学，曾编辑评述医书20余种，所辑大多为隋唐之前的重要医书，附带收录后人的精炼阐述，并加以本人的评述，总题为《六译馆医学丛书》，陆续刻成于1914—1921年。《巢氏病源补养宣导法》就是他从《诸病源候论》前半部分中选辑汇编而成的。原书1卷，内容至"呕哕病诸候"止。

本书下卷的补辑者曹炳章（1877—1956），字赤电，浙江鄞县人。家世从商，曹氏在继承家业、经营药栈的同时，潜心医学。1935年编大型医学丛书《中国医学大成》，上自《黄帝内经》《难经》，下至近代诸家，已印行128种。曹氏认为"隋巢元方著《诸病源候论》，搜集能治病之各法，录于各病源之后，以代药治。井研廖平，汇辑成编，名《巢氏病源补养宣导法》。惜乎只辑其半，尚非全璧。炳章复辑其佚，并再考修养各书之各疗病法，汇集续编，附刊于后，以补药治之不足"。因此，在《中国医学大成》中，他不仅收录了廖平所辑的《巢氏病源补养宣导法》一卷，作为上卷正编，并补辑《诸病源候论》后半部分的导引内容，作为下卷续编，而使此书成为上下两卷，内容也更为完善。

本书完全采用《诸病源候论》的证候名为标题，并按照其原有的先后次序，摘录编排相应的导引治疗方法。上卷从"风病诸候上"开始，直至"呕秽病诸候"止，下卷从"水肿病诸候"接上，至"小儿杂病诸候"止。凡《诸病源候论》各病证中提到导引法者，逐一按原标题摘录，而如若原书无导引法的病证则略过。

书中记载的宣导方法包括呼吸吐纳与肢体导引两大类：前者有鼻纳气不令耳闻、口纳气徐徐吐气、闭气不息、存想行气等种种不同；后者包括立、坐、卧等多种姿势，进行手、臂、腰、脊、腿、足等肢体的运动。此外，书中还有配合咽津、琢齿、栉发、沐浴，以及节制饮食、讲究卫生、调和情志等养生保健的措施。书中的导引法以祛病为主要目的，也涉及强身健体。由于《诸病源候论》成书很早，且具有极高的学术价值，书中的导引法也对后世产生了很大的影响。

本书现存最早版本为1913出版的《六译馆医学丛书》本，但《六译馆医学丛书》中只有前一卷。含有两卷的版本为1936年出版的《中国医学大成》本。

二、《灵剑子引导子午记》

本书为道家导引专著，收入《道藏》，原题"许旌阳述"。

许旌阳即许逊，字敬之，东晋著名道士，豫章郡南昌县人，曾为旌阳县（今湖北枝江市北）令。许逊为道教净明派祖师，世称许天师或许真君。该书实为北宋末年至南宋初道教净明派伪托。

该书仅1卷，包括一篇导引按摩口诀与一段"引导决"，后者即为后世著名的"八段锦"歌诀。该书所载口诀与注文都是研究中国古代导引发展的重要资料。

书中前段记载了一套自我按摩的导引方法。所谓子午，是指练功时间，认为"夜半子少阳之气，生于阴分"，"日南午，太阳之气，乘于余阳"。同时这也是配合内丹修炼的导引方法，子时、午时的方法各有不同。

子时导引方法有纾伸转掣、鼓腹淘气、气息平定、内视神宫、叩齿及牙、捏目四眥、摩手熨目、对修常居、灌溉中岳、俯按山源、营治城郭、击探天鼓、上朝三元、下摩生门、山巅取水、

海底觅火、养虎咽气、偷龙咽津等法，每式下具有说明。

午时导引法包括燕坐、调息、心无外缘、以神驭气、闭神庐以定火候、开生门而复婴儿等法。

书中后段的“引导决”即为后世著名的“八段锦”歌诀，文字比《道枢》等更为详细。

全书不仅有外功按摩导引，还特别注重内功丹法的修炼，以配合外功的修炼，此外还重点谈胎息服气、内视存想等内丹修炼。注中所云“得道之人，先成内丹，后炼外药，内外相应，即致神仙”是其精华所在。

托名许逊的著作，还有一本《灵剑子》，也是道教净明派所造。书凡 1 卷，分为 8 篇，包括序、学问、服气、道海喻、暗铭注、松沙记、道诫、导引势等。其中，“导引势第八”载录“导引十六势”，根据四时节气的变化规律来行气导引，以调摄保养五脏，是现存较早的脏腑导引术。

《灵剑子引导子午记》及《灵剑子》的通行本主要为《道藏》本。

三、《古仙导引按摩法》

本书编著者佚名，撰年不详，《中国中医古籍总目》推测可能撰于 1449 年。此书短小易懂，仅 6000 余文，却集多种古代简易导引法。

《古仙导引按摩法》前无序、后无跋，全书未见成书年代及著者的任何信息。编著者佚名，整理者署名守一子，可能为明代陈守一。陈守一为江苏兴化县（现兴化市）人，其父为当地名医陈法。陈氏秉承家学，亦通医术，据《兴化县志》载，陈氏曾著《医学运气考正》一书，未见刊行，然《古仙导引按摩法》未见载。

此书不分卷，包括 11 篇各带标题的内容，这些标题有相对具体的导引法名称，如“太清导引养生经”“宁先生导引养生法”“彭祖导引法”“王子乔导引法”“元鉴导引法”等；也有相对笼统的标题，如“导引杂说”“导引按摩”“按摩法”等；还有以行气为题的，如“虾蟆行气法”“龟鳖等气法”“噏月精法”等。而实际上，无论以何为题，此书内容均以导引为主。书中行气法大多是配合导引而为，行气吐纳常与导引动作相互结合，并强调存想守意，重视意念的作用，如宁先生导引养生法言“夫欲导引行气，以除百病，令年不老者，常心念一，以还丹田”，有时行气吐纳呼吸亦用作控制导引节律或计算导引时间。书中按摩法记载较少，仅包含“干洗面”“干浴”等极少部分按摩内容。

本书中既包含单纯用于强身健体的导引行气功法，还针对专病载有专门的导引行气动作，尤以“元鉴导引法”为代表，载有导引 13 条，每一条都针对一种疾病，如“短气、大肠中恶气、腰疾病、皮肤烦等”专病专攻。书中还记载诸多导引行气的时空环境要求，如“导引杂说”中载“凡服气，取子、午、卯、酉时服是也”，强调了服气的时间；“噏月精法”中有“噏月精，凡月初出时、月中时、月入时，向月正立，不息八通”；“蛤蟆行气法”中“日初时、日中、日入时，向日正立，不息九通”等记载不仅有时间方位要求，还专门提出以日月为导引行气对象。此外，书中多处强调导引行气禁忌事项，如“忌阴、寒、雨、雾、热等邪气，不可辄服也”，提出避四时六淫邪气，防止人体在行功导引时为邪气所伤。

书中均以文字来解释说明导引的方法，无图。由于动作比较简单，基本没有难以理解之处。此书导引法的动作特点是不强调一定要达成某种姿势，而强调要尽力做到极致。其表示动作程度常用的一个词是“极”，所谓“极”，可以说是因人而异的，因此人人都可以做到。

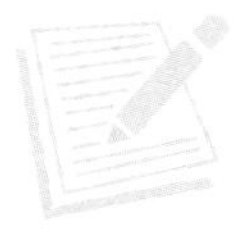

此书目前仅存一种版本，即见于民国二十四年（1935）无锡丁氏铅印本《道藏精华录》。

四、《太清导引养生经》

本书1卷，收载于《道藏》中，作者不详。本书是道家养生类经典著作，可作为研究道教养生学的参考资料。

《太清导引养生经》原是一部图文并茂、体例完备的道教导引专经。现《王乔导引图》和《彭祖导引图》已经亡轶，该书内容包括气法和导引法两方面内容，其中气法主要有暇蟆、龟鳖、嗡月精、淘气诀、咽气诀等，而以肢体动作为主的导引法占该经绝大部分内容。这些导引法又可分为以传说中的上古仙人为假托的导引法和潜于诸气法中的肢体导引法两类，前者包括赤松子导引法12节、宁先生导引法9节、彭祖导引法10节、王子乔导引法34节，后者主要包括暇蟆行气法中的10节、龟鳖等行气法中的7节、嗡月精法中的5节和咽气诀之后的24节。以《道藏》本《太清导引养生经》为据，该经总载以肢体运动为主的导引法约为111节。若是将咽气诀部分的第24节“赤松子坐引之道”拆开计算，则该经总录以肢体运动为主的导引法约117节。

《太清导引养生经》作者及成书年代不详。北宋张君房主编的《云笈七签》卷中载有该经之局部，南宋郑樵《通志·艺文略》中记载“《太清道引养生经》一卷”，由此可推测该经定编造于北宋之前。目前流行的该经版本主要有正统《道藏》洞神部方法类本和《云笈七签》《道枢》《神仙食气金柜妙录》《道藏精华录》等转载本。其中正统《道藏》洞神部方法类本单独成篇，内容最多而全，其余诸本皆为转载，不但未单独成篇，而且内容也多为摘抄，不够完整。《道枢》转载的该经内容与该经的《道藏》本最为接近，《申仙食气金柜妙录》和《道藏精华录》的内容是转自《云笈七签》本，而《云笈七签》本与《道藏》本差异较大。该经的《道藏》本比《云笈七签》本更系统、更完整。丁光迪在《太清导引养生经养性延命录》一书中对该经进行了准确细致的校对。这次校注是以该经的《道藏》本为底本，以《云笈》本和元刊本《诸病源候论》为主校本，以该经之其余诸本等为参校本而进行的。

五、《养生导引法》

本书27卷，撰者不详，校刊者是胡文焕。本书是一部导引专著，采用医家导引法体例编辑。

胡文焕，字德文，号全庵，自号抱琴居士，明代钱塘（今杭州）人，文人兼收藏家。胡文焕通诗文、音乐、考据，对医学和养生也颇有研究。他一生著述甚丰，医学方面著有《素问灵枢心得》《类修要诀》《香奁润色》《养生食忌》《应急良方》等，校刊有《养生导引法》《保生心鉴》《修真秘要》等。

《养生导引法》一书主要依据隋《诸病源候论》一书，按医学分类辑录其中的导引法，另补充了后世的部分导引法而成。全书列病症二十七门，其中包括中风门、风痹门、心腹痛门、霍乱门、呕吐门、气门、痰饮门、痨瘵门、胁痛门、腰痛门、脚气门、积聚门、脾胃门、消渴门、胀满门、眼目门、喉舌门、口齿门、鼻门、耳门、遗泄门、淋门、二便不通门、疝气门、诸痔门等25门导引法，内容主要选录隋代巢元方《诸病源候论》养生导引方；补益门和老人门所辑导引行气法、虾蟆行气法、入火法、龟鳖行气法、雁行气法、龙行气法、入水法、宁先生导引行气法、彭祖谷仙卧引法、王子乔导引法、五禽戏法、修真书六字诀、通玄集周天法等，多选自道家著作《云笈七签》等，其中入火法、入水法等方书少见，是珍贵的导引法文献。

本书的特点是继承《诸病源候论》以病症为目，按照不同疾病提出不同导引方法，同一病症列出多种导引方法供因人、因病的辨证施功。全书精选了各种简易、有效的导引方法近120种。本书较全面、系统地辑收和整理了明以前各家有代表性的导引方法，保存了一些珍贵的导引资料，具有较高学术价值。

该书的版本较多，现存国家图书馆者有明平阳府刻本、经堂抄本等。

六、《修真秘要》

本书不分卷，约成于明正德十年（1515）。依书中序言，应为明代王蔡所撰，胡文焕校正，原作者已不可考。

作者王蔡，明代闽中（今福建）人，生平不详。

书中共有49种导引法，每种导引法皆是一图配一段文字，文字叙述具体的锻炼方法和该种导引法功效或主治病症，包括仙人抚琴、绞丹田、仙人存气开关、仙人指路等。本书所载功法的特点是内外功并用，如仙人抚琴式的释文为“治久病黄肿，以两手按膝施功，存想闭息，周流运气四十九口，如此则气通血融而病自除矣”，只提供方法而无理论阐述，简洁明了，所载功法与治疗疾病、调护身体密切结合。本书对起居饮食等调养进行了全面的论述，尤其对吐纳导引有较深的研究，强调调气的重要性。如“灵龟所以千岁不食者，为其鼻息也”。其法如“正仰卧，徐徐漱咽澧泉（唾液），澧泉者口中津液而咽之。口但吐气，鼻但内气，徐徐缩鼻引之，莫令太极，极满则难还，数至五鼻可也，息至九十息乃可频神讫，复更为之。满三十六息，每口吐气辄一咽之，乃鼻内气”。同时尚有神仙杂术及导引方法。该书似为道家所传，多种导引法以“吕祖”冠名，如“吕祖散精法”“吕祖破气法”“吕祖行气诀”“吕祖救疾法”等，这些导引法又见于明末《万寿仙书》一书中，但名称有所改变。

书中所述“仙人抚琴”“绞丹田”等49幅修身治病练功图说，“言简而旨深，功廉而效大，诚修身延命之术也。”凡“有志于是者，览而行之，虽未必能寿考若篯铿，登玄如松子，然于性命之秘，亦可少裨其万一也”。

此书反映了明代图书出版对导引学的影响，因印刷技术的发展，导引图书在明代多数呈现图文并茂的形式，这对导引学的传播有很大的促进作用。

现存明正德十年（1515）山西《平阳府所刻医书六种》本、万历年间虎林文会堂《寿养丛书》本等。

七、《卫生真诀》

本书又名《仙传四十九方》，明代罗洪先传抄，是流行较早、影响较大的一部导引专书。

罗洪先（1504—1564），字达夫，号念庵，江西吉水人，22岁中举于江西，26岁中状元，授官为翰林院修撰，明嘉靖二十年因上疏请预定东宫朝仪之事，忤旨世宗而被罢黜，贬谪为民，自此不再出仕，终老赋闲于乡。罗氏为江右王学的代表人物之一，倡导调息静坐，提倡养生保健。

据罗洪先自序称，该书为嘉靖四十年（1561）罗氏泛游洛阳时遇道人朱神仙所传。罗氏喜得此书，惊若明珠拱璧，歃血盟天，誓当世守，表明罗氏很看重此书。全书分为上下两卷。上卷为运气口诀、导引要法歌、西王母蒸脐固基法、彭祖红铅接命方、汉钟离老祖阴阳二仙丹、吕纯阳却病乌须延年仙茶方，玉虚真人鼻吸水火仙丹，共7篇短论。下卷是全书的主体部分，载录49幅导引图，皆以古代传说中的仙人命名，每图分列主治病证与行功方法，并分别配有内服药方及赞颂诗一首，故又称为《仙传四十九方》。书中所载方药多为临床常用方剂，与导引图所示的主治相配类，而赞诗的文字大多晦涩难懂，与所配方药内容也不一定切合。

49幅导引图，除有若干种导引法“治同前”外，其余分别治疗45种病证，该书与《修真秘要》相比，部分功法相同，但名称有异，图画也略有不同，而且每种功法后面附有主治、功法

图、功法说明、方药、诗歌等，内容大为丰富，说明也更为详细。该书的导引功法，配合行气吐纳及内服方药，大多简单易行，因而得到广泛传播。此后许多导引吐纳类著作均有引用，如《赤凤髓》《万育仙书》《万寿仙书》及民国时期的《内外功图说辑要》等，均收录了这 49 幅导引图。此外，本书还收入了《五禽图》（即五禽戏），凡 5 幅。

本书现未见刻本，仅知有两种抄本，一藏中国中医科学院图书馆，一藏天津市图书馆。

八、《赤凤髓》

本书 3 卷，目录 1 卷，明代周履靖撰。本书是气功导引著作，书中重视导引的作用，广为搜罗，图文并茂。

周履靖，字逸之，初号梅墟，改号螺冠子，晚号梅颠，嘉兴（今浙江嘉兴）人。生于 1549 年，卒于 1640 年，明隆庆、万历间人，为明代学者、医家及历史学家。他性慷慨，善吟咏，尤工书，大篆、小篆、隶、楷、行、草无一不精，善山水，兼精人物，万历二十六年（1598）天形道貌（人物画谱）、淇园肖影（竹谱）、罗浮幻质（梅谱）、九畹遗容（兰谱）、春谷嘤翔（一名嘤翔饮啄，翎毛谱）均载中国版画史图录，石刻有兰亭修禊图、阿罗汉像、十八学士像、唐宋元明白描人物、梅颠、螺冠子像等多种。罗氏尚通本草及炮制，著有《茹草编》4 卷（1597）、《续易牙遗意》1 卷（1582）；又精养生、气功，编撰《夷门广牍》一书，其中“尊生”类有《金笥玄玄》1 卷、《益龄单》1 卷、《赤凤髓》3 卷、《唐宋卫生歌》等。

《赤凤髓》是周履靖总结的大量养生益寿的经验和方术，周履靖以及序跋作者均未明言该书命名《赤凤髓》的原因。《道枢》曰：“心有血马，谓之赤凤之髓。其流入于脑，谓之海，其流入于华池，谓之神水。”“赤凤髓”就是心中之血，周履靖为此书取名之义，可能有三：一是此书之重要有如心血之于人体生命；二是为此书之功效专在推促心血之流转，而保生命之活力；三是该书为作者心血之结晶。全书分为 3 卷。第一卷收辑古人异引吐纳流传之法 8 种：一为《太上玉轴六字气诀》，出自邹铉所作《养老奉亲书》；二为《幻真先生服内元气诀》，出自《云笈七签》卷六十《诸家气法》；三为《李真人长生十六字妙诀》，选自高濂的《遵生八笺》；四为《胎息秘要歌诀》，亦出《遵生八笺》；五为《四季养生歌》，出自明代冷谦《修龄要旨》；六为《去病延年六字法》，亦出《修龄要旨》；七为《五禽书》，即华佗所传之五禽戏功法，出《养性延命录》并配以图；八为《八段锦导引诀》，亦出《修龄要旨》并加绘图。第二卷为本书之精华所在，具体介绍了 46 式导引体操功法，每式占一页，其内容包括四部分：第一部分为导引动作组的功式名称，每一功式都用古代传说中的狮或虎的神仙故事来命名；第二部分注明本组运动功式所主治的疾病及对强身健体的功效，依症行功，以功疗病；第三部分为动作的说明，各式均有动作说明，有简有详，大多三言两语，全靠读者在动作中去体会；第四部分是绘图，均按功式的名称之含义绘制，以补说明文字之不足，图绘制刊刻得比较精细，动作姿势是依照实际操作者的做操姿势绘制，便于人们学习。第三卷为“华山十二睡功”，首为睡功总诀，讲明睡功的功法要领、行功程序及注意事项等。

《赤凤髓》为明代最具代表性的养生专著，问世 400 多年来，在养生学术史上产生了广泛而深远的影响。时至今日，作为养生专著，该书仍然为养生界所倚重。其成就及特点约略可以概括为以下几个方面：

其一，图多而精。本书共有绘图 72 幅，在同类书中图画最多，图之精美也为同类书之冠，因而受到当时学者王文禄、彭格等的赞赏，是为特色之一。其二，具有鲜明的道家文化色彩。第一卷为道家传统功法，第二、三卷的导引、睡功功法都以道家之神仙命名。其三，具有明显的健身治病的目的性。《赤凤髓》三卷的内容，特别是第二卷46式导引运动，都具有明显为治疗病患、增强体质服务的特性。其四，重视精神、心理的修炼。睡功是自我意识修养和修炼，《赤凤髓》特别设一卷来讲睡功，具有重要意义，也是其特色之一。总之，《赤凤髓》是我国古代体育运动的重要文献，其许多功法至今仍有实用价值。

本书的版本主要为《夷门广牍》本。

九、《卫生要术》

本书8卷，清代徐鸣峰撰，潘霨编。本书是清代编述性质的导引养生类医书，在古代养生学史上具有重要意义。

徐鸣峰，名文弼，字勷右，号荩山，江西丰城人，生活于清康熙乾隆年间，乾隆六年（1741）举人，历官鄱阳教谕、永川知县、伊阳知县，著有《汇纂诗法度针》《新编吏治悬镜》《萍游近草》等。好养生，于乾隆三十六年（1771）集成《寿世传真》8卷。

潘霨，字伟如，吴县（今属苏州）人，以捐输仕宦，历官福建布政使、贵州巡抚等职，同治甲戌（1874）处理日本侵台事件时帮办台湾事务。好医学，辑《伤寒论类方》《医学金针》《女科要略》(附《产宝》)、《理瀹外治方要》《外科证治全生集》《十药神书》《韡园医书六种》。

《卫生要术》是编述性质的导引养生类医书。全书分8卷，卷一为修养宜行外功，卷二为修养宜行内功，卷三为修养宜宝精宝气宝神，卷四为修养宜知要知忌知伤，卷五为修养宜四时调理，卷六为修养宜饮食调理，卷七为修养宜提防疾病，卷八为修养宜护持药物。本书篇幅较短，内容精炼，且多有渊源。《卫生要术》首列五言歌诀体“十二段锦总诀”及“十二段锦图”，应源自明代朱权《臞仙活人心方》中的“导引法”。书中的“十二段锦总诀”，应是徐文弼先引《臞仙活人心方》之“导引法”并对结尾处略作删改，易名为“十二段锦歌”，辑入《寿世传真》。《卫生要术》则取“十二段锦歌”易名为“十二段锦总诀”，仅个别文字略有出入。《臞仙活人心方》“导引法”图8幅，作道士装，《寿世传真》“十二段锦图”图12幅，作僧人装，《卫生要术》图12幅，仍作僧人装。“十二段锦总诀”后有“以上系通身合总，行之要依次序，不可缺，不可乱，先要记熟此歌，再详看后图及各图详注，各诀自无差错，十二图附后”语，亦录自《寿世传真》。

《卫生要术》为导引养生专书，虽然晚出，但仍有特色。首先在于综合各家。十二段锦总诀远承《臞仙活人心方・导引法》，近取《寿世传真・修养宜行外功》；分行外功诀及内功部分取自《寿世传真・修养宜提防疾病》；神仙起居法原为书法作品，在书法史上影响较大，《卫生要术》载其文字，作为其书的一部分；易筋经十二图取自来章氏辑本《易筋经》；却病延年法取自《颐身集・延年九转法》。这些内容虽各有渊源，但将之融合为一个新的系统并得以广泛流传，实为独特的创举。其次为拣选精炼。全书除图以外不过万字，所选则皆属经验之法和精要之文，养生类医书有内容繁多者，如《遵生八笺》等，即简练如《寿世传真》亦有8卷，涉外功、内功、宝精宝气宝神、知忌知伤、四时调理、饮食调理、提防疾病、护持药物等，《卫生要术》仅拣选其导引养生部分，不及其他。来章氏辑本《易筋经》内容较多，《卫生要术》仅取12图及说明性文字，文字亦有删减。将《延年九转法》中“全图说”前半部分理论论述的内容删去，仅摘录摩腹的有关规则，简练则易行，此为《卫生要术》流传较广的原因之一。

《卫生要术》版本较多，流传较广，影响较大。《卫生要术》实有两个流传系统，一为《卫生要术》，一为《内功图说》。《中国中医古籍总目》著录《卫生要术》有各种版本15种，其中民国时期苏州振新书社重印清咸丰八年本与原本可视为同一版本。《内功图说》除清光绪七年刻本外，

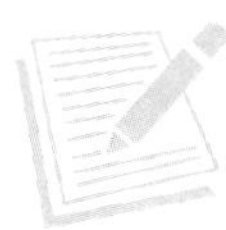

尚有光绪八年福山王氏刻本。内容简要，版本较多，是《卫生要术》流传较广而影响较大的重要原因。

十、《易筋经》

《易筋经》是一部强身健体的气功导引专著，该书的作者目前尚无定论。现存的最早版本是"清道光九年己丑（1829）刻本"，其次是"清道光二十三年癸卯（1843）山左齐河祝阿马一贞校刻本"。其成书年代，依据中国中医科学院的馆藏本推测，当不晚于明代。

关于此书的作者，相传为南北朝时期的菩提达摩，达摩云游时入少林寺所作，书成后藏于石壁之中，后因石壁损坏，少林寺僧人在修葺石壁时发现此书。但经学者考证此系伪托，因在宋代以前未有此书的记载，直至明清时始有小范围流传。此外有学者依据日本馆藏"沈抄本"中的序言"海岱游人记"推测，此书的作者有可能是无名之氏"海岱游人"，于"顺治辛丑年（1661）"在关外访得流传的此书，并为之作序。此序有明确的时间，且无过多神秘色彩，较为可信。《易筋经》的早期书名多为《易筋经义》，后来版本才改称《易筋经》，"易"是变通、改换、脱换之意，"筋"指筋骨、筋膜，"经"则带有指南、法典之意。《易筋经》就是改变筋骨，通过修炼丹田真气打通全身经络的内功方法。

全书内容主要分为正文和附录两个部分，正文主要是对功法的具体论述，附录是作者以问答的形式对正文的补充。

本书的重要特色在于，建立了独特的"筋""膜"理论。该书"总论"论筋："筋者，劲也。人身髓骨以外，皮肉以内，四肢百骸，无处非筋"，并指出其功能"联络周身，通行气血，助翼精神，提携动用"。书中"膜论"提到"髓骨之外，皮肉之内，以至五脏六腑，四肢百骸，无处非筋，亦无处非膜"，遍布周身。就其性质而言，"于筋稍软，膜较于肉稍劲"，筋分缕"半附骨肉"，膜则遍附于肉。该书提出"筋"与"膜"是联系和覆盖骨肉的两种组织。

该书不仅介绍了一套严密完整的功法，而且提出"内壮论"，认为人之强壮之功，有内外之分，"内壮言道，外道言勇"。因此其功法强调次序分明，必须先内后外，先壮后勇。《易筋经》功法大致可分三段：其一，炼内壮基本，分为"初月至四月，五月至八月，九月至十二月"3个阶段，各以不同的掌揉法、木杵，木槌捣打法、石袋扑打法及服药法来进行修炼，必须依次从轻到重、由浅入深，不可颠倒混乱；其二，炼内壮神勇，即于练功三百余日之后，开始自肩至指尖进行修炼，以增臂力，"功满百日，其气始透，至此则从骨中生出神勇"；其三，在内炼的基础上，外壮神力，外功之法概以提、举、推、拉、揪、按、抓、坠八法，以求得全身强壮。

《易筋经》功法特点还在于内外并炼，尤重内壮，它改变了以往导引内功与外功分离，而把内功与外功有机地结合起来，并且一改以往健身和疗病导引的着眼点，即着眼于肢体的外部运动，如华佗五禽戏、动功八段锦等，而着眼于内外结合，由内而外，配合存思炼想之法，排除世务杂念，采咽日精月华，配合服药、烫洗辅助等方法。

《易筋经》的出现是中国古代导引发展的一个新的突破。首先，它改变了以往导引的学理与功法分立，建立了学理与功法紧密结合的体系。以往导引在学理上很少与功法结合，有些健身导引和医疗导引，如八段锦和《陈希夷导引坐功图势》虽然与中医理论有所结合，但远不如《易筋经》这样紧密。其次，它改变了以往导引在功法的运用上只着眼于健身疗病、益寿延年，而着眼于易筋炼膜、强身壮力，与武术、拳法联系起来，达到"坚坚勇勇"。本书扩大了导引的影响和运用领域，受到养生家、医家及习武练拳者的重视。

该书目前主要版本有藏书家郑振铎收藏的手抄本，上有"净心抱冰雪"印，印章主人是明末

清初的著名书画鉴赏家梁清标，故该抄本成书最迟在清初；其后有述古堂本（清初）、浙江图书馆藏抄本（简称浙图本，约清道光前）和来章氏本（约清道光年间）等；中国中医科学院图书馆所藏龚居中《养生两种》之《易筋经》抄本；中国中医科学院图书馆所藏黄竹斋《易筋经》稿本；台北台湾图书馆所藏《易筋经》抄本，该抄本曾为江苏常熟钱遵王（1629—1701）述古堂之藏本。

第三节　其他文献提要

一、马王堆汉墓《导引图》

该《导引图》是1973年年底从长沙马王堆汉墓出土的一幅彩绘帛画，高约53cm，宽约110cm，其上绘有44个人物，分4行排列，呈现练功的各种动作姿势，站、坐姿均有。人物形象男女老少各不相同，人像高9～12cm，其动作舒展优美，均逼真生动、栩栩如生。

考古学家认为，这幅导引图为汉初文物，至迟不晚于汉墓主人下葬的年代，即汉文帝十二年（前168），作者不详。原图已有损坏残破，后经专家研究，重绘复原。原图无名，研究专家根据内容，为其命名为“导引图”，图中部分人物动作附有简单旁注，文字很少，能看出文字说明的尚存31处。这是我国已知现存最早的养生导引图。

这幅导引图，姿势多样且特点明显，徒手与器械相辅，动作与呼吸相合，站立与跪坐皆具，集保健与疗疾功能于一体，内容丰富。从功法的具体形式来看，包括四方面的内容与特点：一是徒手运动，姿势多样，帛画的大部分图像均为徒手运动，且站、坐姿均有。二是借助器械进行操练，如“以杖通阴阳”之类，帛画中还出现过盘、棍、袋等器械，用以辅助运动。三是动作与行气吐纳相结合，如“印謼（仰呼）”之类。四是动作过程重视意念活动，形神合一，如某些图像表现为凝神存想，默思守静的样子。从术式的功能来看，可分为养生功和医疗功两大类。养生功主要以养生健体为目的，多为模仿动物动作的功法，如“螳螂”“熊经”“鹞背”“鹯”“龙登”“鹤口”等。医疗功主要以治病疗疾为主要目的，或者作为治病的辅助方法，促进身体恢复健康，大多标明为“引”治某种疾病，如“引聋”“引胠积”“引温病”等，或直接以病名标明，如“痛肋”“颓疝”“痹痛”等。

该图于1979年由马王堆汉墓帛书整理小组整理复原，并经文物出版社出版，并称其为“迄今我国考古发现中时代最早的一件健身图谱”。

二、张家山汉简《引书》

1983年年底至1984年年初，湖北省江陵县张家山第247号、249号和258号三座西汉古墓出土了大批竹简，内容包括法律、医学、数学、军事、天文、遣策等。其中247号墓的竹简共计1236枚，均为佚书。根据同时出土的历谱可知，墓主去世当在西汉吕后二年（前186）前后不久。

张家山汉简《引书》，即为张家山西汉古墓中出土的竹简古书。《引书》原文共4000余字，抄写在113枚竹简之上，首尾完整，内容齐全，字迹清晰，工整娟秀。其抄写年代最迟不会晚于吕后二年（前186），与马王堆帛画《导引图》相比，《引书》专以文字说明导引术的术式名称、动作要领，以及各种疾病的治疗、保健方法，正好弥补了《导引图》有图无说的不足。

全书可以分为5个部分：第一部分阐述四时养生之道，即四季行气与生活调理的方法；第二部分叙述各种导引术式及动作要求；第三部分详细载录各种疾病的导引治疗方法；第四部分为保

健导引；第五部分为导引理论阐述及预防疾病的方法。《引书》共载导引术式 100 多种，用于直接治疗的就有 50 多种，表明汉初运用导引治疗疾病已经积累了相当丰富的经验。

特别需要指出的是，《引书》末尾关于人体发病及其预防的论述，达到了相当高的理论水平。《引书》认为，人之所以会患病，必定是因为暑湿风寒雨露的侵袭，肌肤腠理启合不均，饮食不和，日常生活起居不能与寒暑变化相适应，因而会染上疾病。一年四季，春夏秋冬之间，阴阳失和之气不断迫及，人们生活在这样一种环境中，稍有不慎，难免会得病。因此，必须用八经之引的导引方法来治疗，吹呴呼吸天地之精气，伸展小腹，挺直腰身，用力舒展手足，推进脚跟，弯曲手指，睡眠和起床后穿着都要宽袒，仰仆修炼，大力导引，这都是为了与天地相感应，才能不得病。《引书》所论不仅直接点明导引的目的，而且反映了当时对疾病的认知深度。

《引书》原简现存湖北省荆州博物馆。《张家山汉墓竹简·引书》由文物出版社于 2001 年刊布，2006 年文物出版社出版释文修订本。

三、《锦身机要》

本书为明代混沌子所撰，鲁至刚（或志刚）注释。书中完整介绍了一套以导引术糅合内丹术及房中术的功法，共有 36 式。每式先列名称、图像，次列歌诀与注文，内容详备。

混沌子与鲁至刚的生平事迹均无以考证。在鲁至刚《锦身机要序》中，称混沌子为“昆陵混沌子”，署自己为“昆陵鲁至刚”，故“昆陵”应该是他们共同的籍贯。昆陵，也作毗陵，西汉置县，治所在今江苏常州。据现存材料看，《锦身机要》最早的刻本为明正德十年乙亥山西平阳府所刻《医书六种》。正德十年乙亥为 1515 年，这应该距混沌子生活的时期不远。

全书凡 3 卷，上中下卷各 12 式。每式功法各配图一幅，并有七言绝句一首来说明动作要领及作用。这一部分应该是混沌子的原著。在七言绝句之后，又附有署为“志刚曰”的白话解释。前两卷为“锦身”，即导引强身的内容，第三卷为“采真”，即房中采战的内容。第一卷以“龙”命名，第二卷以“虎”命名。第一卷十二式中，有九种为坐式，两种为站式，一种为卧式，动作均相对简单。第二卷十二式中，有倒立、劈叉、单腿独立、引体向上、跳跃等较高难度动作，所需力度也较大。第三卷以“龙、虎”相结合而命名，糅合了内丹及房中术。鲁氏在序中云：“其筑基之法，养生之方，龙虎争驰，内外交炼，无不备焉。”虽然本书作者在炼功强身的目的方面存在一定的腐朽观念，是为了有更好的体力来进行房中采战，但是在明清两代的养生导引著作中，本书的功法动作颇为特殊，与其他各本很少类同，所以有较高的参考价值。

此书现存最早的版本是明正德十年乙亥（1515）山西平阳府所刻《医书六种》本，另外还存有明万历二十年（1592）虎林胡氏文会堂刻《寿养丛书》本，以及万历三十一年癸卯（1603）《格致丛书》本。后两种均为钱塘人氏胡文焕所校正刊刻。

四、《逍遥子导引诀》

本书 1 卷，元代逍遥子著。

逍遥子，本名牛道淳，逍遥子为其号，又号逍遥大师。元代神峰人，生卒年不可确考，大抵生于宋末，卒于元初元贞年间。牛道淳为全真派道士，平生阐论发挥全真心性道物、性命内丹之说甚勤，指示修行，析疑破迷，多有精义。牛氏所著除本书外，尚有《文始真经注》9 卷、《析疑指迷论》1 卷。此外，《正统道藏》洞神部方法类《诸真圣胎神用诀》载有“逍遥子胎息诀”一则，为牛道淳所传。

《逍遥子导引诀》所载为一套十六节导引修炼法式。明代养生著作多有辑录，如《修龄要指》

《遵生八笺·延年却病笺》均题作“导引却病歌诀”，《红炉点雪》题作“祛病延年一十六句之术”，《类修要诀》题作“逍遥子导引法”，《夷门广牍》题作“逍遥子导引诀”。全套十六节包括：水潮除后患，火起得长安；梦失封金柜，形衰守玉关；鼓呵消积聚，兜礼治伤寒；叩齿牙无疾，升观鬓不斑；运睛除眼翳，掩耳去头旋；托踏应轻骨，搓涂自美颜；闭摩通滞气，凝抱固丹田；淡食能多补，无心得大还。每节先述存思、调息、导引之法，后有逍遥子四言七绝歌诀一首，点明功法要领诀窍。

《逍遥子导引诀》所载功法简便，易于施行，故流传甚广。唯修炼时，要结合存神调息之法，务使凝神绝念，意专心静，这可能与作者长期修炼胎息内丹之功有关。《逍遥子胎息诀》云：“夫修者，志也，养也；养者，顺也，伏也，真也。凡欲养息，先须养精；凡欲养精，先须养神；凡欲养神，先须养性；凡欲养性，先须养命。性命者，乃是神气也。”作者主张性命双修，在导引修命的同时，还要注意心性的修养。

本书主要有明万历二十五年（1597）金陵荆山书林刊刻《夷门广牍》本。

五、《八段锦坐立功图诀》

本书为养生导引专著，成书于1875年。晚清医家娄杰所作。

娄杰，字受之（或作寿之），山阴（今浙江绍兴）人。娄杰除著有本书外，还著有《温病指南》2卷，刊于光绪二十九年（1903）。

本书内容主要分为两个部分，即八段锦坐功和八段锦立功。娄氏在凡例中提道：“坐功与立功不同，坐功重在养心，立功重在炼形。坐功以杜绝妄念为要，习之无所苦而颇不易致；立功以高下如法为要，初习四肢不免酸痛，然两三月后，便可纯熟。此坐立功之大较也。”娄氏将两者并刻，足见其养生主张动静结合、形神兼炼的学术思想。

坐功主要依《遵生八笺》中所载之八段锦坐功导引法校定而成，分叩齿集神、撼摇天柱、舌搅漱咽、手摩肾堂、单关辘轳、双关辘轳、托天按顶、俯首钩攀八式，每式均配以插图和操作解说。立功原诀即“两手托天理三焦，左右开弓似射雕……”娄氏将此歌诀略加润色，并“依坐功例增以图说，细为疏注”，此八式为擎天、开弓、举鼎、负剑、援蹲、虎踞、飞燕、立马。立功除八正式外，尚有出手入手十式，为八式过渡动作，并以天干系目，依次练习。

坐功和立功可单独练习，也可同时练习，但无论哪种功法都必须持之以恒，形成规律，“立定课程，每日几次，以不间断为妙”。

本书版本主要有清光绪二年丙子（1876）芳草轩藏板刻本。此本现藏于中国中医科学院图书馆。

六、《导引图》

本书是一部日常实用养生保健导引功法图集。清光绪初年，由清代敬慎山房主人崑岚绘编。编者生平不详。

此书不分卷，共载图24幅，其中坐式9幅，立式6幅，卧式6幅，蹲式2幅，跪式1幅，全部为彩色图画，内容为导引、按摩、闭息、瞑目、叩齿等。书中因证立式，按式绘图，配以简短文字说明，均以设问开始，然后以回答的方式提出一套功法动作，使导引功式与治疗相互配合，有助于按图进行导引治疗。

全书功法24种，依序为子日子时种子功、水火交济补元气功、祛湿消肿功、散气消食功、固元精功、止遗精功、散风寒退热功、养血防痹功、补元神功、止劳嗽功、疏气解郁功、荣气防

衰功、默运养心功、运经祛病功、治腰痛岔气功、治头晕目眩功、止腹痛功、培养正气功、健脾补肾功、养真还童功、理血祛瘀功、补神气力功、融会正气功、气血充实功。功法的养治覆盖面较广，练习方法简单，实用性强。

全书导引功法按其作用大致可分为两类：一类具有治病疗疾作用，共16幅图，占全部导引图的2/3，包括运阳种子、止劳嗽、运湿肿、散气运食、止遗精、退寒热、舒气释郁、助元气功、壮气延年、诸经却病、理头目、理腰疾、运腹痛、健脾补肾、理瘀血、补失力等；另一类具有强身作用，共8幅图，占全部导引图的1/3，包括炼元神、养血脉、养心、养正气、炼元精、养元真、融会正气、充气血等。

全书在图文的主从关系上，以图为主，其旁以文字作讲解。绘图者按照明代人的梳妆打扮，配合练功的卧榻座椅，依样明式家具，图线清晰，摹写精细，人物动作逼真，神而不呆，精美绝伦，使得全书具有较高的实用价值和艺术价值。

现存的主要版本藏于中国中医科学院图书馆，此为原本也是孤本。

七、《养生导引术》

本书为导引养生专著。近人陈师诚撰，初版于1939年。全书虽短短万余字，却合动静、内外功夫为一体，具有独到的见解，是近代较有价值的养生导引及内炼著作之一。

全书共分5章，分别为“总论”“外功”“内运”“补亏”“防弊”。其练功方法分外功、内运、补亏三步：外功为“初步”，内运为“中步”，补亏为“末步”。首章“总论”，阐述脏腑经络、气血津液的生理功能和特点，强调导引养生以开通经络、清利气血的重要性。第二章“外功”，包括择地、饮食、排浊、降火、擦面、鸣鼓、叩齿、运目、托天、开弓、洒腿、按摩、擦腰、呼吸等，其中对呼吸之法的诠释与总结，吸收借鉴了当时西方医学理论，将其分为甲（呼吸运动）、乙（静坐呼吸）、丙（心息相依）三法，循序渐进，集现代体育家、道家庄子、天台宗智者大师六妙法门于一体。对于呼吸过程，十分强调意识与精神的修持，指出“心如猿，意如马，动而外驰，不易安定”，呼吸之道，重在心息相依，习之既久，自然安乐。第三章“内运”，包括行气及导引两法，提出导引概念为“气血周流，未能通畅，导之以意，引之以心，借助于目光，故名导引”，认为导引主要是意念活动，将呼吸运气与导引相紧密结合，并且十分反对心神过用，曰“是故心计愈工，寿命愈短”，告诫人们要避免“精神日耗”。第四章“补亏”，包括握固、冥心、守窍、逆流、开关、归炉、温养七节，步步相接，环环相扣，补气血、强气脉、养精神，其炼养补亏之道与道家一脉相承，且讲究循序渐进，强调心意温养。第五章“防弊”，包括冥心不久、心不能虚、守窍失法及开关之重要等四则内容，针对炼养之法的关键点提出其个人经验的修养得失，以供后来者借鉴。全书融儒、释、道养生之法于一体，且借鉴现代体育家之经验，动静结合、内外相辅，尤其强调意念精神的运用与修持。

该书首刊于1939年，由康健书局发行。1942年再版，仍由康健书局发行。现浙江图书馆、天津图书馆等馆有收藏。

第十四章
按摩养生文献

第一节　按摩养生的历史源流

按摩养生是我国传统的保健方法之一，是运用推、拿、揉、擦、滚、搓等各种手法作用于人体一定的部位或穴位，按照一定的技巧动作进行操作，用以疏通经络、调畅气血、调理脏腑，从而达到精神饱满、体格强健、益寿延年的养生目的。按摩养生迄今已有数千年的历史，据考证，自从有了人类的起源，就有了按摩治病和养生的行为。

按摩，又称推拿，古称挢引、按跻、乔摩、按杌等，是人们在长期与疾病斗争中逐渐认识和创造出来的一种行之有效的摄生保健方法，也是中医学的重要组成部分。早在殷商时代，按摩即成为人们主要的治病和保健手段。甲骨文卜辞中多次出现一个象形文字“付”，为“拊”字的初文，字形本义是一个人用手在另一人腹部或身上抚摩。甲骨文中记载的推拿内容比针灸、药物、酒类治病的记载更为详细，如在为王室成员按摩前要进行占卜，并记录了3个专职按摩（推拿）者的名字。可见，按摩是殷人主要的治疗和保健手段。张家山出土的汉简《引书》是一部导引专著，反映了春秋战国时期的导引养生学术成就，记载了“自摩自捏，伸缩手足”，用于“除劳去烦”。自我按摩的手法和术式有“以足靡（摩）胻”“摩足跗”“摇指（趾）”“摇弘（肱）”“摇肩”“摩目”“摩手”“涿齿”“举颐（颈椎牵引）”等。马王堆汉墓出土的帛书《养生方》是一部以养生为主的方书。书中载有对腿脚、涌泉及肾俞穴等部位进行按摩，用以达到养生保健的目的。《养生方》记载的药巾按摩法，即用特制的药巾按摩身体的某些部位，用于温阳，激发生理功能。其药巾的制法是将药汁浸渍布中或涂于布上，再阴干，反复多次。

成书于先秦两汉时期的《黄帝内经》较完整地阐述了中医按摩的理论体系。《素问·血气形志》中“形数惊恐，经络不通，病生于不仁，治之以按摩醪药”，首次将按摩与其他内服、外治法并称，明确将其作为一种疗法提出。自此，按摩成为我国手法医学的正式学科名。《素问·调经论》多次提及的“按摩勿释”，即指具体的按摩手法，且为针刺之辅助手法。《素问·异法方宜论》说：“中央者，其地平以湿，天地所以生万物也众，其民食杂而不劳，故其病多痿厥寒热，其治宜导引按跻，故导引按跻者，亦从中央出也。”唐代王冰注解：“按，谓抑按皮肉；跻，谓捷举手足。”说明中央即以河南为中心的黄河流域是推拿医学的发源地。《素问·上古天真论》中岐伯曰：“上古之人，其知道者，法于阴阳，和于术数，食饮有节，起居有常，不妄作劳，故能形与神俱，而尽终其天年，度百岁乃去。”《灵素节注类编·卷一·摄养为本总论》解释为：“和于术数者，如按摩、导引、针砭、药饵之类，善于调和，以却病也。”《素问·举痛论》说：“寒气客于肠胃之间，膜原之下，血不得散，小络急引，故痛。按之则血气散，故按之痛止……寒气客

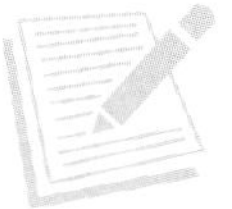

于背俞之脉则脉泣，脉泣则血虚，血虚则痛。其俞注于心，故相引而痛。按之则热气至，热气至则痛止矣。”首次阐述了按摩具有温经散寒、活血止痛的作用机理。此外，《黄帝内经》记载了按法、拊法、摩法等常用推拿手法，以及一些特殊手法。

《金匮要略》首次提出“膏摩”一词，并将其与针灸、导引等法并列，用于预防保健。《金匮要略·脏腑经络先后病脉证》云：“若人能养慎，不令邪风干忤经络。适中经络，未流传脏腑，即医治之。四肢才觉重滞，即导引、吐纳、针灸、膏摩，勿令九窍闭塞。更能无犯王法、禽兽灾伤，房室勿令竭乏，服食节其冷、热、苦、酸、辛、甘，不遗形体有衰，病则无由入其腠理。”意为在疾病尚未传入脏腑，仅仅是四肢重滞时，可以用膏摩等法来内养正气，外避邪气。膏摩，即把药物外用与推拿手法相结合的外治法。《中藏经·论诸病治疗交错致于死候》亦提道：“导引则可以逐客邪于关节，按摩则可以驱浮淫于肌肉。”《三国志·魏志·华佗传》记载了华佗将膏摩用于腹部外科手术后患者的康复：“病若在肠中，便断肠湔洗，缝腹膏摩，四五日差，不痛，人亦不自寤，一月之间，即平复矣。”此外，《汉书·艺文志·方技略》载有《黄帝岐伯按摩》10卷，被公认为我国最早的按摩专著，并且归于“神仙”类。古代所谓的“神仙”乃是养生有得、长寿有验之人，故可推测《黄帝岐伯按摩》可能是自我养生和导引的专著。

魏晋南北朝时期的养生实践颇具道家色彩，时人重视修身养性、炼丹服食，把导引按摩作为健身寿世的重要方法之一，自我养生按摩法逐渐兴盛起来。这一时期，按摩已经不再单纯是一种手法，而是涉猎啄、捩、摩、顿、振、挼、掣等多种手法。许逊的《灵剑子引导子午记》为导引按摩专著，系统整理了按摩神庭、摩手熨目、下摩生门（摩脐）等方法。陶弘景的《养性延命录》系统整理并阐述了众多延命长生之术，包括啄齿、摩面、熨目、引耳、梳头等保健按摩法。其中，“干浴”即为双手摩擦生热后，按摩全身肌肤的方法，使人胜风寒、除百病。《养性延命录·导引按摩篇第五》说：“又法：摩手令热，以摩面，从上至下，去邪气，令人面上有光彩。又法：摩手令热，摩身体，从上至下，名曰干浴，令人胜风寒、时气热、头痛，百病皆除。夜欲卧时，常以两手指摩身体，名曰干浴，辟风邪。”

葛洪的《肘后备急方》记载了捏脊骨皮法，即后世“捏脊法”，此法在当今小儿推拿领域得以广泛运用。《肘后备急方·治卒腹痛方第九》说：“使病患伏卧，一人跨上，两手抄举其腹，令病患自纵重轻举抄之，令去床三尺许，便放之，如此二七度止。拈取其脊骨皮深取痛引之，从龟尾至顶乃止。未愈，更为之。”《肘后备急方》记载的按摩手法有摩、指按、爪、抓、指弹等，并且系统总结了汉代以前的膏摩疗法，对后世影响较大。此外，《肘后备急方》还介绍了面部美容手法，记载了涂润肤剂以手拍面的方法等，与现代美容法有相似之处。

隋代开始，国家设立“太医署”负责医疗及医学教育，设有按摩科，与医科、咒禁并列。《诸病源候论》在论述诸证之末多附《养生方》中的导引及按摩之法，所载的自我按摩法有捋头、栉头、摩面、拭目、捻鼻、摩腹等。该书对摩腹养生理论与方法的总结，对唐代的孙思邈、五代的杨凝式、宋代的陆游等养生家影响很大。明代《易筋经》的揉腹法、清代《延年九转法》的摩腹运气法，以及近代的脏腑推按法等均在此基础上发展而来。

孙思邈在《备急千金要方》设《养性》专篇讨论诸多养生法，并且对日常保健按摩养生及小儿保健按摩等多有记载。《备急千金要方·养性·居处法第三》中指出：“小（稍）有不好，即按摩挼捺，令百节通利，泄其邪气。凡人无问有事无事，常须日别蹋脊背、四肢一度。头项苦，令熟蹋，即风气时行不能著人。此大要妙，不可具论。”其中的蹋脊背法即现在常用的踩跷法。踩踏脊背，可以刺激背部膀胱经的背俞穴，起到调理相应脏腑功能的作用。现代小儿推拿临床常用的捏脊法与其有异曲同工之妙，常用于小儿保健与治疗。《备急千金要方·养性·道林养性第二》

说："每食讫，以手摩面及腹，令津液通流。食毕，当行步踌躇，计使中数里来。行毕，使人以粉摩腹上数百遍，则食易消，大益人，令人能饮食，无百病。"孙思邈主张饭后用摩腹及行走等方法以消食祛病。《备急千金要方·养性·按摩法第四》完整收载了"天竺国按摩法"和"老子按摩法"，二者主要通过适度运动和锻炼，同时配合自我按摩的手法，起到舒筋活血、防病治病的作用。其中"天竺国按摩法"源自南北朝道林的《太清道林摄生论》中的"自我按摩法"。孙思邈首次将膏摩用于小儿保健。《备急千金要方·少小婴孺方上·惊痫第三》说："小儿虽无病，早起常以膏摩囟上及手足心，甚辟风寒。"书中涉及的小儿推拿手法有摩法、捋法、葱白鞭（拍打）法等，为明清时期小儿推拿体系的形成奠定了基础。《千金翼方》另有面药膏摩美容方及详细手法。

王焘的《外台秘要》保存了历史上散佚的推拿按摩文献。该书引《养生方》之法，用两手摩擦生热后按摩腹部，用以缓解腹痛。《外台秘要·腹痛方四首》记载："两手相摩，令热以摩腹，令气下。"摩腹作为常见的养生保健手段，被历代医家、养生家所推崇。现代研究证明，摩腹能够促进腹部气血的循行，加强脾胃受纳、腐熟水谷的功能，从而达到健体祛病的目的。该书还记载了按摩头部及脊柱的方法治疗小儿夜啼，用不同药物摩顶上、发根下的方法治疗鼻塞及生发，并且强调膏摩敷发要"摩至肌"，即通过摩法使药物渗入皮下，从而有利于药物发挥作用。

宋金元时期，宋太医局虽取消了按摩科，但理学思想的渗入、儒医的兴起，使该时期的医家、养生家对养生保健又有了许多新的认识和实践，养生保健按摩逐渐普及到日常生活中。北宋初年的《太平圣惠方》收载了大量的膏摩方，首创摩腰方，主张将药物和手法相结合，以芳香助阳药物为主，配合摩法透热，从而提高临床疗效。后经历代医家的不断变通，尤其是朱丹溪的大力提倡，摩腰膏方得以广泛应用。

宋徽宗年间的《圣济总录》首次设有按摩疗法的专论，并为按摩下定义："可按可摩，时兼而用，通谓之按摩。按之弗摩，摩之弗按。按止以手，摩或兼以药，曰按曰摩，适所用也。"《圣济总录·治法·按摩》还记载了按摩在养生方面的功效："养生法，凡小有不安，必按摩挼捺，令百节通利，邪气得泄。然则按摩有资于外，岂小补哉！摩之别法，必与药俱。盖欲浃于肌肤，而其势快利。若疗伤寒以白膏摩体，手当千遍，药力乃行，则摩之用药，又不可不知也。"说明按摩具有通利关节、驱除邪气、祛病延年的作用。

宋代张道安的《养生要诀》介绍了"热摩两足心及脐下"的按摩养生法。苏轼的《仇池笔记》曾载："扬州有武官侍其者，官于二广十余年，终不染瘴。面红腻，腰足轻快，初不服药。每日五更起坐，两足相向，热摩涌泉无数，以汗出为度。"此法后被《医说·养生修养调摄·般运捷法》等收载其中。此外，《医说·养生修养调摄·夜卧》另载："夜卧觉，常叩齿九通，咽唾九过，以手按鼻左右、上下数十过。"说明夜半睡醒后要叩齿、咽津、按摩鼻周以养生。《医说·养生修养调摄·摩面》亦载："《太素经》曰：一面之上，两手常摩拭使热，令人光泽，皱斑不生。先摩切两掌令热，以拭两目，又顺手摩发理栉之状，两臂更互以手摩之，发不白，脉不浮外"。说明两掌摩擦生热后敷面可使人面色光泽、祛斑除皱，拭目、摩发、摩臂可乌发以养生。

蒲虔贯在《保生要录》中载有简单易行的按摩方法。其言："养生者，形要小劳，无至大疲……手足欲时其屈伸……或两手掌相摩令热，掩目摩面。事闲随意为之，各十数过而已。每日频行，必身轻、目明、筋节血脉调畅，饮食易消，无所壅滞。体少不佳快，为之即解。"

宋代的浴肆（商业性浴室）中已经出现了专门替客人擦背按摩者。苏轼《如梦令·水垢何曾相受》云："寄语揩背人，尽日劳君挥肘。"陈叔方的《颍川语小》卷下云："有以筋力治病者，唐之按摩博士是也。今市井间有为人消息者，其按摩之余术欤？"说明当时民间已经有了对保健按

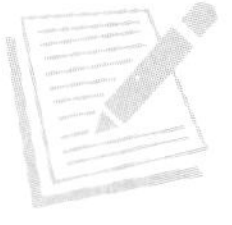

摩的日常需求。

陈直编撰、邹铉续增的《寿亲养老新书》是我国现存最早的关于老年养生保健的专书，该书记述了擦肾俞穴法、擦涌泉穴法及摩腹法等自我按摩法。如："临卧时坐于床，垂足，解衣，闭气，舌柱上腭，目视顶，仍提缩谷道（即肛门），以手摩擦两肾俞穴（肾俞穴——在第十四椎下，两旁旁开一寸五分处），各一百二十次，以多为妙。毕，即卧。如是三十年，极得力。"

攻邪派张从正认为按摩属于"汗、吐、下"三法中的"汗法"，首次提出了按摩具有发汗的作用。明末发展起来的小儿推拿中的"开天门""推坎宫""运太阳""揉耳后高骨"四大手法就具有发汗解表的作用，常用于治疗小儿外感病症。此外，小儿推拿中的"二扇门"穴是专门用于发汗的要穴。

明代初期，太医院重设按摩为医学十三科之一，手法医学再次快速发展，手法种类丰富多彩。该时期，按摩与导引相结合，形成了以保健按摩为主的养生学体系。然而，明隆庆五年（1571）按摩科与祝由科同时被"医学十三科"撤销。自此，正规的手法教学不复存在，故只能在民间师徒相传。成人按摩逐渐消失，部分按摩术以正骨手法的形式保存在骨科临床中。保健按摩流传于沐浴、理发行业。随后"推拿"一词开始出现在儿科文献中，始见于明代万全的《幼科发挥》（1579）。从此，小儿推拿逐渐开展起来，刊印了一批推拿专著，如《小儿按摩经》（收录于杨继洲的《针灸大成》）、《小儿推拿方脉活婴秘旨全书》《小儿科推拿仙术》《小儿推拿秘诀》等。由于小儿脏腑娇嫩，形气未充，故龚廷贤在《小儿推拿方脉活婴秘旨全书》中主张用推拿补泻，他认为"唯推拿一法……一有疾病，即可医治，手到病除，效验立见"。

此外，明末曹珩的《保生秘要》（保存于《道元一炁》中）记载了自我导引和自我按摩手法，如扳、搓、拿、摩、擦、掐、运等，还有双手悬梁自重牵引法。《韩氏医通》记载了"木拐按节法""外鹿髓丸"摩腰、擦肾俞。龚廷贤的《寿世保元》载有指压麻醉止痛法。张介宾的《景岳全书》介绍了中指按捺耳窍法，有人称其为"鼓膜按摩术"，对中耳炎等耳疾和老年耳鸣耳聋具有较好的预防作用。王廷相的《摄生要义》设"按摩篇"，除了论述自我养生保健按摩，还记载了一套全身按摩程序——"大度关法"。此法亦收入明代蒋学成的《尊生要旨·按摩篇》。

清代推拿按摩得到了更为广泛的应用与发展，小儿推拿疗法从南方向全国辐射，逐渐被儿科医家所接受。《动功按摩秘诀》《小儿推拿补正》《小儿推拿广意》《幼科推拿秘书》等小儿推拿专著的刊行，标志着小儿推拿理、法、方、药、术的丰富。明清小儿推拿文献主要阐述以下几个方面内容：首先，小儿推拿的穴位数量丰富，包括传统的十四经穴、经外奇穴和小儿推拿特定穴位等。其中，小儿推拿特定穴大多分布在头面和四肢，以双肘、膝关节以下为多。其次，小儿推拿的手法种类繁多，分单式手法和复试操作法。据明清文献可查的复式手法有30余种，如黄蜂入（出）洞、打马过河、水底捞月、猿猴摘果等，都是小儿推拿的特有手法。最后，小儿推拿的临床应用，出现了推拿处方，注重复试手法。

自我按摩在清代继续得到医家和养生家的重视，分为医疗性和养生性的自我按摩，后者以预防为主，又称为养生按摩，两者都包括美容按摩。天休子的《修昆仑证验》主要阐述了自我按摩（"肉法"）消"积"的机理与方法。其认为："凡百病症，皆以气血为主，通则无积，不通则积……无论大小内外病症，果能揉之，使经络气血通畅，则病无不愈者，不必先争此揉积之名分今古也。"马齐的《养生秘旨》主张用双手摩面、摩腹、摩丹田等使气血顺畅。如："双手揩摩常在面……食后徐行百步多，平摩脐腹食消磨……身不抚摩，则气不通畅。于清晨将两手搓热，将头面并夹脊、肾擦极热便止，自然周身畅快而多益矣……饮食后，将两手搓热，于脾胃间抚摩。再将两手握拳，绞固于胸前，横摆腰间七次，左右转腹亦各七次，须臾胃运而食消矣……治小肠

虚冷疼痛，端坐，两手摩丹田，闭息行功，运气四十九口。”

清代的自我养生按摩在总结前人经验的基础上，涌现出一些优秀的自我按摩方法，其中切实可行者有《内外功图说辑要》的“陈真人床上功法”、《按摩十术》的“按摩十术”、《修龄要指》的“却病八则”、《寿世青编》中的“动功十二则”、《戒庵老人漫笔》中的“导引保真法”、《延年九转法》等。面部是中医养生按摩较重要的部位。清代流行的面部美容按摩法有摩面、熨面、按目眦、熨目、试目、运睛、按太阳等。《寿世传真》将“面要常擦”作为“修养十法”之首，载有“擦面美容诀”。《陆地仙经》有“搓涂自驻颜”句。《医宗金鉴》收载面部美容的膏摩方“玉容散”。

清代的保健按摩法在民间得以继续发展。经明代《净发须知》的提倡，保健按摩在理发行业已形成传统。理发按摩据说传自明代的罗真人，罗真人至今仍是理发业供奉的祖师。抄本《净发须知》除理发内容外，主要论述按摩保健，包括美容和治疗内容。清康熙年间石成金的《传家宝》将“剃头、取耳、捶背、修脚”称为“养生四诀”。蒲松龄在《聊斋志异》中也有一则关于保健按摩法的描述，“妾少解按摩之术，愿尽技能，以侑清梦”，并记载了梅女为故事中的男主人公封云亭做保健按摩的全过程及具体的手法。保健按摩以各种放松性手法为主，用以解除疲乏、消除紧张，是中医治未病思想的具体实践，是推拿医学的重要组成部分。

按摩养生法，以养生保健为目的，操作简单，安全有效，对于消除疲劳、振奋精神、恢复体力、防病延年大有益处，是一种较为理想的养生方法，数千年来，沿用至今，并且远传世界各地。

第二节 重要著作介绍

一、《小儿推拿全书》

本书又称《小儿推拿方脉活婴秘旨全书》《小儿推拿秘旨》《小儿推拿活婴全书》《小儿推拿方脉全书》，共2卷，明代龚廷贤撰。后世推拿诸书多以此书为蓝本，该书被称为“推拿最善本”，是现存最早的一部儿科推拿单行本，在小儿推拿史上具有重要地位和较大影响。

龚廷贤（1522—1619），字子才，号云林山人，别号悟真子，江西金溪人，被誉为“回天国手”“医林状元”。廷贤幼攻举子业，后随父学医，继承家学，又访贤求师，医名日隆。他以“良医济世，功同良相”自勉，勤研《内经》《难经》及金元诸家学说，久之贯通医理，遂以医鸣。临证遵古而不拘泥，治多奇中。其述甚富，著有《济世全书》《寿世保元》《万病回春》《小儿推拿方脉活婴秘旨全书》《药性歌括四百味》《种杏仙方》《鲁府禁方》《复明眼方外科神验全书》《云林神彀》等，并为其父续编成《古今医鉴》；另著《痘疹辨疑全幼录》《秘授眼科百效全书》《云林医圣普渡慈航》《医学准绳》等，皆佚。

《小儿推拿方脉活婴秘旨全书》是一部以推拿疗法为主，载有小儿病症方药的儿科专著，全书共2卷。卷一阐述了小儿总论、蒸变论、惊风论、诸疳论、吐泻论，以歌赋的形式记载小儿诸病的诊疗理论，如婴童赋、面部险症歌、险症不治歌、面部捷径歌等20余首，后附虎口三关察脉图、掌面诸穴图、掌背穴图等，记载了撮口惊、缩纱惊、慢惊风、夜啼惊等病的具体推拿手法。卷二阐述了小儿常见疾病的病机，以及寒门、热门、伤寒、伤风门、斑疹、吐泻、痢疾、疳积、配位、肿胀等诸门总括歌，并载述该门常见疾病之方药。

《小儿推拿方脉活婴秘旨全书》为现存推拿专著中年代较早而且较为完善的著作，反映了明代按摩术的发展，对后世影响颇大。其养生方面的成就及特点，约略可以概括为以下几个方面：

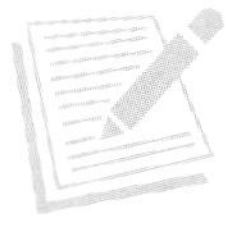

一是本书为最早以小儿推拿命名的专著。全书有理论，有方法，有歌诀，有图录。卷一按照总论—分论—歌赋—图录—治法的逻辑编排，卷二按照病机—诸门总括歌—疾病歌诀—方药的逻辑编排，自成体系，结构严谨。推拿法集中在卷一，内有小儿生理、病理、疾病诊察的论述，以及手上诸穴的推法、二十四惊推法、十二种手法主病和各部穴图等。

二是本书论述小儿杂病的推拿手法详尽。该书记载了小儿吐逆、四肢厥冷、腹痛、气肿、黄肿、走马疳、头痛、诸疟、诸痢、泄泻、伤寒等疾病的具体推拿手法，阐述了黄蜂入洞、水底捞月、飞经走气、按弦走搓摩法、二龙戏珠等 12 种手法的适用情况及具体操作要领，收录了天吊惊、撮口惊、缩纱惊、慢惊风等 24 种惊风的病因、症状及治疗手法，另有刺泡法、回气法、通便法、贴囟法治疗新生儿诸疾。

三是本书反映了龚廷贤的养生思想。龚廷贤乃古代养生大家，他重视“治未病”和老年调护摄养，对小儿诸病的病机阐发见解独到。其养生思想主要体现在养生防病重在保养元气、调护脾肾、提倡饮食得宜、重视调息养元等方面。其认为小儿诸病的病机在于“母既胎前不节，胎后又不能调，惟备姑息，未足百晬，饵以酸咸；未彀甫周，啖以肥甘，百病由此而生矣”。

本书约成书于明代万历甲辰年（1604），后世推拿诸书每以此书为蓝本。现有版本：明五云堂藏板清康熙五十三年甲午（1714）补序重刻本、经国堂刊本（内题书林文锦堂梓行）、清康熙三十年辛未（1691）文秀堂刊本（作《小儿推拿活婴全书》二卷）、清雍正三年己巳（1725）刊本、清道光十四年甲午（1834）三让堂重刻保仁堂本（作《小儿推拿活婴全书》二卷）、清藻文堂刊本（作《小儿推拿方脉全书》二卷）、清裕德堂刊本、清永顺堂刊本（作《小儿推拿秘旨》三卷）、通行本（题作《推拿全书》）。

二、《小儿推拿秘诀》

本书又名《秘传男女小儿科推拿秘诀》《小儿科推拿仙术秘诀》《小儿科推拿仙术》《推拿仙术》，不分卷，明代周于蕃辑录，首次将明代流行于民间的推拿手法进行整理和总结。

周于蕃，字岳夫，湖北蒲圻（今赤壁市）人，生卒年及生平不详，明代医家，尤长于推拿术。其以指代针治婴幼疾，甚为后世儿医所推崇。《小儿推拿秘诀》先以歌诀形式论述小儿生理、病理及诊断方法，次以汗、吐、下解释推拿的作用，对推拿手法做了“字法解”，阐述了男女诸般证候及诸惊证候的推拿治法，又用图注描述各种推拿手法的操作及功用，后附相关经验。该书系统总结并阐释了明代以前的推拿手法和经验。

《小儿推拿秘诀》介绍了儿科望诊、儿科常见病的四症八候、推拿手法、惊疾和杂病治疗等，对发展小儿推拿术起到了十分重要的作用。其养生方面的成就及特点，约略可以概括为以下几个方面：

一为总结推拿部位与脏腑的联系，以及脏腑病推治“本经”的原则。明代以前的著作，涉及小儿推拿的内容较少，且多与膏摩并见，单纯以推拿治病极为少见。然而周于蕃认为推拿手法“其去轻病，如汤之泼雪，随手即消；去重病亦如菪之拂尘，渐次亦净。用药犹有差池，而推拿毫无差池”。该书从推拿实践中总结了推拿部位与脏腑的对应关系，并且确定了脏腑疾病推治“本经”的原则。如“肺经有病咳嗽多，可把肺经久按摩。肾经有病小便涩，推动肾水必救得。大肠有病泄泻多，可把大肠用心搓”。

二为首次对推法与拿法进行界定，注重推拿次序、疗程和穴位的组合作用。该书载：“推者，医人以右手大指面，蘸汤水于其穴处向前推也。”其手法是以手指的指腹着力，贴皮而行。“拿者，医人以两手指，于病者应拿穴处，或捏或掐或揉，皆谓之拿也。”其手法则是以手指尖着力

的揉搯动作。该书同时指出，推法有次序，先于头面取汗、喉中取呕，次于手上分阴阳，然后推三关、推六腑。对于推拿的次数，要根据病情而定。病情较轻者，一两次或三五次即愈；病情较重者，非数十次不愈。

三是阐释四症八候与时间相关的治疗方法，发现部分特定穴位。该书指出"寅卯时发，目上视，手足摇，口流涎，颈项强，此肝火太旺，法当多推六腑，推肾经……巳午未时发，身热神悸……此心火太旺……法当多推六腑，推肺经肾水……"对于推拿和时辰相结合的论述，在一般医书中甚是少见，然其疗效如何，有待进一步研究和验证。该书将小儿推拿穴位分为两种：一种与针灸的穴位相同，如十四经穴、经外奇穴等；另一种为小儿推拿疗法的特定穴位，如首见于该书的耳后、肚角、皮罢、鱼肚等。

本书首次刊行于明代万历乙巳年（1605），重刻于万历丙午年，三刻于万历四十壬子年。七年之内，三改其稿，为之翻刻，可见该书在当时拥有大量读者。清康熙二十四年，《小儿推拿秘诀》由铅州张应泰（字开文）"独出已资"，据洪都舒邦俊（字时卿）校正的抄本，经鹅湖王大卿重订而第四次刊刻。该书现存明万历四十年（1612）刻本，清康熙二十四年（1685）文奎堂刻本和多种抄本。1979 年北京图书馆据清抄本照相本。

三、《小儿推拿广意》

本书又名《幼科推拿广意》《推拿广意》，共 3 卷，清代熊应雄辑撰、陈世凯重订。该书被认为是现存清代最早的小儿推拿专著，为小儿推拿的发展奠定了重要基础。

熊应雄，字运英，东川（今属云南）人，生卒年不详。他精于医术，尤擅长以推拿治疗儿科疾病。熊氏上溯唐宋明前贤之说，旁汲清代推拿家之经验，倡导推拿一术为"诚育婴之秘旨，保赤之弘功"，主张推拿与方药并举，强调辨证施治。其偶得小儿推拿一书，反复研习，辑撰成《小儿推拿广意》3 卷。

陈世凯（1629—1689），字紫山，清江（今湖北恩施）人。初附明桂王，为衷州副总兵，顺治十六年降清，康熙十一年授杭州副将，康熙二十三年擢浙江提督，康熙二十八年客死北京。

《小儿推拿广意》卷上总论推拿之理及儿科疾病的诊断方法、推拿手法并附图说 20 余幅。记载儿科诊断方法，如"入门察色""五视法""察三关""四十九脉""审候歌""脉法歌""闻小儿声音"和"辨小儿五音"。小儿推拿主要部位有"掌""臂""足""面"等，手法有"推""拿"等一般手法，以及"双凤展翅""推虎口三关""运八卦""分阴阳""推五经""黄蜂入洞""苍龙摆尾""二龙戏珠"等特定手法。卷中论述小儿常见疾病的病因病机和辨证施治，尤其以推拿疗法为详，包括"胎毒""脐风""重舌鹅口""夜啼"等婴幼儿疾病，以及惊风门、诸热门、伤寒门、呕吐门、泄泻门、腹痛门及儿科杂症等，列举了"小儿坏症一十五候"和"断小儿面色恶症死候"。卷下附方选录小儿常见疾病的内服、外治药方 180 余首，有些方药为当时民间验方。

《小儿推拿广意》一书在清代民间广为流传，被《中国医学大成》称为"儿科推拿法中之要籍"，主要研究小儿生长发育、保健及常见疾病的防治。其养生方面的成就及特点，约略可以概括为以下几个方面：

一是注重对患儿的调护和疾病的预防。该书认为小儿"既无声色货利之郁于中，又无劳苦饥渴之积于外"，"苟或乳食不节，调理失常"，则"阴阳逆行，则往来失序，百病生焉"。加之"襁褓童稚，尤难调摄。盖其饥饱寒热，不能自知"，"全恃慈母为之鞠育"，故强调母亲对小儿调护的重要性。熊应雄在书中强调小儿调护在疾病防治中的重要性，并附有"调护歌"一首："养子须调护，看承莫纵弛。乳多终损胃，食壅即伤脾。衾厚非为益，衣单正所宜。无风频见日，寒暑

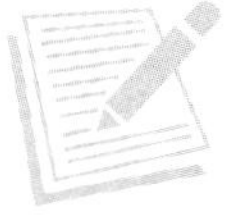

顺天时。”意在强调小儿养护需要注意“勿饱食，勿过热”，并注意顺应自然变化的情况，以预防疾病。

二是总结推拿手法和规范操作流程。该书介绍了手足45个小儿推拿特定穴的主治症，并附图说明各种推拿法的操作方法，图文并茂，一目了然。推拿手法中着重介绍了手部和头面部的推拿操作常规程序，即“推拿手部次第”和“推拿面部次第”，是小儿推拿最早的临床范式。此外，该书还总结了推拿手法的温凉属性，初步搭建了小儿推拿学脏腑辨证的理论桥梁。其认为猿猴摘果法、凤凰展翅法等性温，打马过天河法、二龙戏珠法等性凉，“男子推上三关为热为补，退下六腑为凉为泻；女子推下三关为凉，推上六腑为热”等。

三是构建小儿推拿病症治疗学。《小儿推拿广意》以歌诀的形式阐述疾病的病因与证候，并对歌诀内容进行解释，采用脏腑辨证施法用穴，系统提出小儿推拿处方。同时，该书还重视推拿与方脉相结合用以治疗小儿疾病，收录了胎毒等16门8种病症的药物疗法。其辨证、取穴、手法，均图文并茂。有研究发现，推拿古籍专著中，《小儿推拿广意》载图最多。此外，诊断疾病时，该书主张根据患儿不同年龄，采用针对性的方法：初生至半岁之小儿，以察额脉为主；周岁以上至三岁以下者，据虎口三关变化论病症；超出五岁患儿，采用以“一指按寸、关、尺”三部的诊断方法等。

本书初刊于清康熙十五年丙辰（1676）年，此后多次刊行，广为流传。如清乾隆年间有金阊书业堂刻本和金陵四教堂刻本（1749），清道光二年壬午（1822）金阊三友堂刻本、道光十二年壬辰（1832）嘉郡博古堂刻本，清光绪乙亥（1875）抄本、丁丑（1877）经纶元纪刻本、戊子（1888）刻本、丙申（1896）刻本、丁酉（1897）刻本、癸卯（1903）怡翰斋刻本、甲辰（1904）上海书局石印本、丁未（1907）上海醉经堂石印本，清宣统己酉（1909）扫叶山房石印本、庚戌（1910）申汇痒记书庄石印本等。民国期间，该书亦大为刊印，如上海有江东书局铅印本（1912）、进步书局石印本（1913）、校经山房石印本（1914）、大成书局石印本（1926）、千顷堂书局石印本等。此书还出现在一地多家刊印的盛况，如清代金阊除书业堂刻本外，还有同文堂、绿慎堂、峡雪草堂等刻本，清代江阴有源堂刻本和学古山房刻本等。除了单独刊行外，《小儿推拿广意》还被收载于《幼科三种》结集出版，亦被收入《中国医学大成》。

四、《动功按摩秘诀》

本书为清代汪启贤撰。该书集按摩、导引、调摄诸法为一体，内容精湛全面，功法简便可行，为后世自我按摩学的发展奠定了坚实的基础。

汪启贤（1662—1722），字肇开，自号悟真子，歙县人，清康熙年间著名的道教医家与养生家，精通各种养生方法，尤擅内丹、服食之术以治已病、治未病，行医于吴越间。汪启贤与其弟启圣（字希贤）、子大年（字自培）等辑注丛书《济世全书》，该书亦收录《动功按摩秘诀》。

《动功按摩秘诀》系统阐明了各种疾病的自我按摩导引及养生调摄法，总结了清以前历代医学家、养生家按摩导引术的临床经验，在辨证选功、取经定穴及手法应用上均有许多独到之处。全书分瘫痪诸穴道、按摩劳伤诸穴、臌胀症、膈噎症、眼目症、耳症、咽喉口齿症、肩背指症、心脾气症、腰肾足膝症、伤寒症、痰火哮喘症、头痛症、偏疝及妇人带下症、瘿疬痔漏症、男女诸杂症、鼻症、牙症、胸膈气症、心症、腰背疼痛症、脾胃肚腹症、痨症、痰火、伤寒伤风症、痢症、湿症、疮疽、肠气症、绞肠痧、疝坠、大小便、辨小儿诸症、小儿诸惊推揉法等数十篇，每症下分别论述取穴方法、按摩手法、气功疗法及养生调摄等。

《动功按摩秘诀》为清代著名的按摩导引专著，为我国清代运用自我按摩导引法治病的经验

总结。该书不仅丰富了自我按摩的手法内容，而且扩大了按摩治病的适应范围，为后世自我按摩的发展奠定了坚实的基础。其养生方面的成就及特点，约略可以概括为以下几个方面：

一为充实完善按摩手法。该书广泛收集各大流派之手法特点，在总结前人手法的基础上，将自我按摩导引常用手法汇增为数十种之多，如掐、擦、揉、搓、扳、抹、捶、摇、拍、刮等。手法应用种类多样化，不仅可以根据不同部位和不同病症选择不同的治疗方法，还可采用手法单用或合用。如治疗脾胃虚弱者，“可于中脘穴掐五七十度、擦五七十度”。腿痛者，“可于绝骨穴掐五七十度，擦五七十度”。体虚易感风寒者，“可于风门穴掐五七十度，擦五七十度”。胸膈痞闷者，“将手内相叉，胸前往下擦十二次，闭气一口，又擦十二三五转”。

二为重视调摄养生方法。书中所载治疗诸法中有“兼行静功”、叩齿、调咽、“漱津满口咽下”“舌抵上颚、反目观顶”“清心瞑目，运气行功”等养生法，亦主张“凡行功，多于无风密室而行”，“行至汗出而止”。书中对于自我按摩的取穴及练功饮食禁忌等非常讲究，主张按摩取穴时“皆宜查明穴法，细心按穴掐擦”。如治疗青盲时，提出“忌食葱、蒜、薤、鱼腥、面食，气恼”。该书所载诸法皆为前贤调摄养生经验之总结，有些内容至今在临床上仍有重要的参考价值。此外，《动功按摩秘诀》所列200余种病症的治疗中多以按摩导引诸法合用，并在内容、方法、练功原则及注意事项等方面都有发挥。如：“设有中风不省人事者，于患人印堂穴并人中穴，用指先指人中穴五七十度，方用两掌擦极热，摩印堂穴五七十度，按摩毕，方令患人如前行静功调摄。”

三为反映汪启贤的道家养生思想。道家以精、气、神为内三宝，耳、目、口为外三宝，故常用导引调息以内养精气神，用按摩施于耳目口以外养形体，其手法多用摩、擦、按等。汪启贤受道家思想影响，结合经络、腧穴等理论，重视按、摩、擦、掐、搓等手法，致力于将各种养生方法融入日常生活中，体现于《动功按摩秘诀》一书中。此外，汪氏亦倡导内炼筑基与服饵草木药结合的养生方法，其所传的养生方法法简效宏，颇具实践价值，为清代以来的养生家、医家所推崇，至今仍广泛应用。

《动功按摩秘诀》成书于清康熙三十五年（1696），现有通行本为1986年中医古籍出版社点校本。收入《动功按摩秘诀》的《济世全书》在国内主要有三种版本：其一为清康熙间刻本，存《中风瘫疾验方》《虚劳汇选应验良方》《蛊膈汇选应验良方》《外科应验良方》《广嗣秘诀验方》《幼科汇选应验良方》《添油接命宗丹大道》《医学碎金》《脏腑论辨》《脉诀宗机》《汤液须知》《食物须知》《明医治验》《醒世理言》14种；其二为清殷氏梓行本，存《外科应验良方》《汤液须知》《食物须知》《动功按摩秘诀》《外奇方》5种；其三为抄本，除存《中风瘫痪验方》《虚痨汇选应验良方》《蛊膈汇选应验良方》《外科应验良方》《广嗣秘诀验方》《幼科汇选应验良方》《添油接命宗丹大道》7种外，还有《应验良方》《悟真指南》《汇选外奇方》《女娲氏炼石补天》4种。

五、《幼科推拿秘书》

本书又名《推拿秘书》《幼科推拿全书》，共5卷，清代骆如龙撰。本书是清代推拿手法体系最为完整的小儿推拿学专著，对于儿科疾病的预防和保健具有重要影响。

骆如龙，字潜庵，历阳（今安徽和县）人，生卒年及生平事迹不详。他精通儿科，注重推拿法。《幼科推拿秘书》全书5卷。卷一首列保婴赋、保生歌、变蒸论、病原论等歌赋，其次杂论儿科诊法，包括视法、闻法、切脉。卷二根据穴位分布的位置不同，分列穴在头、面、手指、前身、脊柱等处的推拿穴位，后附图像11幅，并阐述手法的含义、作用、补泻、推拿敷料的选

择等。卷三阐释各种推拿手法，包括分阴阳、合阴阳、小天心、运八卦等单式手法42种，以及打马过天河、黄蜂入洞、水底捞明月等复式手法13种。卷四分门收载多种病症的推拿治法，包括胎毒门、诸热门、惊风门、痰喘门、呕吐门等20门。卷五收载幼科药方及祝由方，药方共44个，包括男女稀痘丹、紫金锭、抱龙丸等。卷末附录祝由方8个。该书条目清晰，论述全面，手法操作以分阴阳为起式，以“掐按儿肩井陷中”之总收法结束操作，指出“小儿之为病，多因气血不和，故一切推法，必先从阴阳分起，诸症之要领，众法之先声”。

《幼科推拿秘书》中的推拿手法体系最为完整，书中详细记载了胎毒、小儿夜啼、烦热、惊风、痰喘、呕吐、咳嗽、积滞等诸症的推拿操作手法，某些手法至今仍为养生界所倚重。其成就及特点，约略可以概括为以下几个方面：

一为注重创新推拿穴位和手法，注重推拿施术次序。本书新增小儿推拿穴位：头部有天心、两额，面部有三阴、三阳、龙角、虎角，阳掌（即手掌正面）有浮心、水底、鱼脊，脊背有七节骨，腿足有鬼胀等。独创复式手法：飞金走气（用以去肺火、清内热、消膨胀、失声音）、总收法。骆氏亦注重推拿施术次序，提出一切推法必从分阴阳起，以总收法终。其独创总收法，即按肩井法，不仅是一种独创复式手法，而且是建立完整小儿推拿手法体系的基本要素。

二为建立儿科推拿手法体系。该书对儿科疾病的诊断、推拿取穴、推拿手法及推拿介质均有详述，特别是卷四病症分类，分病症20门类，各门下按辨证再分类，每类病症下设推拿处方及变症加减，从而形成一个完整的治疗体系。如：“夜啼有四。胎惊夜啼，邪火入心，心与小肠为表里，夜啼而遗溺者是也。见灯烦躁愈啼者，心热甚也。遇寒即啼者，寒疝也。面色紫黑，气郁如怒。若有恐惧，睡中惊跳者，误触神祇而夜啼也。法宜分阴阳，运八卦，运五经，捞明月，清天河，清心经。如寒推关，方用灯心烧灰，搽母乳头上与儿舔之，即止。”同时，该书认为取穴应有主次，“手法秘旨”中载：“穴有君臣，推有缓急。用数穴中有一穴位主者，而一君穴也，众穴臣也。”

本书初刊于清康熙辛未年（1691），所存较早版本有清乾隆三十七年壬辰（1772）宝兴堂刻本、清乾隆四十九年甲辰（1784）重刊本、清乾隆五十年乙巳（1785）金陵四教堂刻本。1924年、1931年、1935年、1938年商务印书馆删去骆民新（骆如龙之子）序言及卷五，成四卷铅印本。曹炳章《中国医学大成总目提要》认为，此书“坊间之印本，书仅四卷，阙其卷五及效验药方15页，是书则以五卷足本，校正圈点重刊”。1957年上海卫生出版社发行出版排印本。1959年上海科学技术出版社据1957年上海卫生出版社版本再次排印，此两本即现存最早通行本。

六、《延年九转法》

本书又名《祛病延年图说》，清代方开辑。本书是清代导引按摩著作，在古代养生学史上具有较大影响。

方开，清代养生家，新安（今属安徽）人，生平不详。其精于养生导引术，抄录整理《摩腹运气图考》，后由他人附图列说，并更名为《延年九转法》1卷，收录于《颐身集》中。方开一生坚持练习“摩腹运气功”，年近百岁时依然声若洪钟、健步如飞、鹤发童颜，被称为“活神仙”。其治病时亦只为患者传授“摩腹运气功”，数日后果见其效，体魄健强，宿疾渐愈。方开认为摩腹之法，以动化静，以静运动，有启发生机之功，故能通和上下、分理内外，驱外感诸邪，消内生百病，有却病延年之用，故后世习之者颇众。

延年九转法是一种以自我按摩为主的组合动功，共九法，每法均附图与图解，具体阐述操作要领。该法操作简便，动作柔和，不仅可以治疗多种腹内疾病，还有保健延年的功效。摩腹健身术，历史悠久，葛洪、孙思邈、陆游等均提出过“摩腹”之法具有祛病延年的功效。方氏更阐述其机理在于："摩腹之法，以动化静，以静运动，合乎阴阳，顺乎五行，发其生机，神其变化。故能通和上下，分理阴阳，去旧生新，充实五脏，驱外感之诸邪，清内生之百证，补不足，泻有余，消长之道，妙应无穷，何须借药烧丹，自有却病延年实效耳。"

延年九转法简便易学，动作宜柔缓，尤其适宜于中老年人、胃肠功能紊乱者等。其具体术式如下。第一式：以两手中三指（即食指、中指、无名指）按心窝处，从左向右旋转按摩21次。第二式：以两手中三指由心窝顺摩而下，且摩且走，摩至脐下高骨（即耻骨联合处）为度。第三式：以两手中三指由耻骨处向两边分摩而上，且摩且走，摩至心窝，两手交接为度。第四式：以两手中三指由心窝向下，直推至耻骨，共21次。第五式：以右手由左绕摩脐腹21次，即以右手由左—上—右—下按顺时针方向围绕肚脐摩腹。第六式：以左手由右绕摩脐腹21次，即以左手由右—上—左—下按逆时针方向围绕肚脐摩腹。第七式：左手置左边软肋下腰肾处，大指向前，四指托后，轻轻捏定；右手中三指自左乳下直推至腿夹21次。第八式：右手置右边软肋下腰肾处，大指向前，四指托后，轻轻捏定；左手中三指自右乳下直推至腿夹21次。第九式：推毕盘坐，以两手握固分按两膝上。两足十趾亦稍勾曲。将胸自左转前，由右归后，摇转21次。毕，又照前自右向左摇转21次。如摇身向左，即将胸肩摇出左膝，向前即摇伏膝上，向右即摇出右膝，向前即弓腰后撤，总以摇转满足为妙。不可摇之过急，勿使着力。其操作频率如下：将一至八式依次做完为一度，每次应连做七度。毕，遂起坐，按第九式摇转，左右各21次。初时，一次三度；3日后，一次五度；再3日后，一次七度，不宜间断。

《延年九转法》于清雍正年间由新安方开编绘，后被叶志诜收入《颐身集》，王福源又刊于《内功图说》，名"祛病延年法"。《颐身集》是养生学丛书，刊于1852年，后被收录于《汉阳叶氏医类丛刻》。

七、《小儿推拿直录》

本书原名《推拿直录》，不分卷，清代钱櫰村辑，为小儿推拿专著。

钱櫰村，清代医家，生平不详。《推拿直录》主要阐明儿科常用的诊断方法、小儿推拿的穴位、分部主治及手法操作。该书首先以歌诀的形式阐述儿科的望诊、问诊及脉诊，望诊包括看筋、看面色等；其次收录儿科面部、前身、手部、足部等处诸穴图；载运八卦图、分阴阳图、推五经图、黄蜂入洞图、打马过天河图等；最后精要列举了儿科常见病症的推拿治法，包括急慢惊风、痢疾、疟疾、疳积、积疾、呕吐、伤食、吐泻、腹痛、风寒、咳嗽、脾结、惊痫等。

《小儿推拿直录》是钱氏将《幼科秘书》与《小儿推拿广意》二书合辑增删而成。该书亦有《小儿推拿广意》中的"推拿面部次第"和"推拿手部次第"，但较之前书增加了详细的推拿手法操作，并配有图解，直观而形象。此外，《小儿推拿直录》另载"十二大拿法"和"大拿歌诀"，以歌诀形式说明经络、穴位的治疗作用。如"大拿歌诀：太阳二穴属阳明，起手拿之是醒神，耳后穴原从肾管，惊风痰吐一徐行，肩井肺金能出汗，脱肛痔漏亦能医"。

本书初刊于清乾隆五十八癸丑年（1793），存稿本。1987年，中医古籍出版社据此稿本影印出版，出版时题名《小儿推拿直录》。

八、《推拿辑要》

本书又称《小儿推拿辑要》，3卷，清代周松龄辑。本书为前代有关小儿推拿论述著作的辑选。

周松龄，字仙渠，里籍不详。清嘉庆七年（1802）其父从栖霞（今南京）李芹学小儿推拿，

得其所授《福婴指掌》一卷。松龄幼时即阅此书，并随父习推拿之术，后以推拿为业。他又研读《推拿秘授》《推拿真诀》诸书，医术益精，治婴儿险症，常立取功效。道光二十二年（1842）设帐授徒，教授之暇，节录众论，编成《推拿辑要》。

《推拿辑要》主要阐述辨证之法、各门证治及条辨穴道指法。该书以历代推拿著作为基础，摘取其精要，重编而成。卷上为认症之法，包括入门审候、诊法、变蒸、病症、认病总论等内容及多首歌赋。卷中分列各门病症及治法，其中对惊症阐述尤详。卷下辨穴道指法，绘有10幅正、背、侧面分部诸穴图，并论掐、运、推、拿、揉等13种手法，以及推拿注释、推拿须知等项。该书论述小儿推拿理论、手法、证治颇详，间附图谱歌诀，内容较为全面，利于小儿推拿法之传播。中下卷内容与《推拿秘书》相似。

本书刊于清道光二十三年（1843），现有1933年安东诚文信书局铅印本。

九、《保赤推拿法》

本书又名《推拿精要保赤必备》，不分卷，清代夏云集辑，儿科推拿专著，对后世小儿推拿疗法的影响很大。

夏云集（1821—1895），字英白，号祥宇，新息（今河南息县）人，清末医家。幼习举子业、制艺之余，兼习幼科推拿，官至江苏句容知县。夏氏曾在金陵（今江苏南京）办育婴堂，设小儿推拿专科，得展其术，著有《百姓昭明》《宦游题联录》《保赤推拿法》等。其为人谦和，医德高尚，医术严谨。

《保赤推拿法》是作者采摭历代推拿著作中有关推拿手法的论述，结合家传经验汇编而成。书前凡例，首释拿、推、掐、搓、摇等12种小儿推拿常用手法；次述小儿推拿的注意事项，并附有夏禹铸《幼科铁镜》之"推拿代药赋"。正文首先描述开天门、分推太阴太阳、掐天庭至承浆及揉耳摇头四法，主张推拿小儿皆应先用此四法以开关窍，然后辨证择用诸法；其次简介揉太阳等穴的手法操作及主治，主张推毕各穴以掐肩井收功。全书共载推拿手法86种，阐述其操作部位、操作方法、主要功用及注意事项。

《保赤推拿法》的学术特点主要体现在以下方面：

第一，推拿手法内容全面、简明扼要。如在阐述各种手法时，夏云集指出：拿者，"总言以医手在儿经穴以用诸法也"；推者，"医指按儿经穴，挤而上下之也"；掐者，"医指头在儿经穴，轻入而向后出也"；搓者，"医指在儿经穴，往来摩之也"；摇者，"或于儿头，或于儿手，使之动也"；捻者，"医以两指摄儿皮，微用力而略动也"；扯者，"于儿皮轻轻频摄之而频弃之也"；揉者，"医以指按儿经穴，不离其处而旋转之也"等。

第二，手法比药，辨证而施。夏氏认为不同的推拿手法正如不同的中药一样，具有不同的功用，即"推拿法与药相通"。如"推上三关"可代麻黄、肉桂；"退下六腑"可替滑石、羚羊角；"水底捞月"功同黄连、犀角；"天河引水"效如芩、连、柏；"大指脾面旋推"，味似人参、白术；"脾经向下掐之"，性比灶土、石膏；"黄蜂入洞"，胜过防风、羌活等。

第三，提出推拿的注意事项，包括修剪指甲、时间、力度、医德等。关于推拿时间，其主张以下半日为宜，"上半日阳气盛，在儿关窍推拿，多不能入"。同时，该书还指出推拿次数当根据患者的年龄大小、体质强弱、病情轻重而定。病重者宜用手指粘麝香推拿，病轻者则用葱姜水。

本书刊行于清光绪十一乙酉年（1885）。1933年夏氏弟子许敬舆（字公岩）增编为《增图考释推拿法》（两卷）。现存初刻本、光绪十六年庚寅（1890）刊本、光绪二十一年（1895）铅印本，以及清常熟留真寺重刊本、抄本等。

十、《厘正按摩要术》

本书共4卷，清代张振鋆辑。本书以手法见长，是清代流传最广的一部推拿按摩专书。

张振鋆，字筱衫、广文，号惕厉子，原名醴泉，江苏宝应（今属江苏扬州）人。初攻举子业，后考方书而业医，勤而好学，以“多读而自知”为志，精研《灵枢》《素问》及历代著名医家著作，精于医道，尤擅于小儿科。适张言礼从其族弟处抄得其珍藏二十载之明代周于蕃之《小儿推拿秘诀》，张振鋆对此书进行校订增删，并更其名为《厘正按摩要术》。另著有《痧喉正义》《鬻婴提要》《痘疹辨证录》等，其中《厘正按摩要术》与《痧喉正义》《鬻婴提要说》合称为《述古斋医书三种》或《述古堂幼科医书三种》。

《厘正按摩要术》是在周于蕃《小儿推拿秘诀》一书基础上，进一步校订补辑而成，故名“厘正”。作者广泛征引文献60余种，且皆注明出处，主要引入《小儿按摩经》《小儿推拿广意》等医籍，以及陈修园、陈飞霞等医家医论，其中所引《诊病奇侅》是日本腹诊著作。《厘正按摩要术》卷一为“辨证”，除四诊外，新增“按胸腹”一法，将胸腹按诊法引入小儿推拿。卷二为“立法”，对明代以前流行的按、摩、掐、揉、推、运、搓、摇小儿推拿8种基本手法进行全面总结，并详细介绍汗、吐、下、针、灸、淬等20种外治法的具体运用。卷三为“取穴”，介绍十四经和小儿推拿特定穴，以及推坎宫、推攒竹等复式操作手法，其经络、穴位及操作均有图解。卷四为“列证”，叙述惊风、疳疾等24种小儿常见疾病的辨证、推拿和方药治疗。

《厘正按摩要术》内容较为丰富，详于辨证、立法、考穴，且以手法见长，对于临床按摩及文献研究均具有实用价值。其学术特点主要体现在以下几个方面：

一是建立脏腑辨证用法用穴的理论思维模式。该书依据脏腑理论，对列证进行因机阐述，然后依证选穴和手法，使腧穴与手法联合，形成处方。其摒弃了经络辨证用穴这一传统针灸诊疗模式，确立了脏腑辨证—依证穴法—穴法有性—施治列证的小儿推拿学的辨证施治模式。如在阐述呕吐的治疗时，该书先总述呕吐的病机及分类，将其分为热吐、寒吐、实吐；其次阐述热吐的病机、证候与治法；最后述及推拿处方，含手法与选穴。寒吐、实吐依次以此述之。

二是首载“小儿推拿八法”。该书以按、摩为总纲，统领掐、揉、推、运、搓、摇常用八法，称为小儿推拿八法，而后又加汗、吐、下，以及陈飞霞神奇外治九法等。是书对每种手法都进行了详细的描述，广泛引用文献加以说明，并注明出处。如摩法：摩腹，可消乳食；摩左右胁，治食积痰滞；摩丹田，治食积气滞；摩神阙，治腹痛便秘。该书指出前人多以药物摩者多，而以手法摩者少，推、运、搓、摇等法皆从摩法体会而出之。

三是创胸腹按诊。在诊断小儿疾病时，除常用四诊外，作者还创胸腹按诊法，为以往的中医著作所罕见。该书按胸腹的方法共38种，且内容符合实际。如：“胃之大络，名曰虚里，在左乳三寸下。其动微而不见，为不及，宗气内虚也，或动而应衣，为太过，宗气外泄也。若三四至一止、五六至一止，主有积聚也；若绝不至者危。经曰：虚里无动脉者死。”

四是系统归纳24首小儿推拿腧穴处方。该书依据腧穴发现的历史，将其类分为经穴、经外奇穴和小儿推拿专属的微经穴，并在列证中均有应用。其载推坎宫法，治外感内伤；推攒竹法，治外感内伤；双凤展翅法，治肺经受寒；分阴阳法，治寒热往来；取天河法，主大凉，治热性病；苍龙摆尾法，能退热开胸；退六腑法，主凉，治热性病；猿猴摘果法，治痰气、退寒热；推中指法，治寒热往来；十大手法，治乳滞感寒等。

本书刊于清光绪十四戊子年（1888），现存主要版本：光绪十五年己丑（1889）张氏述古斋刊本，光绪十六年庚寅（1890）述古斋幼科新书本，光绪十八年壬辰（1892）刊本，光绪十九年

癸巳（1893）刊本，光绪二十年甲午（1894）兰州臬署重刊本等。

第三节　其他文献提要

一、《推拿摘要》

本书又称《儿科推拿摘要辨症指南》，不分卷，清代王兆鳌辑。

王兆鳌（1816—1880），原名兆仪，字学汾，号阳叔，一说号汲古老人，江苏昆山人。庠生（秀才），后举训导，加五品职衔，历经嘉庆、道光、咸丰、同治、光绪五朝。王氏工书善画，山水宗元大画家黄公望，得其神韵。他平生澹于荣利，家居课德之余，借翰墨自娱，虽寸幅尺缣，人争宝之。此外，他尤精岐黄之术，为人治病，辄应手而愈，辑录《儿科推拿摘要辨症指南》《妇婴至宝》等书。

《推拿摘要》乃王兆鳌在《小儿推拿广意》及《幼科铁镜》的基础上，结合自己研究心得辑录而成。该书首列总论，论述望诊对于小儿疾病诊断的重要作用；次叙儿科诊断，包括入门察色、五视法、入门试法、看三岁小儿脉法及捻指法；再附正面诸穴图、正面全身图、背面全身图等；手法着重介绍推法和拿法，并提出了“推拿手部次第”和“推拿面部次第”，即手部和面部的推拿操作常规程序，还绘有“推坎宫”“推攒竹”“运太阳”“打马过天河”等20帧手法操作图，并有文字详解；最后为“脏腑歌”及脐风推法，附《幼科铁镜》各图推法等内容。

《推拿摘要》撰年不详，该书现存清代王兆鳌手抄本，为孤本。2016年中国中医药出版社出版中国古医籍整理丛书本。

二、《推拿三字经》

本书不分卷，清代徐宗礼撰。该书以三字句歌诀形式阐述小儿推拿和成人推拿。

徐宗礼，字谦光，号秩堂公，生于1820年，卒年不详。登郡宁邑（山东省牟平宁海镇）人。初为商贾，经商之余，兼而学医，间亦参与悬壶济世之途。徐氏博闻而强记，每有心得则笔耕不辍。同治五年（1866）弃商为医。其母亲患病，服药即吐，无法治疗，徐宗礼用推拿治疗母病，不药而愈，从此开始用推拿为人治病。徐宗礼著有《徐氏锦囊》，在书后特注“徐氏锦囊万两不售，以为传家之至宝也”。该书内容包括图解、脉诊、方药、手法，是一部较完整的儿科专著。为使后人学习更加便捷，徐宗礼在《徐氏锦囊》的基础之上，编著了《推拿三字经》一书，该书被视为三字经推拿流派的开山之作。

《推拿三字经》集前人经验，以三字经的形式介绍了小儿推拿疗法，附图说明了穴位（40穴）及手法，并取左侧肘臂以下的穴位，附录“十二经循行部位歌”和“四言脉诀”。

《推拿三字经》的学术特点主要体现在以下几方面：

第一，以“三字经”的形式阐述推拿临证要领，别具一格，朗朗上口。

第二，取穴少而推拿次数多，善用独穴并合理加减，重视脉诊和望诊，符合小儿推拿的临床实际，疗效卓越且见解独到。

第三，将小儿推拿手法扩充用于成人，丰富了成人推拿手法。徐氏认为古书所载推拿，皆适用于小儿，而人之经络气血老幼无本质区别，故提出只要根据年龄大小相应调整推拿次数，小儿推拿法同样适用于成人。

第四，以方剂的功效主治类比并概括推拿的作用。如：“推三关，为参附汤。退六腑，为清

凉散。天河水，为安心丹。运八卦，为调中益气汤。”其以某穴功代某汤头，与《幼科铁镜》中以某穴代某药不同。此外，该书还指出坚持推一百日，就能祛病保安康。

《推拿三字经》成书于清光绪三年（1877），现有李德修手抄本，存于山东中医药大学图书馆，1958年青岛中医院据此本油印本。1992年青岛出版社出版《幼科推拿三字经派求真》一书。

三、《推拿指南》

本书7卷，清代唐元瑞撰。

唐元瑞，字瑞芝，又字系祥，生卒年及生平不详。

《推拿指南》论述精详，汇萃《推拿广意》《推拿精义》《推拿秘旨》《推拿活婴》《推拿活法》《小儿精义》《幼科铁镜》《存存汇集》《幼幼集成》《针灸便览》之精微，与祖传、自得心法而成。前6卷乃辑前人各家所说，分别为总论、穴道图像、推拿代药赋、手法注释、治法歌与方药；增补之第7卷独具特色，将小儿推拿法用于反胃、噎膈、呃逆、诸疮及眼疾等成人病证的治疗。

该书关于眼疾治疗方面，载有各种推拿手法61种，是我国推拿按摩史上以推拿手法治疗眼病最早的系统记载，并由此开辟了用推拿手法治疗眼科疾病的先河。如：“凡眼不能远视者，水盛而火衰也。宜补心经，补脾土，掐离宫，清肾经，掐肾节。”

《推拿指南》成书于1899年，刊行于1905年，初为6卷，1910年又增附为7卷。现存清光绪三十一年（1905）经元堂刻本。

四、《小儿推拿补正》

本书为清代钱祖荫撰。钱祖荫，字莆生，号壬桥，江苏东台人，生卒年及生平不详。

《小儿推拿补正》用针灸腧穴来纠正推拿腧穴的错误，并补充作者个人的意见，故称其为“补正”。该书“推拿三字释义”一节，对13种小儿推拿基本手法进行阐述，生动形象地介绍推拿操作手法和推拿机制。如：“推：用指甲循经络穴道之上下推之，使血气达到病所也。拿：用手指紧握其病之所在如捉物然，然后或用运、揉、搓、摩以散之。掐：用指甲在部位上掐之，以聚乏血于其所。掐后，气血即散。运：或用大指，或屈中指，随左、右、阴、阳、气、血而旋转之。揉：或用指，或用掌，以揉散其血气也。拈：用两指拈病儿手指而左右之，以调和其血气也。搓：与拈不同。拈是有左右，搓则以指向前，较推法短而急，较摩法重而着，使血气随指下往来也。摩：以手或指在皮毛上用之，以去气分、血分之表病。按：用指在部位上扪按之，使气血流通而不骤散也。摇：以手握病儿之手或足，摇动之，使气血活动而消痞塞也。摄：摄与拿不同，拿是握其病之所在；摄是在经络穴道要害上提摄其气血，使掣动也。分：于儿手背中指节末，用两手大指分阴阳而理气血也。合：于儿手背第二、第四节，用大指向儿中指合之，亦和阴阳，调气血也。一说分、合在手正面腕下阴、阳。”

《小儿推拿补正》手稿本于1916年6月面世，1959年4月油印刊出。

五、《推拿抉微》

本书4卷，近代涂学修撰。

涂学修，字蔚生，河南信阳人。其自少多病，及长弃儒习医，擅治小儿病证，每获良效。涂氏曾言小儿除不堪消受重剂药外，未始与成人相异，唯以儿性各异，常有不耐服药者，故又从同里陶石庵学习推拿，以手代药。涂氏尽览推拿专书，深谙诸书得失，编成《推拿抉微》。

《推拿抉微》以夏云集《保赤推拿法》为基础，参考《推拿广意》，兼采夏禹铸、陈紫山、陈

飞霞、唐容川等诸家论述，加以注释，并增入内治法汇编而成。第一卷介绍认症法，第二卷论述推拿手法，第三卷为药剂法，第四卷为治疗法。其注释多参己见，且专立“我之风症谈”“我之惊症谈”2篇医论，论述个人对此二症之经验体会。书中语词精辟，理法透彻，推拿与药物并举，较符合临床实际，具有一定的参考价值。

《推拿抉微》刊行于1928年，由上海千倾堂书局出版石印本。1949年由上海“佛教儿科推拿传习所”戚子耀油印刊行。

六、《推拿捷径》

本书又名《马氏推拿捷径》《小儿万病自疗推拿捷径》，近代马君淑撰。

马君淑，女，字玉书，自号耕心斋主人，江苏无锡人，生于1889年，卒年不详。其父早亡，后由族祖父收养。祖父时任苏州知府，并精于医道。马君淑在其教导下广泛阅读医书，并攻读儒家经典。马君淑曾患病4年，求医未效，后由浙江青溪名医张静莲经推拿而愈，遂拜其为师，学习推拿。张静莲倾囊相授，马君淑亦细心揣摩，钻研医术。马君淑在临证时发现，幼儿多为药石所误或被庸医推拿所伤，故撰写《推拿捷径》，并以此作为儿科推拿治疗方法的指南，从而将小儿推拿普及到家庭。

《推拿捷径》以家藏明版周于蕃《推拿全书》为蓝本，证之以20余年临证心得，汇编成书。全书共10节。第一节述人体解剖，并附图解；第二节述脏腑功用，亦附图；第三节述十二经络起止；第四节载十二经脉之经穴分寸歌，附小儿形象之图解；第五节为“推拿代药骈言”，为马君淑自编；第六节为按、摩、掐、揉、推、运、搓、摇八法解义，以及小儿诸证的八法选择运用；第七节为“色诊歌”；第八节有“面部推拿次序歌”“推拿头面各穴歌”“手臂各部推拿次序歌”“推拿指掌肢体各穴歌”等，均附以图示；第九节为“惊风二十四症歌”；第十节有杂症须知和足部穴图。附刊“益世偶录”，提出“小儿及成年男女早夜如患疾病，家人不谙推拿，不妨先用提刮”“小儿不药比较服药似为有益”等观点，并附有十二段锦功法。

《推拿捷径》内容通俗易懂、简便易学，便于小儿推拿知识的普及和运用。该书提倡以推拿代药，指出小儿不服药的好处在于以下三点：“免损伤小儿脾胃，一也；免误药之害，二也；可恃推拿而不因恃药而放纵，反小心护持，三也。”因为“药物有偏，或益此而损彼”，唯有推拿之术，方可“兼顾而并筹”。该书创编的“推拿代药骈言”阐明了20种常用推拿操作手法具有滋阴补阳、调气活血、祛病除痛等作用，强调了手部、头部手法操作的重要性，并对于惊风、昏厥、泄泻、咳嗽等常见病症提出了推拿代药的可行性，从而扩大了推拿的适用范围。此外，该书在“八法解义”中进一步概括阐述了小儿推拿八法，并且详述了八法中的54种常见病症。马氏强调如果小儿病急不能及时就医，家长可以先用提刮之法来缓解甚至治愈病患，并详细介绍了提刮的操作方法。

《推拿捷径》刊行于民国十九年（1930），由上海马氏诊所发行铅印精装本，现存上海中医书局铅印本、上海千顷堂书局铅印本《新纂推拿捷径》。

七、《推拿新书》

本书为近代觉世老人撰。作者生卒年及生平不详。该书题为觉世老人稿本，然其书中并无序跋文字及出版年月，1937年曾作为叶劲秋主办的“速成函授中医学社”函授讲义之一。

叶劲秋，字秋渔，浙江嘉善人。毕业于上海中医专门学校，后任上海中国医学院教授。1949年后任上海市卫生局中医编审委员。叶氏对于仲景学说、药物、针灸等均有研究，著述颇丰，编撰有《中医基础学》《临证直觉诊断学》《伤寒论启秘》《仲景学说之分析》《中药问题》《针灸述要》《灸法自疗学》等。

《推拿新书》共 8 节，分别为绪言、推拿使用法、对于小儿之推拿手法、对于小儿各症之推拿法、一般疾病推拿法、诊断法、辨死生、分症论治。

《推拿新书》现存 1931 年古医学社铅印本。

八、《增图考释推拿法》

本书 2 卷，清代夏云集原撰，许敬舆增释。

许敬舆，字公岩，号育庐主人，生卒年及生平不详。许氏得夏氏《保赤推拿法》，但苦于不谙手法，后师从何子厚，每习一法，即于此书该法下增绘一图，并参考其他书本以明异同，注于篇眉，乃成此书。

《增图考释推拿法》上卷为“推拿法”，阐释夏云集所撰《保赤推拿法》之 86 种推拿操作，每法下均增入推拿部位图 1 幅，标明穴位所在，或附以《推拿易知》等书异同之按语。下卷为“经穴部位考释”，分列 43 个小儿推拿常用穴位的别名、定位、主治、针灸法。

《增图考释推拿法》中的学术创新体现在许氏的增释部分。其指出《保赤推拿法》的推拿次第以“分阴阳”为先，认为小儿病证乃气血不和之故。但小儿诸证并非均是气血不和，故施术之初以开窍为始，而将“开天门”法列为推拿常例之首。此外，许氏认为小儿百脉齐会于掌间而与成人有异，故“（小儿）有不施于十龄之外之禁”，尤其注明腧穴局部的动脉、静脉及神经分布，此举在当时著作中颇为罕见。

《增图考释推拿法》成书于 1932 年，1933 年上海中医书局铅印出版。现存 1933—1935 年上海中医书局排印本。

九、《保赤推拿秘术》

本书又名《保婴推拿术》《窍穴图说推拿指南》，近代彭慎撰。

彭慎，字蕴公，生卒年及生平不详。

《保赤推拿秘术》共 4 章。第一章为总论，阐述儿科望闻问切诊断之法与头面四肢穴位；第二章为基本手术，介绍了 11 种小儿推拿手法（另附针、灸、焠三法）；第三章为实用手术，介绍 154 种单式操作手法；第四章为大手术，阐述 33 种小儿推拿复试手法，并以掐肩井作为结束推拿的“收诊法”。该书所载的“基本手术歌”，将推、揉、搓、摇、刮、运、掐、拿、分等小儿推拿手法编成歌诀，被认为是收集小儿推拿手法较多的专著。

《保赤推拿秘术》于 1934 年上海百新书店印行。1935 年上海中国医学书局再版时易名《窍穴图说推拿指南》。

十、《推拿全书》

本书不分卷，近代孙玉堂撰，作者生卒年及生平不详。《推拿全书》是由曲子明、曾雨辰等人翻刻孙玉堂所著《儿科要诀》而成。本书前半部分主要阐述儿科的诊断方法，后半部分收录小儿推拿的具体疗法，主要以周于蕃《小儿推拿秘诀》为蓝本，对推拿手法进行完善并补充。该书于 1936 年由大连汉医药研究会出版。

另有李光僖所撰《推拿全书》，不分卷。李光僖原为西医，将家传推拿秘本加以修正，并参考《小儿推拿秘诀》《小儿推拿广意》等推拿著作，取长补短、增删汇集而成，主要叙述小儿病证的诊断与推拿治疗。该书于 1939 年由烟台东华裕印刷局印行。

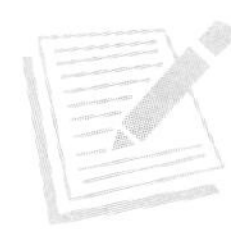

第十五章
调息静坐养生文献

第一节　调息静坐养生的历史源流

调息静坐是中华传统养生的重要方法，历来为儒、道、佛、医诸家广为应用，且在各自不同的领域形成了不同的价值取向和风格特征，各派的经验总结与理论阐释也异彩纷呈，并积累了大量的著述文献，极大地丰富了中华传统养生文化的内容。调息静坐历经几千年发展，形成了儒以“存心养性”、道以“修心炼性”、佛以“明心见性”、医以“调心和性”的价值取向，由此铸就了各家不同的风格特点。儒、道、佛、医各家调息静坐虽然取意不同，风格有别，但调息静坐的效果都归结在“心性”的涵养变化上。这种心性同修、形神兼养的内在要求，正是调息静坐的核心价值所在。

儒家调息静坐渊源久远。《周易》《孟子》《荀子》等著作，记载了先秦孔、孟等儒家的调息静坐观念。宋明理学的一个有趣现象，就是不论是程朱理学，还是陆王心学，都曾大力倡导调息静坐的修炼方法，认为是存心养性，格物致知，成就圣贤气象，体悟世界事物之理的津梁。宋儒的调息静坐发端于理学鼻祖周敦颐。宋代理学家周敦颐、程颢及程颐、朱熹、陆九渊等人，对调息静坐都有着身体力行的实践经验，丰富发展了儒家的调息静坐。二程论静坐，在周敦颐“主静”之外，补以“涵养须用敬”，认为“静字稍偏，不若专主于敬”，从而把敬慎戒惧的道德意识贯穿于静坐的过程中，使收敛心气有个标的。

二程之后，把静坐的主张贯彻实施发扬光大，成为理学修持主流的，朱熹当为集大成者。朱熹一生喜欢静坐，留下了大量的语录议论。宋儒静坐，除了程朱理学派外，陆九渊心学一系，也大有人在。据《陆九渊年谱》，陆九渊“先生四岁，静重如成人”，“常自洒扫林下，宴坐终日”。明代是陆王心学的昌盛时期，调息静坐与之相随，作为体证天理的功夫手段，在明儒中广为运用。陈献章开其端，王阳明发扬光大，王畿、罗洪先、高攀龙等阳明后学进一步发挥提升，使调息静坐法变为既有理论指导，又可具体操控的修持法门，融化在日常生活中，或作为公开教学的功课，使静坐成为理学文化的核心要素，带来了中国古代思想史上最为活跃的气象。

道家的调息静坐，由老子的虚无守静思想而展开，庄子继之以“心斋”“坐忘”而具实际操作的可能。道教创立后，又结合存思、守一而圆融发展，至唐代司马承祯从心学的立场出发，撰成《坐忘论》，从而“坐忘”成为道教内部普遍认可的修持方式。唐宋以后，内丹盛起，“胎息”“坐忘”等调息静坐方法只是内丹修炼的筑基功夫。作为内丹修炼的一个步骤或一级台阶，调息静坐的原有价值被掩盖并逐渐淡化，而内丹的意义日益彰显。道家静坐乃至内丹修炼所积淀的大量文献，是探索人体生命奥秘的重要材料，足资现代人研究借鉴参考。

佛教传入中土后，“八正道”概括为“戒”“定”“慧”三学。其中，“定”是关键手段。自《安般守意经》译出后，调息静坐就成了落实“定”的操作方式。此后，天台宗的“止观”、禅宗的“禅定”，以及密宗的“伽坐”等修持法，都是安般调息法的演绎。天台“止观”双修，智顗大小止观有关调息静坐养生的内涵，对中医养生产生了较大影响。

医家调息静坐可以追溯到《内经》时代。此后受道、佛二家影响，吸收其修持经验，成为卫生却病的手段。宋元以后，又受儒家性理之学的影响，医门调息静坐的风气也日益浓郁，并广泛应用于临床各种疾病的辅助治疗或病后康复养生，尤其是在肺痨等疾病的治疗中，静功锻炼成为常规的手段。

近现代的调息静坐，圆融儒、道、佛、医各家之长，相互发挥，使得调息静坐法更为实用、更易普及、更受社会欢迎，成为大众养生的简便方法。调息静坐受到知识界人们的普遍推崇，成为身心锻炼的首选方法。蒋维乔、童白梅等还组织静坐法研究团体及上海崇道联谊社等社团组织，普及推广调息静坐养生方法。特别是日人所撰《冈田式静坐法》《身心调和法》《静坐三年》《心身锻炼法》等静坐著作译入中国后，调息静坐形成热潮，随之蒋维乔《因是子静坐法》、丁福保《静坐法精义》、陈撄宁《静功问答》等著作相继问世。此后，又有台湾学者南怀瑾、萧天石等编纂儒、道、佛各家调息静坐著作多种。

调息静坐有着明显的身体治疗倾向，只要坚持修行实践，定有防治疾病、强身健体、延年益寿之功。各家积累的丰富经验，可为现代养生保健提供经验借鉴和方法指导。

调息静坐有着普遍的社会价值，尤其是在人性普遍躁动、老年社会提前到来、各种慢性病井喷的社会环境下，通过调息静坐来调和身心、存神养性、维护健康、促进和谐有着难以估量的价值。

第二节 重要著作介绍

一、《佛说大安般守意经》

本书亦称《安般守意经》《大安般经》《守意经》，有史可据汉译最早佛教经典书籍，其译者为东汉安世高。

安世高（约2世纪），中国历史上第一位佛经译师。他原为安息国太子，自幼奉佛，将即位时，让位于其叔父，出家修道。他精研阿毗昙，修习禅定，游化西域各国，于后汉建和元年（147）来到洛阳。不久即通晓汉语，翻译经典，所译经典共35种，计40卷，多属印度小乘佛教上座部系统中说一切有部的著作。在其修禅5种译典中，《佛说大安般守意经》详细介绍了数、随、止、观、还、净6种法门，为后来天台宗的《六妙门》和《小止观》所本。

《安般守意经》主要讲授“安般守意”之禅法及“六事”。该书把安般守意过程的四个阶段称为“四禅”，强调数、随、止、观、还、净“六事”与四禅相配合。一禅是数定。系意着息，数一到十，十数不误，意念系定于十个呼吸数上，十次已毕，再从一数，仍到十止。十数呼吸，周而复始，不断向前推进，以致寂无他念，泊然若死，一禅既定。二禅是相随。已获数定，转念着随，蠲除其八，正有二意，意定在随，使意念从数数转身随顺一呼一吸运行，由此消灭垢浊，心稍清净，二禅即成。三禅指止。不注意呼吸，而注意鼻头，使意识止于一点不动，就可排除一切杂念，三禅即成。四禅指观。还观其身，自头至足，反复细察，内体污露，森楚毛竖，犹看脓涕。于此，具观天地人物，其盛若衰，无存不亡，应信佛法僧三宝，众冥皆明。由是继续前进，

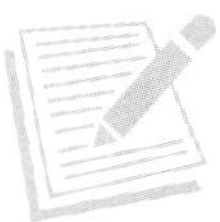

则摄心还念，诸阴皆灭，此谓之还；秽欲寂尽，其心无想，乃谓之净。此六事成，则合三十七道品。

本书是佛教传入我国之后第一部佛法经典著作，其倡导的调息法是佛教各派通过调息静坐以实现禅定，最终达到明心见性最基本的入手功夫，是研究早期禅法及佛学思想的重要资料，是小乘禅法中具有代表性的修持方法。

现有《大正藏》《频伽藏》两个版本。

二、《修习止观坐禅法要》

《修习止观坐禅法要》即《小止观》，又称《童蒙止观》，2卷。著者智顗，南朝陈、隋时代的僧人。俗姓陈，字德安，荆州华容（今湖北公安县）人，祖籍颍川（河南禹州）。中国佛教天台宗创始者，世称智者大师、天台大师。天台宗是中国佛教史上第一个独立的佛学宗派，其思想源于印度的大乘龙树学，经后秦鸠摩罗什的翻译、引进，六朝慧文、慧思大师及智顗大师的再创造而最终形成的。

书名“止观”译自梵文。“止”意为“平静”；“观”意为“观觉无常”。“止观”合起来，即在“止”的基础上化生智慧，辨清事理。这是佛教强调的开悟法门之一，智顗将“止观”之法教义化、组织化、体系化。全书是对止观禅修法的简易说明。佛家的“止观”，本质上是一种调息静坐的功夫。

《修习止观坐禅法要》全书2卷，分具缘、诃欲、弃盖、调和、方便、正修、善发、觉魔、治病、证果等10章，论述佛家修禅和觉悟的原则、方法、作用、意义。前5章讲述修习止观所应具备的25种前行方便。一是须内具五缘，方能进修。五缘乃是：第一持戒清净，第二衣食具足，第三闲居静处，第四息诸缘务，第五近善知识。二是须外诃五欲，方能清净。即诃弃色、声、香、味、触之五欲。三是弃五盖，摒弃心念中贪欲、嗔恚、睡眠、掉悔、疑障之五盖，内外诸障俱除。四是调和五事，所谓饮食不饥不饱、睡眠不节不恣、调身不宽不急、调息不涩不滑、调心不沉不浮。身心调停，则能进行五法。五是行五种方便法门，即欲、精进、念、巧慧、一心，此五种善巧方便，可以资助正修。具足如是二十五法，身心内外清净，一切烦障不起，便可从此一心正修止观。后5章讲述正修止观、开发善根、觉知四魔，从而达到治病证果的境界。

《修习止观坐禅法要》是一部指导禅修实践方法的要典，所述修禅法多与传统气法相通，且下手容易、弊端较少，故影响较大。全书简明扼要地介绍了修习止观的坐禅方法。此书以实相为体，正坐为相，阐明止观下手工夫，为天台宗初修证入道最为切要之法门，历来被视为习禅的枢要。该书告诉初学者在修禅定之前，应该如何做好准备工作，要具备哪些条件；在正修时，应该如何收摄心念，应该如何调理身体，如第四章《调和》，对坐禅过程中的一系列注意事项进行了细致论述；让初学者于坐中修习止观，如坐中得益后，再历缘对境修习。这本书虽然是对初机而说的佛法实修方法，但是止观法门却是十方诸佛、历代诸祖修习坐禅的法要，包含一切禅法，三藏十二部经典，对于佛教四众弟子明了禅修体验、思修、实证佛法有重大的指导作用。所以，修习止观法门，有助于学人加深对天台宗教观思想体系的认识，明了禅修体验。正如释元照序所言：“若夫穷万法之源底，考诸佛之修证，莫若止观。天台大师灵山亲承，承止观也；大苏妙悟，悟止观也；三昧所修，修止观也；纵辩而说，说止观也。故曰：说己心中所行法门，则知台教宗部虽繁，要归不出止观。舍止观不足以明天台道，不足以议天台教。故入道者不可不学，学者不可不修。”

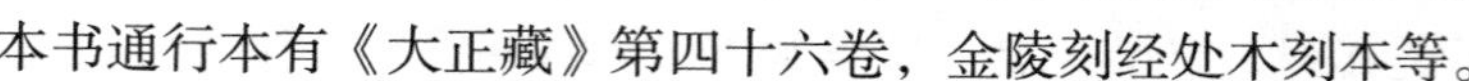

本书通行本有《大正藏》第四十六卷，金陵刻经处木刻本等。

三、《摩诃止观》

本书原题《圆顿止观》，隋代智𫖮于隋文帝开皇十四年（594）在荆州玉泉寺（今湖北当阳市）结夏安居期间所说佛法，门人灌顶笔录成书。

《摩诃止观》是智𫖮晚年著作。“摩诃”，意为大，指智𫖮所著渐次、不定、圆顿三大止观著作中最高阶段的《圆顿止观》，所以《摩诃止观》也称作《大止观》。“止观”，从狭义上说，指禅定修行的实践方法。“止”梵文意为“止寂”，指停止或抑制由外境的生起、转变所引发的心之散乱、动摇，形成明镜寂水般的意识状态；“观”梵文意为“智慧”，在寂静的心境中对现象做如实的观察和自在的对应，获得佛教特定的智慧。从广义上说，通指教理与修证两大部门，称教观二门。《摩诃止观》统摄“止观”上述广狭两方面意义，用于个人修行，是定慧相资，解行并重；用于弘扬教义，组织学说，则是教观二门的相资并重。

全书分作序分、正说分两部分。序分是记录者灌顶略说本书的著述缘起，叙述圆顿止观的师资传承及三种止观法门。正说分是智𫖮讲说圆顿止观法门的记录。按智𫖮的讲述计划，拟分作十章广说，即大意、释名、体相、摄法、偏圆、方便、正观、果报、起教、旨归，称为十广。但内容只七章，后三章果报、起教、旨归空缺。其中大意一章，作为概述全书十章内容的导论，再勒为“五略”，即发大心、修大行、感大果、裂大网、归大处。全书构架合称五略十广。大意章，系全书的概论；释名章，分相待、绝待、会异、通三德四点，详细解释止观的名义；体相章，分教相、眼智、境界、得失四点，解释止观的法体与相状；摄法章，说明用止观概括佛教一切权实法门；偏圆章，用大小、半满、偏圆、渐顿、权实等五对范畴，分别分析止观深浅不一的教义和法门；方便章，说修习正观的加行（预备阶段）有 25 种，分为具五缘、呵五欲、弃五盖、调五事、行五法等五科；正观章，是本书的中心，详细介绍圆顿止观的观心实践，由此体证三谛圆融的妙理。

智𫖮《摩河止观》对天台宗佛学体系的构建和发展作出了重要贡献。书中提出的止观并重、一心三观、圆融三谛、一念三千等命题，是天台宗独具的思想。其中一念三千、圆融三谛和一心三观，同为天台教学中教观二门的中心教义，最能显示天台教学的特色所在。智𫖮提出的这些理论标志着天台宗佛学理论的成熟。《摩诃止观》所述圆顿止观，即以最高至深之心境为出发点，全书便是详述他自己的观行体系，显示圆顿止观法门的深意。

《摩河止观》通行本有《大正藏》第四十六卷，金陵刻经处木刻本等。

四、《呼吸静功妙诀》

在敦煌出土的道经中，有一篇《呼吸静功妙诀》，著者佚名。这是一篇颇值得研究的调息静坐资料。

这篇道经原藏于法国国家图书馆，编号为 P.3180。不过，在 P.3180 中，除此篇道经外，尚有 4 篇道书，均为道教隐遁内炼法术。原件撰人不详，木笔草书，字迹拙劣，文字亦多讹错，约为五代或宋初道士所为，当是敦煌道士内炼行气的记录。

如果对于其敦煌文物的身份没有怀疑的话，那么可以认定这是目前发现最早的一篇呼吸静功文献，且不论静功之法的价值意义如何，仅就这样一种相对私密的修持方法能够从长安或中原地区传到边陲敦煌而言，尽管有丝绸之路的流通便利，也绝非寻常之事，最起码说明当时的静功之法已经有了较大的流行之势。

作为现存最早的呼吸静功文献，虽然只有短短的 270 多个字，但把静坐的时间、地点、姿

势、方法、步骤，以及练功前的精神情绪、收功后的放松料理，都交代得清清楚楚，颇便操持修炼。不唯如此，这篇道经还对呼吸修炼的机理，从元气入手，以心肾为根蒂，宏观到天地气化流行，精微至口鼻气息之粗细，进行了精辟的阐述，言简意赅，内涵极为丰富。譬如，仅就练功的时间而言，经文中提到的子午卯酉四个时辰，间距两个时辰，恰值每日的子夜、中午和清晨、傍晚四个时段，这和中医常常提到的气血的子午流注、脏腑的心肾相交多有共通之处，乃至后世龚廷贤《寿世保元》、冯兆张《锦囊秘录》直接载录征引“呼吸静功妙诀”，可见医道相通、医道互补之历史由来久矣。

该文献现载录于《敦煌道藏》第五册，全国图书馆文献缩微复制中心，1999 年，编号 P.2851。

五、《坐忘论》

本书共 1 卷，唐代司马承祯撰。

司马承祯（647—735），字子微，法号道隐，河内温县（今河南温县）人。他既是道教茅山宗的第十二代宗师，又传南岳天台一派，被称为天台派的创派祖师，是著名的道士，在道教发展史上占有极其要的地位。

史载司马承祯自少聪颖，笃学好道，无心仕宦之途。曾师事嵩山道士潘师正，得其欣赏肯定，得受上清经法及符箓、导引、服饵诸术。司马承祯修道有成，便辞别老师，云游天下，遍览名山大川，寻仙访友，后隐居在天台山玉霄峰，自号“天台白云子”。他一生历经唐代太宗、高宗、中宗、武后、睿宗、玄宗六朝，颇受帝王礼遇敬重，但他道心坚定，不受世俗名利诱惑，一心求道。他道法高明，学问深厚，与陈子昂、卢藏用、宋之问、王适、毕构、李白、孟浩然、王维、贺知章为“仙宗十友”。善篆隶书，自成一体，号金剪刀书。玄宗令以三体写道德经，因刊正文句，定著五千三百八十言，为真本。开元二十三年羽化升天，唐玄宗追赠银青光禄大夫，谥称“贞一先生”，亲为制碑文。

司马承祯一生著作很多，最主要炼养著作有《元气论》1 卷、《修真秘旨》12 篇、《修真秘旨事目历》1 卷、《坐忘论》1 卷、《修身养气诀》1 卷、《服气精义论》1 卷、《采服松叶等法》1 卷、《天隐子》8 篇等。

在《坐忘论》中，司马承祯继承和发展道教的重玄和上清两派的传统思想，以老、庄、《易》和上清经等学说为依据，融贯儒家的“性善”和“正心诚意”说、佛教的“止观”和“禅定”论及《西升经》的“我命在我不在天”的观点，结合自己长年坐忘养生的体会，系统地阐发了道家修持心性的理论，自称为“安心坐忘之法”。因司马承祯认为“人之修真达性，不能顿悟，必须渐而进之”，故而匠心独运为这门修行方法设立了敬信、断缘、收心、简事、真观、泰定、得道 7 个阶次，为后来修道养生者开方便之门。

《坐忘论》详细论述了坐忘的修行步骤：

（1）敬信。认为“道”与人的生命息息相关，“夫人之所贵者生，生之所贵者道。人之有道，若鱼之有水”，人若想拥有健康长寿的生命，就必须求“道”。《坐忘论》认为人若想求道，首先要敬重道、信仰道，因为“信者道之根，敬者德之蒂，根深则道可长，蒂固则德可茂”。故而在坐忘修道之初一定要有坚定的信道之心，唯有通过对道的信心，而不依靠自己血肉肢体的感觉，也不依靠自己的聪明才智，忘记自己的存在，甚而忘记天地的存在，才能真正感受道，认识道，从而与道合一，长生久视。

（2）断缘。断去一切有为俗世之缘。司马承祯认为修习坐忘养生的人应减少自己不必要的应酬交际，在日常生活中需做到“不将不迎，无为交俗之情”，以求无事安闲，方便修道，使自己

“恬简日就，尘累日薄；迹弥远俗，心弥近道”。

（3）收心。修道者要安坐收心，使心“住无所有，不着一物”，做到安心和虚心。心不受外，名曰虚心；心不逐外，名曰安心。要做到这两重心态需要做到烦邪乱想，随觉则除，毁誉之名，善恶等事，皆即拨去，莫将心受，即做到是非善恶不入于心。只有长期坚定的守持才能真正心不着物，心气调和，久益轻爽，其中特别强调此过程应顺中为常，避免5种偏执之病，真正收心当是息乱而不灭照，守静而不着空，在物而心不染，处动而神不乱。

（4）简事。就是努力使自己的生活简单。第一，人要明白自己有多少做事的能力和自己要做的事需要多少能力，量力做事，不使自己的身心过于劳累；第二，清楚认识事物，分清闲要轻重。第三，要认识名位假而贱、道德真而贵，不以名害身，以位易道。切实做到以上三点方可处事安闲，在物无累。

（5）真观。在做到敬信、断缘、收心、简事这些修性的有为之功后，便可从真观开始，向无为之道过渡，建立正确的养生观、人生观以至宇宙观，认识损益福祸的本源，从最根本上减少对衣食美色的贪求，减少对贫贵病死的忧虑，如此收心简事，方能观见真理。

（6）泰定。在建立真观之后，对事物的损益轻重本末有了正确的认识，在此基础上，继续做简事收心的功夫，精神上宁静、淡泊到了极点，就会达到无心于定而无所不定的地步，这便是泰定。此时一切作为自然而然，能“疾雷破山而不惊，白刃交前而无惧，视名利如过隙，知生死若溃痈”。

（7）得道。得道是坐忘修行的终极境界。《坐忘论》认为道是有灵性的神异之物，虽然虚而无象，随迎莫测，但循名究理全然有实，养道于心，道有深力。有质之身形必然质变形散与神气同合，与道冥一，达到形神合一的最高境界，从而形体永固，长生不死。

《坐忘论》的贡献不仅是一门高明的修行养生方法，而且对中国传统文化有两个突出贡献：第一，上承老庄，下启钟吕，为道家内丹功的形成作了理论上的准备；第二，它以老庄的道德学说为主体，吸收儒家修身养性和佛家明心见性学说，开创了三教合一的先声。此后，儒、释、道三教，在宗教门派上，虽然仍是互相排斥，但在学术思想上却互相借鉴，以致逐渐融合，共同汇成中华民族独特的哲学和养生文化。

《坐忘论》主要有《道藏》本。

六、《朱子静坐说》

本书初名《静坐集说》，日本柳川刚义辑。日本和刻本，汉文，首刊于日本享保丁酉年，即清康熙五十六年（1717）。凡一册，不分卷。书前有佐藤直方序，书后有柳川刚义自跋。日本大正四年（1915）山田茂助增补，京都圣华房重印，更名为《朱子静坐说》。该书为日本儒家柳川刚义从《晦庵先生朱文公文集》《朱子语类》等著作中拔萃出与静坐有关的章句编辑而成。全书收集朱子静坐之说90余条，涉及调息静坐理论指导、践行方法、注意事项等，对研究朱熹调息静坐具有重要意义。

朱熹（1130—1200），字元晦，号晦庵，江西婺源人。宋代著名的理学家，世人尊称为朱子，与孔孟齐名，尊享孔庙祭祀。

儒家调息静坐的渊源甚远，其观念可以追溯到商周时代，历经秦汉晋唐的演进，到了宋明理学崛起，调息静坐成为普遍的风尚，不论是程朱理学，还是陆王心学，都曾大力倡导调息静坐的修持方法，认为是存心养性、格物致知、成就圣贤气象、体悟世界事物之理的津梁。

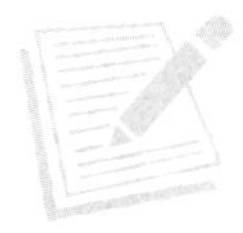

朱熹生当理学中盛的关键时段，是把静坐的主张贯彻实施并且发皇光大，成为理学修持主流

的集大成者。朱熹一生喜欢静坐，留下了大量的语录议论，因而才有《朱子静坐说》独立成书的可能。

朱子大力主张调息静坐，有着鲜明的思想倾向和价值追求，主要表现在三个方面：

一是心性涵养的需要。儒家调息静坐的主旨是存心养性，变化气质，自从孟子提出养浩然之气，到程颐涵养于喜怒哀乐未发之时，着眼点都在心性的修养上，以达到张载所说的变化气质，成就圣贤气象。调息静坐只是作为一种涵养心性的工夫手段，正如朱熹所说："静坐无闲杂思虑，则养得来便条畅。""静则心虚，道理易看得出。"认为通过静坐可以使心情调畅，没有杂念，能够虚怀若谷，清醒地看出事理来，这样就会使人的气质涵养慢慢发生变化。

二是体认事理的需要。儒家调息静坐在成就圣贤气象的总目标下，具体落实于体认世界事物的发展规律。因此，把调息静坐作为一种工夫手段来操作，认为是体证天理的入手之处，也是为学入门的方便途径。《朱子语类》中有关这方面的语录比比皆是。许多研究者总结分析了朱熹的语录，认为朱子的学问从某种意义上来说就是一套主静的工夫。静能聚神，静能生慧，通过静坐来领悟事物的道理，这也成为后来理学家们共同的工夫手段，或者干脆叫作工夫论。朱熹不仅自己长期坚持调息静坐，还常常开示弟子静坐，并随时解答弟子有关静坐读书的问题，甚至还提出了"半日静坐，半日读书"的主张，后来成为儒门的一种为学通法。

三是强身健体的需要。朱子静坐读书也是解除疲劳、休养精力的一种办法。朱子原本体弱，长期坚持调息静坐，保养身体，尤其是中年以后体力日衰，主要以静坐之法来保养身体、调剂精神。即使在平时，他一时疲倦也常以静坐来消释，提振精神。

朱熹坚持调息静坐数十年，对调息静坐有很深的认识，形成了自己独特的见解和主张，并积累了丰富的经验体会。朱熹晚年将自己毕生调息静坐的感悟经验加以总结，编成《调息箴》，用来指导弟子及后世学者修习调息静坐，产生了广泛的影响。

《静坐集说》刻本罕见，坊间有抄本，或题《朱子静坐集说》。《朱子静坐说》大正四年刻本，藏上海图书馆。

七、《静坐要诀》

本书共6篇，明代袁了凡撰。

袁了凡（1533—1606），原名黄，字坤仪，江苏吴江人。明万历进士，曾任主事、拾遗之官。他崇信佛法，将一生的养生体验结合佛教禅宗的修炼方法写成《静坐要诀》《摄生三要》。

《静坐要诀》主要从佛教心法论述静坐功夫。其论以天台宗的止观法、六妙法为基础，结合自身的实践，对静坐进行了详细的论述。全书分辨志、豫行、修证、调息、遣欲、广爱等6篇。

辨志篇主要阐述练习静坐前，必须先明确目的志向，认为"若真正修行，只是仁之一字。以天地万物为一体，而明明德于天下是也"。

豫行篇介绍练习静功前的准备事项，认为凡坐禅，须先持戒，使身心清净。通过调和气息，收敛元气，以达到心定心细心闲，则定力易成。

修证篇主要阐述了如何进行静功修炼的具体方法及进程。

调息篇主要表述了调息为修禅之要"即以调息一门言之，一者六妙门，二者十六特胜，三者通明观"；六妙门为"一数，二随，三止，四观，五还，六净"；十六特胜为"一知息入，二知息出，三知息长短，四知息遍身，五除诸身行，六受喜，七受乐，八受诸心行，九心作喜，十心作摄，十一心作解脱，十二观无常，十三观出散，十四观欲，十五观灭，十六观弃舍"；通明观为"学者从初安心，即观息、色、心三事，俱无分别"。

遣欲篇主要引用周濂溪论圣学，提出“爱欲自然淡薄，悲智自然增明，从此而修”及“九想”“十想”来遣欲净心。

广爱篇主要表述通过修持禅家慈心观，即“慈悲喜舍”四无量，来达到“老者安之，朋友信之，少者怀之”的状态。

《静坐要诀》问世后，影响深远，凡修静坐者几乎都以此为“课标”，人手一册，终生宝爱。

本书主要版本有黄陂苑氏刻本及上海佛学书局铅印本等。

八、《因是子静坐养生法》

本书为民国蒋维乔著。

蒋维乔，1873 年生于江苏常州，是民国时期著名教育家、哲学家、佛学家、养生家，卒于 1958 年，享年 85 岁。作者青年时代因主张“不主故常，而唯其是从之”，自号因是子。作者自幼体弱，青年时代更患结核恶疾，自此认真钻研静坐养生之法，

蒋维乔的静坐法，与日本冈田式静坐法相比，融合了更深的中国道家传统文化，在静坐姿势、静坐时的呼吸、静坐时的腹力法等方面，比冈田式静坐法更自然。

静坐能否见功，最在调伏三毒，调之以修观的方法。三毒为贪欲、嗔恚、愚痴。作者明确指出：“此三者，吾人自有生以俱来，一切烦恼，由之而生，故亦称根本烦恼，为修道之大障碍，故必须调伏之。”贪欲之中，最根本的是淫欲，佛教认为人托父母之欲爱投胎成身，投胎之后复数行淫欲，为来世投胎成身之因，于是生生死死，相续不已，可见淫欲为生死根本。所以作者强调：“不断淫欲，终不能超出生死大海也。”或许以佛教的世界观，并不能令所有人信服，但是从中医和道家的观点来看，纵欲的危害最现实也最客观的即是损人元精，轻者萎靡颓废，重者元气败亡，年华早逝者亦不在少数。而道家认为一切修行的基础即在元气充足，否则炼精化气、炼气化神就真的是一纸空谈了。所以，正常人亦当节制，而修行之人于此更当再三斟酌。嗔恚由贪欲而起，常人遇到自己喜欢的东西便想得到，“得之则喜，不得则嗔。嗔恚不已，必至斗争仇杀”，乃至犯下杀戮罪恶。因此嗔恚对于修行也尤为可怖，轻则令人心烦，甚至怒，怒则气血逆行，常人尚且可因怒致疾，修行之人若怀嗔恚而致气血妄行，不惟前功尽弃，身体受到的伤害也是异于常人的。“愚痴即无明，三毒之中，最难破除。”

对于三毒的调伏，作者提出了佛教修观的办法。淫欲多者修不净观，即想象男女身如一革囊，外形虽美，内实满贮粪臭；嗔恚多者应修慈悲观，即想我与众生向来平等，没有彼此之分别，怨亲平等，悲悯众生；愚痴者应修因缘观，即世间万事万物皆从内因外缘而生，破除自己的固执，了解“凡物之生，了无自性，我身亦然”。然而贪嗔痴乃人之本性，所谓江山易改本性难移，想要调伏三毒，非有大毅力之人不能成功。作者以佛教的理论，强调了静坐修行中的障碍，说明了初学者应当注意的问题，虽然并不能令所有人信服，但是对于初学者还是提出了宝贵意见，使初学者拓宽了眼界。

静坐中之调心是指初学者静坐后，常常心猿意马，内心杂念不断产生。较之于三毒之根本上的危害，静坐中的调心则更加具体。作者总结静坐中常见的两种情况：一为“心中散乱，支持不定”；一为“心中昏沉，易致瞌睡”。治散乱，应当放下一切，专心一念，存想脐间，自能徐徐安定。治昏沉，则早晨静坐可免，或以数息的方法，从一至十，不要数乱，久之即散乱昏沉皆免。

蒋维乔将静坐法推广于世，从理论至方法详细而生动，将自己的修行所得毫无保留地公之于世，对改善中国历来有一技则秘不示人的陋习有着深远的影响。

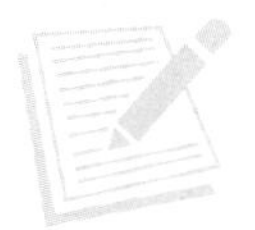

该书有民国年间上海商务印书馆多种铅印本。

九、《静坐法精义》

本书为民国丁福保著。

丁福保长期坚持静坐修炼，研究静坐理论。《静坐法精义》是关于静坐功法的重要著作，对练功修行有较大指导意义。丁福保认为“静坐却有口诀，若获真诀，即有事半功倍之益也”。《静坐法精义》一书，融合了佛家、道家、儒家中有关静坐的文献，并选择其中最简单的静坐要诀编入其中。丁福保指出，未学静坐之前，宜讲修身之学，此静坐之基础也，说明练功者的思想道德水平十分重要，欲想练好静坐必先修养身心。全书以一问一答的形式编写，使看似枯燥的内容变得生动有趣，能提高读者对此书的学习兴趣，有利于学者接受。

《静坐法精义》总共分为五部分。

第一部分是总论，文中引用大量文献资料以说明静坐的益处。

第二部分是静坐法之基础，主要内容是阐述道家、佛家静坐法之基础。

第三部分为静坐之方法。一是摘录《坐禅仪》的内容说明坐禅方法。二是甄录《大智度论》卷七中内容，以解释为何结跏趺坐。三是列举《法华经疏义赞》之内容说明静坐时，心应止于眉间最好。四是通过摘录《抱朴子》之内容，对“丹田”和“一”进行描述和解释。五是列举《参同契》《南华本义》之内容，详述道家静坐时，循环运气之法。六是佛家之禅定分为四阶，即初禅、二禅、三禅、四禅，摘录《成实论》《大智度论》之内容分别说明何为初禅、二禅、三禅、四禅。七是静坐何时见功效及见功效后宜若何。丁福保指出，每日朝夕各坐半小时或一小时，不可间断，连坐一二月或数年，必有功效；见功效后宜忘其功效，并宜忘其静坐。

第四部分主要内容是静坐法最上乘之境界。通过摘录《禅源诠序》《顿悟入道要门论》《传法心要》《明儒学案》《庄子・大宗师》等书中内容，阐述佛家、道家、儒家之静坐的最高境界。

第五部分为杂论，主要是对前几部分的内容进行补充。

《静坐法精义》中，引用了儒家、道家、佛家的文献资料，从儒家、佛家、道家多角度对静坐法进行详细描述，对静坐法的研究具有指导意义。此书摘录大量文献资料，并包含现今已无法找到的文献资料，因此对文献研究亦有很大意义。书中包含诸如《道藏》《佛藏》等读者在平时不易阅读到的内容，因此本书能极大丰富读者的知识面，并有助于道家、佛家、儒家精神的传扬。

该书主要有民国年间上海医书局、上海商务印书馆铅印本。

第三节　其他文献提要

一、《无为静坐法》

本书为童白梅编纂。原书作《静坐无为法》，题混一子著，童氏据此改编而成，并经过徐真如审定。民国三十六年（1947）由上海市崇道联谊社出版发行。

《无为静坐法》是全面介绍真空教静坐法之专著，命名“无为静坐法”，充分突显真空教的“归一归空”的修持宗旨。全书分五章。

第一章，总论原道、原气、原理。作者开篇即阐论追究无为静坐法的“道”“气”“理”。

第二章，静坐方法，详述静坐前的准备、静坐姿势、跪拜法的动作、静坐心法、静坐时间、静坐方便法。

第三章，静坐之反应及效验。

第四章，静坐却病，分理论和方法阐述。

第五章，附录考证。本章附录诸经为古圣仙佛从性理中得来者，作者认为，学习静坐在于学道，平日习坐之后，再将诸经考证，自有事半功倍之效。

无为静坐法融合借鉴儒家、佛家、道家静坐之功理和方法，并加以改造和创新，作为真空教的修行方式，以达到所谓“我身与虚空同体”的境界，以及治病、戒毒、强身，甚至是“小可却病延年，大可超凡入圣”的功效，在清代末年民国初年的社会中，国民吸食鸦片者众，借此无为静坐法戒毒、强身、修性，在特定的时代背景下，不可否认有其积极、应世的一面。

该书主要有 1947 年上海崇道联谊社铅印本。

二、《静功问答》

《静功问答》为当代著名道教学者、居士陈撄宁所著。

陈撄宁（1880—1969），原名志祥、元善，字子修，因好《庄子》改名“撄宁”，道号“圆顿子”。自幼接受家庭私塾教育，熟读儒典。10 岁读《神仙传》，对神仙思想非常感兴趣。15 岁时，由于患肺痨病，从其叔父学习中医，博览医书，遍尝药方，但病情未见明显好转。其间自己根据医书上的仙学修养法修习，身体好转，使他对道教炼养方法产生了研究的兴趣，于是立志求道，四处游学，遍历道教、佛教名山，寻师访友，并钻研西方医疗科学。1912—1915 年，他赴上海市白云观通读《道藏》，遂进一步探得道教丹术的底蕴，认识道教学术的全体。为了有所比较，他又去杭州海潮寺阅读佛经。感到佛教修养法偏重心性，而忽略于形体，未必能达到祛病长寿的功效，于是开始深研、实践道教丹道养生法，主张宣扬此术以济世。1933 年，他开始为《扬善半月刊》《仙道月报》提笔撰文，精阐道义，答读者问，向社会倡导仙学，得到了社会各界名流特别是道教界的广泛拥护。《静功问答》《静功总说》即形成于此时。

《静功问答》分为静功疗法问答、静功总说和治遗精病的特效法三个部分。

第一部分：静功疗法问答，包括对 27 个问题的回答。整篇采用一问一答的形式，根据提出的问题有针对性地进行回答，语言简练清晰，通俗易懂。其主要解答了“静功与气功的比较及利弊分析”“做气功、静功的适应人群、病症”“进入真静的步骤及做法”“静坐的姿式及身体自动的原理及应对的方法”及“开始准备静功，应当注意的事项”。

第二部分：静功总说，主要是针对神经衰弱症，提出要使脑筋绝对安静，就要排除一切思想，这是神经衰弱最有效的良方。在比较古人入静的诸多法门后，认为“听息”法为最好。所谓“听息”就是听自己呼吸之气。初下手只是用耳根，不用意识；听到后来，神气合一，杂念全无，连呼吸也忘记了，渐渐进入睡乡。

第三部分：治遗精病的特效法，是针对神经衰弱，性器无控制之力，常患遗精的治疗方法。

本书作者以一个具有多年修炼的道长和道教学者的身份，将自己多年切身修炼的经验体会，针对社会当时特定条件下，数百例神经衰弱病、遗精等体弱患者的需要，在《扬善半月刊》和《仙道月报》上开辟专栏，就静功修炼的实际问题归纳成 27 个问答，以及神经衰弱、遗精等专病的静功修炼指导，面向社会公开答疑解惑。由于本书作者具有很高的道学和养生学修养，其内容又是作者静功修炼的亲身体会，具有很强的实用性、针对性和指导性，在当时产生了广泛的社会影响。

本书主要有《扬善半月刊》本和《仙道月报》本。

三、《儒家内圣心法》

本书为萧天石著。

萧天石（1908—1986），生于湖南邵阳县龙山乡文山村，晚年自号文山遁叟。幼治儒业，穷研经史；长究武学，深擅韬铃；终参道佛，潜心玄妙。1930年毕业于武昌中山大学，1942年因长期积劳成疾，身患重病，生命危在旦夕，为光厚禅师治愈。此后光厚禅师传以净土宗与天台宗，并嘱其修持静坐，萧氏遍参道家名师，从此走向发扬道家文化之路。

萧天石一生著述丰富，先后著有《世界伟人成功秘诀之分析》《孙子战争论》《大学中庸贯义》《世界名将治兵语录》《道家养生学概要》《老子圣义阐微》《道德经圣解》《道海玄微》《禅宗心法》《人生内圣修养心法》等，主编《道藏精华》《中国子学名著集成》等。

本书从儒道释三家内圣修养心法入手，认为三家均以心性修养为主要对象，均以心性为本。佛家为"明心见性"，道家为"炼心炼性"，儒家为"存心养性"。而存心养性，不但是尽心尽性之本，且亦为炼心炼性与明心见性不可欠缺的功夫，不存之何以得明、得见？因此，作为儒门中人，修圣人之道，应存其心、养其性，举心则性存，举性则心存，心存则本立，本立则道生，道生则天地万物人我一体，以达圣人之气象。

本书摘述圣人修养心法12种，分别是守中法要、守一法要、守仁法要、存诚法要、养气法要、格物法要、修止法要、修静法要、修定法要、修观法要、修息法要、至命法要。作者认为12种法要不必全修，应择其性之所近，任修一二条，均可几于圣地。其中修止法要、修静法要、修定法要、修观法要、修息法要是调息静坐的核心法窍。

修止法要：《大学》"大学之道，在明明德，在新民，在止于至善"论及圣学只明明德，功夫只止于至善，而止于至善，即止于道，止于一，止于中也。因此，修止之要，在求其能止于喜怒哀乐未发之中，与发而皆中节之和。作者提出修止之方法，即系心止法、克心止法、静心止法、定心止法和道心止法。

修静法要：作者认为，"静者圣人之本，修静者入圣之门"，"人心一静，无物于内，无思无念，无动无为，则自可将宇宙天地万物人我，打成一片，而合为一体矣。既为一体，则无不知、无不应、无不通、无不神矣！故曰：圣人无一事，唯在静其心"。书中简述了"无欲静法、无念静法、泯物静法、泯意静法、慎独静法"等5种修静法要。

修定法要：作者引用《大学》以"知止而后有定，定而后能静，静而后能安，安而后能虑，虑而后能得"等五步工夫，系于知止之后。其意即圣学之要，在知事理，能得静境，使心不妄动，便得心安之境。由此"静中观万物，万物莫不静；定中观天地，天地莫不定"。书中简述了"守窍入定法、制中入定法、敦艮入定法、随缘入定法"等4种修定法要。

修观法要：作者认为，"治心散乱用止，治心昏沉用观。或观法象，而得了然于万法归一，万象归一。或观理数，而得了然于万理归一，万数归一。或观此心生灭，而得了然于万生归一，万灭归一。最后，归一之一，复归于无。天地万物，自虚无中来，仍复归于虚无中去。观得了无一物，了无一法，了无一身，了无一心。觅物物不可行，觅法法不可得，觅身身不可得，觅心心不可得。不但想无其想，念无其念，且亦观无其观，心无其心。此为上乘观心法"。书中列举和阐述了观物法要、观中法要、观照法要、冥观法要等修观法要。

修息法要：作者认为，"修息法要，为三家修行人之共法，而以道家之诀法，为最多门，且最殊胜。佛家最著之'六妙法门'的用者，为一数，二随、三止、四观、五还、六净等六种息法。初下手又称调息，调息法亦有多种。道家则胎息法一门，即有数十种修法之多。儒门修息所通用者，仅数种，余多取法道佛两家息法”。书中列举并阐述了心息默数法、心息双依法、心息双止法、心息双复法等休息法要。

该书现有华夏出版社本。

四、《静坐修道和长生不老》

本书为南怀瑾著。

南怀瑾，浙江温州乐清人，生于1908年，于2012年9月在苏州坐化，享年95岁。他一生致力于弘扬中国传统文化，奔波教化数十载，内容涵盖儒、释、道及诸子百家，兼及医卜天文、拳术剑道、诗词曲赋。他的著作有《论语别裁》《孟子旁通》《大学微言》《老子他说》及儒释道诸子凡30多种，是中国当代著名国学大师，被人赞为“上下五千年，纵横十万里，经纶三大教，出入百家言”。

南怀瑾善于养生，他的养生思想来源于对儒、释、道三家传统修炼养生思想及方法的理解和思考，并建立在他与师长、同道等长期修行实证的经验和教训上，建立在对中国传统医学经典和现代生命科学理论的认识和分析上。他所提出的养生理论既有东方文明强调道德修养、注重整体和谐的特点，又有西方文明的详于实质研究、重视逻辑推理的表现。

《静坐修道和长生不老》以一种客观务实开放的态度，论述了佛、道、儒三家的静坐修持法。其内容包括静坐的姿势与要点，静坐中体内气机的反应及由此而引发的心理与生理的变化，佛家的七支坐法，道家的内丹静坐法，打通任督脉、奇经八脉的方法，中医经络学说中的气法，以及《太极炼丹秘法》《菩提道次第广论》等著作中的修炼法等。

本书认为“静”是人生理活动的需求，也是人精神状态的需求。就精神状态而言，静是培养接近于先天“智慧”的温床。人类的知识都从后天生命的本能，动脑筋学习而来。“智慧”是从“静”中的灵光一现而得。所以佛家戒、定、慧的三无漏学，也是以静虑“禅定”为中心，然后达到“般若”智慧的成就。儒家的“知止而后有定，定而后能静，静而后能安，安而后能虑，虑而后能得”，讲的也是这个道理。

《静坐修道和长生不老》不但是静坐入门者的良好指引，也是久习静坐者进一步认识静坐的指路明灯，更是南怀瑾先生为中国养生学留下的一大瑰宝。

此书主要有复旦大学出版社本。

五、《冈田氏静坐法》

本书是一本记录日本著名静坐学者冈田虎二郎静坐理论及实践经验的书籍，为冈田的弟子所作，由民国时期著名教育家、哲学家、佛学家、养生家蒋维乔先生翻译并引入中国。

冈田虎二郎（1872—1920），出生在东海道三河国丰桥市渥美郡田原町，父亲曾担任渥美郡办公室秘书，家境尚可。但“居胎不足月，约八个半月而诞生，幼时虚弱多病，父母皆虑其长而不能充足发育”。年少羸弱的冈田于十三四岁时“心之状态突然全变，由黑暗而变为光明”，由此始生静坐之心，而得静坐之法。自此，冈田致力于静坐法的研究。

本书后半部分叙述冈田氏静坐法的具体内容，包括静坐之方法、正呼吸、静坐之原理和主要的注意事项。

正呼吸者，当吐息时，气充于下腹部（脐下），腹力自然凝集。至吐息时，则下腹膨而坚，力满而张。此即当代所谓逆式呼吸。这样的呼吸方式使得呼气时注力于脐下，常以此种方式呼气可以使脐下之力充实，“脐下之力充实之人，即重心安定之人”。

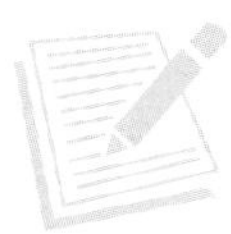

冈田氏静坐法的特点也是静心安定，至于静坐之时间与姿势种种，书中虽有明确规定，但考作者之意，一切以自然为要。

本书自问世以来，在日本影响甚大。国内自蒋维乔先生翻译引入是书以来，仅民国八年到民国二十年的 12 年间，即再版 7 次，可见其影响力与吸引力之大。

本书以简单平和的语言，将科学的生理与心理理论渗入静坐法中，传播之广，流传之久，恰恰体现了本书的理论价值与实践价值，为人类健康的研究与实践添上了浓墨重彩的笔画。

六、《身心调和法》

本书原名《息心调和法》，是由日本养生家藤田灵斋（1868—1957）所著，后由其学生刘仁航译成中文，传入中国。作者藤田灵斋是日本静坐法大家，有徒弟数万名，在国内外有较大影响。

《身心调和法》总共分为七大部分。

第一部分是叙说，主要内容包括三部分：一是对息心调和修养法的含义进行了介绍；二是简要说明息心调和修养法的目的和效果；三是对息心调和法的种类进行了介绍。

第二部分是理论，主要阐述此修养法的理论基础，并从科学的角度对所提出的理论进行说明。

第三部分主要是介绍呼吸法的种类与目的。其一，对各种呼吸法进行详细的介绍，并对各种呼吸法做出评价；其二，对呼吸的目的进了说明，并对达到目的方法、原理及科学依据进行详细的阐述。

第四部分详述精神作用对人体的影响。

第五部分详细描述实修方法，分为调息法和调心法两部分。其中，调息法详细描述了静坐的姿势和呼吸的具体方法，并指出了在修炼过程中要注意的问题。调心法即观念法，主要描述调整观念的方法，以及观念与呼吸相配合的做法。

第六部分为结尾，主要对此书做了总结，教导修炼之人，用一分工夫，必得一分收获。书中提出，任何疾病都是由血液不调和产生的，只要能做到呼吸良好，血行流畅，就能杜绝一切疾病。

第七部分为附录，附录的是医学博士菊池米太郎的《医学上所见之呼吸养生法》，对本书起到了补充作用。

此书现存的版本有 1922 年、1926 年上海商务印书馆铅印本。

七、《心身锻炼法》

心身锻炼法，是由日本养生家、政治家江间俊一，历经 30 余年的研究、实验和亲身实践所创造的一种养生方法，并著书《江间式心身锻炼法》，后由江夏云鹤译成中文，传入中国。

《心身锻炼法》总共分为十二部分。

第一部分是江间氏自题的五首诗，这五首诗总结了江间俊一的一生经历。

第二部分对心身锻炼法的由来作了叙述，主要介绍江间氏的人生经历和他开创江间式心身锻炼法的原因。

第三部分是江间式心身锻炼法实验谈，通过列举练习心身锻炼法的实例，以说明修炼此法有何效果。

第四部分主要介绍江间式心身锻炼法的目的和所适宜的人群。

第五部分详细描述江间式心身锻炼法的实修方法和具体操作过程，并指出要注意的问题。

第六部分主要内容是介绍江间式心身锻炼法的副产物。

第七部分主要从欧西哲学和印度哲学的角度对灵魂进行解析。

第八部分为气合法之性质功效。

第九部分主要介绍心身锻炼法与宗教的关系。

第十部分指出应用江间式心身锻炼法，不仅能变易一己之性质，而且能变易一切众生之性质。

最后为附录，附录了腹式呼吸法节要，以对书中内容进行补充和完善。

此书初版时间为民国八年二月，民国九年六月时已出到第三版。虽然此书历经近百年，书中理论依旧新颖，依然值得后人进一步研究。

八、《静坐三年》

本书是日本岸本能武太通过学习和实践冈田式静坐法三年而获得心得体会的总结性著作。

《静坐三年》由两大部分组成，即前篇“静坐篇”与后篇“修养篇”。静坐篇主要从冈田虎二郎静坐法的实践方法、理论、效果等几个方面，结合作者自身静坐的体会，进行了深入细致的探讨与总结；修养篇则从哲学、宗教、社会学、心理学等角度对静坐法中几个核心问题进行了阐释。全书引用的理论众多，从中国的道教文化到西方的基督教义，作者都拿来与静坐法一一比较。

在静坐篇中，作者细致地描述了静坐法练习的要点，试图以科学的理论解释静坐法中的种种现象，实为作者对静坐法热爱的体现。在对静坐法的练习方法进行事无巨细的介绍后，作者仍觉未能尽述其奥妙，于是撰写后篇修养篇，从哲学、宗教、心理等方面入手，希冀挖掘静坐法更深层次的内涵。

在修养篇中，作者首先阐述了灵魂与肉体的关系。他从物质的肉体入手，强调肉体对于人的重要意义，呼吁人们“肉体不可蔑视”，把腹力的重要性推广至全身。静坐可以实现灵魂与肉体的调和统一，而静坐法的关键又在于练习腹力，于是接下来作者又用了大量篇幅对腹力进行了理论方面的研究。

总而言之，是书对“冈田式静坐法”的研究起到了承上启下的作用，作者对静坐法既无限热爱，又期望从中发掘更多的有益于人类身心健康的指导思想，在继承传统的基础上尝试改革创新，是一本不可多得的养生佳作。

该书由华文祺译为中文，民国年间上海商务印书馆有多种铅印本。

第十六章
四时养生文献

第一节　四时养生的历史源流

四时养生就是根据春夏秋冬四时阴阳变化规律，结合人体自身的体质及脏腑气血特点，调节精神情志，合理安排饮食起居、生活劳作等行为活动，并采取积极的调摄养护手段和方法，以达到维护健康、预防疾病、延缓衰老乃至延年益寿目的的养生方法。

四时养生有着悠久的历史，肇始于先秦，确立于汉代，《黄帝内经》构建了四时养生的理论框架，晋唐时期有所充实完善，宋元时期获得创新性突破，明清时期更为繁荣兴盛。

先秦时期是四时养生的初始和奠基阶段。上古时期，中华先民就有了顺时养生的初始观念和早期经验积累。夏商周时期，通过天象观察和物候认识，形成了基本的岁时观念，积累了一定的物候知识，以《尧典》《夏小正》《礼记·月令》为标志，表明对四时变化的规律有了较深的认识。《周礼》不仅有了“食医”的职官设置，而且还对四时与五味的关系有了初步的讨论。

春秋战国时期，诸子各家对四时养生均有理论阐述，尤以《吕氏春秋》“十二纪”为代表，初步奠定了四时养生的基础。儒家经典《周易》提出了“天下随时”“与时消息”“待时而动”等一系列命题，并明确指出“广大配天地，变通配四时，阴阳之义配日月”“法象莫大乎天地，变通莫大乎四时”，认为人类生活的基本原则就是要顺应四时阴阳变化的规律。《左传》将四时的范畴扩大为一日的四个阶段，称“君子有四时：朝以听政，昼以访问，夕以修令，夜以安身。于是节宣其气，勿使有所壅闭”，规定了一日四时的作息安排及养生要点，同时明确提出了四季阴、阳、风、雨、晦、明六气过则为灾的致病特点。《礼记·月令》按一年十二月分别论述四时气候、物候及政令与人事行为的规定，其中蕴含许多四时养生的内容，包括饮食、起居和疾病防治等多个方面。《荀子》明确提出要“明于天人之分”“养备而动时”，了解自然规律，顺时而动。道家《老子》提出了“道法自然”的法则。《管子》认为“不知四时，乃失国之基”，阐明顺应四时的重要性，并且指出“起居时，饮食节，寒暑适，则身利而寿命益，起居不时，饮食不节，寒暑不适，则形体累而寿命损”。《吕氏春秋》“十二纪”，以阴阳五行理论为依据，阐明一年十二个月之天文、历象、物候等自然现象，说明天子每月在饮食起居等方面所应遵守的规定，以及应时发布的事务政令等。该书指出“天生阴阳、寒暑、燥湿，四时之化，万物之变，莫不为利，莫不为害。圣人察阴阳之宜，辨万物之利以便生，故精神安乎形，而年寿得长焉”，从而揭示了四时阴阳与健康长寿的内在关系。由此四时养生成为中医养生的核心内容。

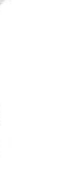

秦汉时期是四时养生的确立阶段。以《黄帝内经》为标志，构建起四时养生的理论框架。《素问》的“四气调神大论”“生气通天论”“阴阳应象大论”“脏气法时论”和 7 篇“运气大论”，

《灵枢》的“本神”“阴阳系日月”“顺气一日分为四时”“本脏”“通天”“刺节真邪”等篇，均从不同的角度对四时养生的思想基础、宗旨目的、原则纲要和内容大法展开了深入的讨论，提出了系统的理论，至今仍然有效指导着养生实践。《内经》指出，四时养生的思想基础是阴阳五行、脏腑经络、气血精神、时令气化等理论，宗旨目的是天人合一、法于阴阳、阴平阳秘，原则纲领是“顺四时而适寒暑”“节阴阳而调刚柔”“春夏养阳”“秋冬养阴”；四时养生的方法则包括精神调节、脏腑保养、起居料理、饮食安排等多方面的内容。与《黄帝内经》同时代的《春秋繁露》《淮南子》，对四时养生也多有阐论。《春秋繁露》受天人感应观念的影响，认为人体的血气、德行、善恶、喜怒等均与天地相对应，因而人的生活行为也要与天地自然、四时阴阳相适应，如情志活动的春当喜、夏当乐、秋当怒、冬当哀之类。《淮南子》的“原道训”“天文训”“时则训”“精神训”诸篇，都是四时养生的重要文献，其中，“时则训”是和《礼记·月令》《吕氏春秋》“十二纪”同类的作品。而“天文训”首次载录完整的二十四节气，不仅在养生学史上有重要意义，而且在中国传统文化史上也有着不可磨灭的贡献，至今仍在老百姓的实际生活中发挥重要作用。东汉崔寔的《四民月令》，开启了月令类养生著作的先河。张仲景的《金匮要略》提出了“四季脾旺”及四时五脏食忌的观点，丰富了四时养生的内容。

魏晋隋唐时期是四时养生丰富充实的阶段。无论是医家、养生家，还是早期道教学者，均在《内经》四时养生的基础上，进行了多方面的补充和完善。这一时期适逢道教早期的发展阶段，道医现象十分活跃，许多道教医家的著作都对四时养生有所讨论，如魏伯阳《周易参同契》、葛洪《抱朴子》、许逊《灵剑子引导子午记》、张湛《养生要集》、陶弘景《养性延命录》、孙思邈《千金要方》《千金翼方》、司马承祯《服气精义论》、胡愔《黄庭内景五脏六腑补泻图》、施肩吾《西山群仙会真记》等。其中，孙思邈《千金翼方》“道林养性”提出“衣食寝处皆适，能顺时气者始尽养生之道，故善摄生者，无犯日月之忌，无失岁时之和”，十分强调顺时养生的重要性；“食治”提出了四时五味增减的理论；旧题孙思邈的《孙真人摄养论》则开启了逐月养生的先河。胡愔揭示了四时五脏修养的大法。此外，这一时期的一些民俗、农事、饮食著作也记载了不少四时养生的资料，如南北朝时梁宗懔的《荆楚岁时记》，隋代杜台卿的《玉烛宝典》，唐代韩鄂的《四时纂要》、崔禹锡的《崔氏食经》等。

宋元时期，四时养生进入创新发展时期，相继提出了四气摄生、摄生月令、养生月览、四时养老、四时导引、四时饮食、四时宜忌、四时用药等一系列命题。四时养生有着专门化的逻辑发展趋向，并形成了专门的著作文献，包括《混俗颐生录》《养生月录》《四气摄生图》《寿亲养老新书》《养生月览》《修真秘录》《摄生月令》等，内容涉及饮食、起居、服食、导引等方面。所谓四气摄生，即指以春夏秋冬四季为时间单位的养生活动。如宋代刘词的《混俗颐生录》，设有“春时消息”“夏时消息”“秋时消息”“冬时消息”4个专篇，分别论述春夏秋冬四季的养生方法。佚名者的《四气摄生图》，明确提出了四气摄生的概念。此后，元代丘处机著《摄生消息论》，阐述四时与肝心肺肾的调摄大法。摄生月令即为仿照《礼记·月令》安排养生活动的著作，如姚称的《摄生月令》、陈元靓的《岁时广记》。养生月览即为逐月养生的著作，继《孙真人摄养论》后，宋代有周守忠《养生月览》。四时养老是陈直《养老奉亲书》提出的命题，该书设春夏秋冬四时摄养专篇，并载录四时用药诸方。四时导引则有《二十四气坐功导引治病图》，载录二十四节气的导引术式。论述四时饮食的有符度仁的《修真秘录》、忽思慧的《饮膳正要》和吴瑞的《日用本草》等著作。四时宜忌自陶弘景所论教诫杂忌之后，至宋已有专篇专论，如《混俗颐生录》有“禁忌”专篇、《至言总》有“禁忌”专卷、《修真秘录》则有“食宜篇”“月宜篇”、《饮膳正要》则有“四时所宜”篇等。四时药物服食，则有《保生月录》的四时八节服食药方、

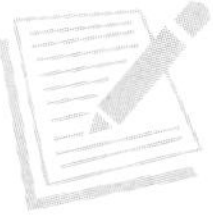

《养生月录》的春夏秋冬四时服食方、《养老奉亲书》所载“四时通用男女老人方”，都是四时药物扶持的服食方。宋元时期的四时养生文献，除了上述专门性的著作外，还有不少散布在各种类书、笔记中的资料，如《太平御览》《云笈七签》，洪迈的《容斋随笔》《夷坚志》，沈括的《梦溪笔谈》，都有很多四时养生的记载。

明清时期，四时养生呈现全面繁荣兴盛的景象，表现为著作日益增多、方法层出不穷、世俗普遍流行，四时养生渗透到日常生活的各个方面。这一时期的养生文献可以分为四时、逐月、节气、时辰、月令、宜忌六大类。四时类，即以四季为框架叙事的养生文献，一般多为通论性，如《修龄要指》“四时调摄”、《寿世青编》“四时摄生篇”，但也有以季系月，再逐月排比宜忌及修养事类者，典型的有《遵生八笺》的“四时调摄笺”，是四时养生的集成之作。逐月类，即以月为时间单位叙事的养生文献。明代朱权《运化玄枢》是较为典型的逐月养生著作，主要论述了与日常生活相关的各类事项，其将内容分成7个方面，分别是候气、月占、时俗、吉辰、养生、服食、禁忌。节气养生类文献，是以二十四节气为编写顺序，分别论述每一节气的气候特点及养生内容。如明代李泰的《四时气候集解》，其中就有很多养生的资料。清代刘丙的《时节气候决病法》，则对时令节气疾病的诊断方法进行了全面的总结。时辰养生类文献，即以昼夜十二时辰为节点，分别阐述每个时辰的养生安排。继宋代李元刚的《六时行持法》后，明代石室道人的《二六功课》、清代尤乘《寿世青编》“十二时无病法”，都是专论十二时辰养生的文献。月令养生类文献，明以后大为丰富拓展，不仅著作数量增多，而且内容篇幅均显著扩充。如《月令通考》《月令广义》《月令粹编》《养余月令》等，均设有“调摄”“卫生”“饮食”“宜忌”之类的篇目，四时养生的内容十分丰富。此外，还有《月令采奇》《日涉编》，以及清代的《月令辑要》，也是月令养生的重要文献。养生宜忌类文献，到了明代有了系统专门的著作，翟佑的《四时宜忌》《居家宜忌》是专论四时宜忌的代表性著作。另外，明清时期的大型类书，如《永乐大典》《古今图书集成》的“岁功典”“人事典”，以及文人的各种别集，如著名的宋诩《竹屿山房杂部》、石成金《传家宝全集》、李渔《笠翁一家言》等，均有丰富的四时养生资料，值得深入发掘整理。

第二节　重要著作介绍

一、《保生月录》

本书又名《韦氏月录》，1卷，唐代韦行规撰。该书为现存较早的一部四时服食养生专著。

韦行规生卒未详，曾官右领军卫兵曹。根据唐代李翱《韦氏月录序》的记载，韦行规是长安杜陵（今西安市）人，博学多艺，精通《易传》《论语》《老子》《庄子》诸书。韦氏曾亲自试验《齐民要术》中的养生方法，然后采摘其中确实有效且有益于养生的方法，整理编撰成此书。李翱对此书有很高评价，称其“无翼而能飞者，必传于天下矣”。此外，唐代段成式《酉阳杂俎》亦载有一则关于韦行规的奇闻异事。

《保生月录》的核心内容是将《周易》乾、坤、震、巽、坎、离、艮、兑“八经卦”对应四方四隅“八方”，创设了8个养生服食方。因为八卦八方又和二十四节气中的八节（立春、春分、立夏、夏至、立秋、秋分、立冬、冬至）相对应，所以这8个服食方也就成了四时八节的时令养生服食方。其具体内容为：艮卦东北立春，当服用王君河车方；震卦正东春分，当服用青精先生𥻗米饭方；巽卦东南立夏，应服龟台王母四童方；离卦正南夏至，应服彭君麋角粉方；坤卦西南立秋，应服风后四扇散；兑卦正西秋分，应服夏姬杏金丹；乾卦西北立冬，应服天地父母七精

散；坎卦正北冬至，应服南岳真人赤松子枸杞煎。书中对 8 个服食方的药物组成、制法和服法都有详细论述，便于应用者使用。

四时八节是一年二十四节气中最重要的 8 个节气。赵爽在《周髀算经》注："二至者，寒暑之极；二分者，阴阳之和；四立者，生长收藏之始；是为八节。"八节的时令意义在于：冬至寒之极，日最短，阴气最盛，一阳生。夏至暑之极日最长，阳气最盛，一阴生。春分、秋分，昼夜平分，阴阳平和。立春、立夏、立秋、立冬是生、长、收、藏的开始。如能在这 8 个节点进行养生则有益于人体健康。

按照李翺《韦氏月录序》的说法，该书"穷览百家之方，撮而集之，成两轴"，应当有一定的规模，现存流传的《保生月录》或许只是一个节本。即便如此，该书载录的服食养生方，开创了时令服食养生的先河，其学术价值还是很大的。明代高濂《遵生八笺》引用了该书内容，可见其对后世四时养生的发展产生了一定影响。

《保生月录》的版本主要为清顺治刻宛委山房《说郛》本。

二、《四气摄生图》

本书又称《四季摄生图》，1 卷，撰人未详。其成书于唐宋间，收入《正统道藏》，该书是一部较早的四时养生专著。

作者虽说佚名，但据书中序言所称："因幼慕道门，栖心淡薄，究《黄庭》之妙旨，穷五千之玄言。今则采掇方书，搜罗秘诀，四季避忌，一年修行，录之座隅。日可观览，号为《四季摄生图》云尔。"可见作者久于修行，是个有道之士，书中所介绍的四时脏腑养生法不仅丰富了传统养生学的内容，而且在一定程度上推动了养生学的发展。

《四气摄生图》有文有图，其内容大抵包括三个部分：一为前后序言，是作者关于修道养生的思想认识；二为四时脏腑养生的方法及理论阐述；三为"六气法""自按摩法""神农忌慎法"的介绍。其核心内容是第二部分，作者采掇《黄庭经》《素女方》等古文献的论述，以春夏秋冬四季时间为经线，分别联络对应的脏腑，并以五脏形态结构、生理功能、病理表现、调摄方法、日常宜忌、沐浴修斋及服食方药等事项为纬线，编织成一个系统的四时五脏养生的知识网络，使人一目了然，便于整体把握四时五脏保养的要点。

该书在学术思想上最突出的特点就是重视脏腑养生，无论是预防疾病、维护健康，还是却老尽数、延年益寿，脏腑保养始终是第一要务。作者在书前的序言中明确指出："神所依者形，形所依者气，气所依者血。血气相随，如鱼在水。水浊鱼疲，气拥则病生。是知气欲得清，血欲得运，运息流转，寝食顺时，五脏恬和，疾从何起？若一脏乖摄，三焦受邪，元气不荣，众疾俱作。仲尼云：寝食不时，嗜欲不节，劳逸过度，病共杀之。且春风东来，草木甲拆，而积廪之粟不萌；秋天雨霜，草木零落，而覆盖之草木不伤。草木性犹如此，何况人之五脏六腑，岂不由修养耶？世人罔能修行，相次俎谢，以俎谢为命尽，以痾痼为筋衰，谓天地之合然，不信长生之可保。"脏腑调养是养生的始点，也是养生的最终归宿。只有脏腑坚固，气血调和，才能达到健康长寿的目标。因此，该书最重要的贡献就是根据脏腑的季节性生理节律，构拟了春养肝、夏养心、秋养肺、冬养肾、四季养脾的四时脏腑养生方法框架，从而确立了四时养生的核心内容。

该书还有一个特点，就是具有强烈的忧患意识，提出了畏慎的命题。作者在后序中明确指出："是以圣人治未病之身，宝不泯之寿，任情舒卷，屈迹随时，恬淡炼神，举措畏慎为本也。经曰：人不畏威大威至矣。摄生若无畏，则心乱而难理也，形躁而不宁，神散而气昏，志荡而意逸。老子曰：善摄生者，陆行不遇兕虎，入军不披甲兵，乃喻畏慎也。"在畏慎意识的引导下，

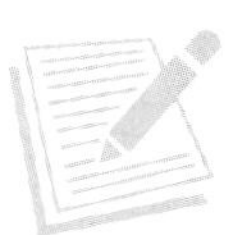

作者认为，养生不仅要做好脏腑形体的保养和日常饮食起居的管理，而且要加强精神道德的修持。在精神上，要“养性以全气，保神以安心”，“若役虑劳神，竭心殉物，体疲于外，精丧于中，众邪竞生，安得延驻”；在道德上“欲得广行阴德，慈心救人，重道轻财，不吝金玉，救人穷乏”，“以善以谦，勿欺勿诈”。只有精神道德不断完善，才能“默然养气，恬和冲神”，达到“精极乃明，神极乃灵，气极乃清，元极乃冥”的境界，从而实现健康长寿的目标。此外，值得说明的是，书中脏腑神图的标示，固然有道教的神秘因素，但根本上反映的还是对生命的敬畏、对脏腑的重视。

《四气摄生图》虽然是一部道教养生著作，但其中不乏中医理论，书中所提出的养生方法和调治方案都是以中医理论为指导，内容大都切实可行，宋明以后颇受养生界重视。明代高濂撰著《遵生八笺》，在《四时调摄笺》中就引用了《四气摄生图》的不少内容，可见该书对后世养生学的发展具有一定影响。

《四气摄生图》的版本主要是《正统道藏》本。

三、《养生月览》

本书 2 卷。宋代周守忠编，成书于宋宁宗嘉定庚辰（1220）。本书是一部辑录型的著作，也是现存最早的月令体养生专著。书中汇辑了 100 多种著作中有关养生保健的文献资料，涉及日常起居、节令时俗、饮食服饵、卫生防疫、容止宜忌等多方面内容，按十二月逐次编排。该书内容丰富，体例新颖，问世后仿效者众多，影响深远。

《养生月览》系周守忠辑录唐宋以前著作中的养生资料，共 507 条，以月令为序编排而成。摘录著作有《四时纂要》《月令图经》《琐碎录》《云笈七签》《千金月令》《梅师方》《四时养生录》《墨子秘录》等 100 多种。该书叙述逐月养生之法，内容包括服食、饮酒、起居、沐浴、房中、服药、睡眠及日常宜忌等，内容十分丰富。该书的主要学术思想表现在以下几方面：

一是顺应自然规律。四时养生的基本含义，应该是顺应春夏秋冬四季阴阳变化规律的养生保健活动。《养生月览》虽然是将养生的内容逐月安排，但其根本的出发点还是四时的阴阳变化，即以四时规律为前提。因此，书中有关时令气候、阴阳变化的记述随处可见，而且往往是“功课”安排的重要参照，表明作者敬顺自然的思想是非常牢固的。

二是推崇道家服食。道家服食，历史悠久，内容丰富。周守忠身处南宋理宗之时，内丹固已兴盛，但外丹服食尚未完全寝息，反映在《养生月览》中的服食之事屡见不鲜，仅以正月所载，就有“元日子后丑前，吞赤小豆七粒，椒酒一合”“元日寅时，饮屠苏酒”“元日服桃汤”“元日进椒柏酒”“岁旦，服赤小豆二七粒”“正月五日，取商陆根细切……，玄水服下”“正月七日，男吞赤豆七颗，女吞二七颗”“正月宜进桑枝酒”“正月二月，取章陆根”“春服小续命汤五剂”等 10 多条。作者的另一部养生著作《养生类纂》中设有“服饵部”专卷，除服用日月星辰精华之气外，还有金银玉屑、珍珠云母、木芝松子、松脂松叶、柏子柏叶、柏脂与桂、椿实槐实、桑椹桃胶、杏仁椒漆等 26 品服食之物，说明周氏对道家服食之方颇为推崇。

三是重视卫生防疫。注重个人卫生和环境卫生，始终是中华民族的优秀传统。《养生月览》引用的文献中，论述个人及环境卫生的内容很多，仅就正月而言：涉及沐浴的资料就有 8 条，如“正月一日，取枸杞菜，煮作汤沐浴，令人光泽，不病不老”“正月八日，沐浴去灾祸”“正月十日，人定时沐浴，令人齿坚”等；讲整治环境的，如“扫洒于寝床下，通令所住一室，净洁平安”“正月旦，鸡鸣时把火遍照五果及桑树上下，则无虫”“腊后遇除日，取鼠一头烧灰，于子地上埋之，永无鼠耗”等。这些虽然是引用前人的文献，但反映出编者重视卫生的思想导向。

中医很早就知道瘟疫的危害性，而且认识到瘟疫与四时不正之气候有密切关系，因此积累了丰富的瘟疫防治方法，尤其在药物预防方面，创制了很多药方。《养生月览》载录的防疫药方也不在少数，还是以正月为例，就有芜菁汁、五香汤、小续命汤、女青末等。此外，二月的神明散、三月的商陆汤、四月的五枝汤、五月的疟疾鬼哭丹、六月的肾沥汤、七月的八味地黄丸、九月的菊花酒、腊月的茵陈丸等，都是预防时疫的典型方剂。这些药方的载录，表明编者对时疫防治的重视。

《养生月览》现存版本主要有 4 种：一是明成化十年（1474）钱塘谢颎刻本，附于《养生杂类》之后，此本收入《四库存目丛书》第 119 册；二是明万历间胡文焕编印的《格致丛书本》，题作虎林胡氏文会堂校刻；三是胡文焕编印的《寿养丛书》本，题款与《格致丛书》同；四是清人精抄之《寿养丛书》本，此本中医古籍出版社曾于 1990 年影印刊行。

四、《养生月录》

本书 1 卷，宋代姜蜕撰。该书是一部很有特色的四时养生专著。

《养生月录》篇幅很小，内容十分简练。全书以春夏秋冬四时为序，载录了 4 个代表性服用药方。每个药方前，先引《素问·四气调神大论》经文一段，揭示该季的时令特点及养生大法，接着罗列该季男子或患五劳七伤，或患内虚不能饮食，或患肾虚及五脏内伤病证的种种表现，最后载录该季服食药方的药物组成及其制作与服用方法。

《养生月录》所论养生的特色在于：

一是尊崇《黄帝内经》的养生法则，完全以《素问·四气调神大论》之旨为依归，述而不作，言简意赅。

二是概括性列举了各季节男性好发病、易发病的临床表现，明确指出男性疾病的根本原因是脏腑内虚、五劳七伤。

三是针对男科劳伤脏弱的病证特点及四季不同的临床表现，分部列举各季的代表性服用药方。四个药方均以培补脾肾阳气为主，茯苓是各方的君药，可以视之为茯苓丸的加减方。

《养生月录》载录的四时服食药方可能来自唐代以前的《素女方》。据清代考据学家孙星衍辑佚的《素女方》序称：《素女方》载录于《隋书·经籍志》，隋唐犹有传本，甄权《古今录验方》曾预收录，后王焘《外台秘要》又据甄氏书收入卷十七，名为“素女经四季补益方”。孙氏辑本后又被长沙叶德辉收入《双梅景闇丛书》。今以两书勘核，除了药方组成稍有出入外，有关病证的描述及药物分量、丸散加工、服用方法等几乎完全一致。如春三月的服用药方，《素女方》是 20 味药，方名更生丸，而《养生月录》是 18 味药，少了赤石脂、干地黄 2 味药，没有方名，其余没有什么差别，说明《养生月录》很可能抄自《素女方》。不过，《素女方》的内容要完整些，比如为什么 4 个药方均以茯苓为君药，《素女方》就明确说明：“有四时神药，名曰茯苓。春秋冬夏，疗随病形。冷加热药，温以冷浆。风加风药，色脉诊评。随病加药，悉如本经。”《素女方》书后还有一首茯苓散，记载：“有四时之散，名茯苓散，不避寒暑，但能久服，长生延年，老而更壮。”

《养生月录》的四时服食药方后被高濂《遵生八笺》“四时调摄笺”全文收录，并分别称为“黄帝制春季所服奇方”“黄帝制夏季所服奇方”及秋冬季节的“黄帝制护命茯苓丸”，成为四时药物扶持的首选方。

《养生月录》的版本主要为清顺治刻宛委山房《说郛》本。

五、《摄生月令》

本书1卷，宋代姚称撰，收录于宋代张君房纂辑的《云笈七签》卷三十六“杂修摄部”。该书也是一部月令类四时养生专著。

作者姚称，生平不详，原署朝请大夫捡校太子左赞善大夫上柱国姚称集，《宋史》无传。

该书开宗明义，首先提出养生的三大法门，声称：“夫摄生大体，略有三条：所为吐纳练脏，胎津驻容；其次饵芝术，飞伏丹英；其三次五谷，资众味。”认为吐纳炼脏、服食药饵、饮食起居是养生的三大途径，而关键是“用食延生，顺时省味”。这也是本书的著述之旨。紧接着引述各家养生之论，包括《扁鹊论》《彭祖摄生论》《枕中传》《黄帝内传》《孙氏传》《养生传》《小有经》《抱朴子》等著作，重点阐述四时五味的修持机理。各家论述之后即为全书的核心内容，以易学的十二辟卦对应四时十二个月，阐释每月的养生方法及注意事项。

《摄生月令》以其独特的编排方式，将四时阴阳之气的消息变化和人体五脏气血的盛衰强弱巧妙地编织成一个对应系统，时空流转，互为彰显，表明自然与人体和谐共振的关系与规律。其核心思想是以《周易》卦气学说即阴阳五行理论阐释四时五脏的调养原理，揭示顺时养生的法门诀窍。在阴阳理论的应用上，书中将易学上的复、临、泰、大壮、夬、乾、姤、遯、否、观、剥、坤十二辟卦，分别与孟春、仲春、季春、孟夏、仲夏、季夏、孟秋、仲秋、季秋、孟冬、仲冬、季冬十二个月相配，并标示斗建与星宿所在，用以揭示天地阴阳之气的逐月消长规律。前六卦，复卦至乾卦，分别对应子月（十一月）至巳月（四月）。每一卦之阳爻呈逐次增长之势，反映了前六月自然界阳气生长的过程，故称为“息卦”，“息”为滋生、增长之意。六卦六爻的具体变化是，复卦初爻为阳爻，临卦初爻、二爻为阳爻，如此依次增长到乾卦六爻皆为阳爻，反映十一月至四月自然界阴阳变化从阳气初生至阳气极盛的过程。后六卦，姤卦至坤卦，分别对应午月（五月）至亥月（十月）。每一卦之阴爻呈逐次递增的趋势，反映了后六月自然界阳气从极盛逐渐减弱，阴气随之逐渐增强的过程。因阳爻逐渐消失，故称为“消卦”。由于十二辟卦中阴爻阳爻的位置变化是具象的、明显的，也是有规律可循的，因而受其标识的四时十二月的阴阳变化也就有了量的呈现，变得具体而容易理解了。同时，一年十二月之阴阳消长如同十二辟卦之变化一样，具有周期性的特点，正如《庄子·秋水》所言“消息盈虚，终则有始”，说明阴阳之气的消长也是循环往复、周而复始的。在五行理论的应用上，该书将五行中的木、火、金、水与五脏中的肝、心、肺、肾及四时的春、夏、秋、冬相配对，揭示五行之气实即脏腑之气在四时八节中的相、王、休、废、囚、死、没、胎的盛衰变化情况，并且借助四时五味理论，将脏腑与谷肉果菜相匹配，旨在根据四时五脏相适应的原则，合理安排脏腑调养及日常饮食起居等事宜，这是《内经》“脏气法时”理论具体应用的典范之作。

总之，《摄生月令》作为一部四时养生著作，高度体现了中华传统文化“天人合一”的思想精神，其顺时养生的方案对后世时令养生有着积极的影响，明清时期不少养生著作采纳了该书的内容。

《摄生月令》的版本主要是《云笈七签》本。

六、《摄生消息论》

本书1卷，元代邱处机撰。

邱处机，《元史》作丘处机，山东登州人，字通密，号长春子，世称长春真人，金元之际的著名道士，全真道北七真之一，龙门派之祖师。邱处机的修炼思想以断情绝欲为前提，以清静无

为为要旨，认为“一念无尘即自由，心头无物即仙佛”。他主张性命双修，但以性为主，先性后命。乾隆皇帝评价他：“万古长生，不用餐霞求秘诀；一言止杀，始知济世有奇功。”

《摄生消息论》所论养生，原则分明，重点突出，要言不繁，简便实用，在养生史上极负盛名。屠本畯称“四时调摄养生治病大旨，尽乎此矣”，高度概括了是书的学术和实用价值。

该书共12篇，包括四时摄生消息及肝心肺肾四脏应四时的旺相与疾病表现、治疗重点等。其原则秉承《黄帝内经》四时养生之旨，无非强调天人合一的重要性；重点突出四时饮食起居宜忌调摄及肝心肺肾的四时生理病理表现，使人们预为知晓，及时发现脏腑不适的各种反应，尽早采取相关措施防患治疗。本书内容大多取材于唐代胡愔的《黄庭内景五脏六腑补泻图》、佚名氏的《四气摄生图》及宋代陈直的《奉亲养老书》等。

书中按照春、夏、秋、冬四季分别论述养生之法。每季之内容，首先引《素问・四气调神大论》之内容以说明四时养生大法，阐明每一季节的自然情况和人体生理、病理情况，提出了相应的饮食、起居、用药、情志、房事等养生原则、方法和注意事项。次论与季节相对应脏腑的生理、病理情况及调摄方法。全书立足于脏腑养生的理论高度，阐明四时养生的本质内涵，即四时养生核心内容是养五脏。最后讨论了对应脏器的疾病鉴别，阐述了脏器疾病的具体症状及适用方药。

《摄生消息论》作者题名邱处机，学界有所怀疑，《四库全书总目提要》说：“此书皆言四时调摄之法，其真出处机与否，无可证验。”怀疑的理由是，该书未见文献家、藏书家载录，邱氏著作《磻溪集》也从未提及，文字风格也与邱氏其他文献迥异，而且书中内容似无全真派特色。但据《元史》关于元太祖“问长生久视之道，则告以清心寡欲为要”，以及《长寿真人西游记》关于元太祖问长生之药，对以“有卫生之道，而无长生之药”等记载，可以看出邱处机是深得养生之要的，撰为是书也不是不可能。不过，客观地说，无论作者真实情况如何，本书收入《学海类编》后，流传极广，影响很大，对于宣传普及养生知识有过较大的贡献。

《摄生消息论》，旧有四库编修程晋芳家藏本，原题元代邱处机撰。据书末明代屠本畯题识，当知此书明代即已刊行。《传世藏书提要》说其“刊于1287年”，不知何据。清初曹溶编纂《学海类编》，收入此书，编在集余保摄类。《学海类编》虽于清初辑成，却无刊本，迟至道光十一年（1831）才以活字刊印，其间近200年仅有抄本流传。《颐身集》所收此书，是据《学海类编》还是另有所本，不得而知。但《学海类编》刊印后，未见有单行本流传。

七、《四时宜忌》

本书1卷，明代瞿佑撰。

瞿佑（1347—1433），“佑”或作“祐”，字宗吉，又字存斋，号山阳，别署山阳道人。钱塘（今浙江杭州）人。一说山阳（今江苏淮安）人。瞿氏生于元末，幼有诗名，为杨维桢所赏。入明后，自训导、国子助教官至周王府右长史。永乐间，因诗获罪，谪戍保安。洪熙时，遇赦还。卒于宣德八年（1433），享年87岁。瞿佑是明代著名文学家，在诗、词、诗话、史学、小说等文学方面都有较高建树，一生著述颇丰，除本书外，尚著有《香咏集》《咏物诗》《乐全稿》《乐府遗音》《天机余锦》《归田诗话》《资治通鉴纲目集览镌误》《剪灯新话》《居家宜忌》等。

《四时宜忌》，四库馆臣称：“此书记十二月所宜所忌，历引《孝经纬》《荆楚岁时记》《玉烛宝典》，而兼及于《济世仁术》《法天生意》《指月录》《白云杂忌》诸书，甚至道家符箓亦皆载入。征引虽博，究不免伤于芜杂也。”所谓芜杂，正反映其内容的丰富多彩。该书不仅是一部养生之作，也是一部著名的古代民俗书。作为养生活动的所宜所忌，能够成为约定俗成的社会风

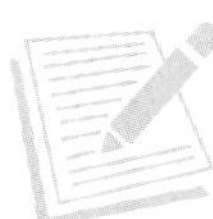

尚，普遍流行开来，说明古代养生文化的普及已经深入市井百姓之中，由此可见明代养生文化之繁荣兴盛。

《四时宜忌》的内容，一如书名所示，无外一年十二个月当中哪些事该做，哪些事不该做，至于其道理有时则不必深究，有的只是一种民俗规定，这些著作有的是一种数术推演，有的是宗教信仰的原因，从养生学的角度审视，该书的学术思想特点主要有以下几个方面：

一是逐月阐明天地阴阳之气的变化规律和气候特点，提示养生大法。书中每月事宜之首，引《周天玉衡六问》《晋乐志》《玉烛宝典》等著作，用以说明每月阴阳变化及其气候特点。以正月为例，先引《周天玉衡六问》之文，以斗建、律历之规定，指出“立春始建也，春气始至”，“雨水中气也……言万物奏地而出随阳而生也”。说明正月的特点是春温之气至，万物随阳气开始生发。再引《晋乐志》“正月建寅，寅者津也，谓生物之津途也”，指出正月之物候特点是万物生长。接着又引《玉烛宝典》，指出该月初如果“日色晴明温暖则本事蕃息安泰”，“若值风雨阴寒、热象惨烈则疾病衰灭”，提醒人们要“思预防以摄生”。全书逐月循例以斗建、律历的表达方式说明各月的阴阳变化，提示养生调摄要顺时而行，宜者动，忌者避。

二是行之所“宜”，以有益身心健康为前提。书中所载的各类养生方法，包括饮食、起居、服食、药物、习俗等，均以促进身体健康，避免疾病发生为目的。饮食方面，调和五味、保洁防腐、多食时蔬，如二月宜食韭菜大益人心，六月可饮用乌梅酱、梅酱等消暑解渴等。

起居方面，主要通过寝卧、眠起、盥洗、穿衣、沐浴、便溲、劳逸、住行等生活行为方式的调节管理来保养身体。如“元日四更取葫芦藤煎汤浴小儿，终身不出痘疮”“其月宜加绵袜以暖足，则无病”“惊蛰日取石灰糁门限外，可绝虫蚁”“元日煎五香汤沐浴，令人至老须黑”。服食方面，主要通过服食草木药物或药粥、药酒等，以促进健康，延年益寿。如“元日服桃仁汤，为五行之精，可以伏百邪”“元日进柏酒，是玉衡星之精，服之令人身轻”。疾病预防方面，主要通过采摘制作及服用药物来预防治疗某些疾病。如，二月“是月采升麻，治头疼热风诸毒。采独活，治贼风百节痛，风无久新俱治”“是月丁亥日，收桃花阴干为末，戊子和井花水服方寸匕，日三服。疗妇人无子，兼美容颜”“除夜宜烧辟瘟丹，并家中所余杂药焚之，可辟瘟疫”“立春后庚子日，宜温蔓菁汁合家并服，不拘多少，可除瘟疫”“疫气时行，用贯众置水缸内，食水不染”“至日，以赤小豆煮粥，合门食之，可免疫气”。习俗方面，主要通过一些习俗活动以达到辟邪防病的目的。如“正月末日，以芦苣火照井中、厕中，百鬼皆走”“元日日未出时，朱书百病符悬户上”“冬至日钻燧取火，可免瘟疫”“元日五更，以红枣祭五瘟毕，合家食之，吉”“正月上寅日，取女青草末三合，绛囊盛挂帐中，能辟瘟疫”。

三是动之所“忌”，以防患未然为警醒。书中的逐月事忌，难免“使人拘而多畏”，有所不便，但日常生活中多点畏慎之心，举措之际有些警醒意识，对于防止一些意想不到的事情还是大有益处的。书中载录的许多避忌之事，本身可能就是古人的经历或教训，而且对于养生保健有着重要的提示作用。如“正月禁食生葱，以免面上起游风”“二月勿食生冷”“五月不可食用茄子，以免损人动气”“不食鼠残伤物，令人生瘘”“自夏至至九月，勿食隔宿肉菜之物，忌用宿水洗面漱口”“行途勿饮阴地流泉，令人发疟瘴，又令脚软”，还有“勿久居湿地，必招邪毒”“勿下枯井及深阱中，多毒气”“勿露卧星月之下”“勿枕冷铁物，令人目暗”，凡此等等，不一定是生活常识，但一定是经验之谈。世人若能留心，岂无卫生之益。

《四时宜忌》的版本主要有《学海类编》本、《丛书集成初编》本。

八、《运化玄枢》

本书又名《臞仙运化玄枢》，1 卷。明代朱权编纂。据朱权自序，成书于“岁在阏逢之摄提格月在窒皋二日戊寅”，即甲寅（1434）年。本书为很有特色的月令类养生著作，举凡节令候气、田家农事、生活起居，逐月陈列，每月七般，类例分明，告人依例而行，有条不紊。是书刊行后，《医方类聚》《遵生八笺》《玉匣记》等多有征引。

本书内容主要为逐月养生之道。《百川书志》称：“《运化玄枢》五卷，皇朝臞仙编。岁时七百五十九条，天地会元混元之数十二条，四时朝修吉晨三十六条，逐月分气候、月占、时俗、吉辰、养生、服食、禁忌七类，率多道家之说。”《读书敏求记》著录云：“月十有二而成岁，其虚盈消长之数有差，候气之运各异。涵虚子谓饮食起居必顺天道以宁化育，故纂此书以备月览，于摄生之道可谓详矣。前载《岁占图》，后附‘天地混元’之数及‘三元八会’之辰。”国家图书馆所藏明刻本，前载岁占图二，题“涵虚子臞仙制”。其后为春六气，含孟春 104 条、仲春 58 条、季春 63 条；夏六气，含孟夏 62 条，仲夏 62 条，季夏 51 条；秋六气，含孟秋 75 条，仲秋 51 条，季秋 49 条；冬六气含孟冬 60 条，仲冬 50 条，季冬 72 条。另附“天地混元之数凡五条”“天历会元之数凡八条”“四时朝修吉辰凡三十六条”。

本书的突出特色就在于把逐月养生的“功课”分成候气、月占、时俗、吉辰、养生、服食、禁忌等七大类。这就避免了一般月令类养生著作只是简单罗列事项、杂乱无章的缺陷，显得类例分明，一目了然，并有提纲挈领、执简驭繁的作用。读者无论是阅读还是应用，都能根据所需，择要而行，不至茫无头绪，也省却了不少斟酌检拣的功夫

本书的重点内容在于“养生”“服食”“禁忌”三项。“养生”主要是关于日常起居的安排，包括作息劳逸、眠卧兴起、衣着服饰、盥洗沐浴、待客接物、言语静默、汗津二便等，大抵是乐天知命、安居若素的生活之道。“服食”主要是吸收援引道家服食的经验方法，包括服食草木药、动物药及丹石药，以期达到“假求外物以自坚固”“变化气质以求延年”的效果。“禁忌”主要是就有关行为的检约，趋吉避凶，以不涉险秽为关键，而尤以饮食禁忌、房事禁忌为要紧，谨身慎为则是禁忌的主旨所在，值得引起重视。

本书在《全国中医图书联合目录》《中国古籍善本书目》《中国医籍大辞典》均未著录。《中国古籍总目・子部》著录为“臞仙运化玄枢，题涵虚子臞仙制，明刻本，国图”，未载卷数。国家图书馆所藏明刻本似为国内唯一的存世版本。

九、《月令广义》

本书 25 卷，明代冯应京原撰，戴任增补。初刊于万历三十年（1602）。该书为月令类著作，按岁令、月令、昼夜令、时令纂辑而成。每令之下分别记述政典、事文、名数、气候等 10 余项内容。该书所记范围相当广泛，涉及生活中的方方面面，其中“摄生”“卫生”“饮食”“宜忌”等条目内蕴含大量关于养生方面的内容，因此亦可称之为月令类养生著作。

冯应京 (1555—1606)，字可大，号慕冈，盱眙人（今属江苏省盱眙县）。明代廉臣、经学家。万历二十年（1592）进士，曾官户部主事、湖广佥事、湖广监察御史等职。万历二十九年（1601）遭贬入狱，万历三十二年（1604）获释居家，万历三十四年（1606）正月卒于家中。后被追赠为太常少卿，谥号“恭节”。冯氏除《月令广义》外，还撰有《经世实用编》《六家诗名物疏》《蓄艾集》等著作。

《月令广义》主要内容可分为三类，包括图谱类内容、一般性内容、医药养生内容。图谱类

内容主要见于《月令广义》卷首《图说》，该篇总共收有35幅图谱，分别为天文、气象、地理、礼乐及中医类图谱。中医图谱有《十二经络五令六气图》《经络配四时外合经水图》《经脉始从中焦流注图》《五脏形窍出脉通属方色图》《三关六部脉图》《四时旺脉图》《四时五脏平脉》等。一般性内容比较繁杂，编排的目的是为了“稽天时，袭地利，资政教，敕身心，洽人情，写物理，裨术艺，烛百工，搜故实，供藻脍”，大抵包括政治法律、农业气象、岁时节俗等有关的政令、农事及生活活动安排。

医药养生的内容最为丰富，《月令广义》作为当时生产和生活经验总结的百科全书，涉及医药养生相关的条目主要有卫生、起居、宜忌、授时、事宜、事忌、摄生、饮食、避忌等。冯氏认为“卫生之要，有本有末，泛观三教，均有著论，大都以静心寡欲为本，而因时顺气，服食节宣之宜，亦所不然”。各卷内容的安排各有侧重，岁令的“卫生”“宜忌”在卷二，主要论述一年总的养生理论，以及居处、饮食、精神、房事、服饵、宜忌等具体方法。关于四时摄生，冯氏认为顺应四时是最重要的养生思想原则，主张日常生活起居要顺应自然规律，调畅情志以养四时阴阳之气。每月令在卷三，依照十二辟卦为法象来论述四季养生，介绍各种宜忌事项。卷四至卷二十，按照春夏秋冬四季顺序，阐明各季节、各月的不同摄生理论和调养方法。以春季为例，首先论述春季摄生总则，随后论述肝脏春旺论，介绍肝脏的五行属性、生理功能及对其所生病症的认识，并载录肝神图、胆神图、肝脉图等，以及修养肝脏、胆脏的导引法，“事宜”篇收录春季的服食保养方式，“事忌”篇则列举关于风俗信仰、趋利避害的日常事项。按此规律依次推演，夏季调养心脏、秋季调养肺脏、冬季调养肾脏各季相应的调养方式。昼夜令的“卫生”“起居”在卷二十三，主要载录一天十二时辰内的起居、饮食等各方面养生注意事项。

总的来说，《月令广义》医药养生方法，包括起居养生、饮食养生、服饵养生、药物养生、导引养生、房事养生、宜忌养生等7个部分。其整体的特点是顺应自然规律、重视日常养生、强调脏腑调摄、主张综合调养、讲究事物宜忌。《养生月令》将养生的活动功课化，进行年、月、日、时的具体安排，虽说难免显得琐碎繁杂，但其原则明确，规定清晰，安排具体，操作简便，有如日常生活指南，因而不仅在历史上有过较大影响，对现代养生也具有一定的指导价值。

《月令广义》的版本主要有两种，一为明代万历二十九年陈邦泰刻本，二为明末梅墅石渠阁刻本。另外，清康熙五十四年大学士李光地等奉敕，在《月令广义》的基础上，删其芜杂，补其阙遗，编定《御定月令辑要》，共24卷，《图说》1卷，收入《四库全书》

十、《二六功课》

本书1卷，收录于《学海类编》。旧题明代石室道人撰。

石室道人生平不详，有人认为即清人程羽文，似不确。程氏入清后才出生，卒于康熙末年，编者当不会题为明人，除非是曹陶之后另有人抄入。

《二六功课》是一篇很有特色的养生专论。此前曾有宋代李元刚的《六时行持法》，以艮、震、离、乾四卦，对应丑寅、卯、午、戌亥六时，论述呼吸气息的调摄方法，是为内丹修持的法窍，难为一般人所识知。而《二六功课》是普通人每天的养生活动安排，“二六”即十二时辰，“功课”就是日常工作生活事务，即在每天的日常生活中落实养生的要求。本书的突出特色就是把养生的“功课”具体安排到每个时辰，与饮食起居和日常作息紧密结合，真正体现出在生活中养生、在养生中生活的意趣。

作者的目的非常明确，“但令二六时中，随方作课，使生气流行，身无奇病”，意为养生就是在每天的生活中，根据个人的情况及事务的繁简劳逸，不拘条件地保养生命，使自己生机勃郁，

身体强健，不得大病、重病，甚至难老而长存。

全书将一天时间分成10个阶段，论述从辰时至卯时十二个时辰的摄养方法，涉及作息安排、精神调节、应事接物、饮食节度、起居管理、导引按摩等多个方面，内容十分丰富。

在作息安排上，完全遵循一日昼夜间人体及自然界阳气的消长规律。如卯时“醒见晨光，披衣坐床”，稍后即“振衣下榻”；辰即“夙兴”而起，调息受气，盥漱早餐，开始一天的生活工作；巳午未申乃操持生计尽力事功之时，除却午餐外，或读书猎史、吟诗诵文，或应事接物、周旋俗尘，“都是妙门生趣”；酉而晚餐，戌即眠卧；亥子丑寅已入华胥氏之国矣。

精神调摄以培补元气为事，子即“虚心静宁，无为而行”，寅则“静守精住”，午以后必须“神气安顿”“动静如意”。

处世之道当“事来须应遇，物来须识破”，“无事无物，不妨事物之来”，“了大义，知止，勿积疑”，“见宾客，寡言以养气”。

饮食之法，“早餐宜粥，宜淡素”，午“饭，用素汤”，“晚餐宜早”，“凡饮食之节，减满受虚，故当饥节其满，未饱留其虚”。

起居有常，就是“饥食困眠，假借四大。行住坐卧，不离色身”，亦即《内经》所言：“适嗜欲于世俗之间，无恚嗔之心，行不欲离于世，举不欲观于俗。”晨起即“栉发”“盥漱”，午则“多行步，少坐，勿伛”，戌而“灯夜默坐，勿多思，勿多阅。多思伤心，多阅伤目”，“茶涤口腻，漱去乃饮”，“小饮勿沉醉，陶然”而自足，“倦即闭目，咽津数十口”，“热水濯足，降火除湿。暮漱，涤一日饮食之毒”。至于睡眠，“坐勿过二更，须安睡以培元气。卧必侧身，屈上一足。先睡心，后睡眼。睡心是止法，睡眼是观法”。凡此等等，皆为事上磨炼功夫。

本书还有导引按摩，“叩齿三百，转动两肩。调其筋骨，以和阴阳”，饱而“徐行百步，以手摩腹”，更是随时之举。

总之，该书文简义丰，信息宏赡，若能依例而行，“精神日余，元气大盈”，必“难老而长存也”。

《二六功课》的版本主要有《学海类编》本，《丛书集成初编》及《四库存目丛书》均据以影印刊行。

第三节　其他文献提要

一、《四民月令》

本书1卷，东汉崔寔著。该书仿效《礼记·月令》体裁，逐月安排一年十二个月的农事活动，记载的重点是农村生产生活的内容，为中国古代第一部月令体农事著作，被称为最早的一部“农家历”。原书早佚，今见本为清人所辑佚。

崔寔（？—约170）字子真，又名为台，字符始。性格沉静，耽好典籍。桓帝时拜为郎官，继则出任五原太守，后又召拜为尚书，为官清廉有令声。

作为月令体著作，《四民月令》在学术史上有着承先启后的意义。其上承《礼记·月令》的体例，按月纪事，因时类物，然又一改《月令》的主体性质，变政府官署为士农工商四民，变政令为农历，使《月令》走向民间，成为老百姓的生产生活指南。同时，该书大为扩充《月令》的体量，不仅农事生产活动的内容更为丰富具体，而且编入了大量的生活事务，尤其是有关饮食起居、行为宜忌、药物采制、养生保摄等内容的掺入，使《月令》的农事性质兼具生活化的倾

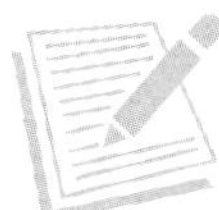

向。以《四民月令》为转折，启发后来的《月令》训解，不断踵事增华，最终形成一种以岁月时间为经、以日常事类为纬的月令体著作。如隋代的《玉烛宝典》、唐代的《四时纂要》，均可看作是《四民月令》的姐妹篇。此后，宋代的《岁时广记》、明代的《月令广义》《月令通考》、清代的《月令辑要》等，更是新其体例，充其故实，甚至兼及流俗旧闻，编为包罗万象的鸿篇巨制，举凡日月星辰的天文变化、草木山川的地理衰荣、风情民俗的人事流转，无不囊括其中，成了民间生活的百科全书，

《四民月令》不仅拓展了《礼记·月令》的纪事范围，开启了月令体类书的先河，在养生学史上也添加了浓墨重彩的一笔。该书首次将《灵枢·本神》“必顺四时而适寒暑，和喜怒而安居处，节阴阳而调刚柔”的养生大法落实于日常生活，变成可以切实执行或遵循的技术方法。具体来说，该书的养生内容主要有以下几方面：

一是高度的顺时养生意识。书中在阐述正常节令养生的同时，特别强调非常时令的保摄防护，如春分中的“雷乃发声”、二至的“阴阳争，血气散”、五月的“暑湿相着”等特殊时候，都要格外留心，顺时适变。

二是强烈的疾病预防思想。如正月“合诸膏、小草续命丸散”、三月三日“可采艾及柳絮。柳絮治疮痛”、五月五日“合止痢黄连圆、霍乱圆，采葸耳，取蟾蜍，可以合恶疽疮药”、七月七日“合蓝丸及蜀漆丸”等，表明当时对时令疾病已经有了一定认识，并能从多方面制作药剂加以预防，体现了中医“治未病”的思想。

三是明确的畏慎戒忌精神。如饮食的“薄滋味，勿多食肥醲”“立秋，毋食煮饼及水溲饼”，房事的“戒其容止”“寝别外内”等。从此，检点行为，讲究宜忌，成为四时养生的重要内容。

四是流行的四时服食民俗。秦汉以前，服食之事还是黄老神仙之徒的嗜好，到了东汉，已经流入寻常百姓家，有的还成了一种风尚。如书中所载：正月“元日进椒柏酒”“饮屠苏酒”，“祀日，子、妇、孙、曾，各上椒酒于其家长，称觞举寿，欣欣如也”。服椒食柏本是方士之为，至此已成民家之俗。

此外，《四民月令》中还载有大量中草药栽培、采集、收藏和药方、食品加工制作的内容，其根本的意蕴也是养护生命，维护身体健康。

今本《四民月令》，主要有清人王谟《汉魏遗书钞》、任兆麟《心斋十种》、严可均《全上古三代秦汉六朝文》、陶浚宣《稷山馆辑补书》、王仁浚《玉函山房辑佚书续编》及民国唐鸿学《怡兰堂丛书》等辑佚本。近有石声汉《四民月令校注》、缪启愉《四民月令辑释》等。

二、《孙真人摄养论》

本书1卷，唐代孙思邈撰。辑入《正统道藏》洞神部方法类。

孙思邈非常重视预防疾病，推崇预防为先的观点。他认为，“存不忘亡，安不忘危”，人体“每日必须调气、补泻、按摩、导引为佳，勿以康健便为常然”。他极力提倡讲求个人卫生，重视运动保健，提出了食疗、药疗、养生、养性、保健相结合的养生治未病主张。

《孙真人摄养论》的主要内容是，根据一年十二月五脏真气强弱及其受病的情况，分别提出对应的养生方案，包含饮食、起居和行为宜忌等多个方面，是唐以前四时脏腑养生经验的总结之作。

该书关于五脏气机强盛规律的认识，基本上与《素问·脏气法时论》中关于五脏应四时的规律相一致，即春季三月肝气旺盛，夏季四月、五月心气旺盛，长夏六月脾气旺盛，秋季三月肺气旺盛，冬季三月肾气旺盛。而关于脏气虚弱规律的认识，从书中内容考察，作者的依据主要是五

行生克乘侮和《难经》“母能令子实，子能令母虚”等理论。如书中谈及春三月，皆言肾气虚弱，即为木气旺盛使子水肾脏之气虚；冬三月皆言肾旺，心肺皆虚，即为水气旺盛克制火气，反侮金气之故。

《孙真人摄养论》按月阐述脏腑养生的方法，指向明确，针对性强，实践操作简便而易行，因而流传较广，对后世有较大影响。如明代冷谦《修龄要指》“四时调摄”篇，基本与本书所论相同，很可能参考了本书。高濂《遵生八笺》亦载录了本书的基本内容。

《孙真人摄养论》的版本主要是《正统道藏》本。

三、《二十四气坐功导引治病图》

本书又名《案节坐功图》《陈希夷坐功图》《元人导引图》，1卷，宋代陈抟撰。成书于宋端拱二年（989）。

陈抟（？—989），字图南，自号扶摇子，先后赐号白云先生、希夷先生。亳州真源人（今安徽亳州城南陈庄人）。《宋史》有传，称其少则天资聪颖，博览经史，“一见成诵，悉无遗忘”，以善诗文而闻名于家乡。成年后，钻研老庄之学，学《易》于麻衣道者。唐长兴年中，举进士不第，遂放弃仕途，以山水为乐，赴武当山学道，终成著名道教学者。陈抟精通《易》学，创绘“太极图”“先天方圆图”等一系列《易》图，对中国太极文化卓有贡献。此外，他在诗歌、书法、自然科学、养生学等方面亦多有建树。他一生著述颇丰，传世之作有《指玄篇》《三峰寓言》《高阳集》《钓潭集》等及诗600余篇。

陈抟善于养生，尤其在内丹、导引、睡眠养生等方面造诣颇深，据传活到118岁。他所著《指玄篇》是内丹修持的入门之作，《华山十二睡功总诀》使其获得“睡仙”的美名。《二十四气坐功导引治病图》是陈抟晚年的一部节气导引养生著作，主要内容是介绍二十四节气坐功导引法，按照一年二十四节气，分别记述了每一节气的坐功方法，共二十四套，以相应节气命名，并附练功图于每一功法内容之前。每套功法首先阐明时序运气与脏腑经络的配属，其次介绍导引功法，最后列举该功法的适应病症。

陈抟《二十四气坐功导引治病图》根据二十四节气的时令规律而创编，并与相应脏腑经络的生理特点相联系，具有明确的时令指向和具体的治病范围，针对性强，且坐而行功，动作简单，有文有图，便于学习理解，因而流传很广。明代高濂《遵生八笺》“四时调摄笺”全文载录本书内容，列为每月修养的主要功法。

本书版本除《遵生八笺》本外，尚有抄本流行，中国中医科学院图书馆即藏有本书抄本。

四、《月令七十二候集解》

本书1卷，旧题元代吴澄著。该书为《月令》类的阐释性著作，按照二十四节气的顺序，引前贤之说，分别对每一节气及其每一候之气候、物候特点进行训释。

吴澄（1249—1333），字幼清，晚字伯清，临川郡崇仁县（今江西省乐安县）人。元代大儒，杰出的理学家、经学家、教育家。吴澄天资聪颖、勤奋好学，曾跟随程若庸、程绍开学习理学，并自成一家。南宋灭亡后，一度归乡隐居，潜心钻研经学，学者称为“草庐先生”。元代时诏为国子监丞，封文林郎。元顺帝元统元年（1333），因病去世，享年85岁，追封临川郡公，谥号文正。著有《吴文正公全集》传世。

七十二候之说始见于《逸周书·时训解》，但其原始材料记载于《吕氏春秋》和《礼记·月令》中。吴澄认为《月令》所述之禽兽草木多为北方之物，江南之人难究其详。前人虽有注释，

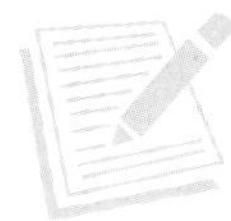

然多有错误，于是参考《说文》《埤雅》等书，并向农牧之民请教，以七十二候分属二十四节气，对每候的气候、物候特点及所涉品物之名实加以训解，因成此书。

该书虽无直接阐述养生保摄的内容，但根据时令节气变化的规律来安排养生活动，这是四时养生的基本精神。而认识七十二候的情状，又恰恰是了解节气变化规律最直观、最简便的途径。因此，通过《月令七十二候集解》能更全面、准确地认识二十四节气，理解节气的丰富内涵及其蕴藏的气象物候知识，从而为掌握四时养生的方法奠定思想认识基础。

《月令七十二候集解》的版本主要有《丛书集成初编》本。

五、《月令通考》

本书16卷，明代卢翰撰。《月令》类著作。该书首创以"摄生"为例目，把预防疾病、维护健康的内容纳入月令安排中来，从而奠定了该书的养生保健性质，后来《月令广义》《月令辑要》等月令类养生著作均滥觞于此。

卢翰，字子羽，号中菴，颍州（今安徽阜阳）人。生卒不详，活跃于明嘉靖万历间。卢翰是明晚期著名学者，博学多才，著述颇丰。除本书外，他尚有《易经中说》《春秋解》《四书中说》《中庸图说》《蒙疏义》《宝嗣全编》《蓄德录》《阴符经集注》《道经注》《坛经撮要》《中菴语录》等数十种著作。

全书按十二月顺序编排，每月分列天道、治法、地利、民用、摄生、涓吉、占候、迹往、考言、扩闻共10个类目，内容涉及宇宙自然、社会法纪、人事日用之常识，以及选择占候之数术，所谓"杂采故事，兼及流俗旧闻"而已，都是古文献记载的历史经验。

书中关于四时养生的内容，主要集中在"摄生"项内，包括日常起居、饮食服饵、疾病防治、药物制作等多个方面。除"摄生"类项外，"天道"关于自然规律的认识，"治法"关于行为礼仪的规定，"地利"关于药物的栽培收藏，"民用"关于食品制作、服食宜忌，"占候"关于疾病、气候的预测，"迹往"与人体有关的风俗习惯等，无不关乎"保顾永年"的命题。即使是"考言""扩闻"之类的辞藻故实，也不时透露出古代养生文化的信息，如"献椒花之饮，称松叶之觞"，乃服食之题咏，而"梁主诏赐群臣岁旦酒、辟恶散、却鬼丸"，反映的是宫廷驱邪避疫的措施。

《月令通考》作为《礼记·月令》《四民月令》的蜕变之作，在经历由政令至农事再到生活的层级提升后，变身为老百姓的日用百科全书，其中丰富的四时养生方法和经验值得我们深入研究。

《月令通考》的主要版本有明万历十七年（1589）王道增刻本，收入《四库全书存目丛书》史部第164册。

六、《四时调摄笺》

本书4卷，即《遵生八笺》第三至第六卷。明代高濂撰。

该书专论四时养生，内容包含春夏秋冬四时与经络脏腑的配属，四时主脏的生理病理及易发疾病的调治，各季摄生的总则，饮食起居、药物扶持、吐纳导引的安排，逐月宜忌与修养大法，四时逸事幽赏等，是四时养生方法最基本、最全面、最系统的总结，称得上是四时养生的集成之作。

《四时调摄笺》在养生学史上有着广泛而深刻的影响，突出的学术特点有以下几个方面：

一是高度强调"顺四时适寒暑"的原则，认为四时养生的根本就是要顺应四时阴阳变化的规律，根据时令气候特点来合理安排饮食起居等生活行为。开编之首，高濂就指出：“时之义大矣，天下之事未有外时以成者也，故圣人与四时合其序。”这与《内经》所言“人以天地之气生，四时之法成”“四时阴阳者，万物之始终也，死生之本也”，一脉相承。四时阴阳变化对人体的脏腑、经络、气血各方面都有一定的影响，故而顺应四时变化，以调摄人体阴阳平衡，“春夏养阳，秋冬养阴”乃是养生保健的基本原则，只有顺从四时阴阳这个根本，人体才能健康长寿。

二是根据五脏六腑的季节性生理节律，遵循春养肝、夏养心、秋养肺、冬养肾、四季养脾的四时脏腑养生大法。春气应肝，春天以养肝为主，夏气应心，夏天重点应是养心；长夏之气应脾，要注意脾的调养，同时，脾旺四季，四季都要调养脾胃；秋气应肺，要注意调养肺气；冬气应肾，要重视肾脏的调养。总之，古人在时空转化中，通过细致的观察体悟，建立起“五脏应四时，各有所受”的经验系统，根据四季气候的变化，五脏调养因时而各有侧重。因而书中所载的四时服食方、四时修养法、脏腑导引术、四时五味调理，春夏秋冬各有侧重，就是四时脏腑的特性各有不同。

三是主张综合调养。高濂论“四时调摄”，除了要充分掌握“四时阴阳运用之机”“五脏寒温顺逆之义”外，还要“因时系以方药导引之功，该日载以合宜合忌之事”，并且增入“玉经八方、祛瘟符箓、坐功图像”等御灾防患之术，以及“随时叙以逸事幽赏之条”，目的就是“和其性灵，悦其心志，人能顺时调摄，神药频餐。勤以导引之功，慎以宜忌之要，无竞无营，与时消息，则疾病可远，寿命可延”。显然，四时养生也不仅是一个简单顺应四时气候特点的事情，而是有其丰富内容的“套餐式”调养过程。

《四时调摄笺》的版本主要为《遵生八笺》本。

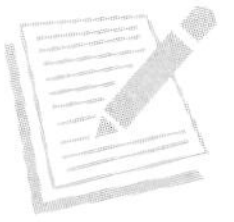

第十七章
起居养生文献

第一节　起居养生的历史源流

起居主要指生活作息，要求人们的日常生活要有一定规律。起居养生即顺应自然，使人体内环境与外界自然环境相适应，从而达到天人合一的境界。古代养生家认为，人们的起居作息、日常生活要有一定的规律，方可延年益寿，达到养生的目的。

起居养生的萌芽源自远古时期，殷商甲骨文中出现了“沐”“浴”“寇帚”之类的字样，确切记载了起居养生文化。“沐”意为洗头，而“浴”指澡身，两者均可译为洗澡，“寇帚”即大扫除，由此可以看出当时的人们已经有了卫生的观念。

夏商周时期，巫与医学的关系比较密切，两者同时期并存着，此时养生学尚处于萌芽阶段，直至春秋战国时期，巫与医逐渐分离，养生方法也逐渐丰富，医疗经验已积累到相当程度，在当时活跃的社会风气下，出现了“百家争鸣”的局面，医家、学者各抒已见，著书立说，在理论和实践上丰富了养生学的内容。起居一词最早见于《素问·上古天真论》：“法于阴阳，和于术数，食饮有节，起居有常，不妄作劳，故能形与神俱，而尽终其天年，度百岁乃去。”书中强调慎起居、节饮食、作息规律才是起居养生之道。《黄帝内经》的养生理论大多是在道家的思想基础上发展起来的，道家崇尚自然、顺应自然的观念对《黄帝内经》影响较大。如《素问·四气调神大论》提出了“春夏养阳，秋冬养阴”的四时顺养原则，《灵枢·邪客》中说“人与天地相应也”，《素问·宝命全形论》中说“天复地载，万物悉备，莫贵于人，人以天地之气，四时之法成”等，这些论述都指出了人与自然界相适应，顺应自然的原则。

秦汉时期由于秦始皇、汉武帝都追求长生不老，在一定程度上促进了养生学的发展，且政局稳定，经济发展较快，在此背景下，中医养生文献的数目增多，种类丰富。据古书记载，在汉武帝时期，宫廷中就设有专门记录皇帝起居情况的《禁中起居注》，东汉明德马皇后撰有《明帝起居注》。东汉医家张仲景，从临床疾病中总结养生的理论、思维和方法，著成了《伤寒杂病论》，在养生的实际应用中具有很高的价值。张仲景与上古先贤们在重视起居养生的问题上，有着一致的看法。《伤寒论·伤寒例》指出，“春气温和，夏气暑热，秋气清凉，冬气冷冽，此则四时正气之序也……其伤于四时之气，皆能为病……此君子春夏养阳，秋冬养阴，顺天地之刚柔也”，强调顺应天时的养生法则乃春夏补养阳气、秋冬调摄阴气。《金匮要略·脏腑经络先后病脉证》中，张仲景提出了“风气虽能生万物，亦能害万物……客气邪风，中人多死”的观点。张氏认为自然界万物的生化收藏与自然六气息息相关，六淫邪气太过或不及，都会戕害万物的健康。“若人

能养慎，不令邪风干忤经络，虚邪贼风避之有时”也是起居养生的关键所在。著名医家华佗《中藏经》中记载了每天阳气昼夜的变化：“阳始于子前，末于午后；阴始于午后，末于子前。阴阳盛衰，各在其时，更始更末，无有休息，人能从之亦智也。”由此，人们可以根据一天中阳气盛衰的变化安排相关的事宜，从而达到最佳的办事效率。《中藏经·劳伤论》中言“饥饱无度则伤脾，思虑过度则伤心，色欲过度则伤肾，起居过常则伤肝”，起居无常不仅会影响食物的消化吸收，还对肺的宣发肃降有一定影响。故而，书中一再要求人们注意调理，并且指出“调神气，慎酒色，节起居，省思虑，薄滋味者，长生之大端也”。

晋隋唐时期佛教和道教极为盛行，葛洪、陶弘景、孙思邈是道家学派中的医家。魏晋时期，时局动荡不安，道家学说被统治者作为统治人民的思想武器，从而使老子的养生学说风靡一时。许多养生大家及养生著作浮出水面。曹魏时期的嵇康著有《养生论》和《答难养生论》，主张顺应天时，形神共养。东晋著名医家葛洪在《抱朴子·养生论》中强调“无久坐，无久行，无久视，无久听……”，其中内容与陶弘景《养性延命录·教戒篇》有异曲同工之妙，《教诫》篇中言：“养性之道，莫久行，久坐，久听……能中和者，比久寿也。”《外台秘要》中也强调“劳动关节，常令通畅”，运动、休息皆有规律，要持之以恒，才能增进健康，尽终其天年。“早起不在鸡鸣前，晚起不在日出后，心内澄则真神守其位，气内定则邪物去其身”，此乃起居养生之道也。《养性延命录》中还记载了周身养生保健方法：“常每旦啄齿三十六通，能至三百弥佳，令人齿坚不痛……夜欲卧时，常以两手揩摩身体、辟风邪……”，此法为后世医家广为流传，甚至20世纪初的一些养生书籍中仍记录着此法。唐代是中医养生文化的繁荣阶段，孙思邈的《备急千金要方》《千金翼方》在中医养生史中占有重要的地位。其将《内经》中关于起居养生思想予以具体化，从人的衣着、沐浴、起卧到居室的安排、房屋的地形等各方面均做了详细的叙述。如《备急千金要方·居处法第三》记载：“凡人居止之室，必须周密，勿令有细隙，致有风气得入……所居之室，勿塞井及水渎，令人聋盲”；“凡在家及外行，卒逢大飘风豪雨震电昏暗大雾，此皆是诸龙鬼神行动经过所致，宜入室闭户，烧香静坐，安心以避之，待过后乃出，不尔损人”。《备急千金要方·道林养性法第二》记载：“养性之道，莫久行久立，久坐久卧……久坐伤肉，久行伤筋也”；“凡人卧，春夏向东，秋冬向西，头勿北卧……凡眠先卧心后卧眼，人卧近前急唤”等。以上论述皆强调居处环境、睡卧朝向的注意事项。《孔真人摄养论》《四气摄身图》《华佗神医秘传》，以及《千金翼方》中《养老大例第三》《养性第五》《杂忌第七篇》对起居养生也有详细记载，可见起居有常对人们健康的重要性。

宋金元时期中医养生文化的发展具有里程碑的意义，统治者颁布了许多促进中医学发展的诏令，政府设立了大量医药行政机构，如翰林医官院、太医局、御药院、尚药局等。政局的动荡，经济、科学技术的发展为中医养生的发展提供了客观条件。中医养生家在前人养生经验的基础上，将养生防病与医学理论相结合，逐渐形成了特点鲜明的养生学派，为中医养生学的发展奠定了坚实基础。南宋医家陈无择在《三因极一病证方论》提出著名的“三因论”，阐述了中医病因学说，在养生保健方面也有一定的参考价值。金元四大家刘完素的“火热论”、张从正的“攻邪论”、李东垣的“脾胃论”、朱丹溪的“养阴论”，从不同角度阐述了中医病机理论，也成为后世构建养生理论和方法的基础。宋代陈直汲取了《黄帝内经》和孙思邈的养生思想，并根据老年人的生理病理特点，著作出《养老奉亲书》，书中言道：老人的宴处起居要注意“凡行住坐卧，宴处起居，皆须巧立制度，以助娱乐”。元代邹铉在此书的基础上又著了《寿亲养老新书》。《苏沈良方》中也写道：“寒暑之极，至为折胶流金而物不以为病……而吾饮食起居如他日，吾非有

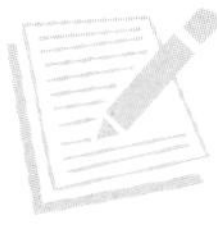

异术也。”元代忽思慧著《饮膳正要》中用大篇幅记载了起居养生方法：“凡夜卧，两手摩令热，揉眼，永无眼疾。凡夜卧，两手摩令热，摩面，不生疮……凡清旦刷牙，不如夜刷牙，齿疾不生……”；“平旦人气生，日中阳气隆，日西阳气已虚，气门乃闭，是故暮而收拒，无忧筋骨，无见雾露。违此三时，形乃困”等。除上述养生著作外，还有一些记载起居养生的专著，如周守忠的《养生月览》、李鹏飞的《三元延寿参赞书》、刘诃的《混俗颐生录》、王珪的《泰定养生主论》、河滨丈人的《摄生要义》等。

明清时期是封建王朝的鼎盛时期，中医养生文化得到充实与完善，大量养生学专著涌现，与中医理论紧密结合，且与日常生活日益贴切，这时期大多文献得以保存，为后世留下了一笔宝贵的财富。比较有代表性的是高濂的《遵生八笺》、冷谦的《修龄要旨》、石天基的《长寿秘诀》、龚廷贤的《寿世保元》、曹慈山的《老老恒言》等。《遵生八笺》中的《起居安乐笺》篇对睡眠养生保健方法及各种睡眠用具做了详细介绍，另外《老老恒言》中也指出，“首勿北卧，谓避地气”“床低则卧起俱便”“高下尺寸，令侧卧恰与肩平，即仰卧亦觉安舒”，皆强调良好的睡眠与环境的优劣、卧具的适宜与否息息相关。曹慈山作为集大成者，在《老老恒言·燕居》中言：“寒暖饥饱，起居之常，惟常也，往往易于疏纵，自当随时审量，衣可加即加，勿以薄寒而少耐。”《修龄要旨》中指出，“叩齿牙无疾，热极风生齿不宁，凌晨叩漱自惺惺，若教运用常无隔，还许他年老复丁”“水潮除后患，津液频生在舌端，寻常救咽下丹田”，是对起居养生的最好诠释。石天基的《长寿秘诀》在起居方面主张夜卧闭口，以“闭养元气”；起床时先拍胸三五掌，以防感冒。此外，他重视四时调摄及行旅调摄。名医张隐庵说：“起居有常，养其神气，不妄劳作，养其精也。夫神气玄，形独具，人得死，能调养神气，故能与形俱存，而尽终其天年也。”他认为起卧有时是调养神气的重要法则。除以上代表性著作外，袁黄的《摄生三要》、蒋学成的《尊生要旨》、胡文焕的《摄生集览》、毛世洪的《养生至论》、范在文的《卫生要诀》、田绵淮的《延命金丹》、沈子复的《养病庸言》，都在不同程度上对起居养生做了很好的描述。这些内容逐渐充实起居养生理论，使起居养生系统化、成熟化，为建立起居养生的理论体系打下了坚实的基础。

第二节　重要著作介绍

一、《调燮类编》

本书4卷，撰人及首刊年代不详。该书从60多种古籍文献中辑录了大量的自然科学和日常生活知识，很多方面涉及养生的内容，是一部比较特殊的养生著作。

《调燮类编》的成书年代及作者皆不详。本书现存最早的刊行本是海山仙馆丛书本。但该本既无作者署名，也无序跋，除书名外，只题“道光丁未（1847年）镌”。民国时期王云五纂《丛书集成初编》收入该书，称“据海山仙馆丛书本排印，初编各丛书仅有此本”，署为“赵希鹄著”。按赵希鹄为宋人，著有《洞天清录》，未见有《调燮类编》的著录。清人俞樾《春在堂随笔》有“国朝无名氏《调燮类编》有《猫眼定时歌》云”语，认为其书出自清人。据考证，《调燮类编》直接标明引用古籍名称的有62种，其中可以确认为宋代以前的古籍有33种，宋代以后的有14种，如元代的《通考》、明代的《草木子》《蠡海集》《留青》《农圃全书》《春秋内事》《遵生笺》《说原》《历志》、清代的《天经或问》《敬堂文钞》《广治平略》《相经》《月令纂》等，

不能确定年代的有15种。由此说明，《调燮类编》不可能是宋代赵希鹄所著。《丛书集成初编》的署名不知何据。如果不是误署，那就是前有赵希鹄原著，后有清人增补，或是清人伪托，或是清人同名。在没有确实的考据之前，只能说是作者和撰年不详。

全书共4卷。卷一包括总纲、乾栋、坤维、时令、宫室5篇，主要论述天地造化、日月星象、山川地理、时令节气与居宅住室的有关知识。卷二包括身体、器用、衣服、宝玩、文苑、秘方6篇，论述了人体卫生、生活器具、衣帽服饰、珠宝玉玩及文房四宝的知识，秘方篇则多涉日常急救知识。卷三列粒食、清饮、蔬供、荤馔、果品5篇，多为食物与烹饪知识。卷四列花竹、草木、鸟兽、虫鱼、杂著5篇，多有陶冶性情、移易心境的行为指向。全书内容丰富，关涉百科，学术界认为“《调燮类编》是我国古代的一部重要科技典籍”，“可称得上是一部日用百科全书式的古文献”。

不过，从全书的主体内容来看，毫无疑问这是一部养生著作。书中引用的绝大多数文献，都直接或间接与养生保健相关联。即使是那些涉及天文地理、花草虫鱼的知识，也属于中医学认知的范畴。这是中医学的学科性质决定的。中医学本身就要求“上知天文，下知地理，中知人事”，需要有广博的知识视野。更何况，养生的基本原则就是要顺应自然、协调阴阳，本书名为“调燮”，实际上已经表明了养生的指归。由于该书养生的内容多是关乎衣食住行、行立坐卧等俗世喜闻乐见的具体问题，因而对现代社会大众日常起居养生仍有指导价值。

起居有常，就是说生活要有规律。本书主要论述了生活方式对人的影响，认为妥善处理生活细节，保持自身良好的习惯，在日常生活中养生，就是最主要的养生方式。

本书作为一部日用百科全书式的文献，且不说其文献价值，仅就其内容的知识性而言，更像是一本“日常生活指南”或是“日常生活小窍门”，许多内容像“生活常识小贴士”一样，似乎曾经见过，但又没有来得及细看，或者看得不大认真。全书除了卷一的“总纲”部分有些引文稍长外，绝大多数引文都很短小，有的只是一两句话，甚至只有十几二十个字，但内容都很实际，都是“知识点”。如“重雾三月必大雨，未雨不可出行”；“雪水甘寒，收藏能解天行时疫，一切热毒，烹茶最佳，或疑太冷，实不然也”；“肺病好哭，脾病好歌，肾病好呻吟，肝病好呼叫，心病好妄言”；“脉勇怒而面青，骨勇怒而面白，血勇怒而面赤”；“鸡知时，鹊知风，蚁知水，其精灵有胜于人者”；“指甲中有垢者，以白梅与肥皂一处洗，则自去”；“染头发，用乌头、薄荷，入绿矾，染之”；“手捏耳边，止火痛”；等等。这些都是一些生活中的小常识，人们往往“日用而不知”，但多闻博见，了解一些这样的小知识，在平时生活中说不定还会有大作用。

《调燮类编》现存最早版本为海山仙馆丛书本。民国时期，上海商务印书馆印行的《丛书集成初编》收入该书。

二、《山家清事》

本书为宋代林洪所著。该书从16个方面论述了山林居住娱乐的闲情雅事。

林洪，字龙发，号可山，福建泉州人，宋绍兴间进士。林洪一直想考取功名，却受到江浙士林的排挤，流寓江淮一带20年。林洪善诗文书画，喜游园作画，著有《西湖衣钵集》《文房图赞》，收入《千家诗》的诗有《宫词》2首、《冷水亭》1首。林洪对园林、饮食也颇有研究，著有《山家清供》2卷和《山家清事》1卷，常被后人引述。

书中包含了“相鹤诀”“种竹法”“酒具”“山娇”“山备”“梅花纸帐”“火石”“泉源”“山房三益”“插花法”“诗筒”“金丹正论”“食豚自戒”“种梅养鹤图记”“江湖诗戒”“山林交盟”。其中详细记录了“梅花纸帐”的做法，“法用独床，旁置四黑漆柱，各挂以半锡瓶……中只用布单、

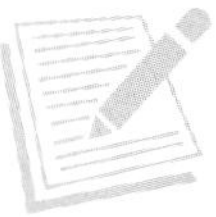

楮衾、菊枕、蒲褥”，这对后世具有指导意义。另外，“插花法”中指出了具体方法：“插梅每旦当刺以汤。插芙蓉当以沸汤，闭以叶少顷。插莲当先花而后水。插栀子当削枝而捶破。插牡丹、芍药及蜀葵萱草之类，皆当烧枝则尽开。能依此法则造化之不及者全矣。”

三、《山居四要》

本书为元代汪汝懋所撰，其“四要”即摄生、养生、卫生、治生之要。《山居四要》是汪汝懋在杨瑀《养生要览》《摄生要览》《卫生要览》《治生要览》的基础上完成的。杨瑀在建德为官时，汪汝懋手抄得这些书，并结合自己的观点编撰了《山居四要》。

汪汝懋（1341—1368），字以敬，号遯斋，桐江野客，安徽歙县人，曾在丹阳、定海居官，闲暇时则与诸生讲学。汪汝懋曾任国史编修，后来弃官讲学，成为著名的农学家。其著作主要有《深衣图考》《礼学幼范》《春秋大义》《遯斋稿》及《山居四要》等。

本书第一卷为摄生之要，主要论述起居、住宅、适当运动和健康饮食；第二卷为养生之要，在前人食疗经验的基础上，介绍了饮食、药物宜忌及防病保健的方法；第三卷为卫生之要，主要介绍人畜疾病的防御方法，治疗六畜病的方药及一些常见疾病的简便疗法等；第四卷为治生之要，此部分以月令为序，每月分标禳法、下子、扦插、栽种、移植、收藏及杂事等目记载农事，另附有种花果、蔬菜法等，还有一些文房器物的保养方法，药酒、酱的制作方法等；第五卷收录了 13 首常用方剂，详细记载了方剂的组成、加减变化、主治、服药方法等。《摄生之要》中引入了一些《内经》的养生观，如：“春宜夜卧早起，广步被发，以使志生……夏宜夜卧早起，无厌于日，使志无怒而气得泄……秋宜早卧早起，与鸡俱兴，使志安宁，收敛神气……宜早卧晚起，必待日光，使志若伏若匿，去寒就温，无泄皮肤……久视伤神，久立伤骨，久行伤筋，久坐伤血，久卧伤气”等，强调了四季起卧事宜及作息紊乱对脏腑的影响。本书对起居的禁忌做了详细的叙述。如对醉后、汗出、睡卧注意事项、房事宜忌做了详细记载：“醉不可便卧，而生疮疖，内生积聚。醉不可忍大小便，成癃闭、肠痔等疾”；“有目行房事成目盲”；“汗出露卧及浴，害风疹”；“凡睡觉，饮水更眠成水癖。凡卧，歌咏大不详。雷鸣时不可卧……沐浴未干不可睡……不可用冷水浴。饥忌浴，饱忌沐……夜卧鞋不宜仰放……勿卧当舍脊，不详”。另外，本书对起居之宜也做了叙述：“睡宜拳侧，足宜伸舒”；“将睡叩齿则牙牢”。书中还有对晨起时保养方法的记录：“鸡鸣时叩齿三十六遍，舔唇漱口，舌撩上齿咽三过，能杀虫补虚损……以两手又两耳极上下摩二七止，令人不聋……夜卧或侧或仰，一足伸屈不并，则无梦泄之患”。书中对居室住宅避忌也做了详细描述：“人家居处宜高燥洁净”；“厅内、房前、堂后，俱不宜开井”等。

四、《居家宜忌》

本书为明代瞿佑撰，撰于洪熙元年（1425）。该书为养生类著作，未分卷，清咸丰元年（1851）由黄秩模辑入《逊敏堂丛书》。

瞿佑，字宗吉，号存斋、吟堂、乐全叟等，钱塘（今杭州）人。元末明初文学家、医学家。生于元至正七年（1347）七月十四日，卒于宣德八年（1433），享年 87 岁。洪武初年，瞿佑曾参加科举考试，但一直没有考中，后主要从事创作，著书立说，创作了《余清曲谱》《剪灯录》《剪灯新话》等。瞿佑一生著作极其丰富，现存者不多，仅《归田诗话》《剪灯新话》《四时宜忌》《居家宜忌》等。他在养生调摄方面有丰富的理论知识和实战经验。瞿佑博览群书，搜览古籍和民间的养生防病经验，编成《居家宜忌》和《四时宜忌》，《居家宜忌》强调按季节气候变化进行

日常起居调养，其食疗、药疗调摄法等在养生抗衰老方面都有很好的指导意义。

本书分正文、附录、续录、又续录、三续录、四续录。其正篇叙述一年十二个月中的生活起居、饮食等应注意的事项。附录和续录中均详述起居饮食之宜忌，瞿佑在《附录》中对四季和起居养生有明确叙述："春夏宜早起，秋冬宜宴眠，宴忌日出后，早忌鸡鸣前也。夜深不可醉，不可饱，不可远行。"他又强调"养生之法，以养心为主，心不病则神不病，神不病则人不病……若日逐劳攘忧烦，神不守舍，则易于衰"；"勿以客气伤元气"，只有心气平和，才能抵御病邪。

五、《起居安乐笺》

本书为明代高濂《遵生八笺》卷七、卷八的内容，对日常起居、居室布置、卫生忌宜、怡养器物及睡眠保健方法作了详细介绍。

《起居安乐笺》中，对日常生活起居调摄作了具体描述，分为"居室安处条""恬适自足条""晨昏怡养条""溪山逸游条"等方面。开篇就强调睡卧时姿势的重要性，引用宋代蔡季通的睡诀"睡侧而屈，睡觉而伸，早晚以时，先睡心，后睡眼"，表明睡觉姿势是提高睡眠质量的关键。高氏还讲究居处环境的舒适："知恬逸自足者，为得安乐本；审居室安处者，为得安乐窝；保晨昏怡养者，为得安乐法；闲溪山逸游者，为得安乐欢；识三才避忌者，为得安乐戒；严宾朋交接者，为得安乐助。加之内养得术，丹药效灵，耄耋期颐，坐跻上寿，又何难哉。"此六安乐决着眼于日常生活中的衣、食、住、行，创造出一个恬适安乐的环境，在此环境下知足常乐，才能"耄耋期颐，坐跻上寿"。

六、《居家必用事类全集》

本书为明代熊宗立编纂，共 20 卷，为嘉靖间司礼监所刻。该书记载了历代名流雅士格训及日常居家事宜，内容丰富多彩，如孝敬长辈、教育子女、摄生调摄等应有尽有。

熊宗立，明代医家、刻书家，名均，字道轩，自号勿听子，建阳（今属福建）人。生于医学世家，其曾祖、祖父是当地赫赫有名的大夫。他自幼喜好专研医术，其后承祖业，继续行医。医学之余，他还向同乡刘剡学习校勘、刻书、阴阳医卜之术。成年后，熊氏结合自己的祖传医术，从事医书的编撰、校注和刻印工作，一生编撰、刻录了 20 多部医书，涉及内、外、妇、儿各方面，如《名医类证医书大全》《医书大全》《勿听子俗解八十一难经》《八十一难经经络解》《山居便宜方》《医学源流》《原医图》《居家必用事类全集》等，被称为福建历史上编刻医书最多的人。

本书以甲乙丙丁等为序第，以十天干分集，共 10 集，体例简单明了。书中对宜居环境做了详细论述："凡人居，洪润光泽阳气者吉，干燥无润泽者凶"；"凡人居止之室，必须周密，勿令有细隙，致有风气得入……"；"居处不得绮靡华丽，令人贪婪无厌，乃患害之源；但令雅素净洁盖屋布椽，不得当柱头梁上着，須是两边骑梁着"；"人卧室宇当令洁盛，盛则受灵气，不盛则受故气，故气之乱人室宇者，所为不成，所作不立，一身亦尔，当数洗沐澡洁，不尔无异"；"人卧床当令高，高则地气不及，鬼吹不干，鬼气不侵，人常依地而逆上耳……房屋当头莫安柜，房屋两壁莫开窗门，不得正对天井"。另外，人们的睡卧起居、房屋布置有一定的讲究，正如熊氏所言："吾所居室，四边皆窗户遇风即阖，风息即开，吾所居座，前帘后屏，太明则下帘，以和其内映。太暗则卷帘，以通其外曜。内以安心，外以安目，心目皆安，则身安矣，明暗尚然。"

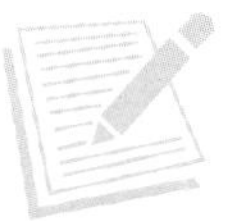

七、《居家必备》

本书的编者在原书中并未注明，后人根据该书卷一《家仪》所列第一本书为明代张一栋所编撰的《居家仪礼》，由此推测该书编者为张一栋。

此书以百姓日常生活为主题，搜集各类丛书汇编而成，可以说是家用百科全书的精编本，反映了明代社会生活的面貌。此书共 10 卷，有多个刻本，最早的刻本为元后至元五年建安友于书堂刻本。本书内容共分为 8 类，明刻本为家仪、懿训、治生、奉养、趋避、饮馔、艺学、清课，涉及广泛，涵盖养生、礼仪、农牧业、教化、饮食、酿酒、书画、棋牌娱乐等诸多方面。清刻本与明刻本相比，所设八类的顺序和名称稍有调整，分别是家仪、懿训、趋避、摄养、治生、饮馔、才艺、清课。此外，朝鲜和日本也存有刊本。《居家必备》中专设摄养一类收录当代及先贤养生著作，为当朝及后人提供养生借鉴。

八、《摄生要义》

本书为气功养生专著。原题河滨丈人撰。全书共 1 卷，10 篇。该书主要是作者结合自己的养生经验，论述日常生活的养生方法。其将养生原则概括为“调息、摄性、缓形、节欲”八字。

河滨丈人，据考证为明代学者王学相（1474—1544），字子衡，号浚川，又号平崖，世称浚川先生，河滨丈人是其别号，河南仪封（今兰考）人，祖籍潞州。明代著名唯物主义思想家、文学家、教育家，明代文坛“前七子”之一。在思想上，其主张气本论，提出气是世间万物的本源：“气者，物之原也。”他在《慎言・道体篇》中言：“气者造化之本，有浑浑者，有生生者，皆道之体也。”他一生勤于著作，涉及范围较广，有《王氏家藏集》《王浚川所著书》《摄生要义》《慎言》《雅述》等。

全书内容分为存想、调气、按摩、导引、形景、饮食、居住、房中、四时、禁忌。王氏在序言中写道，“余自壮年以来，颇讲此术，缘动达形……似于摄生之秘，超然有得。乃会综群文，诠取要旨，以著论十篇，用发蒙学”，对自己著书的意图做了详细阐述。《存想篇》阐述了意念的锻炼之法。《调气篇》强调吐故纳新、呼浊吸清、延年益寿之法。《按摩篇》强调开关利气之道，自外而达内者也。《导引篇》绘有八段锦坐功图，倡导八段锦养生功法。《形景篇》记载了人体脏腑器官功能形态，余《饮食篇》《居处篇》《房中篇》《四时篇》《杂忌篇》等对日常生活起居做了详细论述。《四时篇》中要求人们顺应四时进行调养，防患于未然：“凡人呼吸出入，皆天地之气。故风寒暑湿之暴戾，偶一中人，人不胜天，则留而为病，故随时加摄，使阴阳中度，是谓先几防于未病……”《居住篇》中引用《淮南子》书中话语阐述了宜居之处应“由水深土厚阴精所奉之说观之，居处高耸于生乃宜”，居住之地“洼下之地不可处……疏漏之地不可处……久闭之室不可处……”。《杂忌篇》中言需“夫养生者，卧起有四时之早晚……调利关节有导引之方，流行荣卫有吐纳之术”才能延年益寿，颐养天年。

该书主要版本有明万历三十一年（1603）虎林胡氏文会堂校刻《格致丛书》本及胡氏《寿养丛书》本。

九、《厚生训纂》

本书是明代周臣编著的一本养生类中医文献，成书于明嘉靖二十八年（1549），是一部总结前人养生思想，阐述如何延年益寿、修身养性的日常养生通论著作。全书共 6 卷，由育婴、饮

食、起居、御情、处己、睦亲、治家、养老、法言9个部分组成。

周臣，明代嘉靖朝衢州太守，字在山，又字子忠，生卒年不详，历史上对其生平记载极简。据《衢州府志》记载："周臣，字字忠，吴县人，嘉靖二十八年知府，自奉俭朴，莅政严明，奸吏无所用计，受罚者咸服。升，五邑馈赆，一无所取。去之日，耆民扳辕于道。"另《吴县志》卷六十六记录："周臣，字子忠，霸州籍，嘉靖二十八年知衢州府，政事严明，奸吏无所措手，士大夫无请托。去之日，耆民攀辕于道。"可见其官声颇佳。周臣在读《养生杂纂》《便民图纂》《通书》《三元延寿》《居家必用》等书后倍感心得领悟，认为这些书"于民生日用，亦云备矣"，于是择养生医药知识、卫生保健，取起居简单易懂条目，列育婴、饮食、起居、御情、养老等篇，编著成《厚生训纂》。

本书对养生的内容有大篇幅描写，内容涉及饮食、环境、起居、情志等。《厚生训纂·卷三·起居》篇中强调："春三月，此谓发陈，夜卧早起，广步于庭……；夏三月，此谓蕃秀，夜卧早起……；秋三月，此谓容平，早卧早起，使志安宁；冬三月，此谓闭藏……早卧晚起"，强调根据四时季节特点调整睡卧时间，此乃顺时养生矣。书中还提出了天气变化时应注意的事项，如"大寒早出，含真酥油则耐寒气。大雾不宜远行……大寒、大热、大风、大雾勿冒之……忽逢暴风雨，震雷昏雾……宜入室烧香静坐，以避之"。《养老》篇中对老年起居养生也有独特见解，强调老人体质乃"骨肉疏，冷风寒易中"，只有"窄衣贴身，暖气着体"才能使"气血流通，四肢和畅"。老人体质较弱，更应顺应四时之变，如"春时遇天气顿暖，不可顿减绵衣……夏月尤宜保辅，当居虚堂静室……不可当风纳凉……夏至以后，宜服甘寒平补肺肾之药，二三十服，以助元气可也。冬月最宜密室温净，衾服轻软，仍要暖裹肚腹，早眠晚起，以避霜威"等。

十、《香奁润色》

本书约成书于明万历年间，专为女性美容、美饰及保健编撰，有清抄本和日本江户抄本两个版本，是胡文焕编撰的《寿养丛书》之一册。

胡文焕，明代文学家、藏书家、刻书家，字德甫，一字德文，号全庵，一号抱琴居士，明万历间人。他一生刊刻图书多达600余种，1300余卷。其版式自成一体，影响较大，广为流传，刻印《百家名书》《医经萃录》《青囊杂纂》《儒门珠算》《古今原始》《全庵胡氏丛书》等，著有《文会堂琴谱》《古器具名》《胡氏粹编》《诗学汇选》《文会堂诗韵》《文会堂词韵》等，《四库总目》盛传于世。

本书分13部，1.6万余字，分别为头发部、面部、瘢痣部、唇齿部、乳部、身体部、手足部、阴部、经血部、胎部、怪异部、洗练部、藏贮部。书中览阅了当时大量的美容保健方，大多采用治疗性的方药，内外兼治，集美发、白面、玉容、驻颜、香身、润唇、美手、白牙、保健等方法于一体，对明代之前的美容养生保健方法做了一次大总结。因此，本书具有明显的时代特征，在导引女性美容的同时，兼顾经带胎产，同时还用于指导日常生活。书中各种又验方、洗头发散、梳头发方、生发方是用于女性头发护理的经验良方。对于面部的保养借用杨妃美容法："杨妃令面上生光方蜜佗僧如金色者一两上研绝细，用乳或蜜调如薄糊，每夜略蒸带热敷面，次早洗去。半月之后面如玉镜生光，兼治渣鼻。"此外，书中还提供了金国宫中"洗面八白散方""玉容方""瘢痣部洗面去瘢痕方""又妙方"等面部美容方药。"寒月迎风令手不冷方以马牙硝为末，唾调涂手及面上。女人冬月手指冻裂方白及不拘多少上为细末，调涂裂处妙……香肥皂方洗面能治靥点风刺，常用令颜色光泽"，对寒冬手足部的护理做了详细论述。

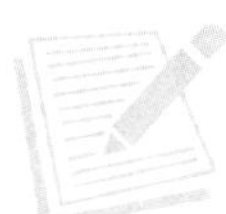

第三节 其他文献提要

一、《种菜疏》

本书1卷，明代俞宗本撰。据考证，《种菜疏》可能就是从《农桑辑要》卷五“瓜菜”中抄录出来的。俞宗本，字立庵，明吴郡（今江苏苏州）人。其著述多抄辑前人之作。

二、《种药疏》

本书1卷，明代俞宗本辑著的一部本草类中医著作，约成书于明崇祯十六年（1643），后辑入《居家必备》丛书。《种药疏》记载了紫草、红花、蓝椒、茱萸、茴香、芡、芰、薯蓣、地黄、枸杞、菊花、苍术、黄精、百合、牛蒡子、决明、薏苡、薄荷、罂粟、苜蓿等20余种药材的种植方法。据王毓瑚考证，其内容抄自《农桑辑要》而略有删节。现存《水边林下》本，藏于北京图书馆。

三、《宋氏家要部》

本书3卷，明代宋诩撰。宋诩，字久夫。松江华亭（今上海松江）人，其生平事迹不详，著有《宋氏树畜部》《宋氏养生部》《宋氏燕闲部》及《宋氏家要部》《宋氏家仪部》《宋氏家规部》。《宋氏家要部》分别由《正家之要》《治家之要》和《理家之要》组成。卷一为《正家之要》，包括立心、立身、奉亲、奉先、君臣、长幼、夫妇、子孙、师徒、朋友、尊卑、宗族、亲戚、故旧、童仆、邻里、明谱系和谨序仪等18条内容，除立心、立身各有两则之外，其他16条都是一条一则，主要是对家族内部个人的道德提出要求。卷二为《治家之要》，包括守国法、慎家教、宜正大、无琐细、毋怠忽、毋纵肆、分内外、防火盗、勤、俭、节妄费、戒贪欲、近有德、杜无籍、绝佛事、禁娶祀、清官府赋役等务、明册籍钱谷等数、须行冠昏丧祭之礼、无失问遗往还之礼、延宾客、待工匠、公取与、明极施、审权量、赏罚、出纳、贸易、抑强扶弱、礼宜避俗和事宜同俗等32条内容。该卷主要是讲家族与外部的关系，例如和朝廷官府、左右邻里、亲戚朋友、社会上其他有关人员打交道时所需遵守的原则。卷三为《理家之要》，涉及农、圃、蚕、绩、山池、田荡、改食、屋宇、进灶、仓库、舟车、器皿、药物、竹木、桑麻、柴薪、谷米、茶、酒、货殖等34条内容，专论居家治生之事。该书未见诸有关书目，常见的版本有书目文献出版社1988年影印出版的《北京图书馆古籍珍本丛刊》本。

四、《宋氏燕闲部》

本书为明代宋诩撰。全书分上、下2卷：上卷为文房事宜，详论制墨、加工纸、制印泥、表书画诸法，用列表给出各种制香配方、收藏各种古玩的经验以及清洗方法；下卷为居室事宜，是家庭日用经验方，主要有染须发黑方，制作木犀花油、粉、胭脂等方法，治疗各种皮肤病的方法，染布帛的方法，以及辟虱、蚊蝇等法。

五、《林下盟》

本书为明代沈仕撰。

沈仕（1488—1565），明代散曲作家，字懋学，又字子登、野筠，自称青门山人，别号东海迷花浪仙，仁和（今浙江杭州）人。《千顷堂书目》列有《沈青门诗集》标题，《钱唐志》及《西湖志》并载有《吴山社集》，乃沈仕、施经同著，然均已亡佚。沈氏著有散曲集《唾窗绒》，亦已亡佚。明季《广百川学海》《锦囊小史》《居家必备》及清初《说郛》《水边林下》收有其杂著《砚谱》《摄生要录》《林下清录》等。《林下盟》中，作者将文人雅士的日常生活归为十类，名之曰“十供”，即读义理书、学法帖子、澄心静坐、益友亲谈、小酌半醺、浇茶种竹、听琴玩鹤、焚香煎茶、登城观山、寓意奕棋。这种晚明清淡、清玩、清赏、清供的闲适风气，同时也表现在文人身上。他们将现实生活的感性要求，寄情于山水，以文自娱，被社会普遍接受。如：“居闲胜于居官，其事不一，其最使者尤于暑月见之。自早烧香食罢，便可搔首，衩袒裙鞋从事，藤床竹几，高枕北窗，清风时来，反患太凉，挟策就枕，困来就睡。晚凉欲罢，杖履逍遥，临池观月，乘高取风，采莲剥芡，剥瓜雪藕，自醪三杯，取醉而适，其为乐殆未可以一二数也。”这种“闲适之乐”正是明人极力追求和向往的生活，从文人的处世态度侧面反映了明代的养生态度。

六、《逸游事宜》

本书 1 卷，明代洪楩编著。

洪楩，字子美，号方泉，钱塘西溪（今属余杭区五常）人，明文学家、刻书家、藏书家。洪楩喜刻书，所刻之书，“校印颇佳，深于嗜古”。他所刊刻的《路史》《文选》，当时的文学家田汝成作序称其“得宋本重刊，校锥精致，逾于他刻，且文雅有足称者”。清末杭州藏书刻书家丁丙对洪楩的刻书评价甚高，他认为洪楩的刻书“余事校刊，既精且多”，是世所公认的精刻本。除此之外，洪氏还刻印有唐、宋、元各家文集多种，医学、养生等书籍数种。《逸游事宜》成书年代不详。明嘉靖四十五年（1566）辑入《洪搬辑刊医药摄生类八种》。子目：“医学权舆，寿亲养老新书，食治养老方，太上玉轴气诀，陈虚白规中指南，霞外杂俎，逸游事宜，神光经。”卷首为《游山约》，介绍外出游览的注意事项、需携物品等。其后介绍多种食品的制作饮食方法，分为置茶法类、治汤水法类、治汤类、治粥法类、治糕法类、治散法类、治饼法类、治丸法类、治豆豉法类、移连豆豉类、治酒法类、造酱法类、糖腌法、造米醋法等。每法类下详细介绍诸种食品的制作方法，其中不少食品加入药物，如三妙汤中用地黄、枸杞实和蜜，熟水汤加紫苏、沉香、麦门冬、人参、五味子等。后有安息香方、中安息香、法制沉香、黄龙桂、苍术辟瘟香、万春香等制造熏香的方法，并载黑发浸油香、治蜈蚣咬、治水蛇咬和退油方（美容方）等经验方。现存明嘉靖钱塘洪楩刻本。

七、《卫生汇录》

本书为清代佚名撰。

《卫生汇录》为清宫所藏抄本医籍，是养生学的重要著作。其内容总共为 10 章，分别是《食鉴本草》介绍各种食物的药性，《食愈方》介绍治疗各种疾病的食物处方，《经验良方》介绍治疗各种疾病的简易良方，《起居饮食各法》介绍日常保健美容等的方法，《长寿谱》介绍道德修养、性生活与长寿的关系，《救命针》介绍日常保健养生的理念，《居家应世养生调摄各法》介绍日常保健养生的具体方法，《养生延年要法》介绍饮食起居养生方法，《保元益寿秘诀》从原理、运动、饮食、起居、月令等多方面介绍保元益寿的方法，《居家必知》介绍居家保证安全卫生的方法，涉及饮食疗法、居家常用药物、简便验方、起居养生、心理保健、美容养颜、婴幼儿养护、

生活常识等方面。据后人考证，书中内容主要来自清代名儒石成金一人之著述，十章中有九章皆出自石氏所著，写作时间在康熙四年（1665）之前；仅有《保元益寿秘诀》一章是杂录众书而成，其中两篇短文标注了作者，即《保元益寿秘诀》中《益寿俚言》作者文海、《陆地仙经原本户部马尚书序》作者马齐。该书为清宫医籍，手抄无孤本，无辑录者姓名，无序跋，无句读，现收藏于故宫博物院。

八、《卫生编》

本书共3卷，清代石文鼎撰。石文鼎，字右容，长白山人氏，生卒年不详。“卫生”是古代对养生的别称，古人认为养生可强身健体，若能把养生方法公之于案，则有济生之功。本书“采古人之精华，汇诸家之奇秘，择其无不验者，萃而成帙”，内容以各类方剂和临床治法为主。第一卷补益，第二卷秘丸方、内科杂症、眼科、喉科、血症、心痛、咳嗽、疟疾、痢疾、瘰疬、痔漏，第三卷急救、外科，共收录方剂160余首，每方均含药物主治、功效、组成、修合炮制、服用事宜等内容，可供后世临证借鉴。对各种病症的治疗及急救手段，作者以经验和识断选择1～3首有速效或奇效的治方，契合中医理论和药性。书中之补益方剂，皆合温补学派补肾健脾的理论，其育嗣种子的方剂均入口命门相火学说。全书养治悉具，医理通达，辨治得当，用药易取，制法详明，将方剂的制备写得详明透彻，对后世有较高的借鉴价值。

第十八章 房事养生文献

第一节　房事养生的历史源流

房事，即房帏之事，又称行房、入房等。房事养生是一门研究性心理、性生理、性病理、性技巧、性保健和性医疗的科学，是我国传统文化的组成部分。古代医籍中所言及的“房中术”“交接之道”“御妇之术”“夫妇之道”“男女合气”等，均属房事养生学范畴。

我国房事养生历史悠久，源远流长，是传统文化里的硕果。房事养生和古代文化有着密切联系，是随着古代文化的产生、衍变而发生、发展的。它肇始于上古，发展于秦汉，兴盛于晋唐，衰落于宋元，隐没于明清。

古代房事养生，春秋战国以前只是萌芽，实质上它奠基于战国先秦时期。如有关古代房事养生的奠基著作《黄帝内经》、汉墓的《医简》《汉书・艺文志》中记载的“记中八家”等都成书于先秦战国时期。《黄帝内经》不仅阐述了男女性器官的解剖、性生理、性功能、性保健等方面的理论，而且总结了男女性疾病的病因、病机和治疗原则，提出了房事养生的方法。

先秦是中国古代学术思想活跃的鼎盛时期，“诸子蜂起，百家争鸣”，房事养生学作为人类繁衍的早期保健知识，亦初露端倪。《易・系词》云：“天地氤氲，万物化醇，男女媾精，万物化生。”把男女媾精看成与天地和合同样重要，是万物化生的基础。《礼・礼运》曰：“饮食男女，人之大欲存焉。”孟子亦云：“食、色，性也。”这都揭示出“性”是人类的自然生理本能。

战国时期，我国出现了关于性医学的早期专著。据《汉书・艺文志・方技略》记载，当时有房中术八家，即《容成阴道》《务成子阴道》《尧舜阴道》《汤盘庚阴道》《天老杂子阴道》《天一阴道》《黄帝三五养阳方》《三家内房有子方》等。这里所说的“阴道”，系指房中术而言。虽然八家诸书早已失传，但他们的学术思想对后世影响很大，不少同类书籍多有提及。

1973 年长沙马王堆三号汉墓出土的竹木简医书，为我们提供了十分珍贵的古代性医学资料。在这些竹简中，《十问》《合阴阳方》《天下至道谈》等是专论房事养生的，都谈到男子房事冲动时，阴茎勃起挺直，平静时阴茎痿软成团；女子性冲动时，阴户充血张开，平静时阴户的阴唇闭合。这和乾坤两卦的符号寓意非常吻合。此外，帛书《养生方》与《杂疗方》，亦涉及部分性保健内容。《十问》是用相互问答的形式讨论房事养生的，内容主要阐述如何巩固精关、怎样操练房中气功导引、如何节制房事生活、怎样吞津保精及服食养精等，特别是论中提到的“接阴之道，以静为强”，强调男女交合要神志安定，徐缓引情，切忌极暴急躁，这是合乎科学道理的。

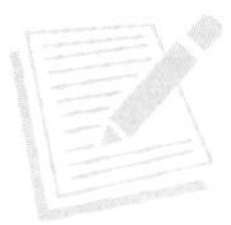

房事养生发展于汉唐时期。汉唐王朝，年丰物庶，人杰地灵，学术昌盛，对“性”实行开明政策，所以房事养生得到了长足的发展。由于秦汉帝王醉心于神仙术，后汉曹操又带头修习房中术，以至秦汉时期出现了《素女经》《玄女经》《玉房秘诀》等一大批性学专著，充实了房事养生的理论和经验。这些著作大都竭力提倡提高男女行房技巧以增进男女行房的乐趣，取得和谐协调的性生活，使双方都在性生活中达到神和意畅的境界；认为应该适当节制性生活，性交不可过于频繁，放纵色情有损健康，但故意抑制性欲也对身体不利；许多性功能障碍都可以通过气功导引、改变性交体位来治疗，这是现代性医疗的雏形。

隋唐时期的医药著作，如《诸病源候论》《备急千金要方》等书，对性医学的发展有很大贡献，不仅治疗性疾病的方法有所增加，而且许多方法有所突破。唐代出现了一些性文学著作，如白行简的《阴阳交欢大乐赋》就是以辞赋的形式来论述房事养生的。

房事养生滞于宋元，徘徊于明清。宋元时期，程朱理学风行，程朱理学提倡“存天理，灭人欲”，致使性学发展顿遭压抑和排斥。那时曾经有位妇女患有乳疾，由于受程朱理学思想影响，认为医治乳疾需暴露乳房，有失贞节，“病死事小，失节事大”，为了保持所谓的贞节，宁死于乳疾也不请医生治疗。可见在那个时代，哪里还谈得上什么房事养生。

明清时期由于王阳明提倡心学，受“破心中之赋”思想影响，政府采取禁锢性欲政策，宣扬仁义道德。结果一方面统治阶级荒淫腐败，纵欲无度，不健康的房中术大肆泛滥；另一方面对下层社会大肆宣扬去情欲、远声色的理学思想，桎梏了性学的发展。当时，社会风气江河日下，奢侈淫逸之风盛行；而民间一些进步思想亦摇旗呐喊，以致出现了《金瓶梅》《肉蒲团》这样的性文学著作。房事养生只能在一些综合性医疗书籍中找到栖身之地。

古代房事养生学尽管发展缓慢，道路曲折，但其仍以研究如何延年益寿、和谐性生活，以及优生优育、防病疗疾为主要内容，其中的精华部分有待于我们进一步探讨。

房事养生学作为养生学的一部分，是随着医学的产生、发展而逐步完善的。中医房事养生学历史悠久，内容丰富，切实可用。在历史进程中，它对我国人类的繁衍昌盛起到了一定的积极作用。在当今中医药走向世界之时，我们要不失时机地去整理这一部分古代医学遗产，这不但对提高我国人民的身体素质有积极的促进作用，而且将会以自身的独特风采造福全人类。

第二节　重要著作介绍

一、马王堆帛简论房中养生

战国时期，我国出现了关于性医学的早期专著。据《汉书·艺文志·方技略》记载，当时有房中术八家，虽然八家诸书早已失传，但他们的学术思想对后世影响很大，不少同类书籍多有提及。

1973 年长沙马王堆三号汉墓出土的竹木简医书，为我们提供了十分珍贵的古代性医学资料。在这些竹简中，《十问》《合阴阳方》《天下至道谈》等是专论房事养生的。此外，帛书《养生方》与《杂疗方》，亦涉及部分性保健内容。

《十问》是用相互问答的形式讨论房事养生的，内容主要阐述如何巩固精关、怎样操练房中气功导引、如何节制房事生活、怎样吞津保精及服食养精等，特别是论中提到的“接阴之道，以静为强”，强调男女交合要神志安定，徐缓引情，切忌极暴急躁，这是合乎科学道理的。

《合阴阳方》讨论的是男女交合之事，包括交合的姿势，以及如何结合气功导引进行房事保健。

《天下至道谈》是论述房事养生之道的专篇。它首次提出了男女交合的“七损八益”，即有 7

种做法对人体有害，有 8 种做法对人体有益。盖用八益之法而去七损之作，则可身健乐长。由于此册竹简的发现，使后世关于《素问》“七损八益”的纷争，顿然冰释。

《养生方》与《杂疗方》，部分内容是专论性知识、性保健的，如阳痿的治疗、性器官的保护，阴精的保养，以及男性的补气和女性的养护等。

由此可见，在先秦时期，房事养生已作为专门知识进行讨论了。马王堆汉墓出土的医书，为房事养生学的发展奠定了理论基础。

二、《医心方·房内》

《医心方》共 30 卷，日人丹波康赖著。《医心方》是日本现存最早的中医养生疗疾名典，它汇集了久已失传的中国医药养生典籍 200 余种之精华，是一部失而复得的中华医药集大成之作。《医心方》是日本的国宝，是中日医学交流史上的一座丰碑。

丹波康赖（912—995）系东汉灵帝之后入籍日本的阿留王的八世孙，他医术精湛，被赐姓丹波，累迁针博士、左卫门佐。他于日本永观二年（即北宋太平兴国七年，984 年）撰成《医心方》30 卷，这是日本现在最早的医书，成为后来宫廷医学的秘典，奠定了医家丹波氏不可动摇的历史地位。

本书辑录整理了我国唐代以前的多种医书，内容包括医学理论及各科临床。卷一治病大体及服药法、合药法等；卷二针灸孔穴；卷三至十四内科杂病及六淫、时行诸病；卷十五至十七痈疽、疔肿等外科病证；卷十八汤、火、金、木及虫兽所伤；卷十九至二十服石；卷二十至二十三妇产病；卷二十四占候；卷二十五小儿病；卷二十六延年、断谷诸术；卷二十七养生导引；卷二十八房内；卷二十九饮食禁忌；卷三十食疗本草（150 余种）。书中每条文字均记明出处，俾读者可以查证，因此文献价值很高。有许多唐以前已经亡佚的典籍均能从《医心方》中辑出。全书征引资料比较丰富，是研究唐代以前我国医学文献的重要著作，其中丹波氏所附按语亦较精彩。但书中也杂有一些糟粕内容。

《医心方·房内》是论述房事养生的专篇。书中摘录了唐以前许多房事专书，除选录有《抱朴子内篇》与《千金要方》等部分内容外，还保存有《玉房秘诀》《素女经》《玄女经》《玉房指要》《洞玄子》《养生要集》《大清经》等的内容。该卷收录专论 30 余篇，内容丰富，涉及两性生活的诸多方面。其主要内容有：其一，强调房中术的重要性。《玉房秘诀》云，“凡人之所以衰微者，皆伤于阴阳交接之道。……能知阴阳之道者成五乐，不知之者，身命将废，何得欢乐？可不慎哉！”又云：“天地得交接之道，故无终竞之限，人失交接之道，故有废折之渐。”把男女交合之道，看得与天地运行规律一样奥妙、重要，并认为人体早衰，房事失和是其原因之一。其二，强调男女交合的相互配合。《玄女经》说：“黄帝曰：交接之时，女或不悦，其质不动，其液不出，玉茎不强，小而不势，何以尔也？玄女曰：阴阳者相感而应耳，故阳不得阴则不喜，阴不得阳则不起。男欲接而女不乐，女欲接而男不欢，二心不和，精气不感，加以卒上暴下，爱乐未施。男欲求女，女欲求男，俱有悦心，故女质振感，男茎强。”特别是《至理篇》说男女交接之道，“在于定气、安心、和志，三气皆至，神明统归”，即交按时要安心、神至、定气，意念专一，这样才能起到欢欣愉快、促进身心健康的作用。其三，论述了男女交合时的各种动作姿势。其中不少是模仿动物的姿势，即仿生动作。其四，讨论了如何做到交接而不泄精的方法。其五，讨论了不同年龄与不同体质的人，如何安排房事次数。其他还有关于房事损伤、阳痿证治、交合宜忌、优育胎教等内容。

丹波康赖 982 年开始撰《医心方》，至 984 年书成，呈进日本圆融天皇，这一年正是日本

圆融天皇（970—984年在位）永观二年，又是中国宋太宗雍熙元年。据日本学者杉立义一推断，当时书成以后抄有三部：最善一部呈献给朝廷，称为“御本”；一部留在丹波家，传于后人，称为“医家本”；一部赠呈给关白（日本古官名，辅佐天皇的最高官职）藤原赖通，称为“宇治本”。

随着时间的推移，这三个本子发生了很大变化。宇治本渐渐失传，据该本抄成的另一本后藏于日本仁和寺，复出时只剩残卷，称为“仁和寺本”；医家本在丹波家曾被后代多次传抄，但也未能避免散佚的命运；最富戏剧性的是御本，1570年前后，日本的正亲町天皇竟将这部宫中秘本赐给了丹波家的对手——另一个世医家族半井家，于是御本一变成为“半井家本”。进入18世纪后，丹波家的后代多纪元孝（丹波家族后世又被赐姓“多纪”）、其子元德、孙元简及后人一直统领着官立医学馆，在幕府的支持下，丹波家又开始了找回《医心方》的努力。先是元德找到了仁和寺本残卷，但半井家坚称半井家本已毁于火灾，手中尚存的是一种劣本。后由元简次子元坚利用幕府之力，并请人多方斡旋，终于在日本嘉永七年即1854年（同年11月改元称为“安政元年”）借出了半井家本，并认定即是古御本，而据之复刻。其事发生在安政年间，故影印本被称为“安政本”。安政本以较为接近原样的面貌将该书展示给世人。但元坚亦未能终其功，至1859年该书复刻完成时，主事者已是元坚之侄元佶、子元琰。直至1990年，日本为纪念丹波康赖之伟业，又以现代方法影印了半井本，这本书才再次重现其历史原貌。

目前通行本有人民卫生出版社1993年3月一版三印，据人民卫生出版社1955年6月影印日本弘玄院文库安政年间（1854—1859）浅藏屋藏板的本子影印。华夏出版社1993年7月一版（高文柱校），据日本江户医学馆安政六年己未（1859）影印本《医心方》为底本校订排印（此版本为目前最为全面的校点本，将影印本中的各种字体的注解一一理正）。上海科学技术出版社1998年12月出版（王大鹏、樊友平校）。该书是据日本现存最早版本——半井家本为底本，旁参安政本、仁和寺残本、1909年浅仓屋本等整理完成。本次整理，将中国已佚数百年而潜藏于日本的《黄帝内经明堂》《小品方》残卷一并收录、整理。

三、《双梅景闇丛书》

本书为清末叶德辉撰辑，共收入著作17种，凡26卷，叶德辉编辑并刊印行世。此书初版于光绪三十三年（1907），1914年重编时，叶氏又增益数种，成今日所见之规模。

叶德辉（1864—1927），湖南湘潭（一说长沙）人。字奂彬，号直山。光绪十八年（1892）进士，授吏部主事，两年后，嫌京官薪水少，请假回家享名利之福。从事经学、小学研究，兼及藏书、校书、刻书诸事。叶氏对文字学用力甚勤，对《说文》一一为之疏证，时出创见，颇受当时学者之称许。叶德辉尤精于文字版本学，所著及校刻书百余种，著有《藏书十约》《书林清话》《书林馀话》《六书古微》等。其中《藏书十约》一书，从“购置、鉴别、装潢、陈列”等10个方面介绍了古书收藏之基本条规，可称藏书家经验之楷模。《书林余话》为《书林清话》续篇。此两种采撷广博，凡涉镂板、印刷、装帧、传录、收藏、题跋、校雠等史案掌故，皆有考证，故为版本、目录学者所重视。他还汇编校刻有《郎园丛书》《观古堂汇刻书》等，汇编刊印了中国古代房中术名著如《玉房秘诀》《天地阴阳交欢大乐赋》等。其中对《双梅影闇丛书》后世争议尤为激烈。

《双梅景闇丛书》收书17种。其中《素女经》《素女方》《玉房秘诀》《玉房指要》《洞玄子》《天地阴阳交欢大乐赋》等6种，大抵言房中阴阳之术、养生之方。除《天地阴阳交欢大乐赋》为唐代白行简所撰外，其余5种并为唐以前古籍，而以《素女经》为最古，当为先秦时人摭集三皇五帝之遗闻以成篇，实为房中术之鼻祖。《素女经》强调“交接之法”，以黄帝与素女双方问答的方式，说出人类延年益寿之道在于“爱精养神”。其中也谈到了阳痿、阴冷等症状及治疗方法。《隋书·经籍志》载有《素女秘道经》一卷，而日本宽平中见在书目中有《素女经》一卷。此经虽未见刊本，但保存于日本永观二年丹波康赖所撰《医心方》之中。叶氏即从中析出，别为刊行。《素女方》一卷，亦见录于《隋书·经籍志》，而新、旧《唐书》和日本宽平中见在书目均不见载录，大概当时已与《素女经》合为一书，不再分列。《素女方》中则警告男人不可贪色，以防五劳七伤，因而提出男女的交接前后，应该“七忌”，如忌雷电风雨、忌饮食过饱、忌忧郁不安等；同时还提供了一些药方，用以医治五劳七伤的病症，也提到了优生和胎教的知识。叶氏丛书本系从唐代王焘《外台秘要方》十七卷中析出，但方称 7 首，实只 5 首，叶氏特为考出所佚之二方，附于卷后。《玉房秘诀》《玉房指要》《洞玄子》3 种，并祖《素女经》，皆从《医心方》中录出。《玉房指要》仅寥寥数条，或即《玉房秘诀》一书之异名，或是撮要别为卷帙，亦未可知。《天地阴阳交欢大乐赋》是唐代大诗人白居易的兄弟白行简所撰，叶氏加以注释，其内容与《素女经》等书有“异曲同工”之妙。《天地阴阳交欢大乐赋》存敦煌石窟，20 世纪初被法国人伯希和窃走，原本现存巴黎。后来端方出使欧洲，得见此赋，遂拍成胶片带回国内。罗振玉辑入《敦煌石室遗宝》，才为国人所知。此赋未见刻本，讹脱较多，且末一段文字似未完。叶氏在刊印时据上下文意作了一些校订。

叶德辉其人，虽政治上守旧，不知应变潮流，最后用他食古不化之躯，殉了他心中的那个“道”。但作为文化人，作为一代藏书家、刻书家和版本目录学家，其整理、保存祖国文化遗产的功绩，却是有目可睹并值得肯定的。《双梅影闇丛书》所收著作，大多为叶氏在藏书活动中寻访所得，有的在国内已经失传，经他与日本友人交换藏书才得以回归故土，并赖其编辑刊印传世，此功诚不可没。

现存主要版本有 1995 年 9 月海南国际新闻出版中心出版的《双梅影闇丛书》，书分两部分，其中 705 页是影印长沙叶德辉观古堂的原刊本，386 页是排印本。

四、《食色绅言》

本书共 2 卷，明代龙遵叙著。该书是明代专门讨论饮食、色欲与养生关系的养生类作品。其内容分两大部分，一为饮食绅言，一为男女绅言。

龙遵叙，号皆春居士，明代养生家，生卒年代不详。编有《食色绅言》一书。本书是他告老归田之后编成，如他在引言中说：“鄙人气弱多病，于此尤惧，归田暇日流览往集，漫拾警语，类记成编，不择醇疵，亦鲜伦次，聊自省鉴，以代书绅云尔。”

《食色绅言》专论饮食和色欲与健康长寿的关系，如“病从口入，福从色败，子若戒之，命同天在”“酒色之类，使人志气昏酣荒耗，伤生败德，莫此为甚，俗以为乐，余不知果何乐也。惟心阔欲寡，则气平体胖，乐可知矣”“若欲身安寿永，惟当绝欲宝精。神之寿命主乎精气，犹灯之有油，如鱼之有水，油枯灯灭，水涸鱼亡，奈何愚人以苦为乐，见色弃生，岂知精竭命亦随逝”。书中还以历代帝王寿命长短为例，大凡帝王好色纵欲者长命极少，唯汉武帝 70 岁，梁武帝、宋高宗 80 多岁。梁武帝勒贺琛曰：“朕绝房室三十年，不与女人同室而寝亦三十年，此致寿之道，不系其好仙佛也。”龙氏的见解与帝王长寿之秘，对人类房事养生是很有启发的。无怪乎龙氏深有感触地说：“盖摄生者，先除欲念。”

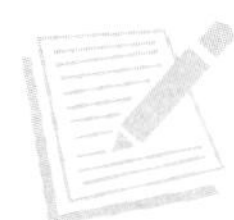

现存主要版本：《由醇录》辑录《食色绅言》1 卷；宝颜堂秘笈（万历本、民国石印本）·广集辑录《男女绅言》1 卷、《饮食绅言》1 卷；1937 年商务印书馆《丛书集成初编》辑录《延寿

第一绅言》《摄生消息论》《食色绅言》2 卷。

五、《广嗣纪要》

本书又名《万氏家传广嗣纪要》，16 卷（另有 5 卷本），明代万全（密斋）撰。妇产科著作，约刊于 16 世纪中叶。此书着重论述男女子嗣、妊娠杂病、诸种难产和婴儿疾病的病因证治及其方药，末附幼科医案 18 则。书中并阐述影响生育的男女生殖器畸形、损伤“五不男”“五不女”等 10 种病证。

万全（约 1495—1580），字事，号密斋，罗田（今湖北罗田县）人。祖父万杏城，原籍江西，以儿科闻名，早逝。父万筐，字恭叔，号菊轩，继承父业，著有《痘疹心要》。明成化庚子（1480）迁居罗田后，医名大振，远近皆知“万氏小儿科”。万全师承家学，兼通数科，也以儿科驰名，对痘疹之诊治，经验尤富。万全之医著，有《万密斋医学全书》10 种，刊于 1549 年，儿科内容占其半数，计有《幼科发挥》2 卷、《片玉新书》5 卷、《育婴家秘》4 卷、《痘疹心法》23 卷、《片玉痘疹》13 卷。其著述可称为祖传和个人经验的汇集，儿科方面的实际经验甚为丰富。万全汇集祖传和他本人临证诊治经验，总结出 100 多个家传经验方，其中牛黄清心丸、玉枢丹、安虫丸等方剂一直为后世医家所常用。

《广嗣纪要》前 5 卷为修德篇、寡欲篇、择配篇、调元篇和协期篇，主要论述不孕证治，认为除了药物调补元气，以却其疾治疗外，还须重视起居、摄生、静心寡欲、选择“的候”（即排卵期）进行房事；后 11 卷主要载述妊娠杂病、胎产证治及育婴方论、儿科医案等。全书内容较广，学术、临床颇有新意。

一为种子求嗣有规律。关于男女交配受孕成胎的规律，《广嗣纪要》提出：“一曰修德，以积其庆；二曰寡欲，以全其真；三曰择配，以昌其后；四曰调元，以却其疾；五曰协期，以会其神。”按照万氏的说法，“修德以求福，寡欲以养心，配必择良，药不忘饵”，再加以“交会应期”，此即为“有子之道也”。万氏的上述观点可表述为两点：第一，男女双方均需有健全的生殖功能和健康的身体条件；第二，男女双方要诚心求子，把握适宜的性交频度和受孕良机。

在封建时代，生育后代是人生、家族乃至整个社会的一件大事。《广嗣纪要》在系统地揭示自然的生育规律的同时，运用传统的中医学理论对晚婚晚育、优生优育、一夫一妻、生男生女，以及性爱欢娱等有关问题，也做了一定的阐述。万氏认为，“夫男子以精为主，女子以血为主，阳精溢泻而不竭，阴血时下而不愆，阴阳交畅，精血合凝，胚胎结而生育蕃矣。不然，阳衰不能下应乎阴，阴亏不能上从乎阳，阴阳抵牾，精血乖离，是以无子”。因此，“男子当益其精，女子当益其血，节之以礼，交之以时”，既不可以纵欲无度，也不可以婚嫁过早。子形肖于父母，“弱男羸女补养之法，诚求子之所当讲求者也”，惟有如此方能保证后代健康。而“一夫一妻，情爱不夺，至如交合之时，自然神思感动，情意绸缪”。至于生男生女，源于“夫妇媾精，阴阳分形，阳精胜者为男，阴血胜者为女”。男女性爱欢娱，则“不惟有子，且有补益之功”。在万氏所处的时代，能有如上的认识，应属难能可贵。在万氏的学术思想中，“男精女血”的著名论断是生育过程中的核心内容。

二为妇儿两科显特色。关于妊娠期胎儿的养护，《广嗣纪要》指出：“妇人受胎之后，常宜行动，使气血流通，百脉和畅，临产无难也。”“妇人怀胎，常欲见美事，闻善言”，此为胎教之法。妊娠期间，饮食药物当忌则忌，“最不可针灸及乱服药饵，恐致堕胎，以贻后悔”。

《广嗣纪要》论述了各种妊娠期疾病及其治疗，书中记载的 20 余种病证既包括了妇科妊娠病，也包括了妊娠期的其他疾病。万氏妇科的一大特色是，形成于前代医家中的十二经脉分属十

月养胎的学说，被万氏拿来用于临床实践，从而成为他自己赋予了全新内容的学术经验。如万氏在“妊娠子烦”一节中说：“子烦之症，皆属于热，有虚有实，更宜分十二经养胎之月，各随其脏气治之。此吾家传之秘，群书未载。”万氏独到的临证经验还见于他对“难产七因”的论述。万氏总结难产七因：一因安佚，二因奉养，三因淫欲，四因忧疑，五因软弱，六因仓皇，七因虚乏。这些时至今日仍具有重要的临床意义。

关于育婴方论和幼科医案，其内容又转向儿科。万氏概论小儿之病大抵有三：一曰禀赋不足，二曰胎毒，三曰乳食所伤。而且小儿肝常有余，脾常不足。《广嗣纪要》为此出示了五首方论，并附列了儿科十七八种病证的大量医案。万氏医案皆具有方法简明实用、辨证精确无误的特点，诚如万氏所说：“药贵对病，病贵识证。”

总之，《广嗣纪要》是一部有关生育问题的专书，内容涉及种子、养胎、妇科、儿科等学术领域，理论与实践相结合的鲜明特征贯穿于全书的始终。

现存主要版本有明万历元年（1573）怡庆堂余秀峰刻本、清康熙五十一年（1712）忠信堂刻本等多种刊本。通行本有1986年湖北科学技术出版社出版的《万氏家传广嗣纪要》。

六、《房术奇书》

本书2卷，载录于《摄生总要》。明代洪基撰辑于崇祯十一年（1638）。

洪基，生平不详。据考证，洪基，字九有，明代安徽新安县人，他本为儒士，但酷嗜医学，喜欢四处寻觅医方，历二十载，求得方剂数以万计，择其丸散之神效方，制药以施人。其主要著作为《摄生总要》丛书。

《房术奇书》，又称《陈希夷房术玄机中萃纂要》，传抄自任拱辰。陈希夷，名抟，字图南，号希夷先生，为五代至宋初真源人。本书内容包括筑基、铸剑、调神、聚财、结友、择地、择鼎等章节，主要论述以性养生而不伤身，达到延年益寿的方法，后附增进性欲，治疗阳痿、性欲低下的50余首方药，并有《房中炼己捷要》的五字妙诀：存缩抽吸闭。书中称其为延生之密旨，归真之根，还原之本，可参天地阴阳之造化。

七、《添油接命金丹大道》

本书不分卷，不著撰者。清代汪启贤（字兆开、肇开）、汪启圣（字希贤）选注，汪大年（字自培）增补，成书年代不详。本书未单独刊行，清康熙三十五年（1696）辑入《济世全书》。书中详载“添油接命术”等28种内养功法的理论基础、具体练法、要点及养生防病作用，另载12种练功养生秘诀及4种配合练功之秘方。

该书主张以生命为灯，精气为油，唯练功不辍，待精满气足，方可续命延年。此书凡45论，叙述河车、筑基、火候、温养、进气秘诀、金液还丹、玉液还丹等道家气功理法，对开关初段功夫、天机发生二段功夫、温补真元三段功夫阐述较详，并载述金丹接命秘诀、延年妙诀、彭祖还原秘诀、服气卧龙秘诀等内容。

书中前半部所载七段功夫简要介绍了内丹修炼的7个步骤、方法和注意事项，要而不繁。其后“彭祖三秘决”详叙上中下三种进气法，并绘制多种橐籥图，乃是其特色，较之《寿世保元》旧版所载者尤详。

本书后半部为“彭祖添油接命金丹大道”，从掺演功夫开始，经对景忘情、华池神水、得虚无气、坎中阳气、明固守功夫、保固身体、还精补脑等8种功夫法诀，实是不外房中之术，再者真火开关，天机发生，温补真元三段功夫，前两段是进气功夫，后一段则是房中用鼎，调和纯

熟，行水火既济功，窍对窍，运动巽风，将真阳之气，摄入尾间，周流六虚，然后去鼎，疾作登天九九之功，使气血旋转，运于周身，并谓行此一度，寿延一纪，久久行之，睟面盎背，老更童颜，发转黑，齿落更生云云。此乃夸大其词，无非借以吸引世人之眼光而已。

最后尚有多首诗歌，例如小周天、大周天、童男童女进气秘诀，皆属于医家养生之术，其中童男童女进气秘诀与《采真机要》一书所载之“吹笛歌”几乎同出一辙，不知者以为数目之中，隐藏无限天机，其实不过眩惑后学之技而已，是真不识了脱生死之妄作也。

总之，《济世全书》所载添油接命之法，只不过是借童男童女利用橐籥而进气于己身而已。黄元吉驳之为外道，指出男不宽衣，女不解带，敬若神明，爱若父母云者，实是单指进气之小术而言，至于炼己以后之功夫，依旧不免以火入水，以木投金，再用阴阳栽接之方法，故有火用既未二卦之别焉。

现存《济世全书》本，另有清抄本。

第三节　其他文献提要

一、《抱朴子内篇》

本书共 20 卷（《隋书·经籍志》道家著录《内篇》21 卷），晋代葛洪撰。

综合起来看，葛洪所论房中养生有以下几个要点：其一，人们要想健康长寿，除了服食必要的药物，坚持操练气功导引，讲究呼吸吐纳之外，还必须懂得房中术方法，正确处理房室生活，不然就会造成严重的房劳损伤。其二，房室生活是健康人的正常需要，人不可以阴阳不交，否则会因郁闭而导致疾病。房室生活确有一定的补益作用，但也不能过于夸大。有人说房事可以“移灾解罪”“居官高迁”，纯属荒诞之词，绝不可轻信。所谓房中补益，最多不过可以治愈小病，然后可以防止虚耗而已。其三，房室生活要有节制，必须适度，如果极情纵欲不能节宣，任其耗散阴精，势必损伤年命。此种房劳损伤是当时看不出来的，积久成疾，由微成剧，不可不知，不可不慎。因此，起居饮食要有规律，喜怒哀乐要加以控制，劳逸要适度，包括房讳之事要处理得当，不可过滥，长生之道自在其中。这些论说有许多是符合辩证法的，对于指导人们过好房室生活很有帮助。但葛氏认为精于房中术者可以活 300 岁，还说配合服食金丹可以成仙等，都是违反科学原则的，反映了葛洪所持道家思想的虚幻，也反映了葛氏本人的历史局限。

《抱朴子》行于世的版本有宋绍兴二十二年临安刊本（现存于辽宁省图书馆）、明正统年间的《道藏》本。清代孙星衍据各家版搜遗补阙，精校为平津馆校本。此外，本书尚有罗振玉敦煌石室本、日本田中庆太郎古写本。今人对《抱朴子》的整理和研究做了大量工作。中华书局 1985 年出版了王明以平津馆校本为底本，参考多种版本精校而成的《抱朴子内篇校释》。1996 年，中华书局出版了杨明照历时 40 多年、参校 20 多种版本而成的《抱朴子外篇校笺》（上、下册）。2002 年，台湾商务印书馆出版了陈飞龙《抱朴子外篇今注今释》。此外，还出版了有关《抱朴子》的研究性著作。

二、《养性延命录·御女损益篇》

《养性延命录》，2 卷，晋代陶弘景撰，为道家养生名著。

其中《御女损益篇》是专论房事养生的。书中记载不少晋代以前的经验，如彭祖、列子、张湛、华佗，以及引用《仙经》《道林》《子都经》等内容，对房事的利弊、宜忌有许多论述。陶氏认为，“房中之事，能生人，能杀人。辟如水火，知用之者，可以养生，不能用之者，立可死矣”，“男不可无女，女不可无男。凡养生要在于爱精”，而爱精之德，在于交合有度，“若能一月再施精，一岁二十四气施精，皆得寿百二十岁”。这些知识似乎简单明了，“所患人年少时不知道，知道亦不能信行，至老乃始知道，便以晚矣，病难养也”。所以陶氏非常赞赏彭祖的经验：“上士别床，中士异被。服药千裹，不如独卧。”至于房事的宜忌，书中记述：“当避大寒，大热，大雨，大雷，日月蚀，地动，雷震，此是天忌也。醉饱，喜怒忧愁，悲哀恐惧，此人忌也。山川神祇，社稷井灶之处，此为地忌也。”交合之法，“弱入强出，知生之术”。当然，书中也有一些不恰当的言辞，如“能御十二女子而复不泄者，令人老有美色。若御九十三女而不泄者，年万岁”。这显然是带有古代巫妖色彩与封建社会轻视妇女的说法。

现存主要版本为《道藏》本（正统本、景正统本）。今人亦有大量整理研究作品出版。2006年台湾三民出版社曾召南注释上采取《千金要方》《至言总》等书的内容，并进行了详尽的注解与校勘出版了《新译养性延命录》。2014年中华书局出版了王家葵以《道藏》本为底本，以《云笈七签》本为校本，由本经、校勘、注释三部分构成的《养性延命录校注》。

三、《备急千金要方·房中补益》

《备急千金要方》30卷，《千金翼方》30卷，合《禁经》2卷，共62卷，唐代孙思邈著。

孙思邈在其《备急千金要方》《千金翼方》中，对房事养生多有研究。特别是《备急千金要方》中的《房中补益》篇，是古代专论房事养生的重要文献。概括该篇所述，可以看出孙氏的房事养生经验非常丰富而科学。其一，孙氏认为房事是一门科学，是“道”，是“法”，是“术”；“少年极须慎之”，“年至四十，须识房中之术”。如果未满四十而不懂房中之事，“贪心未止，兼饵补药，倍力行房，不及半年，精髓枯竭，惟向死近”。而人年四十，体力已衰，仍贪欲如少年，务于淫佚，必“众病蜂起，久而不治，遂至不救”。房事不是单纯为了快意与纵情，而在于生育与养生，这是非常明白而又深奥的道理，不可不知。其二，孙氏认为男女交合应该有一定的原则与方法。原则是有利于社会，有利于繁衍后代，有利于家庭和睦，有利于自身健康，“夫交合如法，则有福德，大智善人降托胎中，仍令性行调顺，所作和合，家道日隆，祥瑞竞集”。如果不明白这个道理，少年放纵肆泄，老而不知闭固，则“家道日否”，“家国灭亡”。孙氏把房事当作一种高尚的道德，是非常可贵的。其三，关于交合之法，《备急千金要方》叙述得也很详细。交合之时，“必须先徐徐嬉戏，使神和意感良久”，自觉阳气渐盛，方可慎而交合。交合之时，应当先做按摩导引，呼吸吐纳，吞津意守；泄精时，“当闭口，张目，闭气，握固两手，左右上下缩鼻取气”，并收缩小腹，叩齿千遍，如此泄精，不会损神伤脑；泄精之后，用菖蒲末、白粱粉对阴部进行敷摩，令其干燥，不生湿疮。其四，关于交合次数与动态，孙氏认为交合次数应随年龄增长而递减，即人年二十者四日一泄，三十者八日一泄，四十者十六日一泄，五十者二十日一泄，六十者闭精勿泄，若体力强壮者一月一泄。对于体力强盛过人者，亦可超越上述的次数，且不可抑忍而生痈疽。交合动态，“但深内勿动”，意念集中于脐部，待面热，上下徐徐咽气，方可徐徐出入。泄精之后，男子急退，否则，往往会损伤精脉。其五，房事禁忌，不可不知。孙氏指出，天当大风、大雨、大雾、大寒、大暑，或雷电交加，天地昏暗，日月走蚀，天虹地动等，不可交合。另外，火光之下，神庙佛寺，井灶圊而之厕，冢墓尸柩之旁，皆不可交合。上述恶劣的气候与不洁的环境容易使人意神不宁，心猿意马，应当避免交合。由此可知，孙氏的房事养生法入细而易行。虽然某些说法夹杂封建迷信的东西，但剔除这些不合理的部分，仍不失为房事养生学的重要医学文献。

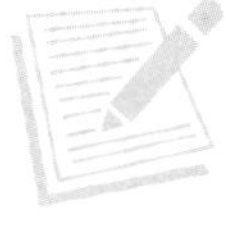

现存主要版本有《四库全书》本、《道藏》本（正统本、景正统本）。

四、《三元延寿参赞书·天元之寿精气不耗者得之》

《三元延寿参赞书》，5卷，元代李鹏飞撰。

《三元延寿参赞书》卷一为《天元之寿精气不耗者得之》，下列欲不可绝等九目，并明确提出了欲不可早、欲不可纵、欲有所忌、欲不可强、欲有所避、嗣续有方、妊娠所忌等告诫和论述。

《欲不可绝》论述了房事的必要性。“黄帝曰：一阴一阳之谓道，偏阴偏阳之谓疾。又曰：两者不和，若春无秋，若冬无夏。因而和之，是谓圣度。”“彭祖曰：男不可无女，女不可无男。若念头真正无可思者，大佳长年也。”

《欲不可早》论述了房事过早的危害性。“书云：男破阳太早，则伤其精气；女破阴太早，则伤其血脉。”“童男室女，积想在心，思虑过当，多致苛损。男则神色先败，女则月水先闭。”

《欲不可纵》论述了过度房事的害处。“阴符经曰：淫声美色，破骨之斧锯也。”“全元起曰：乐色不节则精耗，轻用不止则精散。”“书云：欲多由损精，人可保者命，可惜者身，可重者精。……若耗散真精不已，疾病随生，死亡随至。”“《神仙·可惜许》歌曰：……劝世人，休恋色，恋色贪淫有何益。一神去后百神离，百神去后人不知。”

《欲不可强》论述了强力入房的后果。“《素问》曰：因而强力，肾气乃伤，高骨乃坏。注云：强力，入房也。强力入房则精耗，精耗则肾伤，肾伤则髓气内枯，腰痛不能俯仰。”“书云：强之一字，真戕生伐寿之本。”

《欲有所忌》论述了房事生活的禁忌。如大醉入房、月经未净而交接、远行疲乏入房、金疮未瘥而交合、忍小便而入房、恐惧中入房等，均于身心不利。

《欲有所避》论述了气候与地理条件对房事的影响，但内容多是从《千金要方》中辑录而来的。如“孙真人曰，大寒与大热，且莫贪色欲。书云：凡大风，大雨，大雾，雷电……冢墓尸柩之旁，皆所不可犯”。但此篇后半部分关于房事的禁忌纯属臆说，不足为信。

《嗣续有方》论述了男女交合孕育的年龄，并指出男女交合无子的原因：“书云：丈夫劳伤过度，肾经不暖，精清如水。精泄聚而不射，皆令无子。女子劳伤气血，或月候衍期，或赤白带下，致阴阳之气不和，又将理失宜，食饮不节，乘风取冷，风冷之气乘其经血，结于子脏，皆令无子。”

《妊娠所忌》论述了妊娠分月养胎之所忌。妊娠初月和近分娩之月，应当禁止交合，如“母常居静室，多听美言，讲论诗书，陈说礼乐，不听恶言，不视恶事，不起邪念，令生男女福寿，敦厚，忠孝两全”。

现存版本主要有《道藏》本（正统本、景正统本）、1987年中国书店出版《三元延寿参赞书》、1990上海古籍出版社出版《三元延寿参赞书（外四种）》。

五、《救命索》

本书1卷，明代朱权撰。

《救命索》内容精炼简要：一为人身造化，简要解释人身脏腑、经络、气血、骨骼、毛发、官窍与天地自然的造化关系及功能特性。二为丹道宗源，设图2幅，揭示内丹南宗以水火为下手功夫的先命后性修炼特点。三为初阶小乘，主要介绍以十二消息卦为特征的小周天修持及以水火二诀为温养特征的大周天修炼方法。四为性宗，论述心性修持的重要。五为命宗大乘，重点论述内丹修炼中鼎炉、药物、火候等三个内炼要素，认为三者是内丹下手功夫的关键，极玄极妙，至

圣至神。六为实跻圣地，主要阐释明心积行的重要意义。七为炼己，简要介绍了道家房中养生的“五字诀”法。除了上述七部分内容外，书前朱权的序文解说了修炼内丹以脱逸生死桎梏如援人以救命之索的意义。书末载证道歌一首，亦言修道之重要。

据叶明花在《朱权医药养生著述小考》一文中所说，本书似有两个版本：一为《中国古籍善本书目》著录此书，列入“术数·杂术”类，称有明永乐刻本，现藏中山大学图书馆；另一为蒋星煜所见之成化年间的龙虎山刊本。

六、《医方类聚·养性门》

《医方类聚》，266 卷（存 262 卷），朝鲜金礼蒙等撰于 1443 年，初刊于 1465 年。

该书卷一九九至卷二〇〇为《养性门》，其中论述了房事，并且直接引用了《备急千金要方》《医心方》《三元延寿参赞书》，以及《修真秘诀》的“房中补益”“总论”等文献中的许多资料。该书写道：“房中之事，能杀人，能生人，故知能用者，可以养生，不能用者，立可致死。”这种辩证地看待房事的观点是很可取的。书中又说：“房中之术，诸家之要以相传，在于秘诀，不在多也。彭祖曰：男子不欲无女，女子不欲无男，若强而闭之，则意动情逸，神扰心乱，难持易夫，梦与神交，精流自出，意未感动，阳道先屈。夫御女神道，徐徐按之，前虚后实，用气缓急，瞑目周密，其道将毕，然后偃卧导引……若动而不泻，则气力有余，骨节轻便爽逸……夫交接在于从容，以和为贵。观其丹田，取他口实，深按小摇，以致其气。女子感阳，亦有其候，其耳正赤，如饮醇酒。”这段话既强调了两性生活的必要性，又指出了行房必须和缓从容，使两情互感，还要与气功导引相结合以收补益之功。书中谈到交接之时，“恒以鼻多内（纳）气，微吐气，则自然益也”，“临施精时，闭口张目，握两手，左右上下视，缩鼻取气，又缩下部，吸腹，小□□济，则精上补脑，使人长生，纵有出者，但清汁耳，令人不老”。把呼吸吐纳之术运用于房事，无疑是有益的，其要点仍在于巩固精关。至于还精补脑之说，有待进一步研究。该书亦论述了房中禁忌，其具体内容与《备急千金要方》等书所叙大致相同。

该书初版仅 30 部，流传至今仅存 1 部，成为稀世之宝，现收藏于日本皇家图书馆——宫内厅书陵部。1852 年，在江户幕府医官喜多村直宽主持下，《御修医方类聚》得以重刻，对所缺篇目多有补充，历经 10 年于 1861 年完成，是为“文久元年本”。1982 年人民卫生出版社又出版了排印本。

七、《养生四要·寡欲》

《养生四要》，5 卷，明代万全撰。

万全认为养生之法有四，曰寡欲、慎动、法时、却疾，故以“四要”冠其书名。《养生四要》卷一专论“寡欲”，认为“寡欲乃延龄广嗣之第一紧要者”，主张节欲养生，并辅以药物调理，反对御女采战之术。

万氏论寡欲颇有独到之处。其一，坚忍性欲，保精护根。万氏说：“夫寡欲者，谓坚忍之法也……坚忍其性，则不坏其根矣。”坚忍，抑制也。自觉地抑制性欲，不使精液外泄无度，这对于人体犹如保护树根一样重要。特别是青少年，切不可持精满而妄泄也。书中引用孔子的话说：“少之时，血气未定，戒之在色。”如果不是这样，而是“少之时，气方盛而易溢，当此血气盛，加以少艾之慕，欲动情胜，入接无度，譬如园中之花，早发必先萎也，况禀受怯弱者乎”。

其二，寡欲养生，要在谨独。万氏非常欣赏孟子的话“养心莫善于寡欲”。什么叫寡欲呢？“寡之本，节之也。”“寡欲者，所以养命也。……有人于此尝语人曰：欲不可纵，纵欲成灾；

乐不可极，乐极生哀。”寡欲之法，在于“谨独”，就是在静居之时不生淫念，不贪女色。“服药千朝，不如独宿一宵”，即是“寡欲”的最好注脚。否则，不知谨独，常于暗处生邪念，心有所思，日有所接，以泄为快，“交接多则伤筋，施泄多则伤精。肝主筋，阴之阳也，筋伤则阳虚而萎矣。肾主精，阴中之阴也，精伤则阴虚而易举，阴阳俱虚则时举时萎，精液自出，念虑虽萌，隐曲不得矣。当是时也，猛省起来，远色断想，移神于清净法界，歌舞以适其性，谷肉以养其身，上药以补其虚，则屋破犹堪补矣”。只有明确了纵欲之害，才能自觉地去寡欲养生。

其三，强合之害，告之戒之。“今之男子，方其少也，未及二八而御女，以通其精，则精未满而先泄，五脏有不满之处，他日有难形状之疾。至于半百，其阳已萎，求女强合，则隐曲未得，而精先泄矣。及其老也，其精益耗，复近女以竭之，则肾之精不足，取给于脏腑，脏腑之精不足，取给于骨髓，故脏腑之精涸，则小便淋沥而痛，大便干涩；髓竭则头倾，足软，腰脊酸痛，尸居于气，其能久乎！”另外，该书对当时流传的“还精补脑”与“采阴补阳”之说，进行了有力的批驳，并认为“寡欲者，延龄广嗣之第一要紧也”。

现存版本有明敷文堂刻本、清顺治二年（1645）黄州理刑府固始祝昌辑本、清乾隆四十三年（1778）《万密斋医学全书》本等。

第十九章
饮食养生文献

第一节　饮食养生的历史源流

饮食养生即通过合理的膳食来保养身体、增强体质，从而预防疾病，维持健康，延年益寿。

民以食为天。饮食作为人类生存的首要条件，古人曾从不同角度强调其重要性，如《韩非子·解老》曰："人上不属天，而下不著地，以肠胃为根本，不食则不能活。"先民们在寻找食物，与疾病、野兽及自然灾害斗争的生活实践中，发现了食物与药物的区别与联系。

先秦时期已有诸多文献或阐发饮食内涵，或借饮食说理。如《吕氏春秋·勿躬》"仪狄作酒"的记载，表明先秦时期的人们已学会通过稻、菽、粟等作物来酿制酒浆。《史记·殷本纪》记载商朝伊尹善调五味，教民五味调和，创中华割烹之术，开后世饮食养生之先河。周代设专职膳夫和食医，《尚书·舜典》载"食哉惟时"。《周礼·天官冢宰第一》记载"食医"，主要为天子调配"六食""六饮""六膳""百馐""百酱"。《诗经·大雅》记载了周人种植、采集、应用葛（葛根）、荃（甘草）、藻（海藻）、荷花、枸杞、木瓜、酸枣等药物和食物的内容，且提到麦芽糖的使用。此外，据考证，先秦另一重要典籍《山海经》也收录多种药物和食物信息。孔子《论语·乡党》提出了"食不厌精，脍不厌细""食饐而餲，鱼馁而肉败则不食""色恶，不食；失饪，不食；不时，不食"等观点，明确了饮食保健的原则。

两汉时期，马王堆出土的《五十二病方》《养生方》《杂疗方》《却谷食气》《十问》等简帛，均记载了丰富的饮食养生方法与经验。《黄帝内经》对先秦以前的食疗实践经验进行系统的总结，提出了"谷养、果助、畜益、菜充"的平衡膳食模式，申明了"五味所入，五味所合，五味所损，五味所禁"的饮食宜忌原则，构拟了"调和阴阳""谨和五味"，且因人、因时、因地制宜的食物配伍应用模式，阐述了"药以祛之，食以随之"的食疗药疗关系，以及"毒药攻邪，食物补益，饮食有节"的养生预防思想。这些内容对中医饮食养生理论的发展产生了深远的影响，尤其书中所载由茜草、乌贼、麻雀卵、鲍鱼组成的"乌贼骨丸"，堪称食疗第一方。《神农本草经》将所列药物分上、中、下三品，各品之中都不乏药食两用食材，如上品中有胡麻、萝卜、大枣，中品中有粟米、赤小豆等，下品中有杏仁、桃仁、杨桃、羊蹄等。汉代张仲景也十分重视饮食对于人体疾病的调节作用，《金匮要略》载方 262 首，其中 70% 的处方中含有常用食材，在相关方剂的制作与服用方法上也采用了汤剂、酒汤、啜粥、煮饼等多种调养方法辨证施膳，堪称中国传统饮食疗法的奠基之作。

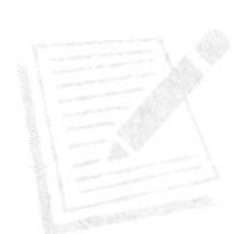

魏晋南北朝时期，战乱频仍、佛道盛行的社会背景对医学的发展起到了巨大促进作用。据《隋书·经籍志》和《新唐书·艺文志》记载，这一时期不仅出现了诸如《食疏》《四时食制》

《刘休食方》《食经》《太官食经》《饮食方》等含有烹饪技艺、菜肴名目、食制食法与饮食宜忌等内容的专著，大量医药类书籍中也收录了饮食医疗的内容，如梁代陶弘景的《名医别录》《本草经集注》中草木类、米谷类、虫鱼类、果菜类食材的应用大幅度增加，并详列了多种食物的禁忌内容。陶氏所著《养性延命录》中的“食诫篇”“教诫篇”和“杂诫篇”，对此前历代食养食忌理论进行了系统的总结和发扬，其中“葱豉汤”治疗伤寒初起、寒热无汗之症，“水肿忌盐”等内容至今仍对临床有指导意义。

与秦汉时期相比，此期酒的卫生保健作用更为人们所关注。如陶弘景总结前人经验，提出了用冷浸法制药酒的要领，《齐民要术》中出现了含有干姜、胡椒、石榴汁并通过热浸之法制作药酒的配方，《龙门石刻药方》中记录有药酒 20 余种，《集验方》多达 61 种。

唐代社会稳定，国家富强，社会生活水平普遍提高，人们对饮食养生重要性的认识进一步提高。《新修本草》是我国第一部由政府组织编写的本草学著作，其中记载的食材种类与数量丰富。孙思邈在《内经》《神农本草经》和《伤寒杂病论》等食养食疗理论及“治未病”思想指导下，撰写了我国现存最早的食物疗法专论《备急千金要方・食治》，记载药用食物 155 种，分果实、菜蔬、谷米和鸟兽 4 门，每药之下有性味、主治等内容，涉及食治、食养、食禁等方面。书中指出食物乃人们安身立命之本，药物为扶危救疾之需，强调“安身之本，必须于食”，提倡人们在日常生活中应先食后药、食药并济。这些内容奠定了中国传统食疗学的理论基础，促进了中医养生学的形成和发展。

唐代中外文化交流频繁，很多西域和阿拉伯国家的食物、药物，如没食子、阿魏、胡榛子、胡椒、荔枝等相继传入，进一步丰富了我国的食药资源。李询所著《海药本草》记载了多种西域传来的食药。孙思邈推崇乳酪酥蜜的疗效，盛赞牛奶的养生食疗作用。孟诜在孙思邈食疗经验的基础上，对唐以前食物本草的相关研究成果进行了认真的总结，撰写了我国历史上第一部食疗专著《补养方》，后经张鼎补充整理重新命名为《食疗本草》。《食疗本草》对大多数食物的炮制、贮存、采集时间、食法、食忌等内容进行了详细的记载，尤其“食忌”部分充分体现了中医因人、因时、因地而忌的原则，是对中医食疗理论的进一步完善。

唐代昝殷的《食医心镜》是从方剂及临床角度对食疗经验总结的又一著作。书中记载的食疗配方覆盖内、外、妇、儿各科及老年人群的适宜病症，剂型包括粥、菜、羹、汤、酒、酿、馎饦等，烹调方法有煎、煮、蒸、炒等，实为一部食疗方剂学专书。陈藏器的《本草拾遗》增加了新的食材，并对食法和食忌内容有所补充。王焘的《外台秘要》收录 400 多首食疗处方，陈士良的《食性本草》则具体强调了四时食养的重要性及其与食疗的关系。

有宋一代，生产发展，经济繁荣，士大夫数量剧增，饮食文化繁荣，素食主义一度盛行。在推崇素食、重视食蔬风气的影响下，出现了一系列饮馔专著。如林洪的《山家清供》以素食为中心，收录 100 多种极富文人生活情趣的肴馔食疗配方，内容涉及汤羹饭点、菜肴饮品等多种膳食剂型，采用的烹调方法包括煎、煮、烤、炸、蒸、涮、腌、拌等。另有《茹草记述》专记蔬食之作。陈达叟《本心斋疏食谱》收录了以蔬菜、水果为配料的素食菜肴 20 余种。周守忠的《养生类纂》《养生月览》进一步阐释了食疗食养的理论和实践经验。赞宁的《笋谱》、陈仁玉的《菌谱》也记述了宋人的食素崇素之风。当时的苏轼、黄庭坚、陈师道、洪适、韩驹、朱熹、陆游、杨万里、范成大等士大夫无不推崇和赞美素食，如黄庭坚著述有《士大夫食时五观》《次韵子瞻春菜》、朱熹有《次刘秀野蔬食十三韵》、郑望之有《膳夫录》等。一部部“无人间烟火气”的优雅食谱，充分展示了文人饮食养生的理念与实践原则。

宋代唐慎微编撰的《证类本草》保存了许多食疗著作的佚文。官修方书《太平圣惠方》专列

“食治篇”分门别类收载食疗药膳配方160首，剂型包括粥、羹、酿肚、馄饨、灌藕、索饼、乳剂、酒剂、茶剂、汤饮等。《太平圣惠方》将食疗剂型称之为“法膳”，并称“煮炼以取其精华，调品成其法膳”。成书于北宋政和年间的《圣济总录》设食疗3卷，收载285种食疗配方。陈直《奉亲养老书》指出食物“与药无殊”，“以冷治热，以热治冷，实则泻之，虚则补之……人若能知其食性，调而用之，则倍胜于药也”，并强调老人的生理特点为“肠胃虚薄”，因此在食法食忌上应遵守“不可顿饱，但频频与食”，“宜其温热熟软，忌其黏硬生冷”等原则。苏颂的《本草图经》载有大量食俗之事和食疗药膳配方，并附有服食的具体方法和日常禁忌。此外，《严氏济生方》《类编朱氏集验诸方》《普济本事方》等医药著作都或多或少地记录了食疗的内容和配方，尤其李昉等所辑的《太平御览·饮食部》汇集了专题性饮食养生文献。

金元时期，张从正的《儒门事亲·推原补法利害非轻说》从“养生当论食补”“治病当论药攻”两方面阐述了饮食养生的重要性，书中强调辩证对待食忌，使中医饮食养生理论进一步丰富。朱丹溪在《格致余论》中通过《饮食篇》《养老论》《慈幼论》《倒仓论》《茹淡论》等内容结合养阴思想深入阐述养生理论。李东垣在《脾胃论》中提出饮食五味常则养人、异则为邪，五味不可以太过，太过则伤害人之正气的观点，强调用药以不妨碍患者的食欲为原则，即“若妨食则止，候食进，则再服”。

元代，我国与南亚、中亚等阿拉伯国家的经贸活动频繁，草果、胡椒、阿魏、回回葱、小茴香、缩砂仁等香料和药物大量传入，饮膳太医忽思慧汇总民间与宫廷饮食经验，撰成《饮膳正要》一书。忽思慧继承孙思邈的食疗理念，强调“饮食守中，重视脾胃”的原则，指出“保养之道，莫若守中，守中则无过与不及之病”，若“不慎节，多嗜欲，厚滋味，不能守中，不知持满，故半百衰者多矣”。书中列有“养生避忌”“妊娠食忌”“饮酒避忌”“四时所宜”“食物利害”“食物相反”等专篇，尤其明确提出了乳母食忌。同时，《饮膳正要》明确了配伍对食物寒凉属性的影响，如葵菜羹“性寒，不可多食，今与诸物同制造，其性稍温”。作为我国历史上第一部营养学专著，《饮膳正要》集蒙古族、回族、维吾尔族等多民族药膳食疗内容于一体，一定程度上促进了饮食养生的大众化普及。之后，元代吴瑞所著《日用本草》、倪瓒《云林堂饮食制度集》等也专门收载了一些食品的制作方法。

明清时期，食疗食养的著作多达300多部，其中尤以《食物本草》为名者甚多。

明代孟笨《养生要括》辑《本草纲目》中可供食用之品250种，概述其应用之道。鲍山《野菜博录》收录可食植物30多种。刘伯温撰《多能鄙事》详尽记载老年人的食疗食养方法，并收录30多种药粥配方。高濂《遵生八笺》有“饮馔服食笺”3卷，专论食物养生。胡文焕《养生食忌》载五谷、五味、五果、五菜、六兽、诸禽、虫鱼、孕妇、小儿食忌等内容。吴禄《食品集》载300多种食材的应用方法。宋诩《宋氏养生部》以收载食品烹制方法见长，其中所列面食有40余种。韩奕《易牙遗意》收载了茴香汤、荆芥糖、韭饼、薄荷饼等汤饼类食物的制作方法。洪方泉《食治养老方》专列以食当药篇，载录治疗老年眼疾、耳疾的食疗方剂。另朱权《臞仙神隐》、王象晋《群芳谱》等著作，也载有食疗药粥等内容。

明初综合性医著中，《普济方》专列食治门以收录内、外、妇、儿科，以及内伤、外感疾病的各种食疗配方，其中药粥配方有160多种。《救荒本草》图文并茂，收录400多种可资救荒充饥、兼以治病疗疾的植物品种。李时珍《本草纲目》收录药物1892种，其中日常可食者达500多种，食疗配方2000多首，剂型包括粥、羹、汤、酒、菜肴、茶等。徐春甫《古今医统大全》也以专篇介绍汤、羹、粥、饮、饼、馄饨、馎饦、菜肴、脯鲜、酪酥等食疗内容。韩懋《韩氏医通》收载粥、饭、膏、汁、酒、茶等用于防病治病的经验，其中的食疗名方“霞天膏”至今仍广

为流传。养老类食疗著作中，有龚廷贤《寿世保元》、龚居中《福寿丹书》、吴正伦《养生类要》等。反映少数民族饮食特色的，有明代兰茂所著《滇南本草》等。

清代医家王士雄所撰《随息居饮食谱》将300余种食材分为水饮、谷食、调和、蔬食、果食、毛羽、鳞介等七类，并指出“颐生无元妙，节其饮食而已”，强调“人可以一日无谷，不可以一日无水，水之于人顾不重欤”。另有李文培辑的《食物小录》、何克谏撰《食物本草备考》、费伯雄撰《食鉴本草》、文晟辑《本草饮食谱》、龙伯撰《脉药联珠食物考》、黄云鹤撰《粥谱》、袁枚著《随园食单》、童岳荐著《调鼎集》、曾爵著《中馈录》、朱彝尊撰《食宪鸿秘》、薛宝辰撰《素食说略》等著作，均从不同角度对食疗养生的内容进行了论述和介绍。

清康熙年间，沈李龙所辑《食物本草会纂》对清以前的食疗理论和方法进行了全面性总结。黄元御在《玉楸药解》中指出加热可改变食物的寒凉属性。如西瓜本性寒凉疏利，取汁热服，则可避免其寒凉之性而用于治疗脾胃虚寒之证。又如青梨性味甘寒，取汁温服，则可增加其温通上行之力，用于治疗上热。曹庭栋的《老老恒言》在药粥的配制、使用方面颇有见地，书中收录药粥配方100多首，其中关于“量腹节所受”“少食以安脾”“老年竟日食粥……享大寿”的食疗养生原则，中肯而实际。尤乘在《寿世青编》中强调饮食可以养生，也可以害生，指出“谷气胜元气，其人肥而不寿，养性之术，常令谷气少则病不生”，主张“茹素，美饮食”。该书分风、寒、暑等13门，收载各类疾病食疗食补配方110多首。章穆的《调疾饮食辨》收录各类食物600多种，对食物的名称、性味、功用、宜忌、产地等信息进行详细考辨，重点阐述饮食对疾病的影响。章氏尤其推崇药粥，认为“粥浆入胃，泄注止，则虚者活，是以粥代参芪也”。

温病学家叶天士的《临证指南医案》中收载了较多的食疗案例，其《温热论》也有采用甘蔗汁、梨汁、生藕汁等治疗热病伤津、阴虚津涸的记载。

明清时期，随着中药性味归经理论的发展和完善，食物的性味理论也得到了相应充实。清初医家汪昂《本草备要》提出了食物功效的具体概念，书中每药先“发明其功用，而以主治之症具列于后”。此后，医家吴仪洛又将此书删补修正编成《本草从新》一书，对西洋参、燕窝、太子参、北沙参、玄参等药材的食疗功效进行了补充。吴氏认为同一种食物由于其产地、颜色和存放时间的不同，其性味、功能也有差异，如北粳凉、南粳温，赤粳热、白粳凉，新粳热、陈粳凉。张志聪在《本草崇原》中以运气学说阐释食物的性能，强调食疗的功效与食材性能相关。徐大椿从《神农本草经》中选录部分食材与药材进行注释后编撰成《神农本草经百种录》，指出食物之所以能够补偏救弊、养生保健，与其所特有的气、味、色、形、质地、属性、生长时间和具体产地等因素有关。清代朱本中辑录历代本草中食物的宜忌信息编纂成《饮食须知》。

除上述专题性食疗著作外，明清时期的《普济方》《古今图书集成》《四库全书》《清嘉录》等综合性文献中也收载有食疗文献资料，表明饮食养生理念在日常生活中拥有广泛的社会基础。

民国时期，西方食物营养观念的传入促进了中外饮食文化的交融。伍廷芳所撰《延寿新法》主要结合人体生理构造来推广素食，师复的《师复文存》一书从卫生和营养常识角度介绍素食的益处。另如秦伯未《饮食指南》，杨志一、沈仲圭《食物疗病常识》，陆观豹《食用本草学》，朱轼《救荒辑要初编》，张拯滋《食物治病新书》，上官语尘《食物常识》，朱仁康《家庭食物疗病法》，丁福保《食物疗病法》等，均从营养和食疗角度为当前的中医食疗研究提供了宝贵的文献资料。

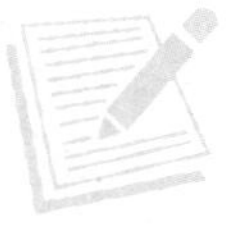

综上，中医饮食养生思想萌芽于先秦，成形于汉唐，繁盛于明清。在数千年的发展与衍变中，中医食养理论既有中国传统儒道佛思想的影响和渗透，也始终与中医学、中药学的发展共生共荣、相辅相成。散布于历代文献中的中医饮食养生理论与实践经验为中华民族的繁衍昌盛提供了重要保障，深入发掘其中的理论精华，有效借鉴现代营养学的膳食经验，对于指导人们通过合理饮食来促进健康生活具有重要的指导意义。

第二节 重要著作介绍

一、《本心斋疏食谱》

本书又名《疏食谱》，1卷，宋代本心翁原撰，陈达叟编。

据考证，本心翁应为夏讷斋，两浙西路建德府淳安县（今杭州市淳安县）人，生活于十二三世纪的宋代。《本心斋疏食谱》卷端题署为“门人清漳友善书堂陈达叟编”，据此推断翁当为陈达叟之师。陈达叟生平未详。

《本心斋疏食谱》是一部蔬菜食谱，主要收录作者推崇的素食二十品。这些食品均以蔬菜类名标目，分别为啜菽、羹菜、粉糍、荐韭、贻米、玉延、琼珠、玉砖、银齑、水团、玉版、雪藕、土酥、炊栗、煨芋、采杞、甘荠、绿粉、紫芝、白粲。每品下分述其加工方法，并附十六字赞语，说明其味道、色泽、功用等。作者认为这二十品“不必求备，得四之一斯足矣。前五品出经典，列之前筵，尊经也；后十五品有则具，无则止”。

全书正文加序、跋，不足千字。所列食材皆为居家日用之品，烹饪方式非煮即蒸，配料也仅限糖、盐、姜、蜜、椒等。由于食材易得，食谱简洁、制作方式简易，故此书流传甚广。

该书最早收录于南宋左圭《百川学海》，此后，元代陶宗仪《说郛》、明代汪士贤《山居杂志》、清嘉庆张海鹏辑刊《借月山房丛钞》等相继收载。另有民国二十五年（1936）上海商务印书馆《丛书集成初编》排印本。

二、《山家清供》

本书2卷，宋代林洪撰。该书对了解宋代士人的饮食生活有重要的参考价值。

林洪，字龙发，号可山，福建泉州人。生活于南宋中后期，生卒年不详。青年时曾到危巽斋在漳州兴办的龙江书院求学，后游历于江淮一带20余年，故与当时江浙一带士林人物颇多交游，如叶适、刘宰、许棐（梅屋）、叶绍翁等。林洪多才多艺，不仅精通饮食之道，且能诗会画，有《西湖衣钵集》《文房图赞》等流传，《千家诗》收录有他的三首诗。

《山家清供》是一部饮食著作。所谓“山家”，是指山林乡间居住的人家；“清供”，泛指清淡的饮食。作者以“山家清供”寓意志趣高远、追求幽隐生活的士人所推崇的清淡饮馔。

全书收载各种膳食方104首及其烹饪方法，涉及菜、羹、汤、饭、饼、面、粥、糕团、点心等，烹饪方法包括煎、煮、烹、炸、烤、蒸、涮、渍、腌、拌，每一种美食从原料的选取、加工到烹饪，乃至风味独特之处都有细致的描述。

作为一部融饮食、养生、文学为一体的食疗著作，该书为研究宋元时期的食疗成就及其流派提供了珍贵资料。关于其成就及特点，可概括为以下几方面：

第一，食材简素，食味求真，凸显饮食本色。全书收录的104种饮食方中，素食方88种，原料多以山野所产米谷、果蔬为主，如粳米、芹菜、菘菜（白菜）、生菜（莴苣叶）、苜蓿叶、笋、橘叶、韭菜、蕨菜、苣荬菜、蕈（菇）、山桃、橄榄、莱菔（萝卜）、绿豆粉、白扁豆等。食物的制作大多采用蒸、煎、煮等方式，如“山家三脆”中描述“嫩笋、小蕈、枸杞头，入盐汤焯熟，同香熟油、胡椒、盐各少许，酱油、滴醋拌食……”，食材方便易得，料理方式也简单，

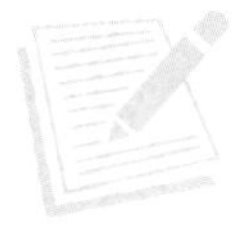

在一定程度上体现了简单、日常的山家本色。又如其中“黄金鸡”的制作方法是将鸡洗干净后，“用麻油、盐、水煮，入葱、椒”。在这种烹饪方法之外，作者特别提出“有如新法川炒等制，非山家不屑为，恐非真味也”，表明作者对荤食的烹饪也尽量追求保持原味。不仅如此，作者在食物的组合搭配上，也以保持其原味为原则。如“傍林鲜”的做法是在夏初林笋正盛时，“扫叶就竹边煨熟，其味甚鲜”。他认为“大凡笋贵甘鲜，不当与肉为友。今俗庖多杂以肉，不思才有小人，便坏君子”，即如果笋与肉相杂的话，会破坏笋的甘鲜。

第二，花卉果品入馔，首开花卉入食谱之先河。《山家清供》记录了数十种以花果为主要原料的食品，花果虽在本草医籍等著作中经常出现，但在此前很少被列入食谱。《山家清供》载有梅花、桂花、芙蓉花、菊花、莲花、松花粉、荼蘼花、牡丹花、棕榈花苞、文官花等花类食材及其饮馔，如以荼蘼花煮粥的“荼蘼粥”、以蜜蜡包封梅蕊花苞的“汤绽梅”、以松花粉和蜜作饼的“松黄饼”等，除此之外，还有以山桃、橄榄、大李子、荸荠、橙、胡桃仁、栗子等原料制成的果馔。花果入馔，不仅为饮食增加了色、香、味，且使营养更为丰富。

第三，药食同源，寓医于食，注重食物的食疗功能。作者不但引述多种本草类书籍中的内容，而且在饮食应用中也注重结合食材的具体功效与适宜人群予以介绍其养生价值，如以山药、黄精、瓜蒌、麦冬、百合、地黄、菊花、枸杞子、莱菔子、旱莲草、莲子等食材制作的延年益颜滋补类食品有“青精饭”“蓬糕”“松黄饼”“麦门冬煎”“黄精果”“土芝丹”“玉延索饼”等。在茶的饮用上，作者提出“茶即药”的观点，而且特别提出煮茶时要用活水煎服而非热水冲服，且强调为发挥茶的药性，饭后不宜立即饮茶。再如白苋、紫茄等菜蔬的应用，作者提出“茄、苋性皆凝冷，必加芼姜为佳耳”，意即茄、苋等凉性菜蔬应配以温性的姜来食用，否则会有损身体。

第四，注重饮食的文化氛围，兼顾精神养生。《山家清供》在记录食物时，不仅详细描述食物的制作过程及功效，而且还记述饮食的氛围、环境与典故，在一定程度上增加了饮食的精神调适功能。如关于“松黄饼”的记录，指出在以松黄饼佐酒食用的同时，让小童吟诵陶渊明的《归去来兮辞》来助兴，可“使人洒然起山林之兴”。在心情愉悦的环境下进食，不仅可以促进食欲，还有益于精神养生。

《山家清供》的主要版本有明万历二十五年（1597）周履靖《夷门广牍》本、清同治十三年（1874）虞山顾氏《小石山房丛书》刻本、1917年上海涵芬楼《说郛》丛书刻本、民国二十五年（1936）上海商务印书馆《丛书集成初编》排印本。

三、《饮膳正要》

本书3卷，元代忽思慧撰。该书是我国现存第一部营养学专著，专门论述饮食及营养卫生，注重食品的性味与补益作用。

忽思慧，又作和斯辉，蒙古族人（一说为维吾尔族人），元代医学家，其事迹史书未载，生卒年月与医事活动均无从详考。据本书序言与进书表，可略知他在元仁宗延祐年间（1314—1320）曾被选充为宫廷的饮膳太医，负责宫中的饮食调理、养生疗病诸事。他通过继承前代本草著作与名医经验中的食疗学成就，并汲取当时民间日常生活中的烹饪技艺和食疗经验，利用业余之暇，于元天历三年（1330）编撰成《饮膳正要》，元代文学家虞集奉敕为之序。

《饮膳正要》共分3卷。卷一载有三皇圣纪、养生避忌、妊娠食忌、乳母食忌、饮酒避忌和聚珍异馔。在聚珍异馔中，选录有累朝以山珍海馐为主的94种宫廷御膳，包括羹、粉、汤、面、粥、饼、馒头等主食，以及用蒸、炒、煮、炙、煎、炸、熬等方法制成的菜肴。御膳之下列有食材、食疗效果和烹饪方法。卷二载有诸般汤煎56种、诸水2种、神仙服饵25条、食疗诸病61

种，以及四时所宜、五味偏走、服药食忌、食物利害、食物相反、食物中毒、禽兽变异等内容，寓养生治病于日常饮食之中。诸般汤煎多为以桂、沉、荔枝等制作的食品；食疗诸病的内容中有方、药、主治及功用。卷三分为米谷品44种、兽品35种、禽品18种、鱼品22种、果品39种、菜品46种、料物性味28种。每种食品的性味与作用都有详细说明与绘图，对加工的成品往往简述其制法与疗效。

作为一部融合蒙、汉两族饮食文化的食疗专著，我们不但可从《饮膳正要》中窥见元代宫廷饮膳之一斑，且可探究元代医药、营养卫生与烹调技术史料。其成就及特点可约略概括如下：

其一，广集朝野食疗之精粹。《饮膳正要》收录的食疗内容广泛，即作者“将累朝亲侍进用奇珍异馔，汤膏煎造，及诸家本草，名医方术，并日所必用谷肉果菜，取其性味补益者，集成一书”。因此书中所载诸方既有宫廷日用的鹿肉、熊羹、烹鲤、烧雁等山珍海馐，也有来自民间的桂沉浆、荔枝膏、荆芥粥、恶实叶等家常饮食，旁征博引之下，饮食内容非常丰富。

其二，博采各民族食疗信息。元王朝属地辽阔，不同民族的饮食习惯各异，《饮膳正要》在汇集各种食材食谱的过程中，也保留了不同地区、不同民族的饮食图景信息。如书中载有天竺的“八儿不汤”“撒速汤”，蒙古族的“颇尔必汤”，新疆地产的“哈昔泥”，来自西番的“咱夫兰”以及南国的“乞裹麻鱼”等，许多内容为其他史料文献中罕见，如回回豆子、赤赤哈纳等均由本书首次收载。

其三，配方以羊肉为主料。以“聚珍异馔”为例，这部分内容共收载有94方，其中55方突出了羊肉的用量。方中羊肉的用量少则“一脚子”，多则“三脚子”，但其他食材的用量则远远少于羊肉。此外，有许多食品还广泛应用羊之心、肝、肺、肚、肠、髓、脑、头、尾、胸、肋、胫、蹄、皮、肉、血、乳、酪等，反映出元人对羊肉的依赖与钟爱。

其四，主张重食疗而勿犯“避忌”。全书以食疗食养为主线，紧密围绕“防患于未然”的预防保健思想，在多处强调“若贪爽口而忘避忌，则疾病潜生”。为教人趋利避害，书中还提出了一系列避忌方法如养生避忌、妊娠食忌、乳母食忌、饮酒避忌、四时所宜、五味偏走、服药食忌、食物利害、食物相反、食物中毒等，既说明食疗品味，又阐释何者为宜、何者为忌，以便于人们在日常生活中有所遵循。

其五，鲜用矿物药与毒性药。《饮膳正要》遵循“无毒、无相反，可久食、补益”的选料与配伍原则，书中所载246方中，除“神枕方”中含有乌头、藜芦、矾石，“调色料物”中有回回青之外，其他内服剂都不含矿物药和有毒之品。

其六，将“蒸馏酒”（烧酒）用于医疗保健。我国金元以前文献未见有关蒸馏酒的记载，《饮膳正要》收录有“阿剌吉酒，味甘辣，大热，有大毒，主消冷坚积，去寒气，用好酒蒸熬，取露成阿剌吉”的内容，有学者经对阿剌吉酒的制造工艺、性味、功效进行考证，认为《饮膳正要》所载的阿剌吉酒即采用蒸馏法制成的烧酒。明代李时珍《本草纲目》中也有关于“烧酒”的论述：“烧酒非古法也，自元时始创其法。用浓酒和糟入甑蒸，令气上，用器承取露。”

其七，重视妇婴卫生保健。书中强调了妊娠胎教问题的重要性：“上古圣人有胎教之法，古者妇人妊子，寝不侧，坐不边，立不跸，不食邪味，……目不视邪色，耳不听淫声。”认为妊娠期间，情志的喜怒忧思、生活环境的良劣对胎儿有“善恶相感”之影响。另有“妊娠食忌”与“乳母食忌”以及针对新生儿提出的疮疹预防方法等，这些内容无疑对保障妇女、儿童健康具有一定的参考价值。

《饮膳正要》于天历三年（1330）初刻问世，现存主要版本有明经厂刊大字本（仅残存卷二）、1924年上海涵芬楼《四部丛刊》本、1925年上海商务印书馆《万有文库》本等。

四、《饮馔服食笺》

《饮馔服食笺》，3 卷，明代高濂撰。本书是明代最具代表性的综合性养生著作《遵生八笺》的第五笺，专论饮食养生，为中医饮食养生专著之一。

《饮馔服食笺》将饮馔服食作为养生的主要内容，分类介绍了日常膳食和饮食中应注意的各种问题。全书分上、中、下三卷，上卷收录茶泉类、汤品类、熟水类、粥糜类、果实粉面类、脯鲊类以及 18 条治食有法条例。中卷收录了家蔬类、野蔌类、酿造类、曲类，并明确家蔬类“皆余手制，曾经知味者笺入，非漫录也”，野蔌类“皆人所知可食者，方敢录存，非任所择，有所为而然也”，酿造类“皆山人家养生之酒，非甜即药，与常品迥异”，曲类“造酒美恶，全在曲精水洁，故曲为要药……故录曲之妙方于后”。下卷收录甜食类、法制药品类、服食方类，不仅列出品类，还详细记载每一品种的药物或食物组成、剂量、炮制法、烹制法、服食法、禁忌、功效、出处等。

《饮馔服食笺》作为饮食养生专著，其成就及特点，约略可以概括为以下几个方面：

一是广泛收集各家饮食养生理论及方法。《饮馔服食笺》广泛收集了有关食疗、食养的言论，对饮食养生的各个方面都有所论及。笺中提及明以前著作多达数十种，其中包括中医药典籍（如《局方》《本草拾遗》）、诗词歌赋（如《楚辞》《思归赋》）、各种笔记小说及杂著（如《酉阳杂俎》《拾遗记》《博物志》）等。

二是身体力行，注重饮食规范，强调选用食品要因人而异。高氏在此笺中说：“饮食，活人之本也。是以一身之中，阴阳运用，五行相生，莫不由于饮食。”认为饮食乃“谷气充”“血气盛”“筋力强”之根本。高氏还根据个人经验直书入笺，如“皆余手制，曾经知味者”的家蔬类、“考有成据，或得自经验”的服食方类。在讲究饮食的同时，作者也讲究饮食的规范，指出“饮食之宜，当候已饥而进食，食不厌熟嚼；仍候焦渴而引饮，饮不厌细呷。无待饥甚而食，食勿过饱；时觉渴甚而饮，饮勿太频。食不厌精细，饮不厌温热”；同时强调选用食品要根据各人的实际情况“量已阴脏阳脏之殊，乃进或寒或热之药，务令气性和平，嗜欲简默，则服食之力种种奏功”，并着重指出，“设若六欲方炽、五官失调，虽饵仙方，终落鬼籍，服之果何益哉”？

三是强调修制，重视服用方法。为保证饮食方的营养和疗效，强调对不同药物和食物采用不同的采收、炮制及烹调方法。对菜蔬类，重视其采收季节、食用部位和食用方法。在 91 种野蔌类中，详细记载了每种蔬菜的采收和食用方法，其烹制或食用方法包括汤焯、拌料、炙熯作齑、拖苗油炸、煮粥、熟食、糟食、作肉羹、炒食、爊食、作糊、供茶料、作鲜、蜜渍、焙干、酱、煮、作食馅子、作脯、作饼蒸食、杂米为糗等，所用调味品则包括盐、酱、醋、姜、糖霜、油、萝、椒、熟油、苦酒、葱、大小茴香、花椒、红曲、胡椒等。对花类，强调其采收时间、保存方法，以使其香味和营养都能得到良好的利用。法制药品类详细阐述各种药品的炮制、服用方法。炮制方法有焙干、剉、麸炒、炼蜜、炸、焯、浸、捣末等，所用佐料有酒、长流水、灰水、麸、蜜、香油、朴硝水、麻油、乳汁、糖等，服用方法有细嚼、白开水送服、饭后服、丸剂嚼服、空腹盐酒嚼下、印饼或丸含服等。

四是膳食方简便易行，操作性强。《饮馔服食笺》所选录的食品都是平民百姓能够置办的寻常食物，既方便实用，又易于制作。正如高氏在序言中所说：“余集……惟取适用，无事异常。若彼烹炙生灵，椒馨珍味，自有大官之厨，为天人之供，非我山人所宜，悉屏不录。”如“枸杞粥：用甘州枸杞一合，入米三合，煮粥食之”。这类食材易得，方法易学，对民间普及食疗养生、防病治病起到了重要作用。

本书是《遵生八笺》中的组成部分，主要版本有雅尚斋高濂自刊本、弦雪居重订本及《四库全书》本。

五、《养生食忌》

《养生食忌》正文 17 篇，附“急救良方”1 篇。明代胡文焕纂辑。

《养生食忌》18 篇，其中一至七篇载录谷物、果蔬、畜禽、虫鱼等不同食材的应用禁忌。第八、九、十篇罗列孕妇、乳母、小儿三种特殊人群的食用禁忌。第十一篇从时令角度专列不同月份当忌之食，并将因疫、因病之畜列为当永戒之品。第十二至十五篇描述有毒副作用的果、兽、禽、鱼的性状表现，第十六、十七篇阐述食材因不洁或有毒副作用或性味相反而不可单用、合用的情况。第十八篇所附急救良方，简述食物中毒或因冻、热、落水、砸压等突发事件的急救措施。

元代以前记述有关食物相反（食物搭配禁忌）观点的文献颇多。《养生食忌》辑录、归纳了日用饮食方面的禁忌内容，其谷、菜、果、禽、兽、鱼、味等食品分类的框架以及食禁、食忌的具体内容，虽有承袭前贤或与同时代本草类著作互相引用甚至抄袭的情况，但因主题明确，内容简明清晰，仍不乏一定的学术价值。具体表现为：

一是汇聚了丰富的饮食卫生内容。该书关于各类饮食禁忌的记载，内容十分丰富。计有：食材之间的禁忌，“五味”类目下列举有醋、蔗糖、饴糖、荆芥、莳萝与蛤、鱼、菖蒲等食材的搭配禁忌；食物与中药之间的合用禁忌，点明“陈仓米与苍耳食、卒心痛”“莳萝忌与阿魏同食”；食物自身的毒副作用，如“饮食害人”篇称，“新菌有毛者，食之杀人”“菌下无纹者，食之杀人”，“河豚眼赤者，食之杀人”等；被污染或变质食物的禁忌，如“永当戒食病猪、死禽不正之物，若不禁之，为害则大”之类，“诸兽有毒”篇中指出“自死、疫死、犬马悬蹄肉，肉落水浮起肉，诸兽足赤者，皆不可食”；病人忌口方面，如“若痔瘘，服药痊愈一食牛肉、驴马肉、烧酒、芥辣、缩砂、官桂、生萝卜发之”；时令禁忌，如“正月勿食生蓼，令人伤肾”“六月勿食生葵，宿疾尤忌”等。

二是关注饮食对优生优育优养的影响。书中对孕妇、乳母、小儿食忌尤为重视，“孕妇食忌”项下，列出了孕妇食用不同蔬菜、鱼虾、禽、畜等对胎儿产生的影响，如“食茨菰能消胎气”“豆酱合藿同食堕胎”“食蛙令子寿夭”，“食鳖令子短项及损胎”等；“乳母食忌”部分，列出了因乳母食用不当之物而危害胎儿的内容，如“食寒凉发病之物，子有积热、惊风、疡”“食湿热动风之物，子有疥癣疮病”等；“小儿食忌”则着重强调饮食不当对小儿生长发育产生的不良影响，如“栗子食之，齿生迟、肾气弱”“羊肝同椒食，损五脏”等。

三是反映急救医学的内容。该书第十八篇专附一系列突发事件中的急救措施。如对食物中毒后的急救，食鱼中毒：“用橘皮汁、大豆汁、马鞭草汁、紫苏汁、俱可解之。”中药中毒的急救，“解巴豆毒：其症口渴，脸赤、五心烦热、汗不止。捣芭蕉根叶汁，饮之，即瘥”；中砒霜毒“用好白蜡三、五钱擂细，冷水灌下，解之”。对行时热病的急救，用“鬼臼（一钱真者）、鬼箭羽（一钱）、朱砂（一钱）、雄黄（一钱）、石菖蒲（五分），炼蜜丸如大豆大，每日米饮下二丸。若与病人同床共衣，将二丸塞鼻，不染”等。

四是反映食物禁忌的文化背景。书中对各种饮食禁忌的记录，从不同的侧面折射出民间生活的多维背景。有的是百姓日常起居经验的积累，如“禽有大爪者，死不伸足者，死不闭目者，皆不可食用”；有的是医生临床经验的记录，如急救天行热病、急救夏途热死等；也有对生物变异的警慑，如诸果有毒中列“桃仁仁双者”“瓜有两蒂两鼻者，食之害人”；也有些内容与民俗、宗

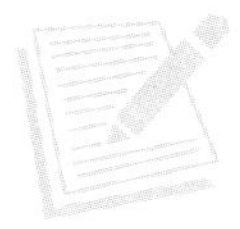

教、神仙学说、封建迷信等因素相关，如“三月勿食鸟兽五脏，百草，仙家大忌讳”，尤其孕妇、小儿食忌中诸如“食兔肉令子多缺唇、食子姜令子多指”等内容，是传统思维下古人以取类比象方式认知事物的表现。这些内容反映出食物禁忌知识产生的复杂文化背景，其中虽有不足之处，但食材搭配不当会使养生之品反成害生之物，这一观点绝不可忽视。

本书主要版本为胡文焕所刊《寿养丛书》《格致丛书》本。

六、《养生要括》

本书 1 卷，明代孟笨撰。

孟笨，原名福兆，字伯山，以其籍贯会稽（今浙江绍兴）而号“会稽山人”，生卒年不详。据考证，孟笨生于医学世家，重养生，曾官至“台署”。他认为人生赖饮食滋养才能保天和而无恙，但饮食亦有宜忌，故著《养生要括》以示饮食于人体之作用。

《养生要括》又名《食物本草》，内容分为“养生要括引”“食物本草叙”“总论”“养生要括”四部分。书中首列《素问》及刘完素、李杲有关药性理论的论述，次选《本草纲目》中可供食用之药 250 种，分为“水”“火”“土”“谷”“菜”“果”“鳞”“介”等部，分别介绍其性味及主治，并阐述其延年益寿之功效及使用方法。每部均以李时珍的言论开篇，并用“笨曰”“愚按”“愚谓”和横批等形式发表个人见解。书中提出三条准则作为总论，其一为“戒轻杀”，即在“取之有道，用之有节”的前提下杀生而食；其二为“善调理”，着重从五行学说角度阐释“五味”与“四时”“五脏”的关系，力求指导众生先探明食物之“性”，而后按照虚实、补泻之法以“调理适用”；其三要“知避忌”，作者提到“品各有忌”，强调日常饮食虽要规避各种食物之间的禁忌，但也要综合考虑食物与体质、疾病之间的关系。作者强调日常生活中若能妥善地执行这三条准则，即可“三者全而造化在心，可以积德，可以长年”。书中也对饮食养生的相关理论及注意事项进行了论述。

《养生要括》把饮食卫生与主动食疗视为养生的第一要旨，为明末重要的饮食养生专著，对后世饮食养生史有着较大影响。李邦梁在其序中说：“尝闻老人有病，不需服药，且以食治之，夫亦谓食生气也。”其成就及特点，可以概括为以下几个方面：

一为食物养生的本草专著。孟笨出生于中医世家，深谙医理，对日常食材的功效较为熟悉，全书用大量篇幅介绍《素问》中关于饮食养生的理论内容，并结合刘完素、李杲、李时珍等医药学家关于相关食材性味功效的论述阐释个人的见解。这种有评有述的论述方式对后世的饮食养生实践具有指导借鉴价值。

二是反映了明末文人、士大夫的生活情景。明代中后期农业发达，商业流通蓬勃发展，对外交流活动频繁，生活条件的改善为人们切实开展养生实践提供了保障，文人、士大夫阶层在养生方面尤为嘱意，对日常饮食的关切成为养生实践的重要组成部分。

本书初刊于明崇祯七年（1634），现有崇祯七年甲戌刻本，藏中国中医科学院。

七、《随园食单》

本书为清代袁枚撰，是清代最具代表性的饮食著作之一。

袁枚（1716—1797），字子才，号简斋，又号随园老人，浙江杭州人。清代著名文学家、诗人、散文家，为乾隆年间“江左三大才子之一”。曾任翰林院庶吉士，后外任溧水、江浦、沭阳、江宁等地知县。晚年辞官休养，筑室江宁（今南京）小苍山隋氏废园为随园。他一生著作颇丰，主要有《小仓山房诗集》《小仓山房文集》《小仓山房外集》《随园随笔》《小仓山房尺牍》，以及

诗论作品《随园诗话》、小说《子不语》和饮食专著《随园食单》等。

《随园食单》是我国清代系统论述烹饪技术和南北菜点的集大成之作。其共有食单 14 篇，除序外，有《须知单》20 则、《戒单》14 则，为食单总论；余则海鲜、江鲜、特牲、杂牲、羽族、水族有鳞、水族无鳞、杂素菜、小菜、点心、饭粥、茶酒等 12 单。袁枚在《须知单》中提出了 20 项烹饪操作要求，在戒单中提出了 14 个注意事项，海鲜单着重介绍了当时流行的 300 多道风味佳肴的食谱及其制作方式，茶酒单辅助介绍了当时饮用的茗茶与美酒。除了菜点的具体做法，作者还结合个人的体验与感受介绍了所收录菜点的出处及与菜品相关的典故趣事，大至山珍海味，小至一粥一饭，味兼南北，食寓古今，内涵丰富，被公认为厨界经典。其成就和特点，可概括为以下几个方面：

一是食养食疗，三因制宜。《随园食单》记述的菜肴饭食和美酒茗茶中包含食养食疗的内容。如“黄芪蒸鸡治瘵”，提出黄芪蒸鸡“卤浓而鲜，可疗弱症”；山西汾酒“驱赶风寒，消除积滞”；马兰“油腻后食之可以醒脾”；青菜“夏日芥末拌，加微醋，可以醒胃”等。书中菜单除了经常使用枸杞子、陈皮、百合、山药、茯苓等作为食材外，还选用黄芪、白术、巴戟天等以增强功效。同时强调顺应自然规律，烹调菜肴应因时制宜选用时令菜，如“夏宜用芥末，冬宜用胡椒……萝卜过时则心空，山笋过时则味苦……所谓四时之序，成功者退，精华已竭，褰裳去之也”；还有“（酱肉、糟肉、暴腌肉）皆冬月菜，春夏不宜”，酱鸡“此三冬菜也”等。袁枚认为小儿和老人宜食细碎酥软之品以利消化。如鲫鱼“通州人能煨之，骨尾俱酥，号酥鱼，利小儿食”；芝麻菜“斩之碎极，蒸而食之……老人所宜”；鉴于鸡之温补，书中述鸡粥、鸡血“宜于老人”。

二是取材广泛，选材精良。袁枚关于食材的记载，除去茶酒，全书共 311 种菜肴，取材从山珍海味到乡间土产，荤素搭配，类型丰富。此外，袁枚特别强调原料的质量，指出“物性不良，虽易牙烹之，亦无味也”。袁枚喜用新鲜食材，如水族单中，多用鱼“活者”“得网起活者”，炒蟹粉“以现剥现炒之为佳，过二个时辰则肉干而味失”；杂素菜单和小菜单中，青菜“须现拔者才软”，鲜菱“池中现起者才鲜，浮水面者才嫩”，蚕豆“随采随食方佳”。如此种种，都体现了他对鲜品之喜爱。

三是洁净卫生，饮食有节。《随园食单》中不仅要求食材要经过净制，烹饪工具和器皿也要讲究卫生。锅、碗、瓢、盘、刀等等都必须洁净，且不能混用，防止不同原料互相串味，“切葱之刀，不可以切笋；捣椒之臼，不可以捣粉”。袁枚还提出“工欲善其事，必先利其器。良厨先多磨刀、多换布、多刮板、多洗手，然后治菜”。他还主张量力而行，反对“依样葫芦，有名无实”，提倡少而精，以擅长之肴奉献，反对“强让”即“恶吃”，主张“有味者使之出，无味者便之入”“荤菜素油炒，素菜荤油炒”等，务使宾客颐颜、饱腹、心恬、意适。

四是火候有度，调味有方。袁枚认为“凡物各有先天”，烹饪饮食，“相物而施”，无论是搭配调剂，还是掌握火候和用量都必须遵循这个原则。原料搭配时，“要使清者配清，浓者配浓，柔者配柔，刚者配刚，方有和合之妙”；调剂时，“有酒水兼用者……有用盐不用酱者……有取鲜必用冰糖者”，应视原料本身的特性而采取不同的调味措施。在制作菜肴的火候方面，袁枚以“儒家以无过不及为中”来比拟厨者之用火，其中蕴含着“守中”的养生思想。烹饪水产品，时间、火候要守中，如煨鳗鱼“起笼时尤要恰好，迟则皮皱味失”，“（火候过头）肉散碗中，箸夹不起”，“早下盐豉，入口不化”；蛤蜊或蚶做羹“宜速起，迟则肉枯”。

本书成书于清乾隆五十七年（1792），自问世以来，坊间版本甚多，并流传海外。日本东京岩波书店曾将《随园食单》译成日文出版发行，美、法等相关大学也曾研究翻译出版此书。

八、《食宪鸿秘》

本书2卷，清代朱彝尊撰。

朱彝尊（1629—1701），字锡鬯，号竹垞。秀水（今浙江省嘉兴市）人。康熙十八年（1679），举博学鸿词科，授翰林院检讨。擅长诗词古文，为清代著名文学家。曾参加《明史》纂修，有《曝书亭集》《明诗综》《日下旧闻》《经义考》等著述多种。

《食宪鸿秘》全书分上下两卷，书前有年希尧序。全书主要按原料分类及食物主次排序，上卷有“食宪总论”“饮食宜忌”“饮之属”“饭之属”“粉之属”“粥之属”“饵之属”“馅料”“酱之属”“蔬之属”，下卷则分“餐芳谱”“果之属”“鱼之属”“蟹类”“禽之属”“卵之属”“肉之属”“香之属”。另有附录《汪拂云抄本》。各属内容之下罗列品种诸目。全书除“食宪总论”“饮食宜忌”外，共收录400多种调料、饮料、果品、花卉、菜肴、面点的制法，其中“酱之属”菜肴52道、“肉之属”菜肴44道、“鱼之属”菜肴41道。菜肴口味以浙江地区为主，兼及北京及其他地区。其中“金华火腿”的制作与食用方式迄今仍具有实用参考价值，其他如浙江的笋馔和水产品的制作，北方乳制品、面点的制作也各具特色。此外，书中还收录“糟鹅蛋”“蟹丸”“素鳖”等地方性佳肴菜品的制作之法。

除菜谱的记录与制作方式的记载之外，《食宪鸿秘》还包含饮食养生的内容。该书“食宪总论”部分指出，“五味淡泊，令人神爽气清少病，务须洁”“饮食不可过多，不可太速”“软蒸饭，烂煮肉，少饮酒，独自宿，此养生秘诀也”“饮食之人有三：一铺啜之人，一滋味之人，一养生之人”，将饮食洁净、饮食规律与健康养生紧密联系在一起。

关于其内容特点，可以概括如下：

一是详细记述不同食物的制作方法。书中认为饮食关乎社会风化，烹饪不能没有规矩，菜肴酒饮制作不能没有章法，饭菜肉果及各种调味品的制作不能不关乎季节，以符合身心健康。因此，对各种食谱的制作方式都进行了详细的记述。如关于“熏豆腐”的制作方法，其法云“得法，豆腐压极干，盐腌过，洗净，晒干。涂香油熏之”，还可以“豆腐腌、洗、晒后，入好汁汤煮过，熏之。”但还有更精细的制法，“好豆腐干，用腊酒酿、酱油浸透，取出。入虾子或虾米粉同研匀，做成小方块。砂仁、花椒细末掺上，熏干。熟香油涂上，再熏。收贮。”此外，还有一种“酱油腐干”，用煎、滤数遍的酱油，再“入香蕈、丁香、白芷、大茴香、桧皮各等分”，然后将“豆腐同入锅煮数滚，浸半日。其色尚未黑，取起，令干。隔一夜再入汁内煮，数次味佳”。其中也有“冻豆腐”的制作方式，一是“严冬，将豆腐用水浸盆内，露一夜。水冰而腐不冻，然腐气已除。味佳”。这是冻腐以去腐味，也就是豆腥味。另一法，“或不用水浸，听其自冻，竟体作细蜂窠状。洗净，或入美汁煮，或油炒，随法烹调，风味迥别”。由于食物的制作方式详细而可操作性强，很多内容为其后的饮食专著抄录或摘引，对后世饮食文化产生了广泛而深远的影响。

二是食药并用，突出食养食疗功效。《食宪鸿秘》中有较多药膳内容，如书中所记：“神仙粥”“糯米半合，生姜五大片，河水二碗，入砂锅煮二滚，加入带须葱头七八个，煮至米烂，入醋半小钟。乘热吃，或只吃粥汤亦效。米以补之，葱以散之，醋以收之，三合甚妙。”由于方效价廉，易于操办，颇为患者所喜、医家所重。

该书现存版本最早为清雍正九年（1731）年希尧序刻本，常见版本为中国商业出版社1985年《中国烹饪古籍丛刊》本。

九、《随息居饮食谱》

本书1卷，清代王士雄撰。

王士雄（1808—1868），字孟英，又字籛龙，更字梦隐，号“半痴”“随息居士”“随息子”“睡乡散人”“华旭小隐”等，居室题名“潜斋”“归砚”“随息”，祖籍浙江海宁盐官，迁居钱塘（杭州）。王氏出生于医学世家，一生著作颇丰，现存《霍乱论》《温热经纬》《王氏医案》《归砚录》《随息居饮食谱》等。

《随息居饮食谱》撰刊于咸丰十一年（1861），其时战争频仍，民众生活困苦，江南温病时疫多发，“随息居”即含有因战乱而导致有家难归，提醒人们要做好随处而居、随处而食的准备之意。全书详列食物331种，分水饮、谷食、调和、蔬食、果食、毛羽、鳞介七大类。王氏对每一味食物都记载其异名、性味功用、主治、制藏法、烹食法、宜忌等信息，并附含有该食材的单、验、效方以助人选择应用。如书中记载“韭以肥嫩为佳胜，春初早韭为佳”，黄矮菜以“雪后更佳，但宜鲜食，北产更美，味胜珍馐”，体现出王氏对食材品质和采收时间的重视。还有“梨与芦菔相间收藏则不烂”，木耳“煮宜极烂”，猪腰子“俾极熟如泥，以为老人点食”，桑椹“可生啖，宜微盐拌食”，凡此，关于食物贮藏、烹饪与配伍食用的方法，大多简便易行，实用性强。

关于其学术成就及特点可概括如下：

一是将饮食养生视同于民众教化，提倡教养并重。《随息居饮食谱》成书于扰攘之世，时值战乱，民不聊生。王孟英意识到解决温饱问题于民众共渡时艰的重要性，故《随息居饮食谱》具有救荒性质，书中很多内容体现了王孟英体恤民生、珍惜粮食的思想：“国以民为本，而民失其教，或以乱天下；以食为养，而饮食失宜，或以害身命。卫国、卫生，理无二致。故圣人疾与战并慎，而养与教并重也。”“今蕞尔小邑，岁费造酒之米，必以万石计，不但米价日昂，径至酿成大劫。”该书分门别类，从饮食物性味出发，记载了各类饮食物功效主治及禁忌，提倡应用食疗防治疾病，同时还有大量单方验方，发挥食物“处处皆有，人人可服，物异功优，久服无弊”的特点。

二是重视饮水卫生。王孟英强调水对于人的重要性，“人之饮食，首重惟水”。“人可以一日无谷，不可以一日无水。水之于人，顾不重欤。”他在书中介绍了掘井、蓄水、净水之法，期望民众“饮甘泉而免疾病，且借以备旱灾、御兵火”。在疫病流行与饮水卫生的关系中，他提出：“苟欲御乱，略陈守险之法……人烟稠密之区，疫疠时行，以地气既热，秽气亦盛也。必湖地广而水清，井泉多而甘洌，可借以消弭几分，否则必成燎原之势……疏浚河道，毋使积污，或广凿井泉，毋使饮浊，直可登民寿域，不仅默消疫疠也。此越险守疆之事，为御乱首策，非吾侪仰屋而谈者，可以指挥而行也。”

三是力倡节制饮食、杜绝不良习惯。王孟英认为，养生以节饮食为首，主张节制饮食，保护脾胃运化功能，发挥人的抗病能力，以杜绝发病内因，“颐生无元妙，节其饮食而已”。节制饮食还体现为一个人的修养，“若饱食无教，则近于禽兽”。书中有“饱暖尤为酿病之媒”“量腹节受，过饱伤人”等论述，同时痛陈酗酒与吸食鸦片烟的危害，谓“凡世间败德损行之事，无不由于酒者”，吸食鸦片则“以口腹之欲，致毒流宇内，涂炭生民，洵妖物也”。

四是结合体质分型，注重食物的体质宜忌。书中大量选用实用性强、取材方便的食物和单味效验方，一方面是为了适应物资匮乏的时代现状，另一方面强调结合体质特点因人而异地予以食用，也可以更好地发挥不同食物的预防及疗疾之效。如鹿肉“虚寒之体宜之”、川椒“阴虚内热者忌之”等，并综合提出常人、病人、妇人、小儿、老人等宜忌。王氏根据体质分型进行临床食

疗的思想，对后世产生了深远的影响。

该书现存清咸丰十一年刻本及同治二年（1863）上洋吉乐斋刊本等。

十、《饮食须知》

本书8卷，清代朱本中撰。

朱本中，生卒年不详，清代医家，古歙（今安徽歙县）人。据《贻善堂四种须知》题署“古歙朱本中，道名泰来，凝阳子纂”，表明朱本中号“凝阳子”，道名“泰来”，或曾为受戒道士。今人著录称其“字泰来”，或误。朱氏曾官于河南洛阳，后归隐林下，以儒入道，兼通医学，遨游四方。康熙年间曾行医广东，且医术高明，能治诸医不治之病，又深谙道家养生之道。

《饮食须知》是一部专论饮食禁忌的著作，阐述了360余种食物的性味、食物相配的禁忌以及多食某种食物所致病症。全书共8卷，首卷介绍27种水、4种火；卷二谷类介绍粳米、糯米、稷米、黍米、粟米、大麦、小麦、荞麦等40余种主食；卷三菜类列举韭、薤、葱、小蒜、大蒜、芸苔、菘菜、芥菜、苋菜、菠菜、胡萝卜等76种蔬菜，其中包括一些药食两用植物；卷四为果类，介绍李、杏、桃、栗、枣、柿、梨等50多种水果，以及甘蔗、莲藕、西瓜之类；卷五为味类，叙述盐、豆油、麻油、白砂糖、蜂蜜、酒、醋等30多种调味品；卷六陈述了鲤、鲫、鳊、鲥、鲈、鳜、鲢、鳙、鲩等60多种鱼及虾蟹龟鳖之类；卷七载有鹅、鸭、鸡、野鸭、野鸡、雀、雁、鹑、鹧鸪等30多种家禽和飞禽；卷八为记载猪肉、羊肉、黄牛肉、狗肉、马肉、驴肉、鹿肉、野猪肉、豺肉、狼肉乃至老鼠肉等30多种家畜及野兽的肉类。全书对每一味食材除性味之外，重点介绍食物搭配宜忌，每卷之后附各类有毒食物的性状特征和解救方法。

《饮食须知》序中明确指出：“饮食借以养生，而不知物性有相反相忌，丛然杂进，轻则五内不和，重则立兴祸患，是养生者亦未尝不害生也。”食物性味不同，若搭配不宜，轻则肠胃不舒，重则伤身害命。为此，作者从饮食致病的角度，特别指出它们对人体健康的损益影响。相关内容既有对前代古籍内容的援引，也有作者所处时代实践经验的归纳。归纳起来，其学术特色主要体现如下：

《饮食须知》载食材品种丰富。书中以饮食致病为重点，在罗列食物相反现象、相反机制的同时也辩证地展示食材在一定条件下的食用方式信息。如卷首水火类中，汇集天雨水、梅雨水、液雨水、腊雪水、冰、漏水、冬霜、冰雹水、井水、泉水、雪水等不同形态、各种水的应用信息。作者认为，食物禁忌是食物、身体状况、时令、地域、自然人文环境、主观判断等因素相互作用后的综合体现，食物禁忌很大程度上是基于客观经验，但受到主观判断的强烈影响。

为了获得食物的最佳应用效果，书中还介绍了食材的存贮方法，为研究食材的传统储存工艺提供了参考。

食物宜忌都是有条件的，《饮食须知》虽未明确指出食物的宜忌受生理、病理、时令、地域及食物储藏与烹调方式等条件的制约，但归纳显示，生食、多食、久食是食后致病、致死的重要原因。

书中指出，应从选料、配伍、烹调等角度，结合季节、时令、个人体质、环境等因素综合考虑选料禁忌，明确描述不同食材因材质、产地、存贮等原因导致的各种毒性表现及食用后果，明确指出不同食材搭配产生的禁忌，如“柿子同酒食、易醉”“粳米同马肉食发痼疾，同苍耳食卒心痛”“韭菜不可与蜂蜜及牛肉同食，成癥瘕”“妊妇服李子，子生疮疥”“妊妇食葵菜，令胎滑”“妊妇食狗肉，令子无声，且生虫”“妊妇多食鸡肉，令子失音。以鸡子、鲤鱼同食，令儿生疮”。“小儿不可多食栗子，生食则难化，熟食则滞气，膈热生虫，往往致病等。”从这些角度提

示饮食禁忌的多样性。

《饮食须知》对相关食材信息介绍之后，对食材的有毒表现、解毒措施予以归纳。这些内容是饮食卫生方面理论与实践知识的积累，反映了中医古代急救医学的概况，值得进一步整理、挖掘。

朱本中《饮食须知》版本，主要有清康熙十五年刻本及古越吴兴祚《贻善堂四种须知》本。

第三节　其他文献提要

一、《士大夫食时五观》

本书为北宋黄庭坚著。黄庭坚（1045—1105），字鲁直，号山谷道人，晚号涪翁，洪州分宁（今江西省九江市修水县）人，北宋著名文学家、书法家。其所处的时代是中国饮食文化发展的第三个高峰，出现了专门性和综合性饮食店铺，饮食品种繁多，烹饪技艺大大提高，饮食文化繁荣昌盛，形成了独特的文化景观。

该篇短文主要表达了黄庭坚对饮食生活所取的五观，亦具有时代背景特色，反映了北宋年间士大夫阶层对饮食养生的态度。其主要内容有：一计功多少，量彼来处；二忖己德行，全缺应供；三防心离过，贪等为宗；四正事良药，为疗形苦；五为成道业，故受此食。黄庭坚的这些修身养性之本，今日亦大有可取之处。

《士大夫食时五观》为一篇养生类短文。不分卷。明代周履靖校。刊于明万历二十五年（1597）。现存版本见于《夷门广牍》，并见于《丛书集成初编》。

二、《多能鄙事》

本书12卷，为明初期类书。明代刘基撰。

刘基（1311—1375），字伯温，处州青田县南田乡（今属浙江温州文成县）人，故称刘青田，元末明初军事家、政治家、文学家，明代开国元勋。元末，刘基弃官归隐，并进行了一次北上旅行，随后重新步入仕途，其间多次不遂，至正二十年（1360）遇朱元璋，辅佐其成帝业，遂平步青云。

《多能鄙事》卷一至卷三与饮食有关，卷四记述了老年人的食疗养生方法。

《多能鄙事》中关于食品加工技术经验的内容描述颇为详细，如制酒法记载了17种配方，有碧香酒法、酝法、鸡鸣方、满殿香酒曲方、蜜酒方、地黄酒方、黄子酒方、羊羔酒方、花香酒方、煮酒法、止酒酸法等。又如造醋法，有七醋方、三黄醋方、大麦醋法、糠醋法等10余种。糟腌藏法列举有40种之多。《多能鄙事》对于当时饮食食品的制法及保存、老人疗疾及养生保健等内容的记载颇为详细，这些信息对于当代食品制作和加工颇有帮助。

《多能鄙事》主要版本有三，分别为：明嘉靖四十二年范惟一刻本，附有清陆僎跋，藏于上海图书馆；明嘉靖刻本，藏于中国国家图书馆、清华大学图书馆及山东省图书馆；明刻本，藏于中国国家图书馆。

三、《素食说略》

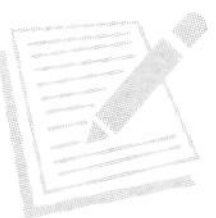

本书4卷，清代薛宝辰著。

薛宝辰（1850—1916），原名秉辰，陕西长安（今杜曲街道办寺坡村）人。清宣统时翰林院侍读学士和咸安宫总裁。他晚年笃信佛教，崇尚素食，辛亥革命后便闭门谢客，借医术自养，并著书立说。

《素食说略》记述了清代末年比较流行的170余品素食的制作方法，内容丰富多样，制法考究而易行，特别是所编菜点俱为人们日常所见所闻。薛宝辰倡导素食，言其富有风味，既清爽适口，又可保养身体。《素食说略》是一本值得珍视的烹饪著作。

《素食说略》现行版本主要为1984年中国商业出版社《中国烹饪古籍丛刊》本。

四、《本草饮食谱》

本书1卷，清代文晟辑，费伯雄鉴定。

文晟，字叔来，江西萍乡人，清医学家。精岐黄之术，尤致力于医学普及与医书校刊，著有《六种新编》丛书。

费伯雄（1800—1879），字晋卿，号砚云子，江苏武进孟河镇人。生于世医家庭，先儒后医。一生以其医术、著作影响深远而成为孟河医派的奠基人。所著医书有《医醇剩义》《食鉴本草》《医方论》《怪疾奇方》等。

《本草饮食谱》刊于道光三十年（1850）。书因集录本草中可食之品而成，故名《本草饮食谱》。本书将可以疗病的食物本草分为谷、豆、菜、瓜、果、味、禽、兽、鱼虫等部，共约300种，每种列述性味、采用、主治及宜忌等，间附简便易行之方。如谷部中记载“黑大豆，甘平，入肾，祛风散热，利水下气，活血解毒。治脚气攻心、胸胁卒痛，单服则效；并治热毒攻眼、乳岩、发热、便血、赤痢、折伤、堕坠、风瘫、疮疥、丹毒、蛇蛊，加甘草则解百药毒，多食令人身重”。兽部中介绍“牛肉：甘平，安中益气，养脾胃，消水肿，除湿气，止消渴，补虚弱，壮筋骨，腊月勿食，疟疾后忌之。黄牛，固中益气，常食较胜水牛”。

本书主要有1938年刊《费氏食养三种》本。

五、《清嘉录》

本书12卷，清代顾禄撰。初刊于道光十年（1830）。

顾禄，字总之，一字铁卿，自署茶蘑山人，清道光咸丰年间苏州吴县（今苏州市）人，生卒不详。顾禄出身簪缨望族，家世业儒。《清嘉录》和《桐桥倚棹录》是顾禄一生最重要也是影响最大的两部著作，前者以岁时为时间之经，后者以地志做空间之纬，为我们描绘出了一幅清代中前期吴地社会生活的瑰丽画卷。其另著有《雕虫集》《紫荆花院排律》《骈香俪艳》《酒春秋》《看枫约》《壶中揽胜》等10种，辑成《颐素堂丛书》刊行；还撰有《羽族棋谱》，与友人合辑《烟草绿》1卷。

《清嘉录》，又名《吴趋风土录》《吴门风土记》。“清嘉”古为吴地的美称。本书是一部专门叙写吴地岁时节令、民情风俗的风土杂著。顾承在序中说：“吾家铁卿荟萃群书，自元日至于岁除，凡吴中掌故之可陈、风谣之可采者，莫不按节候而罗列之，名之曰《清嘉录》。”本书最重要的特点是按月、日记载民俗事象，每月1卷，共12卷，计242则。本书大量引证古今地志、诗文、经史，并逐条考订，文笔优美，叙事翔实，有保存乡邦文献的作用，是研究明清时代苏州地方史、社会史的重要资料。

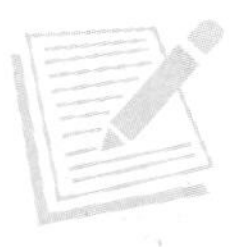

《清嘉录》原刻本罕见，传世者多为日本翻刻本。该书作为《颐素堂诗钞》之附书，流入日本后，翻刻于1837年。嗣后，又有多种日本复刻本。

六、《调鼎集》

本书 10 卷，清代童岳荐著。

童岳荐，字砚此，会稽人，生平未详，仅知为清乾嘉间扬州盐商。

《调鼎集》为清代饮食专著，有人认为此书是后人在乾隆三十年（1765）之前的《北砚食规》基础上增补编写而成。成多禄《调鼎集》序指出："是书凡十卷，不著撰者姓名，盖相传旧抄本也。上则水陆珍错，下及酒浆、醯酱、盐醢之属，凡《周官》庖人烹人之所掌，内饔外饔之所司，无不灿然大备于其中。其取物之多，用物之宏，视《齐民要术》所载之物、饮食之法尤为详备。此为书者，其殆躬逢太平盛世，一时年丰物阜，匕鬯不惊，以得其暇著为此编。"本书以扬州菜系为主，从日常小菜腌制到宫廷满汉全席，共收荤素菜肴 2000 种、茶点果品 1000 类，对烹调、制作、摆设方法均有阐述，明白晓畅。

《调鼎集》全书共分 10 卷。第一卷为油盐酱醋与调料类，即对各种酱、酱油、醋的酿制法及提清老汁的制作方法详备叙述。第二卷较杂，主要为宴席类，尤对铺设戏席、进馔款式及全猪席等资料进行详加阐述。第三卷为特性、杂性类菜谱。第四卷为禽蛋类菜谱。第五卷为水产类菜谱。第六卷则与第二卷相似，比较杂乱，写法较简，像是随手摘记的零碎资料而尚未成书。第七卷为蔬菜类菜谱。第八卷为茶酒类和饭粥类。第九卷为面点类。第九卷的后半卷和第十卷全卷为糖卤及干鲜果类，写法亦很精细。全书内容丰富，涉及广博，实为我国古代烹饪艺术集大成的巨著。

本书抄本藏于中国国家图书馆。现有 1986 年中国商业出版社《中国烹饪古籍丛刊》本；1988 年中州古籍出版社张延年校点注释本。

七、《素食养生论》

本书原名《食物养生实验谈》，北美总统罗斯福之卫生顾问开洛克所作。杨章父，孙䨲据山崎今朝弥的日译本转译。孙䨲，广西桂林人，原名宏，字克纯，号䨲公，擅长写诗和画花卉，著作有《中华画人辞典》《粉年写生法》。山崎今朝弥（1877—1954），生于长野县，毕业于明治大学法学部，曾留学美国。

《素食养生论》，刊于 1921 年。内分 8 章，书中阐述人类饮食构成，消化生理，分析比较肉食与素食之弊益，并介绍素食养生的依据及具体方法。孙䨲进行重编时在序中指出："其言深得哲学的、科学的见地，而适切于实际生活"。如书中第七章特别指出之所以主张素食中的依据："豆浆一合含蛋白十八分，脂肪十八分，含水炭素二十五分，盐分七分，而适于人体中最贵之蛋白，乃较牛乳多二倍有半，脂肪与含水炭素多一倍有半。是则饮豆浆一合，已是当牛乳二合半矣。且豆浆之蛋白较牛乳者易于消化吸收。"书中同时罗列了 61 种植物、25 种动物的营养成分表，便于读者加以比较应用。

现存 1923 年上海中华书局铅印本。

八、《食养疗法》

本书全 1 册，费子彬撰。费子彬（1891—1981）出生于江苏孟河，著名中医，孟河医派费家直系传承者。1949 年春，费子彬由上海南下香港，悬壶济世，成为香港名医。

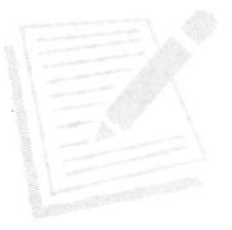

《食养疗法》刊于 1938 年，为《费氏食养三种》之一。《费氏食养三种》包括清代费伯雄撰《食鉴本草》，清代文晟辑、费伯雄鉴定《本草饮食谱》和费子彬著《食养疗法》。费子彬在《食养与健康》中自序中称："人之不能离饮食，自非徒为餍口腹快朵颐，摄取营养，正所以维持生命，加强活力。故海错与山珍，未必即有益于人体，而蔬食淡饭，或常能裨补于健康。食养又称食疗，日本人名之谓食饵疗法。医食同源。在我国由来已久，《周礼·天官》即有食医。文中子有言：北山何公善医，先眠食而后针要药。孙思邈亦谓：谓其医者，先晓病源，知其所犯，先以食疗，不瘥，然后命药。"作者承其二十余世家学之余绪和行医问世数十年的经验，笃信药疗与食疗并重，诊病之余悉心钻研，古今合参，中西兼顾，以真理实效适合国情者为依据，对食养疗法的历史沿革和功效价值做了阐述，以期世人之康寿。

本书主要有 1938 年刊《费氏食养三种》本。

第二十章
药膳养生文献

“药膳”作为一个整体的专有名词，其实是一个现代命题，中医药膳学更是一门新生学科。尽管我们偶然发现古文献中也会出现“药膳”二字，诸如《后汉书·列女传》有“母恻隐自然，亲调药膳，恩情笃密”、《宋史·张观传》有“蚤起奉药膳”等，但这些“药膳”概念并不是专有名词，而是并列的两个词，意思是侍奉生病的人吃药及膳食。

建立“中医药膳学”学科其实是20世纪80年代以后的事情，相继出现了何清湖与潘元根的《中医药膳学》、谢梦洲的《中医药膳学》及刘昭纯的《实用药膳学》，还有王者悦主编的《中国药膳大全》等标志性著作或教材。“药膳”遂成为一个专有名词。

《中医药膳学》中“药膳”概念的内涵，概括地说，“药膳”应属特殊的膳食，也属特殊的中药剂型。一方面可以说，药膳是指在中医学理论指导下，将不同药物与食物进行合理组方配伍，调制成具有治病或保健功效的菜肴食品；另一方面可以说，药膳就是以添加了药物的菜肴或食品为特殊剂型，运用中医的辨证论治原理，寓治病保健目的于膳食生活中。

药膳方与食疗方在很大程度上是重叠的，但严格意义上说二者是有区别的，药膳方突出了“药”的成分特点，表明药膳方一定包含有传统的中药成分。然而，基于药食同源的理念，传统中药概念的外延十分宽泛，与食品的界限也很模糊，这从历史上一些重要的本草类书中就有体现，所以很难真正确定药膳方与食疗方的界限，因此严格意义上说在中医古籍文献中，药膳专著并不存在。中医丰富的传统药膳方广泛存在于饮食养生、方书及本草等书籍中，需要我们去系统收集整理。

中医药膳学科尽管是近年才形成的一门相对独立的学科，但它同样是伴随着的中医药学的发展历程而有着厚重的历史和积淀的。《黄帝内经》《神农本草经》《伤寒杂病论》可以看作是中医药膳学理论的三大奠基著作。中医药膳可以看作是中医方剂学中的一枝独秀而极具特色，更是中医养生学的重要组成内容。

中医药膳大体分类，既有偏于治病的药膳方，也有偏于养生保健的药膳方。本教材属养生类教材，所以本章要讨论的“药膳养生”则偏于讨论药膳方中具有养生保健、延年益寿功效的药膳方剂（包括可以用于慢性病、亚健康调理的药膳方）。从文献学角度，我们将中医药膳学文献分为食物本草与食疗药膳两大类。

第一节　药膳养生的历史源流

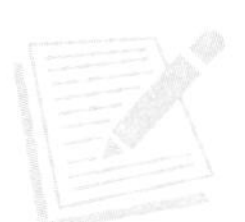

简单地说，“药膳”指可疗疾保健的膳食。人类早在“茹毛饮血”时期，为了求生存而向大自然摄取食物的过程中就开始认识了解食物的作用。燧人氏钻燧取火的发明和利用，改变了先民的食性。神农尝百草的传说，表明远古时代的人们已经在有意识、有目的地寻求可食用兼治病保健的原料。原始古人本就凭借草木以果腹为生，自神农尝百草、伊尹制汤液而始有医药，这是所谓“医食同源”“药食同用”的源头。

膳食种类繁多，包括米面主食、果蔬菜肴、汤羹酒饮等。日常膳食讲究的是合理搭配组合，这和中医方剂的配方同理而一体。战国时期的中医学经典著作《黄帝内经》就建立了治则、治法理论，创立了方剂的“君、臣、佐、使”组方原则，以及药物的四气五味平衡理论，并记载了汤、丸、散、膏、酒、丹等不同剂型。《黄帝内经》所载方剂虽不多，但大多是药膳类方，诸如四乌贼骨一藘茹丸、兰草汤、半夏秫米汤等。尤其是《素问·脏气法时论》“五谷为养，五果为助，五畜为益，五菜为充，气味合而服之，以补精益气”的全面膳食、合理搭配的饮食养生原则，奠定了中医药膳学的理论基础。

方剂由中药组成，膳食由五谷六畜、菜蔬、果品等组成。基于药食同源的理念，早在上古时期，二者就形成了二位一体的趋势。第一部药学专著《神农本草经》载药365味，其中大多是药食两用之品，诸如枸杞、龙眼、大枣、葡萄、藕实茎、菊花、胡麻、白瓜子等。尤其是书中365种药物按照上、中、下分为三类，这被称为“三品分类法”。其分类的依据主要是药物的性能功效，“上药一百二十种为君，主养命以应天，无毒，久服不伤人”（《神农本草经》），如人参、地黄、甘草、大枣等，这些上品药成为后世药膳方组成的最佳选料。

汉代著名医家张仲景“勤求古训，博采众方”，以《黄帝内经》为理论基础，结合自己的临床经验，为后世留下了历史上的医学巨著《伤寒杂病论》，创造性地确立了对伤寒病的“六经分类”的辨证施治原则，奠定了理、法、方、药的理论基础。该书是集秦汉以来医药理论之大成，并广泛应用于医疗实践的专书，也是我国第一部临床治疗学方面的巨著，历来被推崇为“方书之祖”。《伤寒论》载113方，《金匮要略》载262方，其中包括大量的药膳方及延年益寿方，从而成为药膳学的奠基著作之一。

如果说《黄帝内经》《神农本草经》《伤寒杂病论》三大奠基著作构建了中医药膳学理论的基本骨架，那么之后不断出现的方书、本草等著作中记载的大量药膳方，则不仅是一个量的不断增加过程，更是在不断丰满中医药膳理论，使其更加系统而独具特色。

唐代孙思邈的《备急千金要方》中设立“食治”篇，提出疾病的初期，或者在疾病的平稳期，倡导先以“食治”，然后再用药物治疗；若能将食物与药物结合起来养生祛疾则是最佳的方法。书中指出：“夫为医者，当须先洞晓病源，知其所犯，以食治之，食疗不愈，然后命药”；“安身之本，必资于食；救疾之速，必凭于药；不知食宜者，不足以存生也；不明药忌者，不能以除病也。”书中食治分为果实、蔬菜、谷米、鸟兽4类，食疗方设植物类食疗方与动物类食疗方，对药膳学的应用发展起到了积极的推动作用。值得提出的是，孙思邈还继承和发展了服用药物以延缓衰老的思想，他在《备急千金要方》中提出“药能恬神养性，以资四气”，并记载了不少延寿方，如服地黄方、乌麻散、熟地膏、孔圣枕中丹等。孙思邈的弟子孟诜撰写了《补养方》3卷，后由张鼎增补收编为《食疗本草》，是我国最早的营养学和食疗专著，全书分玉石部、草部、木部、果部、米谷部、菜部、兽部、禽部、虫鱼部9部。昝殷的《食医心鉴》是唐代又一本食治专著，按中风、心腹冷痛、脚气、脾胃气弱、噎、消渴、水肿、淋病、小便数、五痢、五痔、妇人妊娠产后、小儿诸病等分类。如书中治冷气心痛，发作无时的“桃仁粥方”。

宋代应用药膳防治疾病已较为流行，创制了许多药膳良方。如王怀隐编著的《太平圣惠方》中论述了许多疾病的药膳疗法，如牛奶治消渴，鲤鱼粥、黑豆粥治水肿，杏仁粥治咳嗽等。陈直所著《养老奉亲书》是一部针对老年病调理的药膳专著，书中指出：“老人之性，皆厌于药，而富于食”，“凡老人之患，宜先以食治，食治未愈，然后命药”，“贵不伤其脏腑也”。药膳从食疗、食治发展到食补，已成为防治老年病和抗老益寿的专门学科。

元代宫廷御医忽思慧编著的《饮膳正要》，是一部重要的药膳专著和饮食营养学专著。书中介绍了药膳方 158 首，提出了膳食的一般卫生法则，详细记载了药膳的烹调方法，附有 20 多幅图。此书不仅拓展了药膳学的理论，而且对明清皇宫盛行药膳养生保健起到了重大的推动作用。

明清时期是中医药膳更加全面、实用、发展的阶段，代表性著作明代有卢和的《食物本草》、赵南星的《上医本草》、宁源的《食鉴本草》、鲍山的《野菜博录》、吴禄的《食品集》等，清代有沈李龙的《食物本草会纂》、章穆的《调疾饮食辨》、尤乘的《食治秘方》、叶盛的《古今治验食物单方》等。养生药膳内容十分丰富，不仅继承发展了中医食治理论，介绍了许多实用的药膳方，还拓展和补充了药膳学的内涵，使药膳学的理论越趋完善和成熟。

近现代，随着我国经济与人们生活水平的提高，特别是国家医疗卫生政策从以治疗疾病为中心转移到预防保健为中心，以及《“健康中国 2030”规划纲要》的提出，对养生保健及药膳保健的技术需求日益提高，涌现出一大批药膳书籍，但多数是古代文献的白话本或编纂本，尚未出现创新性著作，值得我们进一步研究提高。

第二节　食物本草类重要著作介绍

中医药膳的历史源远流长，文献众多。药食同源，运用传统中医药进行食疗养生保健，从而达到预防疾病、延年益寿的目的。几千年来，中医药学不仅发现了各种各样的保健药物，而且创造出不少行之有效的养生保健、延年益寿的药膳方。我们把药膳类养生文献暂分为食物本草类与食疗药膳类。

一、《食医心鉴》

本书又称《食医心镜》，唐代昝殷著。该书约成书于唐大中七年（853），是一本有特色的食疗专著。

昝殷，唐代妇科学家，也擅养生食疗与药膳学，生活于 797—860 年，蜀（今四川）人，曾任成都医博士。昝氏除著本书外，尚撰有《经效产宝》一书，是我国现存最早的妇产科专书。

《食医心鉴》辑本中收录了治疗内科、妇科、小儿科等多种疾病的食疗方 16 类、211 条，占原本医方的大半之多。所列食疗方剂中的原料，大多数是日常生活中常见的，如稻米、面粉、粟米、苡仁、巨胜、薯蓣、木瓜、赤小豆、青小豆、鸡蛋、猪肾、猪心、羊肉、乌雌鸡、鲤鱼、鲫鱼、野鸭、牛乳、生芦根、淡竹叶、梨、蒲桃等。用于食疗的食物形式也是多种多样，或煮粥，或做面条，或制馄饨，或熬汤，或作羹，或浸酒，不一而足。但其制作方法都比较简明，如治“脾胃气弱不消化瘦薄羸劣方，麦曲各二大两，生姜汁三大合，右以姜汁溲面并曲等作索饼熟，煮橘皮、椒、盐，以羊肉臛豉汁食之”，“治妊身胎动不安，宜吃糯米阿胶粥方”，“糯米三合，阿胶四分，炙捣末。右煮糯米粥，投阿胶末调和，空心食之”。

《食医心鉴》的最大特点在于它不是以食物分类，而是按病证分类，先辨明疾病的病因、病机、分型、症状，再列出食治方药、适应证及制作方法，共载食疗方 210 首。因此，昝殷的《食医心鉴》比以前的食疗类著作更便于实际应用，从而将中国古代的食疗养生学推向了一个新的发展阶段。另外，《食医心鉴》对妇产科疾病的食疗方法论述得较为详细，专门列有“论妇人妊娠诸病及产后食治诸方”，这与昝殷是妇产科名医是分不开的。此外，“小儿诸病食治诸方”也很有特色，如

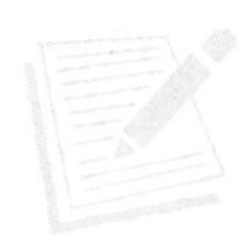

“治小儿壮热呕吐不下食葛粉汤方，右葛粉二两，以水三合相合调粉于铜纱罗中，令遍沸汤中煮熟食之”。

本书已佚，现有版本是我国并称甲骨学史“四堂”之一的罗振玉从日本带回的。文献记载《食医心镜》共3卷，而罗振玉见到的这本《食医心镜》却只有1卷，食疗方200余首。这本《食医心鉴》是日本人多纪元坚从朝鲜的《医方类聚》中将《食医心镜》摘录出来，单独成册，于1924年出版。尽管只是辑本，还是能够反映昝殷《食医心鉴》原书的大概面貌。

二、《食疗本草》

本书3卷。唐代孟诜撰，张鼎增补改编，约成书于唐开元年间。一般认为此书是张鼎在孟诜《补养方》的基础上，补充89种食疗物品，又加按语编撰而成。

孟诜（621—713），唐代著名医学家，汝州梁县（今河南临汝）人。他自幼喜欢医学，通晓医药养生，曾从师于名医孙思邈。他曾应举参加进士科考试，唐垂拱初年（685）升任风麟阁舍人，后因得罪武则天，被贬为台州司马，又转升春官侍郎，后被相王李旦召为侍读，长安年间任同州刺史，加银青光禄大夫，故又被称为孟同州。孟诜居官廉洁，于政事之暇，好集医方，致力于饮食养生。他倡导“若能保身养性者，常须善言莫离口，良药莫离手”。其撰有《必效方》《补养方》《食疗本草》各3卷，均佚，部分内容在《证类本草》《医心方》中得到保存，对后世的饮食养生、药膳疗法颇有影响。

《食疗本草》分玉石部、草部、木部、果部、米谷部、菜部、兽部、禽部、虫鱼部9部，共载文227条，涉及260种食疗品。每味食物，先介绍性味，再介绍主治；尤以动物脏器疗法与藻菌类食疗作用的记载引人注目。所录食疗经验多切实际，药物来源广泛，充分顾及食品毒性宜忌及地区性，为唐代较系统全面的食疗专著。如枸杞“寒，无毒。坚筋、能老、除风、补益筋骨”，又如葡萄“甘、酸、温，食之治肠间水，调中”等。本书简单明了，实用性强。再如天门冬“补虚劳，治肺劳，止渴，去热风。可去皮心，入蜜煮之，食后服之。若曝干入蜜丸，尤佳。亦用洗面，甚佳”。

《食疗本草》的残卷有两种，一为1925年东方学会“敦煌石室碎金本”，一为1937年大东书局排印本“敦煌石室古本草残卷”。日人中尾万三曾著《食疗本草之考察》一篇，说孟诜著《补养方》，后来张鼎增订，改名为《食疗本草》，孟诜编书约在武后长安中期（701—704），而张鼎增补，在开元九年至二十七年（721—739）。其“敦煌石室古本草残卷”，就是孟诜的《食疗本草残卷》，它是根据日人中尾万三的校本，将文字略加改编，而更题此名。所以今天很难窥及该书的全貌了。

三、《食物本草》①

本书为元代李杲编，李时珍修订。据有关学者考证，此书可能为刊行者姚可成编撰而托名于李时珍的。

李杲（1180—1251），字明之，晚号东垣、东垣老人。金代真定（今河北正定县）人，金末元初著名医学家，为“金元四大家”之一，著有《脾胃论》《兰室密藏》《内外伤辨惑论》等。他出身富豪之家，幼年母病，为庸医所误，不知为何证而毙。他痛悔不明医学，乃捐千金拜名医张元素为师，精研医学。数年后，尽得其传，并有发展，成为一代名医。他继承并发挥了张元素脏腑辨证之长，尤其是强调脾胃对人体生命活动的重要作用，以及脾胃受损对其他脏腑的影响，提出“脾胃论”的学术主张，治疗上善用温补脾胃之法，后世称之为“补土派”。他提出“内伤脾

胃，百病由生”的论点，着重阐明了脾胃的生理功能、内伤病的病因病理、鉴别诊断、治疗方药等一系列问题。

《食物本草》是研究古代食疗养生的重要参考文献，有22卷本和7卷本两种版本。就22卷本而言，内容相当丰富。全书分16部、58类、2000多条，分列为水、谷、菜、果、鳞、介、禽、兽、味、草等部类。该书几乎囊括了中国17世纪以前所有的见载于书籍中的饮食物。每一食物条下详载其形态、产地、性能、功效、并附有方剂。该书从历代医籍、史书、方志、笔记小说等著作中，辑录了大量的调理、补养、食饵方面的资料，以及可供食用、救荒、治病却疾的野菜、野草。每种食物详细地记述性味、有无毒性、产地、功效、主治病症、用法以及单验方应用，有的加有姚氏的评论或按语，内容丰富，阐述详尽，切合实用，有很高的参考价值。尤为值得重视的是，书中对全国各地的泉水进行了详细介绍，具有较高的实用性。书中还记有蚕豆、筋豆、蛾眉豆、虎爪豆、羊眼豆、劳豆、豇豆等皆可泡茶，反映了金元时期人们饮茶有添加料物的风俗。然而，本书对食物烹饪的记载过于简单，如记“莱豆”，“磨粉作饼炙，佳”。

《食物本草》是以记载食药两用植物、动物等为特色的本草专著，被李时珍的《本草纲目》大量引用。明代书法者和宫廷画师又专为《食物本草》手写了书法文字，绘制了精美的彩色丹青插图，是当今存世唯一完整的彩绘传本。藏书中采用一文一图对照的书法绘画形式，栩栩如生地展示了本草的食药两用价值和艺术价值，在本草古籍图书中可谓独树一帜。其精良的书法、绚丽的丹青图画、优质华贵的天然材料、精致复杂的装裱，充分展现了宫廷内府之书的皇家风格和高超的工艺水平。

本书现存有敦煌残卷，另有1925年东方学会铅印敦煌石室碎金本，通行本为1984年人民卫生出版社出版的重辑铅印本。

四、《食物本草》②

本书为明代卢和撰，汪颖编刊，成书于明正德年间（1506—1521）。

卢和，字廉夫，东阳（今浙江金华）人，明代著名医学家。除《食物本草》外，还著有《丹溪纂要》《丹溪心法》《丹溪医案》。汪颖，江陵（今湖北）人，正德时官九江知府。

《食物本草》取诸家本草系食品，分水、谷、菜、果、禽、兽、鱼、味8类，收入日用饮食物395种、其中水类35种、谷类35种、菜类87种、果类57种、禽类57种、兽类36种、鱼类61种、味类27种。作者结合自己的实际经验，评述了所辑食物的性味、功效、有无毒性及其主治病症、用法、禁忌等。在各大门类之后、附有结语。如豆腐条，“性冷而动气，一云，有毒，发肾气，头风，疮疥，杏仁可解，又萝卜同食，亦解其毒”。又如木耳条，“凡木上所生者曰木耳，主益气，轻身强志，一云平利五脏，宣肠胃气，排毒气，压丹石热，又主血衄，不可多食。桑槐上者佳，余动风气，发痼疾”。

本书有三个特点：一是分类颇有特色。按照《日用本草》的分类法，将米、谷并为一类，另加水类，分为水、谷、菜、果、禽、兽、色、味8类。二是内容新颖充实。其所载食药比《日用本草》约增加一倍，比当时最为权威的本草著作《证类本草》新增10多种，李时珍编纂《本草纲目》时也多加引载。全书介绍食药性能自成一格，详细记述了各类食药的性味、有毒无毒、食宜、食法、食治、食忌。三是高度重视水之功用，将其列入开篇首章。另外“味部”品种繁多，列出了各种酒、醋、酱、饴糖、砂糖、麻油、豆油、盐、酪、椒及各种条目等，介绍其性味、制备、食用方法及对人体的补养与疗病功效。本书是明代重要的食疗专著，对当今的药膳研究及药膳临床具有良好的参考和实用价值

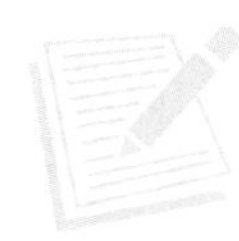

卢和《食物本草》的主要版本有明隆庆四年（1570）金陵仲氏一乐堂后泉书室刻本、明万历钱塘胡文焕校刻《新刻食物本草》2卷本、明万历夷白堂主人校刊《食物木草》3卷本等。

五、《上医本草》

本书为明万历年间，吏部官员赵南星因病翻阅李时珍《本草纲目》，用其谷蔬果核之类进行食物调理，其病痊愈后，充分认识到饮食养生的重要性，于是对《本草纲目》中的食物部分进行整理，编成《上医本草》一书。

赵南星（1550—1627），字梦白，号侪鹤，高邑（今河北高邑县）人，明代后期政治家，为东林党的首领之一。万历二年（1574）进士，历任汝宁推官，户部主事，吏部考功司主事、文选司主事、考功司员外郎、考功司郎中，太常少卿，右通政，太常卿，工部右侍郎，左都御史，吏部尚书。因遭权阉魏忠贤陷害，被革职戍代州至卒，崇帧初追谥“忠毅”，事迹见《明史》本传。著有《学庸正说》《史韵》《离骚经订注》《味檗斋文集》《芳茹园乐府》《笑赞》《赵忠毅公全集》《赵进士文论》等传世。

《上医本草》共分4卷。卷一水部23种、谷部73种、造酿部53种；卷二果部79种；卷三菜部136种；卷四分禽部15种、兽部43种、鳞部39种、介部10种、虫部2种。造酿部有多种豉的做法，如大豆豉、淡豆豉、咸豆豉、稀豆豉、豉汁、陕府豉汁、淡豉很有特色。书中还有17种酒的做法也很有实用性。如“薏苡仁酒，主治：去风湿，强筋骨，健脾胃。用绝好薏苡仁粉，同曲、米酿酒，或袋盛煮酒饮”。缩砂酒“主治消食和中，下气，止心腹痛。砂仁炒研，袋盛浸酒煮饮”。赵南星本非医者，不过兴之所至，随手摘录，但从卷帙庞大的《本草纲目》中辑录有关食物部分而成《上医本草》，且食物门类齐全，内容相对完整，对养生、食疗的普及有一定的促进作用。

《上医本草》的版本，单行本主要有明泰昌元年赵悦学刻本和清刻本两类。丛书本则主要有明末清初递修《赵忠毅公全集》本、《梦白先生全集》本等。

六、《食鉴本草》

本书为明代宁源撰，成书于嘉靖间（1522—1566）。

宁源，一作宁原，号山臞，京门（今江苏镇江）人，生平不详。宁源除编著本书外，无他书问世。宁源的《食鉴本草》成书于嘉靖间，正是明代政局稳定，经济快速发展时期。江浙、徽州一带的经济繁荣，使人们对摄食、养生的意识尤为增强；先进的航海技术丰富了中药材品种；富商贵族凭借厚实的财力资本，资助和发展医学教育，医学得以迅速发展，医家辈出，涌现了一批重要的中医养生医家和养生著作。

《食鉴本草》分上下两卷，近20万字，条理清晰，阐述简明，收载食用本草252种，分为兽、禽、虫、果品、米谷、瓜菜6类。本书之特色：①阐述简明扼要，基本将历代文献中药食两用中药汇聚一起，紧贴人们日常所需，阐明每味药食两用本草的性味、有毒无毒、能食否，又写明功用、主治。如“牛肉，味甘、平，无毒。安中，益气力，养脾胃，止吐泄，疗消渴”。另如“骡肉：味辛，温，有小毒。性顽劣，食之不益人”。②注重辨证食用，全书记载的内容虽为药食两用，但严格强调了中医辨证论治的思想，要求每味药物必须鉴别应用。如因体质而使用，如绿豆粉“味甘，凉，平，无毒。解诸热。熟者胶黏、难得克化，脾胃虚弱人、痛者忌之”，白冬瓜“味甘，微寒，无毒。其性走而急速，故能下热毒，解消渴，差五淋，消小腹水胀，利小便，压丹石毒。久病与阴虚人忌食之”。如因年龄不同使用，“木耳，味性冷，无毒。治肠癖下血，又凉

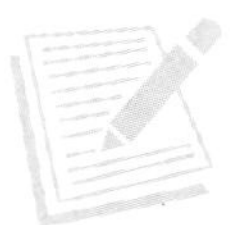

血。勿与小儿食，不能克化"，"樱桃，味甘，温，性热，调中气，益脾气，令人美颜色。此果品味虽美，故喜食之。然而属火，能生虚热喘嗽之疾，小儿尤忌之"。再如因相恶相反而禁用，如"鳖肉，味甘，平，无毒。补劳伤，壮阳气，峻补阴不足。恶矾石。青鱼，味甘，平，微毒，与葵菜、大蒜相反"。宁源如此详细论述，提示了虽然是常用食物，但也要注意辨证使用，告诫人们应根据食物特性不同，病证需要不同而合理选用，这对正确使用饮食疗法很有现实的指导意义和参考价值。

本书原刻本已佚，现存刊本主要有明万历二十年壬辰虎林胡氏文会堂刻本、《寿养丛书》本、《格致丛书》本。

七、《野菜博录》

本书3卷，明代婺源鲍山著。初刊于明天启壬戌年，是明代一部食用野菜专著。

鲍山生平不详。本书分上、中、下3卷，其中上、中两卷为草部，下卷为木部，共著录草本430余种，是考订野菜名物并注明性味食法的植物图谱类著作。其序言"尝入黄山，筑室白龙潭上七年，备尝野蔬诸味。因次其品汇，别其性味，详其调制，著为是编"。作者通过长期野外亲尝体验过的野菜类植物本草，为我们探索药食两用之品提供了丰富的文献资源。如"山苋菜，本草一名牛膝、一名百倍、一名脚斯蹬、一名对节菜。苗高二尺，茎方青紫色，叶对节生如牛膝状，叶似苋菜叶，皆对生，开花作穗，根味苦酸，性平，无毒。叶味甘微酸。食法：采苗叶炸熟，换水浸去酸味，淘净油盐调食"。再如"蛇床子，一名蛇粟、一名蛇米、一名虺床、一名思益、一名绳毒、一名枣棘、一名墙蘼。苗高二三尺，作丛似蒿，枝叶似藁本，叶枝上有花头百余结，开白花如伞，结子半黍大，黄褐色，味苦辛，花性平无毒。食法：采嫩叶炸熟水浸，淘净油盐调食"。

我国自汉代以来就有不少考定名物之作，明人尤注重植物图谱的编著。通行的此类专书计有4种，即朱棣的《救荒本草》、王磐的《野菜谱》、周履靖的《茹草编》，以及鲍山的《野菜博录》。其中《野菜博录》最为晚出而能后来居上，一方面是由于此书对于前人的继承发展，另一方面也是因为本书作者鲍山曾多年归隐民间，长期在深山实地观察、采探，株株品味细辨，做了许多实实在在访查的结果。

八、《食物本草会纂》

本书为清代沈李龙撰，辑成于康熙三十年（1691），此书有12卷和8卷本。

沈李龙，字云将，清初椎檇李（今浙江嘉兴）人，早年习儒，由儒而习医，对本草学深有研究，为清代康乾年间的名医之一。尝广辑群书，摘其精要，益以见闻。除纂辑《食物本草会纂》外，还著有《脉诀秘传》《诊法集成》等书，均刊于世。

《食物本草会纂》12卷本，卷一至卷十是《食物本草》，卷十一是《日用家钞》，卷十二是《脉诀秘传》。《食物本草会纂》8卷本，卷一至卷六是《食物本草》，卷七是《日用家钞》，卷八是《脉诀秘传》。书前都有康熙三十年辛未（1691）著者自序，卷首为本草图。沈氏将食物分为水、火、谷、菜、果、鳞、介、禽、兽等10部，收集药物220种，记其性味、主治及附方等。本书是沈李龙采辑《本草纲目》及前代饮食学、本草学等多种文献并加亲身见闻而成，可谓集康熙以前食物本草之大成的简编。

该书现存版本为清乾隆四十八年（1783）书业堂刊本。

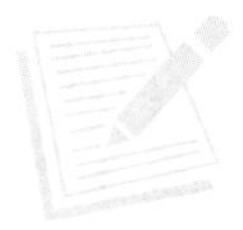

第三节 食疗药膳方类重要著作介绍

一、《千金食治》

人们通常把《千金要方》中专论饮食疗法的卷二十六《食治》称为《千金食治》，唐代孙思邈撰。

《千金食治》包括“序论”和“果实”“菜蔬”“谷米”“鸟兽”（附虫鱼）等5篇。“序论”篇精辟地论述了药与食的关系，食疗养生的原理和方法；其余4篇共收录食物155种，计有果实29种、菜蔬58种、谷米27种、鸟兽虫鱼40种。在每种食物的下面列出它们的性味、损益、服食禁忌及主治疾病，有的还记述了它们的食用方法。除各篇散见的食疗方外，《千金食治》创制了很多药膳名方，如载有天花粉粥、防风粥、韭菜仔粥、羊骨粥、巴戟牛膝酒、五精酒等。

孙氏继承了《黄帝内经》以食疗为先的“大医弃药”精神，《千金翼方·养老食疗第四》中说：“扁鹊云：安身之本，必须于食，救疾之道，惟在于药……，是故君父有疾，期先命食以疗之，食疗不愈，然后命药。”另外，孙氏在《千金翼方·卷一》有言：“天竺大医誊婆云：天下物类皆是灵药，万物之中，无一物而非药者，斯乃大医也。”就是说万物皆秉自然之灵性而生，自然界一切物品无一不可入药，关键在于医者是否善于识其性味功用，善于取其所长罢了。其寓意有“万物皆药”的含义，取药之性味来纠人体阴阳之偏，与其说是治病之道，不如说是生存之道。《千金食治》所阐发的食治重于药治的思想对于中国食疗养生学的发展产生了重大而深远的影响。

二、《太平圣惠方·食治》

《太平圣惠方》简称《圣惠方》（992），是我国第一部由政府组织编写的大型综合类方书，全书共100卷，分1670门，收方16834首。该书由医官王怀隐等奉旨编纂。

《太平圣惠方》中专辟“食治论”两卷，强调“病时治病，平时养生”，包含了丰富的中医养生学思想，值得深入挖掘。其主要内容为第96卷共15门，论1首，病源14首，方共计160首；第97卷共14门，论1首，病源13首，方共计160首。药膳内容有专门的食治篇、酒方篇等。具体表现在食治中风诸方、食治风邪癫痫诸方、食治风热烦闷诸方、食治三痟诸方、食治水肿诸方、食治咳嗽诸方、食治烦热诸方、食治霍乱诸方、食治五噎诸方、食治心腹痛诸方、食治一切病疾诸方等，共28种疾病的食疗方法。除食治门外，还有大量的食疗方散在各卷中。全书共提供食疗方459个，应用食物115味；食治范围涉及内科、外科、妇产、小儿科、通用药方等多个方面，有纲有目，条理清晰。书中还介绍了诸如软食之粥、羹，硬食之索饼，饮料之酒、浆、茶、乳等的制作及临床应用，使食养食疗在宋代初步形成一门专一的学科。

《太平圣惠方》“食治论”养生思想主要特点：①先食后药的养生思想，如“食治门”开篇即言：“知其所犯，以食治之，食疗不愈，然后命药。夫食能排邪而安脏腑，清神爽志，以资血气。若能食平疴，适情遣病者，可谓上工矣。”这种首推食治的养生思想，直接承袭了孙思邈《千金要方》“食治”卷的思想。②气血为本的养生思想，《太平圣惠方》“食治论”中将精气和血气视为养生的根本所在，开篇即讲“以资血气”的重要性，在方中也多次强调血气的作用。如在分析论述虚损羸瘦时，专门指出“夫气血备，荣养其身也，虚损之人，精液萎竭，气血虚弱，不能克盛肌肤，故令羸瘦”。补益血气、荣养其身在食治论中具有根本性的地位，所以在很多个方子

中都强调粳米、豆豉、羊肉等补益血气食物的运用。③饮食有节的养生思想，《太平圣惠方》在“食治论”诸方中，对控制贪欲、饮食有度多有提及，视之为众多疾病的根源。如在分析“消渴”证候时，指出嗜食“咸物炙”及“饮酒过度”都是根源所在。

三、《食品集》

本书为明代吴禄编撰，约成书于嘉靖丁酉年（1537）。

吴禄，字子学，又字天授，号宾竹，生卒年不详，进贤（今江西省进贤县）北隅人士，贡生，生活于明正德、嘉靖年间，先后在兰溪、吴江从事过地方医学和儒学教育工作，于正德末年候缺吴江县（现苏州市吴江区）医学训科，嘉靖二十四年任吴江县教谕一职，在嘉靖二十八年前后辞官。清代同治年间江壁等修纂的《进贤县志》记载：“吴禄，嘉靖年北隅人，字天授，兰溪训导，吴江教谕。”《嘉靖吴江县志》记载，正德末年吴江县医学训科“吴禄候缺”，嘉靖二十四年（1545）吴江县医学教渝“吴禄，进贤人，贡生，致仕”，嘉靖二十九年吴江县医学教谕则由严规担任。

本书是明代一部重要的食疗著作，全书分上、下两卷。上卷记有谷部37种、果部58种、菜部95种、兽部33种，下卷记有禽部33种、虫鱼部61种、水部33种。正文部分计收动植物原料350种，每种食物之下都具体说明其形态、性味及疗效。如山楂条云，“味酸，无毒。健脾，消食去积，行结气，催疮痛，治儿枕痛，浓煎汁，入砂糖调服，立效。小儿食之更宜”。又如紫苏条，“味辛甘，温，无毒。解蟹毒。主下气，除寒中，解肌毒，发表，治心腹胀满，开胃下食，止脚气，通大小肠，煮汁饮之”。本书还附录了“五味所补”“五味所伤”“五味所走”“五脏所禁”“五脏所忌”“五味所宜”“食物相反”“服食忌食”“妊娠忌饮”及诸毒解法等饮食宜忌和部分原料的毒性与解毒法。如“服药宜忌”中说“有牡丹，勿食生胡荽。有鳖甲，勿食苋菜”等；又如“解诸毒”条云：“蟹毒，以冬瓜汁、紫苏汁煮干蒜汁解之。”

《食品集》多辑抄前人诸论。其内容与明代卢和《食物本草》大部分相仿，不过药物排序、分类有明显变更。如《食物本草》分为8部类，而本书药物分为7部类，并将其“味部”诸品散入于书中“谷部”“菜部”等，唯有“水部”药物内容及排序与《食物本草》基本一致。《食品集》不少药物内容较之《食物本草》，更为简略，没有什么新的发明。

本书国内现存明代嘉靖丙辰年（1556）序刻本和民国抄本各一种，均藏于中国国家图书馆。

四、《古今治验食物单方》

《古今治验食物单方》系清代叶盛著《证治合参》的第十八卷的单行本。

《证治合参》是一部综合性医书，本书精选历代医籍，分门别类整理而成。全书共18卷：卷一至卷二阐述脏腑、病机、四诊、用药等；卷三至卷十七为内、妇、儿、外各科证治，每病先列证候，次列治法、脉象、方药，并附以方解；卷十八为食疗单方。全书搜罗宏富，纲目清晰，切于实用。

叶盛，字公于，清代浙江慈溪人，生平未详。从自序中可以看出，他精通医理，熟于临床，深究《内经》《伤寒》之旨，师法金元四大家，博采众长而不偏执一家。《四库全书总目提要·医家类续编》称其书“条理清晰，酌繁简之中，无偏执之弊，尚非苟作。甬东叶氏世多闻人，而盛之名不见于方志”。据《全国中医图书联合目录》记载，叶氏在《证治合参》之外尚有《幼科》2卷、《古今治验食物单方》等书。经考察，《古今治验食物单方》即《证治合参》卷十八。因此，《古今治验食物单方》或系《证治合参》“食疗方”的单行本。

《古今治验食物单方》收集食物87种，对其性能主治记载颇详。如百合条，“主治百合病，白合七枚，知母三两，水煎服。肺热咳嗽，新百合四两，蜜拌蒸软，时含嚼咽之，天泡疮，生日合捣敷”。木瓜条，“脚筋挛痛，木瓜数枚，以酒水各半，煎膏。乘热贴痛处。以帛裹，冷即易之。霍乱转筋，木瓜一两，酒一碗煎服。不饮酒者，水煎服，仍将汤浸青布裹其足”。再如虾条，“大虾公活者，烧酒浸食一枚，能令阳事不倒。血风臁疮，生虾、黄丹，捣和贴之”。

版本情况，现存三种藏本，即文蔚堂藏版、一经堂藏版、博古堂藏版；各版扉页中对叶氏籍贯记载不一，文尉堂藏本、博古宝藏本皆题“慈水叶公于”，一经楼藏本题“古勾叶公于”。

五、《调疾饮食辩》

本书又名《饮食辩录》，简称《饮食辩》《食物辩》，清代章穆著。本书成书于清嘉庆十八年（1813），是一部专门论列食物及其药用本草的食疗著作。

章穆，宁深远，晚号杏云老人，江西鄱阳（今江西波阳）人，生卒年不详。他好学博闻，“自少而壮而老，未尝一日废学”；笃行实践，“精心果力，务穷其微，以归于实用”。他喜医、善医，自谓：“生平癖嗜读书，于历算、岐黄二家之学，尤喜钻研。”曹建《序》云其“多治奇疾”，“指下活人无数，人望之如生佛”。其著述甚丰，有《调疾饮食辩》《四诊述古》《伤寒则例》《医家三法》等，还有历法、数学书稿多部。

在《调疾饮食辩·饮食辩述臆》中作者阐述了作此书的目的：“阅历病情五十余载，见误于药饵者十五，误于饮食者亦十五。……饮食之误，罪在病人。……医者亦不得辞其责也。然食品繁多，讲求不易，自古医书谈此事者代不乏人，鲜有善本。独前明李氏《纲目》最称淹洽，而诠理多乖。……寒暑三更，稿凡五六易，书成得二十万言。”全书共6卷，分总类、谷类、菜类、果类、鸟兽类及鱼虫类，类下各列饮食名称为子目。其中总类中又包括水、火、油、代茶四类，共收载各种药用食物600多种。是书广征博引，内容丰富，应用范围很广。“书中所录诸方，皆极平稳，且极应验……以此乃医家、病家两用之书”。每一药用食物之下，作者分别引诸文献述其名称、产地、性味、损益、食法、宜忌等方面，不乏真知灼见，多有独到之处。如“茄”：“《纲目》曰：《拾遗》名落苏，未详其义。《五代贻子录》云酪酥，言其味甘也，穿凿之至。《太平御览》名昆仑瓜。《开宝本草》曰：多食动气，发疮及痼疾。李廷飞曰：秋后食多损目。《生生编》曰：女人食多伤子宫（妇人不孕及数堕胎者切戒）。《酉阳杂俎》言其厚肠胃，大非。茄性滑败肠胃也。今人或切碎曝干腌食，或摘下即拌盐生食，未经蒸煮，辣味全在，伤人更甚。”卷末仿《本草万方针线》体例，附《诸方针线》1卷，分列发表方、固表方……呕吐方、霍乱方…外科方、妇人方、小儿方，计24方，每方以病种为纲，简注调疾应用的饮食。如妇人方中有“月闭不行，一卷花椒，三卷牛膝苗，六卷海螵蛸、蟹”。按该索引，再翻阅该卷条目，则可得到较为具体的用法，非常方便读者按病检索其适用的饮食。

《调疾饮食辩》有清道光三年（1823）鄱阳经国堂刊巾箱本。

第二十一章
老年养生文献

第一节　老年养生的历史源流

老年养生是指根据老年人的生理病理特点采取有针对性的养生调理方法。《黄帝内经》用"生长壮老已"概括人类生命过程，衰老是指随着个体年龄的增长，组织器官及功能的退行性变化，特别是进入老年期表现明显，进展加速。目前我国把老年人的年龄起点标准定为60周岁（见《老年人权益保障法》第2条）。人类进入老年，有其特殊的生理病理，如老年人脏腑薄弱，抗病能力降低，老年易出现情绪低落，患病易伤情，老年内生杂病多痰瘀等。

古人很早就观察到了老年人的这些特点，如《史记·扁鹊仓公列传》记载"闻周人爱老人，即为耳目痹医"。早在两千多年前，中医已经认识到耳聋、眼花、肢体麻痹等为老年常见病，有专科医生为其治疗。《黄帝内经》对衰老有了更深刻的认识。《素问·上古天真论》记载："今五脏皆衰，筋骨解堕，天癸尽矣。故发鬓白，身体重，行步不正，而无子耳。帝曰：有其年已老而有子者何也？岐伯曰：此其天寿过度，气脉常通，而肾气有余也。此虽有子，男不过尽八八，女不过尽七七，而天地之精气皆竭矣。帝曰：夫道者年皆百数，能有子乎？岐伯曰：夫道者能却老而全形，身年虽寿，能生子也。"从人体衰老的正常生理及其表现，进而认识到保养能够延缓衰老。至唐代，孙思邈的《千金翼方》中有研究老年的专篇——"养性""养老"篇，对老年人的生理、心理特点和老年病证治及预防的阐述颇多新意。如《千金翼方·养老食疗》中载："君父有疾，期先命食以疗之，食治不愈，然后命药"。宋代，除《太平圣惠方》《和剂局方》《圣济总录》等大型综合性医著中包含有较丰富的养老、寿老内容外，更出现了现存早期老年医学专著《养老奉亲书》。

《养老奉亲书》为北宋陈直编写，约成书于北宋神宗元丰年间。陈直继承了《千金翼方》《太平圣惠方》《食医心镜》等书中的方药，明确了老年人的生理特点是"精血耗竭""肠胃虚薄""返同小儿"；老年病因病机特点为"百疾易攻"，新感的同时易引动宿疾，从而导致"宿疾时发"；老年保养及治疗主张独重脾胃，食疗为先；老年日常保养强调凡老人行住坐卧"皆须巧立制度"，饮食调理"大抵宜其温热熟软，忌其黏硬生冷"，并注意精神调摄、四时调养和用药饵扶持等。陈氏不仅对中医老年养生的形成起到重要作用，而且对后世医家影响深远。

元代邹铉在陈直《养老奉亲书》基础上续增3卷并更名为《寿亲养老新书》。卷一为北宋陈直所撰的《养老奉亲书》，邹氏将陈直序文和上籍食治老人诸方内容做了删减，归入原书第十三篇，卷二著有保养、服药诸篇，并附妇儿食治诸方；卷三为导引、养性诸篇；卷四集录古今名人的嘉言善行、诗词歌赋。此书刊后不仅在国内广为流传，并流传至朝鲜和日本。明代高濂的《遵

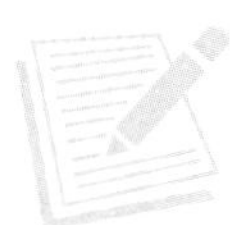

生八笺·四时调摄笺》所录药品大抵本于《寿亲养老新书》，明代徐春甫的《老老余编》和清代曹庭栋的《老老恒言》、石成金的《长生秘诀》等20余种医籍都引用该书内容。

明成化戊戌年（1478），刘宇得到黄应紫刊刻的《寿亲养老新书》，将四卷重新排列分为三卷，并改名《安老书》，于弘治三年（1490）刊行。对比此二书可知，《安老书》只是将《寿亲养老新书》的二、三卷合为一卷，又将第四卷改为第三卷，在内容上未做任何更改。后刘宇又从洪武永乐间御医娄居中之曾孙娄子贞处得《恤幼集》一卷。该书主要记载小儿常见病，并附理论与方药。弘治九年（1496），刘宇将《恤幼集》补刻于《安老书》之后，合为四卷，题名《安老怀幼书》，该书于弘治十一年（1498）刊行于世。

明代徐春甫著《老老余编》，收录在《古今医统大全》中，为其第八十六和八十七卷。《老老余编》对养老寿老、防病治病做了较详尽的论述，其中八十六卷有保养论、服药例、集方法、护持禁忌、四时调摄、形证脉候、宴处起居、性气好嗜、贫富祸福、太上玉轴六字气诀、食后将息法、养老新书钞、论衰老、养老编、起居编、药饵编、饮食编等内容，八十七卷详细地论述了老年人食疗性药方90多种。

《食治养老方》系明嘉靖年间洪楩辑录陈直《养老奉亲书》中的"养老食治方"和"简妙老人备急方"而成，与原书对照，除个别字句有改动外，内容几乎相同。

清代初期的曹庭栋著《老老恒言》，又名《养生随笔》，是一本老年养生护理的专著。全书共分5卷，前二卷叙述了起居动定之宜，次二卷列居处备用之物，末附粥谱1卷，有药粥方百种，以供调养之需，此五卷皆为调养治疗之需。

石光墀、石光陛的《仁寿编》是一本劝人养老尽孝的书，全书分上、下两册：上册10卷，籍录历代古书中有关纲常、修身、齐家、杂戒等至理名言，以为警世之资；下册6卷，采录其先大父甘野公经用之各种良方，以便对症施治，济困扶危。书中与老年医学相关的章节为上册卷一和下册卷三，认为老年护理应从饮食、服装、起居、精神四方面进行。

清代著名养生学家石成金著有《长生秘诀》，他因自幼羸弱多病而习医，专攻养生之学。《长生秘诀》分六部分。第一《心思部》，第二《色欲部》，第三《饮食部》，第四《起居部》，第五《卫生必读歌》，第六《清福要旨》。

除此之外，清代的寿养专书尚有《聋叟却老编》《颐老切言》及《延年各术》等，其中，《聋叟却老编》的作者真实姓名及成书年代无考。全书内容涉猎广泛，包括道、医、佛、儒、杂家等，所选著作有250余种之多，另有诗词歌赋、杂文集及友人读书笔记。

清代李宗源所著《延年各术》亦名《百寿图》，附于李宗源所辑《医纲提要》之卷末，辑历代医家有关养生延年的警句而成书。

及至民国，西学东进，现存民国时期寿养专书，不仅有国人所著《延寿药言》，亦有外国来华传教士施列民所著《延年益寿》，不仅有推崇国学的《延寿要言》，亦有学贯中西的《延年益寿》以饲后学。

第二节　重要著作介绍

一、《养老奉亲书》

本书又名《寿亲养老书》《养老全书》，1卷。宋代陈直纂。

陈直，生平不详，仅知曾为承奉郎，于宋神宗元丰年间（1078—1085）为泰州兴化（今江苏兴化）县令。

《养老奉亲书》为现存早期老年医学专著，约成书于北宋神宗元丰年间（1085年前后）。全书分上、下两籍，上籍讨论老人常见病及耳目诸疾的食疗食治法，包括提要一篇和食治诸方16篇，所列方药，多从孙思邈《千金翼方》《千金要方》、王怀隐《太平圣惠方》、《食医心镜》等书籍中选取，简便实用；下籍详论老人医药之法、摄养之道，其篇目有饮食调治、形证脉候、医药扶持、性气好嗜、宴处起居、贫富祸福、戒忌保护、四时养老总序、春时摄养、夏时摄养、秋时摄养、冬时摄养、简妙老人备急方等。

全书说理透彻、纲举目张、语言简练、文笔流畅，对老年保健与调护颇多心得。书中对于人体衰老的原因、表现，以及老年病的病因病机、辨证论治、禁忌调护等方面多有涉及。书中阐释的理法方药抑或摄养之道，都为后世医家所推崇。

一是强调老年人生理上脾胃虚衰。《养老奉亲书》下籍开篇《饮食调治第一》中明确提出"故脾胃者，五脏之宗也。四脏之气，皆禀于脾，故四时皆以胃气为本"，强调了"肠胃虚薄"在老年人生理病理及疾病治疗中的重要地位。

二是老年病治疗首推食疗。《养老奉亲书·饮食调治第一》开篇就指出"主身者神，养气者精，益精者气，资气者食，食者生民之天，活人之本也"。书中明确了饮食对人的重要；《养老奉亲书·序》又说"缘老人之性，皆厌于药而喜于食，以食治疾，胜于用药。况是老人之疾，慎于吐痢，尤宜用食以治之"，指出老年保养及治疗主张独重脾胃，食疗为先。

三是重视老人日常养护之道。强调凡老人行住坐卧"皆须巧立制度"，饮食调理"大抵宜其温热熟软，忌其黏硬生冷"，且"尊年之人，不可顿饱，但频频与食，使脾胃消化，谷气长存"，并注意精神调摄、四时调养和用药饵扶持等。

四是提出"虚阳气盛"是延缓衰老的关键。《养老奉亲书·形证脉候第二》云："老人真气已衰，此得虚阳气盛，充于机体，则两手脉大，饮食倍进，双脸常红，精神康健，此皆虚阳气所助也。"书中的"虚阳气"应是一种不同于元阳、邪热、浮越之阳的、存在于老年人体内、能促进生命活力、抵御外邪入侵、腐熟水谷、化生气血等的重要物质。因此，老年预防亦重温补。

现存版本有一个刻本，二个抄本。刻本为明万历癸巳（1593）虎林胡氏文会堂胡文焕刻本，此为节本，内容有食治诸方、简妙老人备急方和"续添"，可能是作为当时社会上普及的"居家必用本"。抄本，一为经钮堂抄本，亦为节本，与万历本同；二为中国中医科学院藏"唐成之家宝藏"旧抄本《养老奉亲书》，此书大约抄写于民国初年。

二、《寿亲养老新书》

本书4卷。宋代陈直原纂，元代邹铉增补。

邹铉（铉或作铉），字冰壑，又号敬直老人，元大德年间泰宁（今属福建）人，宋参知政事应龙世孙。据黄应紫序称，邹氏曾官至中都，又曾有"总管"之衔。但其仕履，已不能详考。尝于丹台山之阳筑"城南小隐"。

全书共4卷，卷一为北宋陈直所撰的《养老奉亲书》；卷二至卷四为元代邹铉续增，与陈直书合为一本，更名为《寿亲养老新书》，初刊于元成宗大德十一年（1307）。邹氏续增的内容：卷二中的保养、服药诸篇，书中罗列丸、散、膏、丹、酒、粥、糕、饼等药物或药膳的组方与主治，并著有寝、兴、器、服、饮、膳、药石等，并附妇人小儿食治诸方凡二百五十六条；卷三的导引、养性诸篇；卷四集录古今嘉言善行七十二事、祝寿诗词歌赋。

本书是一部老年养生保健、却病延年的养生专著，作者全面论述了老年人"食治之方，医药

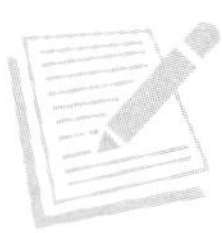

之法，摄养之道”等老年养生保健知识与方法。书中对气功养生、食后将息法、养性、种植、药酒等养生内容论述尤为详细，并倡导“嘉言善行”，弘扬敬老爱老之心。

《寿亲养老新书》在继承《养老奉亲书》食治特色基础上更增加了老年用药、气功养生等，并罗列出老人起居作息的具体细节，从日常的衣、食、住、行、娱乐入手，包括孝亲敬老的具体规制及情感落实等方面，翔实而具体，将日常的养老细节与养生结合是其独到之处。

一是老人用药以平和为主。邹氏明确老年病的用药原则“只可用温平、顺气、补虚、中和之药治之”，且应“寓药于食”，主张“调停饮食……随食性变馔治之”。

二是注重老人的生活细节。书中专论“寝、兴、器、服、饮、膳、药石”等，对老年人的生活细节论述得非常详细。如居住环境应“栖息之室，必常洁雅。夏则虚敞，冬则温密”；“床榻不须高广，比常之制，三分减一”；“低则易于升降，狭则不容漫风”；“蒲花褥虚燠暖”，要“三面设屏以防风冷”等。

三是倡导导引养生法。卷三专列导引、养性篇，著有《太上玉轴六字气诀》《食后将息法》《养性》诸篇，对导引养生及老年人修心养性做了详尽论述。

四是重视老人怡情养生，认为老年人应老有所乐，如在卷一《性气好嗜》中说“凡人平生为性，各有好嗜之事，见即喜之……但以其平生偏嗜之物，时为寻求，择其精绝者，布于左右，使其喜爱，玩悦不已”，老年人应发展自己的兴趣爱好，淡化老年伤情，积极乐观地过好老年生活；在“古今嘉善行七十二事”中引倪正父的《经钼堂杂志》：“静坐、观书、看山水花木、与良朋讲、教子弟”，还引《齐斋十乐》中云：“读义理书，学法帖字，澄心静坐，益友清谈，小酌半醺，浇花种竹，听琴玩鹤，焚香煎茶，登城观山，寓意奕棋。”

本书因其选方精当实用，简便易行，因此流传甚广，现存版本有20多种。元刊本、明刊本、日本宽文刊本皆署“居家必用本”，可见其对当时老年养生保健的影响之大。现存元至正二年壬午（约1342）刊本、元至正中（约1345）浙江本、明成化十四年戊戌（1478）徐礼据至正本刊、明万历四年丙子（1576）西夏揆文书院重刻本、清乾隆四十九年（1784）问津阁藏钦定《四库全书》本、清道光二十八年（1848）瓶花书屋校勘本、清同治九年庚午（1870）河南聚文斋刊本等。

三、《安老怀幼书》

本书4卷。明代刘宇辑编。

刘宇，字志大，河南钧州人，生卒年月不详。刘氏生于官宦之家，明成化八年壬辰（1472）三甲第四十六名进士。明黄景昉《国史唯疑》载刘宇“成化中，知上海县，治灼然，邑号神君”。弘治年间，刘宇任右佥都御史，正德二年（1507）升为左都御史，直至兵部尚书，加太子太傅。

《安老怀幼书》共分4卷，包括《安老书》3卷及《怀幼书》1卷。

其中一至三卷《安老书》，即为陈直、邹铉的《寿亲养老新书》。首卷有饮食调治诸论及四时摄养诸方；卷二首先论述事亲之道，并载有神仙列传，讨论老年人如何怡情悦性及膳食调理之法；卷三载有修身养性、药食调治、腧穴按摩等老年养生内容，并详细记载了治疗老年常见病的药方30余首，以及适宜老幼妇孺食用的食疗方90余首；卷四为《怀幼书》（又称《恤幼集》），作者是娄子贞，论述养育初生婴儿之法及医治小儿诸症之方。

本书只是重新排列《寿亲养老新书》，将原二、三卷合为一卷，改原书第四卷为第三卷，于老年养生内容上并无增补，与原书基本相同，因此谈不上自己的学术成就。

本书于明弘治庚戌年“重刊安老书”，继而于弘治年戊午年“续刊安老怀幼书”，因此全书初刊于明弘治十一年（1498）；另有明弘治十一年戊午（1498）刘宇校刻蓝印本存世，日本传抄明弘治刊本。

四、《老老余编》

本书2卷，明代徐春甫纂。

《老老余编》是《古今医统大全》的第八十六和八十七卷，作者是新安医家徐春甫。徐春甫（1513—1596），明代医家，字汝元，号东皋，安徽祁口人。徐氏家世业儒，少时勤攻儒学，因为多病，遂师从名医汪宦，后成明嘉靖、隆庆、万历年间名医。1578年完成《古今医统大全》的编撰及全部出版。1558年，徐氏在北京长安街开设“保元堂”，居药应需，业医诊病。于1559年任职太医院。

《古今医统大全》为综合性医书，全书共100卷，为徐春甫历时30年所编撰。此书从《黄帝内经》入手，上溯秦汉、下至明代嘉靖以前医籍史料496种，取其精华分科编集而成。其中的第八十六和八十七两卷为《老老余编》，卷九十九至卷一百为《养生余录》，引述养生要点和难点。

《老老余编》对养老寿老、防病治病做了较详尽的论述。《老老余编上》载有保养论、服药例、集方法、护持禁忌、四时调摄、形证脉候、宴处起居、性气好嗜、贫富祸福、太上玉轴六字气诀、食后将息法、养老新书钞、论衰老、养老编、起居编、药饵编、饮食编等篇;《老老余编下》详细地论述了老年人食疗性药方90多种。本书的特点有二：

一是认为脾肾亏虚是衰老的根本原因。徐氏明确指出脾肾亏虚是衰老的根本。老年人各脏腑功能均有衰退，其中尤以脾肾亏虚为衰老的根本原因。临床可见“老人肾虚，膀胱气弱。夜多小便，此盖肾水虚而火不下”这类肾虚症状，以及“老人肠胃皮薄，多则不消，膨胀，短气，必致霍乱”这类脾虚症状。治疗上强调补脾为主，通过温补中焦脾胃来补肾。“补肾不如补脾，一得暖则易化而食进。下虽暂虚亦可少回”，即通过实中州、醒脾土之法，兼顾补肾，使阴生阳长。最终达到气旺血生，正气得复。

二是认为食疗养生方法具体而实用。徐氏对老年人食疗提出很多具体建议，如“新登五谷，老人不宜多食，动一切宿疾”及“养生之道，食必忌杂，杂则五味相扰，食之作患，是食取鲜之，务令简之”。老人不宜多食生冷，“夫老人所多疾者，皆因少时春夏取凉过多，饮食太冷，故其鱼绘、生菜生肉腥冷物，多损于人，宜当断之”。同时提倡老年人多吃一些温性食物，“惟奶酪麻蜜，常宜温而食之，此大利益老年”。徐氏反对暴饮暴食，提倡少食多餐，“食欲少而数，不欲顿而多，常欲令饱中饥、饥中饱为善尔”。

本书版本主要为《古今医统大全》本。

五、《食治养老方》

本书1卷，明代洪楩编。

洪楩，字方泉，明嘉靖年间钱塘人，生平无考，编有《洪楩辑刊医药摄生类八种》，又名《洪楩辑刊巾箱本书》。

《洪楩辑刊医药摄生类八种》收集属于医药类者有《医学权奥》《寿亲养老新书》《食治养老方》《太上玉轴气诀》《陈虚白规中指南》《霞外杂俎》《逸游事宜》及《神光经》8种；属于其他类者有选录《环宇记》及《尚论篇》2种，此两种均未列入正目。

《食治养老方》系洪楩辑录宋陈直所著的《养老奉亲书》中的“养老食治方”而成，与原书对照，除个别字句有改动外，内容几乎相同。全书分食治养老益气方、食治眼目方、食治耳

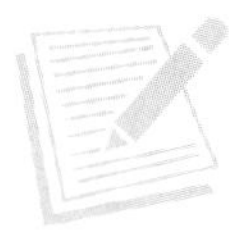

聋耳鸣方等16类，共158首方剂。剂型有酒、粥、博琵、羹、索饼、奶等。末附《简妙老人备急方》。

本书版本主要有明嘉靖癸亥（1567）《洪楩辑刊巾箱本书》本。

六、《老老恒言》

本书又名《养生随笔》，5卷，清代曹庭栋纂。

曹庭栋（1699—1785），清代康乾年间人，字楷人，号六圃，又号慈山居士，浙江嘉善魏塘镇人。曹氏生于钟鸣鼎食之家，虽自幼患“童子痨”，晚年又患老年病，缠绵经年，但因其善于保养，生性恬淡、豁达，得享年87岁。

曹廷栋出身书香门第，少嗜诗书，贡生，中年后，绝意进取。其性放达，徜徉于琴棋书画，山石花木，喜做“神仙中人”。曹庭栋一生以读书著书为乐，著述颇多，计有《宋百家诗存》28卷、《产鹤亭诗集》7卷、《老老恒言》5卷、《易准》4卷、《昏礼通考》24卷、《孝经通释》10卷、《逸语》10卷，以及《琴学内篇》1卷、《外篇》1卷，均见《清史列传》并传于世。

《老老恒言》，书名取自《孟子》“老吾老以及人之老”，曹氏晚年曾患大病，缠绵经年，深感老年多病的苦楚，意识到必须自老其老，方能做到颐养天年。于是他博览群书，凡诗书礼易、诸子百家、医经本草、道佛经书、历代名著、小说笔记、民间掌故有涉及养生者，则删繁就简、荟萃其类，编成此书，可视为老年养生护理之专著。

《老老恒言》前四卷论述老年人的饮食起居等日常保养之道，第五卷为粥谱。卷一有安寝、晨兴、盥洗、饮食、食物、散步、昼卧、夜坐诸篇；卷二有燕居、省心、见客、出门、防疾、慎药、消遣、导引诸篇；卷三有书室、书几、坐榻、杖、衣、帽、带、袜、鞋、杂器诸篇；卷四有卧房、床、帐、枕、席、被、褥、便器诸篇；末附粥谱一卷，有药粥方百种，以供调养之需，有粥谱说、择米第一、择水第二、火候第三、食候第四及上中下三品粥方。

《老老恒言》是老年养生的集大成之作，集中体现了历代养生家的养生思想和具体操作方法，除主张和情志、养心神、慎起居、适寒温外，对老年饮食、调脾胃尤加重视。

书中强调老年养生首重省心养性，日常慎饮食起居，其方法细致入微，通俗易懂，并切实可行。全书所论多有独到之处，甚为后人称道。

《老老恒言》卷一“晨兴”中提及《内经》虽有“春宜夜卧早起，逆之则伤肝；夏同于春，逆之则伤心；秋宜早卧早起，逆之则伤肺；冬宜早卧晏起，逆之则伤肾”之说，但曹氏根据老年人的生理病理特点，在书中说“愚谓倦欲卧而勿卧，醒欲起而勿起，勉强转多不适，况乎日出而作，日入而息，昼动夜静，乃阴阳一定之理，似不得以四时分别”。卷一“饮食”中曹氏批判古人所谓老人“努力加餐饭”，其谓“老年人不减足矣，加则必扰胃气，况努力定觉勉强，纵使一餐可加，后必不继，奚益焉”。这些均体现了老年人养生要符合老人生理特点。

曹氏认为老年人生理特点是“老年肝血渐衰，未免性生急躁”，据此特点非常重视老人的静心养生，在卷二“燕居”中写到老人“养静为摄生首务”。曹氏虽重静心，但也主张要有适度的思维活动，在卷二“燕居”中有“心不可无所用，非必如槁木、如死灰”“静时固戒动，动而不妄动，亦静也”的论述，这是说老年人要适度动脑，只是不需参与激烈竞争，因曹氏认为老年人“所忌最是怒，怒心一发，则气逆而不顺，窒而不舒，伤我气，即足以伤我身”（卷二“燕居”）。曹氏提倡老年人应多与同龄人交往，“二三老友，相对闲谈，偶闻世事，不必论是非，不必较长短……亦所以定心气”（卷二“省心”）。

老年人具体的消遣养性方法有琴棋书画、花鸟鱼虫、焚香烹茶等，但应适度，以免损伤身

体，应以感到轻微劳累，能使经脉通畅、气血不会凝滞为宜。

《老老恒言》中对老人日常生活起居有详细的论述。首先，老人穿衣要注意身体重要部位的保暖避寒，如头颈部、胸腹腰背部、膝盖、足部。其次，衣服要松紧适度，款式、面料因时因地制宜。

本书版本很多，主要有清乾隆三十八年癸巳（1773）自刻本、同治九年庚午（1870）宝善堂重刻本、清光绪四年戊寅（1878）秀水孙氏望云仙馆刻本等。

七、《仁寿编》

本书 16 卷，清代石光陛等编。

石光陛（1782—1835），字介九，号琼州，晚号连舫，宁远东乡人（鲤溪镇人）。7 岁丧父，侍母至孝。清嘉庆九年（1804），考入府学。道光元年（1821），举为孝廉方正，不赴。又按例准备授以知县之职，仍托辞拒受，隐居家中，埋头读书和练习书法。石氏对经济、历史、天文、地理、医学、心性等学，无不钻研。其著述除《仁寿编》外，尚有《经史日钞》《莲舫诗文》等集。

《仁寿编》的命名来自孔子所谓“仁者寿也”，原书系作为“劝善”等书之助而刊行，内容涉及古代伦理学、老年社会学和护理学内容较多。

全书分上、下两册。上册 10 卷，籍录历代古书中有关纲常、修身、齐家、杂戒等至理名言，以为警世之资；下册 6 卷，采录其先大父甘野公经用之各种良方，以便对症施治，济困扶危。书中与老年医学相关的章节为上册卷一和下册卷三。

书中认为孝敬老人是天经地义的事，因为老人生儿育女，操劳一生，为社会做了贡献，故为人子者当承担养老奉亲的任务，及时尽孝，使老有所养、得尽其天年。本书作者列举了一些老人孤苦的现象并记述了古人尽孝的故事，让时人效法。

书中认为老年护理极其重要，护理主要从饮食、服装、起居、精神四方面进行。如饮食方面，强调老人脾胃功能减弱，因此进食要细、要鲜、要软烂、要温热、要香美、要脆嫩、要清洁，禁忌进食伤脾之物、忌暴饮暴食、忌食间忧怒。另外，书中介绍的一些方剂，对当代老年医学也有一定的参考价值。

本书成书于清嘉庆中叶，主要版本有清嘉庆二十年（1815）刊本。

八、《长生秘诀》

本书 1 卷，清代石成金撰。

石成金，字天基，号醒庵愚人，生卒年月未考，江苏扬州人，清代著名养生学家。他因自幼羸弱多病而习医，专攻养生之学，其主要著作有《长生秘诀》《养生镜》《长寿谱》《救命针》《食愈方》《延寿丹方》等。

《长生秘诀》分六部分。第一《心思部》，内容包括常存良善思、和悦想、安乐想、康健想，主论精神修养；第二《色欲部》，强调欲不可禁戒，但不可不加节制，尤详论寒暑、雷雨、恼怒、醉饱、衰志、疾病之时当戒房事；第三《饮食部》，主论饮食、饮茶、饮酒之宜忌，详论饮食宜早、宜少、宜缓、直淡、宜暖、宜软等“六宜”；第四《起居部》，详论四时、每日、每夜、行旅、起居、行立坐卧、衣着、居处等调摄法；第五《卫生必读歌》，以歌诀总结上述诸内容；第六《清福要旨》，论述良辰美景、赏心乐事之养生四美。书中内容丰富，方法实用，是一部较为完备的摄生参考文献。

石氏非常重视情志修养，在心思部中别强调为人要“常存良善想”，指出养生应“知足常

乐”，设法除祛除一切忧愁烦恼。他说：“心思之切忌者，莫如忧愁恼怒，伤人最烈。”在精神修养方面要“常存安乐想”，才能益寿延年，平时应讲人伦、有德、有所畏惧、谦虚谨慎、心平气和、大智如愚。

石氏重视饮食养生，《饮食部》中说：“人赖饮食以养身，饮食调和，则脾土安泰。脾为诸脏之母，生血生气，周身之津津荣卫，皆本于此。善养生者，饮食俱有法诀存焉。如先饥而食，食不过饱，若过饱则损气而脾劳。先渴而饮，饮不过多，若过多则损血而胃胀。早饭宜早，午饭宜饱，晚饭宜少。食后不可便怒，怒后不可便食，此调和之大旨也。”其具体调摄提倡6个方面：一是食宜早些，二是食宜少些，三是食宜暖些，四是食直缓些，五是食宜淡些，六是食宜软些。每日的饮食“早餐宜早，午餐饱，晚餐宜少”，与现代营养非常契合。

《长生秘诀》中谈到了四时调摄、每夜调摄、行旅调摄、酒后调摄及房事调摄等问题。“四时调摄”，是指春、夏、秋、冬四季各有摄生调养方法；“每夜调摄”是睡眠养生的内容；“行旅调摄”为旅游中应注意的养生方法；“酒后调摄”包括饮酒以后不可嗔怒、不可行房、不可当风而卧，以免致病；“房事调摄”明确指出：严寒酷暑之时当戒房事，惊雷暴雨之时当戒房事，恼怒当戒房事，醉饱当戒房事，疲劳当戒房事，衰老当戒房事，疾病当戒房事。

《长生秘诀》最后的“清福要旨”部分，论述了良辰美景、赏心乐事等“四美”。另外，石氏在《养生镜》一书里，记录了八大乐事，即静坐之乐、读书之乐、赏花之乐、玩月之乐、观画之乐、听鸟之乐、狂歌之乐、高黔之乐，认为生活中有此八乐，必有利于健康。

本书初刊于康熙三十六年（1697），主要版本有《传家宝》本。

九、《聋叟却老编》

此书作者以“聋叟”自称，全书无其他署名，故作者真实姓名生平无考。成书年代全书亦无日期，故只可推测，书中避清讳十分明显，如全部“玄”字，最后一点缺笔，由此推断，成书当在清代。

本书涉猎广泛，内容包括道、医、佛、儒、杂家等，所选著作有250余种，如《易经》《内经》《论语》《华严经》《道德经》等，另有诗词歌赋、杂文集，及友人读书笔记。全书主要表达出世思想，所摘语录近700段，多为劝人清心寡欲，淡泊名利，祛除佞妄，修善积德，参禅契道，乐天知命。书中详细介绍了儒释道中的“修心”方法，如数息观息、禅修静坐、白骨观法等，在书的后半部分还介绍了八则延寿祛病的药方。

全书不分卷，但以“寓情”“达观”“葆生”“契道”“遏欲”“方”等来分类。此书是养生类汇编书，是儒、释、道、医等各家出世思想的文献集大成者，为我们相关的研究提供了不可多得的文献。

全书主张达观处世，气量豁达，用心观察、体会自然、社会周围的人事，正确看待自己和别人，看问题、处理问题目光远大，心胸开阔，宽以待人，大度处事，不斤斤计较，不钻牛角尖，科学、合理地安排自己的工作、学习和生活，生活内容丰富而充实，最终做到健康长寿。

全书强调清心寡欲，以保健康。老子《道德经》曰：“见素抱朴，少私寡欲。”世人因私心太重，嗜欲不止，欲望太高太多，若达不到目的，则产生忧郁、幻想、失望、悲伤、苦闷等不良情绪，从而扰乱心神，使心神处于混乱之中，导致气机紊乱而生病。如果能减少私欲，从自身、社会环境、自然环境的实际情况出发，节制对私欲，则可减轻不必要的精神负担，心情舒畅，从而促进身心健康。

现有清代抄本，藏于上海市图书馆，字迹娟秀清晰。

第三节　其他文献提要

一、《延年各术》

《延年各术》亦名《百寿图》，清代李宗源辑。收录于李宗源所辑《医纲提要》之卷八附录。李宗源，字一亭，生卒年月难考，清开阳人。

《医纲提要》成书于道光十一年辛卯（1831），全书选辑历代医书有关论述、结合个人经验，分阴阳、内外、表里、寒热、虚实、燥湿、升降、通塞8个部分，各部有总论、病证辨析及治法，介绍治疗方剂，并附有医案。书末附录为《延年各术》，辑历代医家有关养生延年的警句，共计37条。另外，《医纲提要》卷一开篇的“阴阳大义”里有治病先治心、养生当慎言节食、养生宜守静慎动、附录养正等内容。《医纲提要》中包括以下养生延年观点：

养肾延年：肾为先天之本，肾精充盛则人体质强健、抗病能力强。肾精，一是指生殖之精，二是指水谷之精，养肾即养精，精强则体壮而寿。因此，须慎房事，戒淫欲，以保肾精充盛。

养心益寿：养心是中国传统养生方法之一，所谓养心实际是指心理调节，中医养生讲究“形神共养”，所谓“神静则心和，心和则形全”“心不扰者神不疲，神不疲则气不乱而身泰寿延”说的即此理。

食养保健：脾胃为后天之本、气血生化之源，脾胃健旺则人气血充盛，因此要“量腹节受”，“俭服食以养福”。通过保护老年人的脾胃达到延年益寿的目的。

现存版本有清道光十一年辛歌畏堂刻本和清光绪二十三年（1897）状元阁刻本。

二、《延年益寿》

《延年益寿》，美籍施列民编撰。

施列民是美国来华传教士、医生，生平未详。

全书共53章。第一至十三章介绍人体各部的组织器官、生理功能及其保健；第十四、十五章论男女生殖之道；第十六、十七章论饮酒与吸烟；第十八至二十二章论疾病预防与延年益寿；第二十三、二十四章论怀孕与分娩；第二十五至二十七章论小儿养护与小儿病证；第二十八至五十一章详述中国所见普通病症的预防与治疗；第五十二章为人须知造物主；第五十三章为处方与附则。作者从西医的角度，结合自身在中国行医数年的经验论述养生之道。

现存版本有民国五年上海时兆报馆版。

三、《延寿药言》

《延寿药言》，延寿堂药室主人编。

本书为近代四川涪陵延寿堂编著，题署延寿堂药室主人，首刊于民国十三年。作者身为药房老板深深认识到：木石草根，治形体上之病则有余，若治精神上之病则不逮。心病还需“古今贤哲修养之心法”来治，作者仿古人赠言之意，就古今贤哲嘉言中之最为精辟、足以发人深省者，辑为一册，名为《延寿药言》。

书中有立身、处事、颐养、职业四编。其中第一编立身有孝友、忠厚、正直、诚实、谨慎、沉静、勤俭、安分、知足、立志、果决、坚忍、忿、改过等内容；第二编处事有谦让、恕道、度量、信用、公平、谨言、听言、观人、交友、尚义、报恩、应事等内容；第三编颐养有卫生、闲

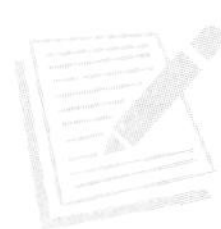

适、达观、财富、虑后、慈善、感应等内容；第四遍职业有习业、择业、量力、预备、专一、循序、有恒、耐烦、精熟、学问、经验、惜时、刻力、乐业等内容。全书义取（佛）法戒、语求浅近，以期适用于现代人立身处事，尤其是青年人心智尚未成熟，或因时运未济，或因心绪不宁，或因悔于既往，或因蕲善于将来，而至心神不宁、烦闷苦恼，读后当可有愉快之精神、恬静之意境，以增进其形体之健康。作者更认识到：自西学东渐，海外学术输入以来，国人大都视善书为古代神话，弃而不阅，或且即阅矣，而读不终篇，误解丛生，亦复了无意味。须知古人德行理应为现代人所效法。

本书现存主要版本为 1924 年北京养拙斋铅印本，以及同年中华书局铅印本。

主要参考书目

[1] 杜泽逊 . 文献学概要 . 北京：中华书局，2009.

[2] 蒋力生 . 医古文 . 上海：上海科学技术出版社，2012.

[3] 蒋力生，马烈光 . 中医养生保健研究 . 北京：人民卫生出版社，2017.

[4] 严季澜，陈仁寿 . 中医文献学 . 北京：人民卫生出版社，2016.

[5] 马烈光，蒋力生 . 中医养生学 . 北京：中国中医药出版社，2016.

[6] 孙钦善 . 中国古文献学史（全二册）. 北京：中华书局，1994.

[7] 薛清录 . 中国中医古籍总目 . 上海：上海辞书出版社，2007.

[8] 中国古籍总目 . 中华书局、上海古籍出版社，2009.

[9] 中国古籍善本书目编辑委员会 . 中国古籍善本书目 . 上海：上海古籍出版社，1996.

[10] 邓铁涛 . 中国养生史 . 南宁：广西科学技术出版社，2018.

[11] 严世芸 . 中国医籍通考 . 上海：上海中医学院出版社，1990.

全国中医药行业高等教育“十四五”规划教材

全国高等中医药院校规划教材（第十一版）

教材目录（第一批）

注：凡标☆号者为“核心示范教材”。

（一）中医学类专业

序号	书　名	主　编	主编所在单位	
1	中国医学史	郭宏伟　徐江雁	黑龙江中医药大学	河南中医药大学
2	医古文	王育林　李亚军	北京中医药大学	陕西中医药大学
3	大学语文	黄作阵	北京中医药大学	
4	中医基础理论☆	郑洪新　杨　柱	辽宁中医药大学	贵州中医药大学
5	中医诊断学☆	李灿东　方朝义	福建中医药大学	河北中医学院
6	中药学☆	钟赣生　杨柏灿	北京中医药大学	上海中医药大学
7	方剂学☆	李　冀　左铮云	黑龙江中医药大学	江西中医药大学
8	内经选读☆	翟双庆　黎敬波	北京中医药大学	广州中医药大学
9	伤寒论选读☆	王庆国　周春祥	北京中医药大学	南京中医药大学
10	金匮要略☆	范永升　姜德友	浙江中医药大学	黑龙江中医药大学
11	温病学☆	谷晓红　马　健	北京中医药大学	南京中医药大学
12	中医内科学☆	吴勉华　石　岩	南京中医药大学	辽宁中医药大学
13	中医外科学☆	陈红风	上海中医药大学	
14	中医妇科学☆	冯晓玲　张婷婷	黑龙江中医药大学	上海中医药大学
15	中医儿科学☆	赵　霞　李新民	南京中医药大学	天津中医药大学
16	中医骨伤科学☆	黄桂成　王拥军	南京中医药大学	上海中医药大学
17	中医眼科学	彭清华	湖南中医药大学	
18	中医耳鼻咽喉科学	刘　蓬	广州中医药大学	
19	中医急诊学☆	刘清泉　方邦江	首都医科大学	上海中医药大学
20	中医各家学说☆	尚　力　戴　铭	上海中医药大学	广西中医药大学
21	针灸学☆	梁繁荣　王　华	成都中医药大学	湖北中医药大学
22	推拿学☆	房　敏　王金贵	上海中医药大学	天津中医药大学
23	中医养生学	马烈光　章德林	成都中医药大学	江西中医药大学
24	中医药膳学	谢梦洲　朱天民	湖南中医药大学	成都中医药大学
25	中医食疗学	施洪飞　方　泓	南京中医药大学	上海中医药大学
26	中医气功学	章文春　魏玉龙	江西中医药大学	北京中医药大学
27	细胞生物学	赵宗江　高碧珍	北京中医药大学	福建中医药大学

序号	书　名	主　编		主编所在单位	
28	人体解剖学	邵水金		上海中医药大学	
29	组织学与胚胎学	周忠光	汪　涛	黑龙江中医药大学	天津中医药大学
30	生物化学	唐炳华		北京中医药大学	
31	生理学	赵铁建	朱大诚	广西中医药大学	江西中医药大学
32	病理学	刘春英	高维娟	辽宁中医药大学	河北中医学院
33	免疫学基础与病原生物学	袁嘉丽	刘永琦	云南中医药大学	甘肃中医药大学
34	预防医学	史周华		山东中医药大学	
35	药理学	张硕峰	方晓艳	北京中医药大学	河南中医药大学
36	诊断学	詹华奎		成都中医药大学	
37	医学影像学	侯　键	许茂盛	成都中医药大学	浙江中医药大学
38	内科学	潘　涛	戴爱国	南京中医药大学	湖南中医药大学
39	外科学	谢建兴		广州中医药大学	
40	中西医文献检索	林丹红	孙　玲	福建中医药大学	湖北中医药大学
41	中医疫病学	张伯礼	吕文亮	天津中医药大学	湖北中医药大学
42	中医文化学	张其成	臧守虎	北京中医药大学	山东中医药大学

（二）针灸推拿学专业

序号	书　名	主　编		主编所在单位	
43	局部解剖学	姜国华	李义凯	黑龙江中医药大学	南方医科大学
44	经络腧穴学☆	沈雪勇	刘存志	上海中医药大学	北京中医药大学
45	刺法灸法学☆	王富春	岳增辉	长春中医药大学	湖南中医药大学
46	针灸治疗学☆	高树中	冀来喜	山东中医药大学	山西中医药大学
47	各家针灸学说	高希言	王　威	河南中医药大学	辽宁中医药大学
48	针灸医籍选读	常小荣	张建斌	湖南中医药大学	南京中医药大学
49	实验针灸学	郭　义		天津中医药大学	
50	推拿手法学☆	周运峰		河南中医药大学	
51	推拿功法学☆	吕立江		浙江中医药大学	
52	推拿治疗学☆	井夫杰	杨永刚	山东中医药大学	长春中医药大学
53	小儿推拿学	刘明军	邰先桃	长春中医药大学	云南中医药大学

（三）中西医临床医学专业

序号	书　名	主　编		主编所在单位	
54	中外医学史	王振国	徐建云	山东中医药大学	南京中医药大学
55	中西医结合内科学	陈志强	杨文明	河北中医学院	安徽中医药大学
56	中西医结合外科学	何清湖		湖南中医药大学	
57	中西医结合妇产科学	杜惠兰		河北中医学院	
58	中西医结合儿科学	王雪峰	郑　健	辽宁中医药大学	福建中医药大学
59	中西医结合骨伤科学	詹红生	刘　军	上海中医药大学	广州中医药大学
60	中西医结合眼科学	段俊国	毕宏生	成都中医药大学	山东中医药大学
61	中西医结合耳鼻咽喉科学	张勤修	陈文勇	成都中医药大学	广州中医药大学
62	中西医结合口腔科学	谭　劲		湖南中医药大学	

（四）中药学类专业

序号	书　名	主　编	主编所在单位	
63	中医学基础	陈　晶　程海波	黑龙江中医药大学	南京中医药大学
64	高等数学	李秀昌　邵建华	长春中医药大学	上海中医药大学
65	中医药统计学	何　雁	江西中医药大学	
66	物理学	章新友　侯俊玲	江西中医药大学	北京中医药大学
67	无机化学	杨怀霞　吴培云	河南中医药大学	安徽中医药大学
68	有机化学	林　辉	广州中医药大学	
69	分析化学（上）（化学分析）	张　凌	江西中医药大学	
70	分析化学（下）（仪器分析）	王淑美	广东药科大学	
71	物理化学	刘　雄　王颖莉	甘肃中医药大学	山西中医药大学
72	临床中药学☆	周祯祥　唐德才	湖北中医药大学	南京中医药大学
73	方剂学	贾　波　许二平	成都中医药大学	河南中医药大学
74	中药药剂学☆	杨　明	江西中医药大学	
75	中药鉴定学☆	康廷国　闫永红	辽宁中医药大学	北京中医药大学
76	中药药理学☆	彭　成	成都中医药大学	
77	中药拉丁语	李　峰　马　琳	山东中医药大学	天津中医药大学
78	药用植物学☆	刘春生　谷　巍	北京中医药大学	南京中医药大学
79	中药炮制学☆	钟凌云	江西中医药大学	
80	中药分析学☆	梁生旺　张　彤	广东药科大学	上海中医药大学
81	中药化学☆	匡海学　冯卫生	黑龙江中医药大学	河南中医药大学
82	中药制药工程原理与设备	周长征	山东中医药大学	
83	药事管理学☆	刘红宁	江西中医药大学	
84	本草典籍选读	彭代银　陈仁寿	安徽中医药大学	南京中医药大学
85	中药制药分离工程	朱卫丰	江西中医药大学	
86	中药制药设备与车间设计	李　正	天津中医药大学	
87	药用植物栽培学	张永清	山东中医药大学	
88	中药资源学	马云桐	成都中医药大学	
89	中药产品与开发	孟宪生	辽宁中医药大学	
90	中药材加工与炮制	王秋红	广东药科大学	
91	人体形态学	武煜明　游言文	云南中医药大学	河南中医药大学
92	生理学基础	于远望	陕西中医药大学	
93	病理学基础	王　谦	北京中医药大学	

（五）护理学专业

序号	书　名	主　编	主编所在单位	
94	中医护理学基础	徐桂华　胡　慧	南京中医药大学	湖北中医药大学
95	护理学导论	穆　欣　马小琴	黑龙江中医药大学	浙江中医药大学
96	护理学基础	杨巧菊	河南中医药大学	
97	护理专业英语	刘红霞　刘　娅	北京中医药大学	湖北中医药大学
98	护理美学	余雨枫	成都中医药大学	
99	健康评估	阚丽君　张玉芳	黑龙江中医药大学	山东中医药大学

序号	书　名	主　编	主编所在单位	
100	护理心理学	郝玉芳	北京中医药大学	
101	护理伦理学	崔瑞兰	山东中医药大学	
102	内科护理学	陈　燕　孙志岭	湖南中医药大学	南京中医药大学
103	外科护理学	陆静波　蔡恩丽	上海中医药大学	云南中医药大学
104	妇产科护理学	冯　进　王丽芹	湖南中医药大学	黑龙江中医药大学
105	儿科护理学	肖洪玲　陈偶英	安徽中医药大学	湖南中医药大学
106	五官科护理学	喻京生	湖南中医药大学	
107	老年护理学	王　燕　高　静	天津中医药大学	成都中医药大学
108	急救护理学	吕　静　卢根娣	长春中医药大学	上海中医药大学
109	康复护理学	陈锦秀　汤继芹	福建中医药大学	山东中医药大学
110	社区护理学	沈翠珍　王诗源	浙江中医药大学	山东中医药大学
111	中医临床护理学	裘秀月　刘建军	浙江中医药大学	江西中医药大学
112	护理管理学	全小明　柏亚妹	广州中医药大学	南京中医药大学
113	医学营养学	聂　宏　李艳玲	黑龙江中医药大学	天津中医药大学

（六）公共课

序号	书　名	主　编	主编所在单位	
114	中医学概论	储全根　胡志希	安徽中医药大学	湖南中医药大学
115	传统体育	吴志坤　邵玉萍	上海中医药大学	湖北中医药大学
116	科研思路与方法	刘　涛　商洪才	南京中医药大学	北京中医药大学

（七）中医骨伤科学专业

序号	书　名	主　编	主编所在单位	
117	中医骨伤科学基础	李　楠　李　刚	福建中医药大学	山东中医药大学
118	骨伤解剖学	侯德才　姜国华	辽宁中医药大学	黑龙江中医药大学
119	骨伤影像学	栾金红　郭会利	黑龙江中医药大学	河南中医药大学洛阳平乐正骨学院
120	中医正骨学	冷向阳　马　勇	长春中医药大学	南京中医药大学
121	中医筋伤学	周红海　于　栋	广西中医药大学	北京中医药大学
122	中医骨病学	徐展望　郑福增	山东中医药大学	河南中医药大学
123	创伤急救学	毕荣修　李无阴	山东中医药大学	河南中医药大学洛阳平乐正骨学院
124	骨伤手术学	童培建　曾意荣	浙江中医药大学	广州中医药大学

（八）中医养生学专业

序号	书　名	主　编	主编所在单位	
125	中医养生文献学	蒋力生　王　平	江西中医药大学	湖北中医药大学
126	中医治未病学概论	陈涤平	南京中医药大学	